全国高等医药院校药学类专业第五轮规划教材

中药分析学

第3版

（供药学、中药学及相关专业使用）

主　编　刘丽芳

主　审　王　强

副主编　李松林　李绍平　刘建群　狄　斌

编　者　（以姓氏笔画为序）

伍城颖（江苏省中医药研究院）

刘丽芳（中国药科大学）

刘建群（江西中医药大学）

许翔鸿（中国药科大学）

严　方（中国药科大学）

李松林（江苏省中医药研究院）

李绍平（澳门大学）

杨　杰（中国药科大学）

狄　斌（中国药科大学）

辛贵忠（中国药科大学）

张婷婷（暨南大学）

陈筱清（首都医科大学）

赵　静（澳门大学）

曹雨诞（南京中医药大学）

戚　进（中国药科大学）

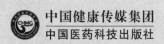

中国健康传媒集团

中国医药科技出版社

内 容 提 要

　　本教材为"全国高等医药院校药学类专业第五轮规划教材"之一，紧密结合中药分析学"复杂性""整体性"和"进展性"的学科特点，全面、系统地介绍了中药分析学的基础理论、方法及应用。全书共分为九个章节：第一章介绍了中药分析学的性质、研究进展和工作依据等；第二章是对常用中药分析方法的原理和应用特点以及中药的一般质量控制方法进行了详细的叙述；第三至六章分别介绍了中药中各类常见化学成分、动物药、矿物药及中药制剂分析，重点阐明了各类成分及不同剂型中药的分析特点；第七章介绍了中药指纹图谱和特征图谱的性质和重要性；第八章强调了中药体内分析的研究内容和应用；第九章总结了中药质量标准制订的原则和程序，并结合实例说明了中药质量标准研究的主要内容和要求。本教材内容围绕着质量第一的理念，将传统的中药理论与现代分析方法相结合，重点突出，具有较强实用性。本教材为书网融合教材，即纸质教材有机融合电子教材、教学配套资源（PPT、微课、视频、图片等）、题库系统、数字化教学服务（在线教学、在线作业、在线考试），使教学资源更加多样化、立体化。

　　本教材适于全国高等医药院校药学类、中药学类及相关专业师生使用，也可供相关专业科技人员参考阅读。

图书在版编目（CIP）数据

　　中药分析学/刘丽芳主编 . —3 版 . —北京：中国医药科技出版社，2019.12（2024.11重印）
　　全国高等医药院校药学类专业第五轮规划教材
　　ISBN 978 - 7 - 5214 - 1496 - 7

　　Ⅰ. ①中… 　 Ⅱ. ①刘… 　 Ⅲ. ①中药材 - 药物分析 - 医学院校 - 教材 　 Ⅳ. ①R284.1

　　中国版本图书馆 CIP 数据核字（2019）第 301675 号

美术编辑　陈君杞
版式设计　友全图文

出版　**中国健康传媒集团**｜中国医药科技出版社
地址　北京市海淀区文慧园北路甲 22 号
邮编　100082
电话　发行：010 - 62227427　邮购：010 - 62236938
网址　www. cmstp. com
规格　889 × 1194 mm $^1/_{16}$
印张　27
字数　604 千字
初版　2005 年 11 月第 1 版
版次　2019 年 12 月第 3 版
印次　2024 年 11 月第 2 次印刷
印刷　大厂回族自治县彩虹印刷有限公司
经销　全国各地新华书店
书号　ISBN 978 - 7 - 5214 - 1496 - 7
定价　**75. 00 元**

获取新书信息、投稿、为图书纠错，请扫码联系我们。

数字化教材编委会

出版说明

"全国高等医药院校药学类规划教材"，于20世纪90年代启动建设，是在教育部、国家药品监督管理局的领导和指导下，由中国医药科技出版社组织中国药科大学、沈阳药科大学、北京大学药学院、复旦大学药学院、四川大学华西药学院、广东药科大学等20余所院校和医疗单位的领导和权威专家成立教材常务委员会共同规划而成。

本套教材坚持"紧密结合药学类专业培养目标以及行业对人才的需求，借鉴国内外药学教育、教学的经验和成果"的编写思路，近30年来历经四轮编写修订，逐渐完善，形成了一套行业特色鲜明、课程门类齐全、学科系统优化、内容衔接合理的高质量精品教材，深受广大师生的欢迎，其中多数教材入选普通高等教育"十一五""十二五"国家级规划教材，为药学本科教育和药学人才培养做出了积极贡献。

为进一步提升教材质量，紧跟学科发展，建设符合教育部相关教学标准和要求，以及可更好地服务于院校教学的教材，我们在广泛调研和充分论证的基础上，于2019年5月对第三轮和第四轮规划教材的品种进行整合修订，启动"全国高等医药院校药学类专业第五轮规划教材"的编写工作，本套教材共56门，主要供全国高等院校药学类、中药学类专业教学使用。

全国高等医药院校药学类专业第五轮规划教材，是在深入贯彻落实教育部高等教育教学改革精神，依据高等药学教育培养目标及满足新时期医药行业高素质技术型、复合型、创新型人才需求，紧密结合《中国药典》《药品生产质量管理规范》（GMP）、《药品经营质量管理规范》（GSP）等新版国家药品标准、法律法规和《国家执业药师资格考试大纲》进行编写，体现医药行业最新要求，更好地服务于各院校药学教学与人才培养的需要。

本套教材定位清晰、特色鲜明，主要体现在以下方面。

1. 契合人才需求，体现行业要求　契合新时期药学人才需求的变化，以培养创新型、应用型人才并重为目标，适应医药行业要求，及时体现新版《中国药典》及新版GMP、新版GSP等国家标准、法规和规范以及新版《国家执业药师资格考试大纲》等行业最新要求。

2. 充实完善内容，打造教材精品　专家们在上一轮教材基础上进一步优化、精炼和充实内容，坚持"三基、五性、三特定"，注重整套教材的系统科学性、学科的衔接性，精炼教材内容，突出重点，强调理论与实际需求相结合，进一步提升教材质量。

3. 创新编写形式，便于学生学习　本轮教材设有"学习目标""知识拓展""重点小结""复习题"等模块，以增强教材的可读性及学生学习的主动性，提升学习效率。

4. 配套增值服务，丰富教学资源　本套教材为书网融合教材，即纸质教材有机融合数字教材，配

1

套教学资源、题库系统、数字化教学服务，使教学资源更加多样化、立体化，满足信息化教学的需求。通过"一书一码"的强关联，为读者提供免费增值服务。按教材封底的提示激活教材后，读者可通过PC、手机阅读电子教材和配套课程资源（PPT、微课、视频、图片等），并可在线进行同步练习，实时反馈答案和解析。同时，读者也可以直接扫描书中二维码，阅读与教材内容关联的课程资源（"扫码学一学"，轻松学习PPT课件；"扫码看一看"，即可浏览微课、视频等教学资源；"扫码练一练"，随时做题检测学习效果），从而丰富学习体验，使学习更便捷。

编写出版本套高质量的全国本科药学类专业规划教材，得到了药学专家的精心指导，以及全国各有关院校领导和编者的大力支持，在此一并表示衷心感谢。希望本套教材的出版，能受到广大师生的欢迎，为促进我国药学类专业教育教学改革和人才培养做出积极贡献。希望广大师生在教学中积极使用本套教材，并提出宝贵意见，以便修订完善，共同打造精品教材。

中国医药科技出版社

2019年9月

前　言

　　中药分析学是一门研究中药质量的科学，是中药学一级学科的一个重要组成部分，也是中药学类专业的一门必修专业课程。随着现代分析技术的进步和研究领域的不断深入和拓展，中药分析学已成为解决中药现代化和国际化关键科学问题的重要学科之一。本教材是根据教育部关于建立有中国特色的药学高等教育体系、规划符合我国国情的药学类专业本科教材的新要求，在全国高等医药院校药学类专业第五轮规划教材常务委员会的指导下，在上版教材内容的基础上进行修订和编写而成。

　　本教材为"全国高等医药院校药学类专业第五轮规划教材"之一，本次修订和编写工作紧扣中药学、药学、中药资源与开发及中药制药等专业培养目标的新要求，以中药质量控制为主线，根据现行中药法规和中药质量标准研究的新要求，全面、系统地介绍了相关的基础理论和基本方法、各类化学成分分析、中药制剂质量分析及中药质量标准制订等，突出了系统性和实用性；结合中药复杂性的特点，详细介绍了中药及其复方制剂中药效物质的体内分析方法和新技术，增加了中药材分子生物学的鉴别技术与方法、中药血清药物化学、中药代谢组学等新内容，突出了内容的先进性和前瞻性。教材内容不仅保留了结构式、图片和图谱在信息传递方面的优势，保证了教材的可读性，同时将教材建设为书网融合教材，即纸质教材有机融合电子教材、教学配套资源（PPT、微课、视频、图片等）、题库系统、数字化教学服务（在线教学、在线作业、在线考试），使教学资源更加多样化、立体化。

　　本教材由刘丽芳、李松林、李绍平、狄斌、刘建群等统一审改与定稿，并经中国药科大学王强教授主审。各章编写具体分工如下：刘丽芳编写第一章；许翔鸿、辛贵忠编写第二章；杨杰、张婷婷编写第三章；李绍平、赵静编写第四章；曹雨诞编写第五章；刘建群编写第六章；伍城颖、戚进编写第七章；狄斌、严方、戚进、辛贵忠编写第八章；李松林、伍城颖编写第九章。

　　在编写本教材的过程中，得到了中国药科大学、江苏省中医药研究院、澳门大学、江西中医药大学、南京中医药大学、暨南大学和首都医科大学等参编单位的大力支持。在此一并表示衷心感谢！

　　由于编者水平所限，教材中可能存在疏漏、不足或不妥之处，敬请广大师生和读者提出宝贵意见，以便再版时及时修改。

编　者

2019 年 9 月

目 录

第一章　绪　论

扫码"学一学"

📖 **学习目标**

1. **掌握**　中药分析学的性质、主要研究内容和任务。
2. **熟悉**　《中国药典》的历史沿革、基本结构以及国内外主要药典中关于植物药标准的内容和要求；中药分析工作的一般程序与要求。
3. **了解**　中药分析学的研究进展和发展趋势。

第一节　中药分析学的内涵

一、中药分析学的性质和意义

中医药是中国优秀传统文化的瑰宝，数千年来，为中华民族的繁衍昌盛、解除民众的疾病痛苦做出了不可磨灭的贡献。在现代医学和生命科学高度发展的今天，中医药独特的疗效和优势日益凸显，其科学性正越来越受到国际的关注、重视，在世界范围内将产生更加广泛积极的影响。党的十八大以来，我国政府把发展中医药放在了更加重要的位置，并做出了一系列重大决策。2016 年 2 月，国务院印发的《中医药发展战略规划纲要（2016－2030 年）》，把中医药发展上升为国家战略，对新时期推进中医药事业发展做出了系统部署。同年 10 月，中共中央、国务院印发《"健康中国 2030"规划纲要》，作为今后推进健康中国建设的行动纲领，提出了一系列振兴中医药发展、服务健康中国建设的任务和举措。同年底，《中华人民共和国中医药法》颁布并于 2017 年 7 月 1 日起正式实施，这对于继承和弘扬中医药、促进中医药事业健康发展、促进健康中国建设、促进中医药的国际传播和应用、提升中华文化软实力具有重要意义。2019 年 8 月 26 日，十三届全国人大常委会第十二次会议通过了新修订的《中华人民共和国药品管理法》（简称《药品管理法》）并于同年 12 月 1 日起施行。新修订的《药品管理法》体现了最严谨的标准、最严格的监管、最严厉的处罚、最严肃的问责"四个最严"精神，进一步健全了覆盖药品研制、生产、经营、使用全过程的法律制度。因此，中医药大健康产业迎来了前所未有的发展时期。

作为中医药重要组成部分的中药则是几千年来我国人民防治疾病的重要武器。这里所讲的"中药"（Chinese medicines）是指依据中医药理论和临床经验应用于医疗或保健的药物，其具体的物质表现形式有：①中药材（Chinese medicinal materials），指取自天然（生物类和矿物类）、未经加工或只经净选、干燥等简单产地加工的药用物质；②饮片（decoction pieces），指药材经过炮制（净制、切制、炮炙等）后直接应用于中医临床或制剂生产使用的处方药品；③中药提取物（Chinese medicinal extracts），指从植、动物药中制得的挥发油、油脂、有效部位或有效成分，以及近年来出现的以水煎工艺制备的中药配方颗粒（Chinese medicines dispensing granules）等，可作为中药的

1

"新型"饮片和中药制剂的原料药；④中药制剂（Chinese medicinal preparations），是指在中医药理论的指导下，以中药饮片或中药提取物等为原料，按一定的处方经加工或提取后制成具有一定规格，可以直接用于防病治病的药品。中药制剂包括中药成方制剂、中成药、协定处方制剂及单味药制剂等。

中药的质量是指中药所固有的一组用于达到中药临床用药需求的整体特征或特性，包括真实性、有效性、安全性、整体性和均一性。对于中药质量的分析控制研究，自有中药以来即有之，如相传的神农尝百草即为一例。中药材品种繁多，来源复杂，各地用药习惯不尽相同，同名异物、同物异名等品种混乱现象极其普遍。中药的质量还受产地、采收、加工、炮制及贮藏等诸多因素的影响。远在汉代，我们的祖先就认识到影响中药质量的各种因素及中药鉴定的重要性。如《神农本草经》序录中就记载"有毒无毒，阴干暴干，采造时月，生熟土地所出，真伪陈新，并各有法"。唐《新修本草》即开创了图文鉴定的方法。明代官修本草《本草品汇精要》中，在各药中均记有质（质地和形态）、色（药材颜色）、味（药材气味）、代（代用品种）、赝（伪品和真、伪品的鉴别方法）等项目。早期的中药质量控制主要是基于外形、气味等外观指标的感官评价鉴别模式，直至 20 世纪 70 年代，显微鉴别才开始作为法定方法应用于中药材及中药粉末制成的中成药的鉴别。

20 世纪 80 年代以来，随着时代和科学的发展，其他学科的分析方法和手段相继被引入，对于中药质量的控制研究也逐步进入以化学评价为主的研究模式。将现代分析技术应用于中药真伪鉴定和品质评价，继而将化学计量学理论和计算机技术应用于分析数据的处理与结果的评价，逐步减少人为的主观误差，大大提高工作效率及分析结果的精密度和准确度。这些众多的研究成果向人们展示了这个领域光辉的未来，同时也为中药分析学这门学科的产生和发展提供坚实的基础和条件。中药分析学是以中医药理论为指导，综合运用化学、物理学、生物学、药理学、生物化学及其他相关学科的方法和技术研究分析中药（天然药物）及其有关产品质量的一门科学。中药分析学以中药和天然药物复杂体系为研究对象，更加强调中医药整体观基本理论的指导，以及现代分析方法及多学科手段的综合运用。因此"复杂性"和"整体性"是中药分析学的两个主要特征。目前，中药分析学已成为中药学类专业的一门主要专业课程，是中药学一级学科的一个重要组成部分。除了研究中药的质量，为制订科学、有效的中药质量控制和评价体系提供技术和方法支撑，保障临床用药的安全和有效外，还为相关学科的研究提供必要的基础理论和技术服务，共同为中药学的发展和提高做出贡献。

二、中药分析学的研究内容和任务

中药是一个复杂的体系，多种组分/成分经多靶点、多途径发挥防病治病的功效，具有整体性和系统性特点。由于中药及其制品皆属于特殊商品，其质量的优劣不仅影响药效的发挥，还直接关系到使用者的健康甚至生命安全。因此，无论是中药材、中药饮片还是制剂，若要成为与临床相关的药用产品，必须达到安全、有效和稳定等一系列标准。一直以来，中药质量控制都是中药现代化、国际化的关键问题之一，中药分析学作为重点研究中药质量的一门学科，其研究内容和任务有以下几个方面。

1. 研究中药质量控制方法，建立符合中医药特点的质量评价体系　中药发挥药效作用是其多组分以多靶点、多层次对机体代谢网络中某些环节作用的一个综合结果，这是中药与化学合成药品的根本区别所在。单纯模仿化学药品的质量控制模式，选定一两个有效成分、活性成分或指标成分进行鉴别和含量测定,不能反映中医用药所体现的整体疗效。对中药质量的评价和控制一定要真正反映其"内在""综合"的质量。因此,建立符合中医药理论、体现现代科技成果应用,能够从整体上有效反映中药安全性、有效性、质量均一、稳定性等特征的中药质量评价体系是中药分析学的主要任务。

(1)中药真实性的控制方法:真实性控制即"真伪"鉴定。我国中药品种繁多,明代李时珍撰写的《本草纲目》已有1892种,《中药大辞典》收载有5767种,《中华本草》收载8980味,《中国药典》(2020年版)一部收载药材和饮片、植物油脂和提取物、成方制剂和单味制剂等,品种共计2713种。我国现已查明药用植物达13000余种。如此繁杂的品种,由于历代本草记载、地方用药习惯不同,类似品、代用品和民间用药的不断涌现,以及同科、属来源的中药外形相似等原因,使中药品种混乱现象普遍存在。因此,中药的基原鉴定,是中药质量控制的第一步。过去的中药真实性鉴定,常以直观的方法,凭经验进行,现行的方法主要包括基于形态学的性状和显微鉴定方法;基于化学成分的理化鉴定方法,如色谱鉴别、化学成分的指纹或特征图谱鉴别;基于遗传物质的DNA分子标记鉴定以及DNA条形码鉴定方法等。这些方法和技术为确定中药真伪、解决中药品种混乱问题提供了有效的解决途径。

(2)中药有效性的控制方法:有效性控制是中药质量控制的核心内容,中药产生疗效的物质基础是存在于其中的有效成分。通常把具有生物活性并有医疗作用的化学成分称为有效成分,对中药有效成分进行定性定量分析是评价其有效性的重要手段。由于中药中所含化学成分的复杂性,在多数中药的有效成分尚不明确的情况下,分析这些中药中所含的活性成分、特征性或指标性成分,虽然在一定程度上也能达到保证药物疗效的目的,但是,这种质量控制模式具有局限性。近年来,人们已普遍认识到,对于传统中药,必须从整体的角度来看待质量问题,所以,中药有效性化学表征方法已逐步向多成分同步定量、特征或指纹图谱分析等整体性质量控制方式过渡。

但是"量-效关联不强"仍然是目前中药有效性评价存在的主要问题,借鉴生物药品的质量控制方法,对中药的生物学活性进行表征的生物评价模式,因具有整体可控、药效相关等符合中医药作用特点的优势,已成为中药质量分析的重要发展方向。《中国药典》自2015年版起,已将"中药生物活性测定指导原则"收载于通则中,充分肯定了生物评价模式在中药质量控制体系构建中的作用和价值,已成为完善中药有效性评价的重要手段。

(3)中药安全性的控制方法:安全是对药物最基本的要求之一,也是中药走向世界、走向未来的必备条件。伴随着中医药现代化和国际化进程,国内外出现了一些中药严重不良反应事件。从20世纪80年代的中药重金属问题、90年代含马兜铃酸类成分中药的肾毒性,到21世纪初叶相继出现的鱼腥草注射剂过敏致死事件和何首乌肝毒性事件等,使得中药安全性成为国内外关注的敏感话题。

影响中药安全性问题的因素有多种,包括中药本身含有的内源性有害物质,以及药材掺假问题,加工、炮制不当、贮藏或运输等过程中引入的外源性杂质和有害物质;新剂型不成熟;用药不规范等。其中中药中所含的杂质或有害物质引发的毒副反应事件较为常见。因此,积极采用现代分析技术,建立可靠、灵敏的检测方法对中药中的有害物质进行系统分析,严格控制其用量在安全使用的范围内,是保证中药临床安全的关键所在。

2. 研究中药生产过程质量控制方法,保证中药产品质量的均一和稳定 由于中药自身的复杂性以及中药质量控制技术理念的落后,导致我国目前中药产品质量的可控性总体上较弱。伴随着新一轮产业升级,我国正采取积极的政策态势推动先进制造业发展并于2015

年提出了《中国制造2025》战略。医药制造业是《中国制造2025》的重点领域。中药制药工业作为我国医药行业中拥有自主知识产权的民族产业更应牢牢抓住建设"健康中国"的有利契机，加快构建中药制造这一民族产业，实现中药制药工业自动化、信息化和网络化。随着国际制药工程技术的发展，质量源于设计（QbD）、连续制造等先进制药理念的提出与实施，中药制药工业发展迎来了前所未有的发展机遇，同时也对药品质量以及制药技术升级提出了更高的要求。要制定先进的制药工业技术标准，仅靠提高产品标准、改进检验方法是不够的，只有贯彻落实"药品质量源自于生产制造方式"的制药工程控制论，精研制药工艺与工程技术，将中药工业现行的粗放型制造方式改造成精细化制药流程，把中药质量控制融入制药过程中，建立从药材到产品生产全过程的质量控制体系和标准，才能持续改善和提升药品内在质量。

随着各种传感器和计算机技术的发展，过程分析（process analysis technology，PAT）在制药领域中得到了广泛的运用。美国食品药品管理局（Food and Drug Administration，FDA）将PAT定义为：一个通过即时测量原料和过程中物料和过程本身的关键质量和性能属性来实现设计、分析和控制生产的系统，从而实现确保终产品质量的目的。其核心任务是及时获取生产过程中间体的关键质量数据和工艺过程的各项数据，掌握中间体或物料的质量状态，并对工艺过程进行监控，使产品质量向预期的方向发展。2006年，人用药品注册技术国际协调会（ICH）在其发布的指南中指出PAT是实现QbD的工具之一。从生产实施方式的角度，PAT技术可分为：①离线（off‑line）；②近线（at‑line）；③在线（on‑line）；④原位（in‑line）；⑤非接触式（non‑invasive）。其中原位分析是将检测探头插入生产设备内部进行实时连续的分析方式。在线分析是借助自动取样系统，从生产设备中采集样品输送到检测仪器中进行连续分析的方式。非接触分析指所采用的分析工具不与样品直接接触，无需采样与处理，进行遥感和无损检测的分析方式。

中药是一个复杂体系，其生产过程包括提取、浓缩、纯化和干燥等多个单元操作，涉及的工艺参数和物料性质众多，其中每个单元操作工艺参数的变化都会影响到终产品的质量。在制药过程中运用PAT可对原料、中间体和过程的关键质量属性加以实时监控。从工程分析角度，其质量控制的主要对象包括两部分：一是工艺过程，如温度、压力、溶剂比等工艺参数；二是质量指标，包括生产过程原辅料、中间体及成品的各项理化指标，如密度、水分、指标性成分含量等。对于质量指标的控制，根据操作程序的不同，可分为离线和在线分析两种模式。离线分析是对原辅料或工艺环节完成后的中间体进行质量指标检测，其方法为常规的实验室分析法。在线分析是在工艺环节进行过程中对中间体的质量指标进行在线检测，包括在线质量控制指标的选择、在线检测、在线质量评价模型的建立、质量控制模型的建立等程序。由于样品量较大，对分析方法的时效性要求较高。因此，在线分析仪器应具备对试样的化学成分、性质及含量进行在线自动测量的特点。目前，应用于中药生产过程分析的主要有在线紫外‑可见分光光度法、在线近红外光谱法、在线色谱法、流动注射分析法、光纤传感技术、红外光谱法、近红外成像技术、拉曼光谱法、太赫兹光谱法、X射线荧光法、质谱法、电化学法等。另外，在过程分析中，需特别强调应用化学计量学的重要性，应用化学计量学的原理和方法构建过程检测和过程控制的软件系统，是过程分析建立和发展的重要基础。在中药生产过程控制中常用的方法包括主成分分析、主成分回归、多变量统计过程控制、偏最小二乘法、聚类分析和人工神经网络等。

进行中药生产过程的质量控制可及时反馈质量信息，用于指导生产，发现问题，及时解决，以确保产品质量的均一、稳定，近年来已受到中药生产企业和药品质量管理部门的高度重视，也成为中药分析研究的重要领域。

3. 研究中药药效物质的体内动态变化，探讨中药作用的科学内涵 在过去相当长的时期内，人们对于中药的认识仅注重外在的质量，即通过鉴别、检查和含量测定等检验项目来控制其质量，而较少关注它们进入体内后的情况。随着高灵敏度、高选择性的现代分析技术的发展，中药质量控制已由过去单纯的体外模式向体外、体内双向评价模式延伸和发展。体内中药分析研究主要针对中药及其制剂在体内吸收（absorption）、分布（distribution）、代谢（metabolism）和排泄（excretion）等过程（简称 ADME），药物作用机制和靶点以及药物效应等进行研究，为深入阐明中药的体内过程与疗效之间的关系奠定基础。目前，体内中药分析已成为中药分析学的重要研究领域，主要包括 2 个方面的研究内容。

（1）中药的药代动力学研究：中药的药物代谢动力学（中药药代动力学）是借助于动力学原理，研究中药活性成分、组分、中药单方和复方体内 ADME 的动态变化规律及其体内时量－效关系。我国中药药代动力学的研究始于 1963 年陈琼华教授对中药大黄体内过程的研究。20 世纪 80 年代以来，该领域的研究十分活跃，新理论、新方法的涌现使中药药代动力学迈向了一个新的高度。但是由于中药是一个复杂的体系，辨证论治、君臣佐使等原则是中医用药的精髓，无论是复方还是单方，其药效都是其中多种化学成分相互作用所产生的综合效果。要阐明中药体内代谢过程，必须结合中医药理论和用药特点，保持复杂体系的整体性，兼顾各类化学成分，才有可能全面反映中药作用的科学内涵，并进一步指导临床应用。因此，如何从整体观研究中药药代动力学仍然是体内中药分析研究的重点和难点。

（2）中药药效物质基础及其作用机制研究：由于中药，尤其是复方制剂化学成分的复杂性及有效成分的非单一性使得我国以往的中药质量评价体系难以实现"量效关联"的目的，这也是制约中药走向世界的一个重要瓶颈问题。因此，应在现代分离分析技术发展的基础上，综合运用化学、生物化学、药理学、毒理学、分子生物学、化学计量学等多学科手段，进行中药药理/毒理物质基础的研究，探讨中药中真正发挥作用的有效成分、有效部位或有效（或等效）成分群及其作用靶点和机制，揭示其化学组成、谱效关系及药物相互作用特点。在此基础上，制备药材或复方的"有效（或等效）组分"标准提取物并全面阐明其结构和组成，以此为标示物，建立符合中药多成分、多层次、多靶点作用特点的质量评价新指标，是提高中药质量控制量－效关联性的有效途径之一。

4. 研究中药材质量变化规律，促进中药资源的高效利用和可持续发展 中药资源是指在一定地区或范围内分布的按照中医理论用于预防、治疗疾病或具有保健作用的各种植物、动物和矿物及其蕴涵量的总和。我国是世界"生物多样性大国"，得天独厚的自然条件孕育着丰富的中药资源。正在进行的第四次全国中药资源普查，已发现可药用资源 1.3 万余种、新物种 79 种，已建设中药材种子种苗繁育基地 28 个和 2 个种质资源库。随着《中医药法》正式颁布实施，中药行业迎来了前所未有的机遇，同时也面临着极大的考验。中药资源需求量的激增，加上人们长期不合理的采收、采挖和采猎，使得野生药用动植物资源的贮量急剧下降，实现中药资源的可持续开发利用已刻不容缓。2015 年 4 月国务院正式颁布了我国第一个关于中药材保护和发展的国家级规划——《中药材保护和发展规划（2015－2020年）》，对当前和今后一个时期，我国中药材资源保护和中药材产业发展进行了全面部署。因此，中药分析工作者必须进一步增强使命感和责任感，围绕中药资源的科学利用进行以下方面的深入研究。

（1）探讨中药药效物质在植（动）物生长过程中的动态变化和分布规律：中药中的活性成分大多数是植物或动物体内的次生代谢产物，其生成受动植物本身的遗传因素、地域、气候、土壤和生态环境等多种因素影响。因此深入研究植物生长过程中活性成分的动态变化和不同器官或组织中的分布情况，对于中药材的生产和合理采收以及充分利用均具有重要的指导意义。为规范中药材的种植与生产，国家食品药品监督管理局（China Food and Drug Administration，CFDA）已于 2002 年制订并发布实施中药材生产质量管理规范（Good Agricultural Practice，GAP）。全国已通过 GAP 认证的中药材 GAP 种植基地有近 200 家涉及 70 多个品种（2016 年开始对中药材 GAP 实施备案管理）。在 500 多种常用药材中，有 200 多种已开展人工种植或养殖，常用大宗中药材多数有栽培，如三七、党参、人参、西洋参、丹参、地黄、白芷、牛膝、山药、山茱萸、金银花、当归、白术、白芍、瓜蒌等，为确保中药材质量提供了重要保障。

（2）配合中药资源深度开发新途径研究，推进资源的可持续、高效利用：中药及天然药物资源是中医药事业发展的物质基础，关系到中医药事业的可持续发展。一般来说，同科、属植物中，往往含有相类似的成分，具有类同的生物活性；同一植物的不同药用部位常有类同或近似成分，利用定性、定量方法，可以扩大药源，或从中寻找更优良的生药及原生药的代用品是我国多年来中药资源开发利用的主要途径。近年来，研究中药有效成分的生物合成规律并将丰富多样的野生中药资源与现代生物技术相结合，实现"有效成分"的合成生物学研究，为极大限度地发挥中药资源的价值，以及保护相关生态系统平衡和稳定提供了新思路。如青蒿素是我国科学家在 1972 年从中药黄花蒿中提取出来的抗疟疾有效成分。由于植物提取成本高，产量很低，化学方法合成十分困难且成本高昂。国外学者利用合成生物学技术，对微生物进行工程化操作，实现青蒿素中间体的微生物合成，即通过合成生物学策略制备青蒿素的前体，如紫穗槐-4，11-二烯、青蒿酸和二氢青蒿酸，然后通过半合成的方法合成青蒿素，使半合成青蒿素的产量达到工业化水平。随着合成生物技术的应用与发展，紫杉醇、丹参酮、人参皂苷、银杏内酯等具有显著活性的中药活性成分的生物合成研究也取得了突破。可以预见，随着合成生物学的逐渐成熟以及它在传统中药领域应用的深入，合成生物学也必将极大地促进中药领域的发展，成为中药资源可持续利用的重要途径之一。

由于长期以来，我国大多数中药生产企业一直沿袭大量生产、大量消耗和大量废弃的传统生产方式，其资源利用效率和产业经济效益均较低下，巨量的副产物及下脚料被作为废物排放或简单转化为低附加值产品。由此造成了中药资源的严重浪费，同时也给生态环境带来巨大压力。因此针对中药材生产与深加工产业化过程产生的非药用部位、固体废弃物及副产物，创建资源循环利用策略、模式及适宜技术体系，并实现其转化应用是提高中药资源利用高效性的重要举措。

中药分析学的技术和方法在这些研究领域中同样将发挥重要作用。

三、中药分析学的研究进展和趋势简介

作为一门以中药质量控制为主要研究内容的学科——中药分析学是随着人们对中药质量控制需求的不断提高而形成和发展起来的。中药质量评价模式从以辨别外形特征为主的"性状分析"阶段，20 世纪 50 年代发展至基于内部组织构造的"显微分析"阶段。到 20

世纪 70 年代以后，在继承传统经验鉴别和显微鉴别的基础上，广泛汲取现代分析化学等学科的研究成果并借鉴化学药品的质量控制方法，进入基于化学成分的"理化分析"阶段，采用现代仪器分析技术针对中药中某单一或一类成分定性、定量分析的质量分析逐渐成为主流。此外，由于对药品安全性的要求，使得农药残留量、重金属检测等安全性检测项目也相继被列入中药质量研究中。

随着中药现代化研究的不断深入，人们对中药多成分、多效应、多靶点的整体性作用特点的认识日益深刻。中药不同于化学药品的特质，必须用与其特点相符的质量评价模式来表达已成为中药分析工作者的共识。因此，集合多学科方法与技术，使中药质量控制向科学化、规范化和现代化方向发展是 21 世纪以来中药分析研究的主要发展趋势。

1. 以药效物质基础为核心的中药整体质量评价体系将不断完善　由于基础研究薄弱，中药学基础研究与药效、临床研究结合紧密度不够，大部分中药质量标准中仅选择一个指标性成分进行定量分析，难以保证质量评价的科学性和合理性。近年来，在深入揭示中药作用的药效物质基础上，使中药质量控制由单一成分为主转向多个成分（指标成分、有效成分或有效成分群）的化学成分分析模式成为解决这一问题的主要思路。如"一测多评"法（quantitative analysis of multi-components by single-marker, QAMS）即通过成分间存在的内在函数关系，仅测定一个易制备且性质稳定的成分从而实现多个待测成分的同步测定。如选择人参皂苷 Rb_1 作为内参物，采用一测多评法可同时测定人参中的 8 种人参皂苷 Rg_1、Re、Rf、Rh_1、Rc、Rb_2、Rb_3、Rd 和三七中的 3 种人参皂苷 Rg_1、Rh_1、Rd 的含量，从而较好地解决了人参等药材质量控制中对照品供应不足的问题。QAMS 作为一种新的多指标质量评价模式已被国内外主要药典收载，如 2015 年版《中国药典》已采用此法测定了丹参药材中的丹参酮类成分，该方法也同时被《美国药典》所采纳。

中药指纹图谱是借用 DNA 指纹图谱的概念发展起来的一种综合的、可量化的鉴定手段，其基本特性是"整体性"和"模糊性"。由于中药指纹图谱包括活性成分群的整体特征，既符合中医药整体性特点，又能反映中药成分类群特征，是实现多种成分整体相关质量评价的关键技术。建立在色谱、光谱、波谱、质谱等现代仪器分析方法以及化学计量学等信息处理技术基础上的中药指纹图谱不仅可以定性鉴别，还可以半定量分析。在尚不清楚全体化学成分的情况下，指纹图谱可以实现对中药物质群整体的控制。因此，指纹图谱已成为国内外植物药领域公认的质量控制方法。如 2020 年版《中国药典》一部在 29 个中成药、中药材和中药提取物质量标准中新增采用了指纹图谱或特征图谱技术来控制药品质量，如沉香药材标准，就是采用特征图谱控制苯乙烯色酮类成分。

有学者在 2016 年提出了中药质量标志物"Q-Marker"新概念，可作为质量标志物的基本条件是：① 存在于中药材和中药产品中固有的次生代谢物，或加工制备过程中形成的化学物质；② 来源某药材（饮片）特有的而不是来源于其他药材的化学物质；③ 有明确的化学结构和生物活性；④ 可以进行定性鉴别和定量测定的物质；⑤ 按中医配伍组成的方剂"君"药首选原则，兼顾"臣""佐""使"药的代表性物质。其主要研究思路是按照中药质量标志物的有效、特有、传递与溯源、可测和处方配伍的所有要素要求，基于中医药理论和临床用药方式以及中药材的生物学属性，采用系统生物学、化学生物学以及化学物质组学等现代研究方法，从物质与有效、特有、传递与溯源以及配伍等方面全面解析、表征和界定中药质量标志物，建立基于质量属性完整表达的中药质量标志物研究模式，最终实现建立全程质量控制体系的目的。在此研究思路指导下，以元胡止痛滴丸为研究对象，应用"性-效-物"三元论中药药效物质基础与作用机制研究模式，即从"药性"和"药效"2个方面，通过整体动物模型、离体器官、细胞等不同层次以及网络药理学、代谢组学及药代动力学等角度研究和阐明中药的物质-效应关联规律以及配伍原理，揭示其效应物质和作用机制，最终确定延胡索甲素、延胡索乙素、原阿片碱、欧前胡素和异欧前胡素为其质量标志物。

2. 新型自动化、智能化和高效分离、分析技术的开发和应用为中药分析研究提供了技术支持和保障 中药的化学物质组成十分复杂，中药物质基础研究的传统方法是采用提取、萃取柱层析或制备型液相色谱等手段获得中药所含的单体化合物，进而用核磁共振或质谱等仪器鉴定化合物的结构。但是，这类分离分析方法费时、耗力，效率低下。现代仪器分析技术的快速发展不仅为中药研究提供新的方法，而且为实现中药现代化开辟了技术途径，推动了中药研究领域的学术创新和发展。各种色谱联用技术为快速辨析中药复杂体系的化学物质基础提供了新的手段，如色谱-质谱联用技术及液相色谱-核磁共振（nuclear magnetic resonance，NMR）联用等。常用的色谱与质谱联用技术包括气相色谱-质谱联用（GC-MS）和液相色谱-质谱联用（LC-MS），其特点是将色谱的高效分离能力与质谱的结构鉴定能力相结合，实现中药化学物质的快速分离和鉴定。GC-MS技术适用于具有挥发性质的化学物质的鉴别，该技术常用于定性分析中药的挥发性成分或经衍生化后可挥发的成分；LC-MS分析技术始于20世纪70年代，常用于中药中不挥发性或热不稳定成分的分析，由于其适用对象更加广泛，故成为发展最为迅速的色谱-质谱联用分析方法，这类技术的发展趋势是液相色谱与复合型质谱联用，如四级杆-飞行时间质谱（Q-TOF-MS）、离子阱-飞行时间质谱（IT-TOF-MS）、四级杆-线性离子阱质谱（Qtrap-MS）、线性离子阱-静电场轨道阱质谱（LTQ-Orbitrap-MS）、线性离子阱-傅立叶变换-离子回旋共振质谱（LTQ-FT-ICR-MS）等，这些复合型质谱将不同类型的质谱串联起来，以提高分辨率和检测灵敏度及质量测定准确度等，或者增强其定量能力，在一台质谱仪上同时实现定性和定量分析，大大提高工作效率。另外，随着色谱分离技术的迅猛发展，超高效液相色谱（UPLC）或快速分离液相色谱（RRLC）新技术的应用，进一步提高了分离效率和检测灵敏度，且其较低的流速使得质谱离子化效率提高，基质效应降低，与质谱联用优势更明显，更加适合中药复杂体系，特别是生物样品内中药成分的快速分离鉴定与定量分析。

在传统的有机质谱仪中，增加离子淌度（ion mobility）这一新的分离和测量因素，则构成了新的离子淌度质谱（ion mobility mass spectrometry，IMMS）系统。离子淌度质谱是离子迁移谱与质谱联用的一种新型分析技术，与单独使用质谱相比，该技术通常是在质谱离子源和质量分析器之间增加离子迁移管，待测离子通过离子迁移管按照淌度预分离后进一步被质谱检测，可获得离子淌度质谱的二维或三维图谱，即除了按质量和电荷数之外，还可以根据离子的尺寸和形状分析样品，为研究人员提供了传统质谱所不能获取的特异性信息，特别是在同分异构体及手性化合物分离方面显示出了独特优势。质谱成像技术（mass spectrometry imaging，MSI）是近年来发展起来的一种新型分子成像技术。它是通过原理与构造各异的离子化探针扫描样本，实现样品中待测物的原位解吸/电离，并传输到质谱中进行检测，获取与样本空间位置关联的质谱图集合。最后，利用质谱成像软件处理得到的质谱图集合以获得每个质荷比（m/z）的组织分布图。基质辅助激光解吸/电离（matrix-assisted laser desorption/ionization）质谱成像（mass spectrometry imaging，MALDI-MSI）技术

8

是目前应用最为广泛的 MSI 技术，具有免标记、高覆盖、高灵敏度等优势，在包括疾病标志物的发现、肿瘤组织病理特征、药物及其代谢产物组织分布等研究领域受到了高度的关注。随着 MALDI - MSI 技术的不断发展，该技术在研究药用植物化学成分组织分布以及天然产物合成、转运途径和累积规律研究等方面均展现出了极大的应用价值。

核磁共振（NMR）技术在有机化合物分子结构解析方面一直具有突出的优势，到 20 世纪 90 年代以后，随着超导核磁共振仪不断向更高场方向发展和计算机及软件系统的不断改善，超导核磁共振仪大大提高了检测的灵敏度和分辨率。由于 ^1H 原子核的同位素自然丰度为 99.99%，在现有检测手段下已能够达到定量分析的准确性等要求，所以 ^1HNMR 被越来越多地应用于定量分析。NMR 在药物分析中除继续广泛用于有机化合物的结构测定外，也日益成为药物定量分析的一种重要手段而被引入美、英、欧等国的药典中。采用定量核磁共振技术还具有无需对照品、样品预处理简单、定量准确等特点，因此，在中药成分的测定中有着独特优势。目前 LC - NMR 技术成为中药物质基础研究领域技术发展的前沿方向，现已出现商品化 LC - NMR 和 LC - NMR - MS 联用仪器，采用 LC - NMR 和 LC - NMR - MS 技术对中草药化学成分进行分离鉴定和定量分析的研究成果也已有报道。

3. 系统生物学研究思路和方法的应用将有力推动中药分析研究的跨越式发展 中药，尤其是复方中药的现代化研究是中医药界近年来关注的焦点和研究的热点，中药复杂体系的研究不仅要强调中医传统理论体系的指导，还要借助现代生物医学的研究方法，通过多学科的渗透、交叉才能够全面、系统、准确地阐明中药及其复方的作用靶点、作用环节和作用过程。进入 21 世纪以来，系统生物学为中药复杂体系的研究提供了崭新的思路和方法。系统生物学的技术平台包括基因组学、转录组学、蛋白质组学、代谢组学等，是通过整合系统中诸多相互关联的组分（包括基因、mRNA、蛋白质、代谢物等）来研究复杂生物过程的机制，系统生物学是以整体性研究为特征的一门科学。

科研工作者在系统生物学研究思路的指导下开展对中药复方复杂体系的研究，取得令人瞩目的成就。如用 DNA 芯片可鉴别不同种属石斛，matK 基因的测序分析可成为杜仲正品鉴定的有效手段。中药材基因组学研究将建立道地药材的真伪鉴别系统，以确保中药材的质量，保护名贵、稀有中药材的种质资源。此外，对药用植物野生株和人工繁育株的代谢表型在不同外界环境影响下的活性化合物代谢途径和相关代谢网络进行代谢组学研究，也将有利于解决遗传育种和品质改良中的问题，为中药资源的可持续发展提供科学依据和保障，从而实现对中药道地性品质及其影响因素的有效监控。如有学者采用系统生物学的研究手段，揭示了复方黄黛片治疗急性早幼粒细胞性白血病的多靶点、协同作用机制，为深入阐明中药方剂"君、臣、佐、使"配伍原则的科学内涵提供有力依据。另外，应用代谢组学方法研究钩藤等六味中药组成的多动合剂的药效作用物质基础，发现其激发机体形成洋地黄样的多肽物质是缓解心力衰竭的物质基础的研究成果也已见报道。系统生物学中的代谢组学、蛋白质组学和基因组学应用于中药的作用机制研究都有报道。如对乙醇引起肝毒性的大鼠给予传统中药方剂——茵陈蒿汤，比较治疗组、肝中毒组和空白对照组大鼠尿液代谢的差异发现神经酰胺为乙醇所致肝毒性的标记物，茵陈蒿汤显示对不正常代谢途径的"修复"作用。对于中药安全性评价研究，能够反映整体思想的系统生物学技术无疑更具有科学性，由于兼具快速发现毒性物质和毒性机制，试验取样方便、无创等优点，代谢组学已逐渐被应用于中药的毒性评价。如采用此策略对马兜铃酸及关木通对机体代谢物的整体影响进行研究，建立代谢组学评价中药肾毒性的方法，对于保证有毒中药的合理、安全应用具有重要意义。近年来，有学者提出了整合中药血清药物化学与代谢组学技术，在方－证对应并显效的前提下，发现与临床疗效相关、体现方剂配伍、来源于组成药物药效物质基础的研究策略并将其定义为中医方证代谢组学（Chinmedomics），该方法也为揭示中药药效物质基础和发现中药质量标志物提供了有效途径。因此，系统生物学思想和技术平台对中药分析的发展发挥了重要的指导和促进作用。

四、中药分析学课程的主要内容和要求

中药分析学是中药学专业（包括中药分析、中药制药、中药资源、中药药理等专业）教学计划中的一门专业课，是在已学过有机化学、分析化学、生药学、仪器分析、中药药理学、天然药物化学等课程的基础上进行的。本课程主要围绕中药的品质评价、质量控制等问题组织教学。

讲授的内容主要有以下方面：中药分析的依据与基本工作程序；药典检测项目及中药的一般质量控制方法；中药分析常用分析方法；常用植物药所含化学成分分析（醌类、黄酮类、皂苷类、挥发油类、生物碱类等）；动物类中药分析；矿物类中药分析；体内中药分析；中药指纹图谱与特征图谱；中药制剂分析；以及中药质量标准的制订等。

中药分析学是一门综合性应用学科，通过本课程的学习，要求学生树立完整、牢固的中药质量观念，掌握常用的质量分析方法和常用中药的质量分析；能够根据常用中药化学成分的性质，选择和设计分析方法；对中成药及其他复方制剂能综合分析，能起草中药及中成药质量标准；配合其他课程学习，将学生培养成具有一定独立工作能力的中药质量分析和质量管理人才。

本课程的基本要求：

（1）掌握常用检测分析方法建立、验证内容和要求，以及在中药分析工作中的应用。

（2）掌握中药主要活性成分类型的分析方法，能针对中药的主要化学成分的结构、理化特征，设计有效的分析方法。

（3）掌握常用中药（《中国药典》收载或有效成分较明确的中药）的质量标准主要内容及分析方法，能胜任中药的质量分析工作。

（4）掌握常用中药制剂的分析方法。

（5）掌握体内中药成分的分析方法和要求。

（6）熟悉中药质量标准的制订方法及国外药典中天然药物的质量标准。

（7）了解中药分析新技术和方法的进展。

第二节　中药分析的依据

药品标准是中药分析的主要依据，是药品生产、供应、使用、检验和管理部门必须共同遵循的法典。我国的中药标准以往主要有国家标准、部颁标准、地方标准和新药标准。1999年以前，由国家卫生部负责组织药典的修订及新药质量标准的审批。当时的国家标准包括《中华人民共和国药典》(Pharmacopoeia of the People's Republic of China，以下简称《中国药典》）与《中华人民共和国卫生部药品标准》（简称《部颁标准》），还有经省、市、自治区卫生行政部门批准的地方标准，均为法定标准。1999年成立国家药品监督管理局，2013年更名为国家食品药品监督管理总局（China's State Food and Drug Administration，

CFDA），2018 年 4 月，国家市场监督管理总局成立后，组建了国家药品监督管理局（National Medical Products Administration，NMPA）并归属其管理，负责组织《中国药典》的修订及新药质量标准的审批。目前，《中国药典》和《国家药品标准》及《国家中成药标准汇编》是法定药品标准，具有法律效力。生产、销售和使用的药品必须符合法定药品标准的规定，禁止生产和销售假药、劣药。新修订的《药品管理法》中已明确规定，假药包括：药品所含成分与国家药品标准规定的成分不符的；以非药品冒充药品或者以他种药品冒充此种药品的；变质的药品；药品所标明的适用证或者功能主治超出规定范围的药品。劣药包括：药品成分的含量不符合国家药品标准的药品；被污染的药品；未标明或更改有效期、超过有效期、未注明或更改产品批号的药品；擅自添加防腐剂和辅料的药品；其他不符合药品标准的药品。禁止未取得药品批准证明文件生产、进口药品；禁止使用未按照规定审评、审批的原料药、包装材料和容器生产药品。

药典（pharmacopoeia）是国家对药品质量标准及其检验方法所作的技术规定。药典收载品种的审定和质量控制，直接关系国民的健康。所以，国家药典必须根据本国医药卫生事业的现状和发展，认真遴选和收载防病治病必需的、疗效确切的品种，并规定它的质量要求和准确、灵敏、科学的检验方法，以保证用药的安全有效。同时药典也应反映出一个国家的药品生产、医疗、科研和检验技术水平，因此，世界各国对药典的编纂都非常重视。据不完全统计，世界上已有近 40 个国家编制了国家药典，另外尚有区域性药典（如《北欧药典》《欧洲药典》和《亚洲药典》）及世界卫生组织编订的《国际药典》。这些药典对世界医药科技交流和国际医药贸易具有极大的促进作用，可作为中药分析工作者常用的参考资料。

一、国内外药典简介

（一）《中国药典》

唐显庆四年（公元 659 年）颁布的《新修本草》（又称《唐本草》）是我国最早的药典，也是世界上第一部药典，它比欧洲 1498 年出版的《佛洛伦斯药典》早 800 多年，比欧洲第一部全国性药典《丹麦药典》早 1100 多年。《新修本草》有正文 20 卷，目录 1 卷，另附药图 25 卷，图经 7 卷，共 53 卷，共收载药物 844 种。宋代《太平惠民和剂局方》是太平惠民和剂局的药方，由陈师文等编纂校正，于绍兴二十一年（公元 1151 年）成书，以后又经增添。此书有处方 788 种，依主治病证分作 10 类，每类作 1 卷，共 10 卷；另有局方总论 3 卷，叙述药物的性味、修治、禁忌等。是我国第一部官方颁布的成方规范。对保证中药材品质，规范正确的应用范围，以及临床中医师的随证选方和药剂人员调制方剂都有极大的参考价值。

中华人民共和国成立后，1953 年出版第一部《中国药典》。根据当时规定，《中国药典》每 5～10 年审议改版一次，并根据需要出增补本。时至今日，共出版了 11 版药典，分别为：1953 年版、1963 年版、1977 年版、1985 年版、1990 年版、1995 年版、2000 年版、2005 年版、2010 年版、2015 年版和 2020 年版。为增进国际间药品标准的合作与交流，1988 年 10 月，第一部英文版《中国药典》（1985 年版）正式出版，此后，我国新版药典的中、英文版都会同步发行，有效提升了《中国药典》的国际影响力。我国药典收载药品的种类与外国药典有所不同，中药材和成方制剂（中成药）是其重要的组成部分，为突出中药的重要地位，自 1963 年版开始，将中药材和中药成方制剂收载于一部，成为《中国药典》的一大特色。

2020 年版《中国药典》编制大纲中提出一部的编制目标是：完善以《中国药典》为核心主体的符合中医药特点的中药标准体系，以中医临床为导向制定中药标准，加强国际化并主导国际标准制定。将新增中药标准约 220 个，修订完善中药标准约 500 个；探索建立中药材、中药饮片、中药提取物、中药成方制剂各自完整的标准体系；重点解决中药材和中药饮片的农药残留、重金属与有害元素以及真菌毒素的限量标准。将建立临床有肝肾毒性中药的检测方法并制定相关指导原则；重点解决中药标准的专属性和整体性；加强栽培和野生抚育中药材的质量研究和中药材产地加工技术研究，以质量为前提，修订完善中药材、饮片的相关项目。拟开展基于中医临床疗效的生物评价方法及其指导原则研究，在此基础上，构建以形态、显微、化学成分和生物效应相结合的能整体体现中药疗效的标准体系，提高中药有效性的整体控制水平。

2. 《中国药典》的基本结构和内容 现行的 2020 版《中国药典》由一部、二部、三部、四部及其增补本组成，内容分别包括凡例、正文和通则。药典收载的凡例、通则对药典以外的其他中药国家标准具同等效力。现以 2020 年版《中国药典》一部为例说明如下：

（1）凡例：凡例是解释和使用《中国药典》进行药品质量检定的基本原则，是对《中国药典》正文、通则及与质量检定有关的共性问题的统一规定，以帮助理解和掌握药典正文。凡例中的有关规定具有法定约束力。

（2）正文部分：品种项下收载的内容称为正文，正文系根据药品自身的理化与生物学特性，按照批准的处方来源、生产工艺、贮藏运输条件等所制定的、用于检测药品质量是否达到用药要求并衡量其质量是否稳定、均一的技术规定。

正文分为药材和饮片、植物油脂和提取物、成方制剂和单味制剂三部分。正文内容根据品种和剂型的不同，按顺序可分别列有品名、来源、处方、制法、性状、鉴别、检查、浸出物、特征图谱或指纹图谱、含量测定、炮制、性味与归经、功能与主治、用法与用量、注意、规格、贮藏、制剂、附注等 18 项内容。

药材和饮片名称包括中文名、汉语拼音及拉丁名，其中药材和饮片拉丁名排序为属名或属名＋种加词在先，药用部位在后；药材原植物的科名、拉丁学名的主要参照依据为《Flora of China》和《中国高等植物》等。植物油脂和提取物、成方制剂和单味制剂名称不设拉丁名。

正文中未列饮片和炮制项的，其名称与药材名相同，该正文同为药材和饮片标准；正文中饮片炮制项为净制、切制的，其饮片名称或相关项目亦与药材相同。

（二）《美国药典》及《美国国家处方集》

《美国药典》（United States Pharmacopoeia，USP）是目前唯一一部由非政府机构（美国药典委员会）出版的法定药品汇编。首版于 1820 年出版，其后每十年左右修订一次，自 1940 年改为每五年修订一次，从 2002 年开始每年出一次修订版。《美国国家处方集》（National Formulary，NF）为 USP 补充资料，可视为美国的副药典。1884 年美国药学会编制出版第一部《国家处方集》，1975 年以后由美国药典委员会负责修订出版。1980 年起，美国药典委员会将 USP（20）与 NF（15）制成合订单行本出版，前面部分为 USP，后面部分为 NF，因此出版物的完整名称应为《美国药典/国家处方集》（United States Pharmacopoeia/National Formulary，USP/NF），USP/NF 每年出版一次。现行美国药典 - 国家处方集（USP42 - NF37）于 2018 年 12 月份出版，2019 年 5 月 1 日生效，包括了药物、剂型、原料药、辅料、医疗器械和食品补充剂的标准，含5卷及2个增补版。

USP 自第一版起，即收载有数量不等的传统植物药（在 USP 中称为食品补充剂，即 dietary supplements）。USP 收载的植物药质量标准较为详尽，首先规定其来源（拉丁学名、药用部位及科名）及质量要求（主要成分的含量限度），有的品种还指明产地与采收时间；收载的项目一般包括：包装与贮藏、标签（必须标明法定名称、拉丁学名及药用部位）、USP 参比标准品、植物特性（性状与组织显微特征）、鉴别（以薄层色谱鉴别为主）、外来有机物、农药残留量、干燥失重、总灰分、酸不溶性灰分、醇溶性或水溶性浸出物含量、微生物、重金属、含量测定等。目前，《美国药典》有英文和西班牙文版，其英文版除了印刷版外，还提供 USB 版和在线版，便于使用者携带和查阅。由于《美国药典》在140个国家和地区被遵循与使用，故该药典具有一定的国际性。

（三）《日本药局方》

日本制定生药的药典标准较早，在明治时期公布的初版药典（1886）中就对生药药材设定了行政性的规格，介绍了药材标准的普遍性。在以后的各版修订中都增加收载新的生药，并根据技术的进步和实际的需要修改已收载品种的记载内容。《日本药局方》（Japanese Pharmacopoeia，JP）由日本药局方编辑委员会编纂，由厚生省颁布执行，有日文和英文两种文本。分两部出版，第一部收载化学原料药及其制剂；第二部主要收载生药（crude drugs），包括药材、粉末生药、复方散剂、提取物、酊剂、糖浆、精油、油脂等家庭药制剂和制剂原料。1886年6月颁布第1版，至第9版颁布之前，每10年修订一次，从第9版开始，每5年进行一次大修订；从第12版开始，每5年进行两次增补，至2016年4月1日已颁布第17版，称《第十七改正日本药局方》（简称"JP17"），主要内容包括：通知，目录，前言，凡例，原料药通则，制剂通则，测试、流程和设备通则，专论，红外参考光谱，紫外参考光谱，总信息，附录和索引等。

JP 收载生药的质量标准一般包括：品名（日文名、英文名和拉丁名）、来源及成分含量限度、性状、鉴别、纯度（外来有机物、重金属及有害元素、农药残留等）、干燥失重、灰分（总灰分、酸不溶性灰分）、浸出物、含量测定等。

（四）《欧洲药典》

《欧洲药典》（European Pharmacopoeia，Ph. Eur.）由欧洲药典委员会编辑出版，有英文和法文两种法定文本。Ph. Eur. 第一版第一卷于1969年出版发行；从2002年第四版开始，Ph. Eur. 的出版周期被固定，每三年修订一次，每一版发行八部增补本。至2017年，Ph. Eur. 最新版是第9版，即9.0版。于2016年7月出版发行，2017年1月生效，包括两个基本卷，以后在每次欧洲药典委员会全会做出决定后，通过非累积增补更新，每年出3个增补本，第9版累计共有8个非累积增补本（9.1~9.8）。《欧洲药典》有英文和法文两种版本，分印刷版、USB 版和在线版。目前采用 Ph. Eur. 的国家除欧盟成员国外，还有其他国家如土耳其等，故《欧洲药典》已成为最具影响力的药典之一。

Ph. Eur. 的基本组成有凡例、通用分析方法（包括一般鉴别实验，一般检查方法，常用物理、化学测定法，常用含量测定法，生物检查和生物分析，生药学方法），容器和材料、试剂、正文和索引等。正文品种的内容包括：品名、分子结构式、CA 登录号、化学名称及含量限度、性状、鉴别、检查、含量测定、贮藏、可能的杂质结构等。Ph. Eur. 不仅收载的品种数量较多，而且标准的质量和水平也比较高，许多品种的质量标准中绘制了粉末显微图、气相或液相色谱图等。

另外，Ph. Eur. 的附录，不仅包括各论中通用的检测方法，而且凡是与药品质量密切相关的项目在附录中均有规定。在附录中，除了采用通用的检测方法外，收载的先进技术也比较多，如原子吸收光谱、原子发射光谱、质谱、核磁共振谱和拉曼光谱测定法等，对色谱法还专门设立了一项色谱分离技术附录。Ph. Eur. 的附录是当今药典中最全面、最完善的。

（五）《英国药典》

《英国药典》（British Pharmacopoeia，BP）由英国药典委员会编辑出版。自 1816 年开始编辑《伦敦药典》，后出版有《爱丁堡药典》和《爱尔兰药典》，1864 年合并为《英国药典》。《英国药典》每年更新一次，至 2019 年 BP 最新版为 BP 2019 版，共 6 卷，于 2019 年 1 月生效，包含了《欧洲药典》9.0 ~ 9.5 的所有内容。BP 第 6 卷收载的主要内容为草药、草药制剂和草药产品，在顺势疗法制剂生产中所使用的物质，血液制品，免疫制品，放射药制剂和外科材料等。

BP 收载的草药，首先规定其来源（种名、药用部位及科名）及质量要求（主要成分的含量限度），有的品种还指明产地与采收；其质量控制项目还包括以下各项：定义（包括来源与有效成分含量）、特性（包括气味及鉴别项下的性状与显微特征）、鉴别（包括性状、粉末显微特征、化学反应与检查项下的 TLC）、检查（包括 TLC、外来物、干燥失重、总灰分与酸不溶性灰分）、含量测定、贮藏、作用与用途、制剂等。BP 和《欧洲药典》收载品种相同者，药品标准内容完全一致，BP 在品种名称下标明其在《欧洲药典》中的收载位置。BP 不仅在英国使用，加拿大、澳大利亚、新西兰、斯里兰卡及印度等英联邦国家也采用。

表 1 - 1 详细列出了现行国内外药典对天然来源的甘草药材进行质量控制的项目和方法。

表 1 - 1 国内外药典收载的甘草药材的质量控制要求

标准项目		中国药典（ChP2020）	日本药局方（JP17）	欧洲药典（Ph. Eur. 9.0）	美国药典（USP42）
来源		豆科植物甘草 *Glycyrrhiza uralensis* Fisch.、胀果甘草 *Glycyrrhiza inflata* Bat. 或光果甘草 *Glycyrrhiza glabra* L. 的干燥根和根茎。春、秋二季采挖，除去须根，晒干	*Glycyrrhiza uralensis* Fischer, *Glycyrrhiza glabra* Linne. 去周皮或不去周皮的根和匍匐茎	*Glycyrrhiza glabra* L. 或（和）*Glycyrrhiza inflata* Bat. 或（和）*Glycyrrhiza uralensis* Fisch. 的不去皮或去皮，完整或切断的干燥根和匍匐茎	*Glycyrrhiza glabra* L. 或 *Glycyrrhiza uralensis* Fisch. ex DC. 的根、根茎和匍匐茎
性状		甘草 一般性状；气、味 胀果甘草 一般性状 光果甘草 一般性状	一般性状；气、味	一般性状	一般性状
鉴别	显微鉴别	①横切面特征 ②粉末特征	横切面特征	粉末特征	横切面特征
	薄层鉴别	对照品溶液 （1）甘草酸单铵盐，溶剂为甲醇，浓度 2mg/ml （2）甘草对照药材，取 1g，同供试液制备	对照品溶液 甘草酸，溶剂为乙醇（95%）- 水（7：3）；浓度为 5mg/ml	对照品溶液 甘草次酸和麝香草酚，溶剂为乙醚，浓度均为 1mg/ml	对照品溶液 甘草酸，溶剂为乙醇 - 水（7：3）；浓度 5mg/ml

续表

标准项目		中国药典（ChP2020）	日本药局方（JP17）	欧洲药典（Ph. Eur 9.0）	美国药典（USP42）
鉴别	薄层鉴别	供试液 取本品粉末1g，加乙醚40ml，加热回流1h，滤过，药渣加甲醇30ml，加热回流1h，滤过，滤液蒸干，残渣加水40ml使溶解，用正丁醇提取3次，每次20ml，合并正丁醇液，用水洗涤3次，正丁醇液蒸干，残渣加甲醇5ml溶解，即得	供试液 取粉末2.0g，溶于乙醇（95%）－水（7：3）10ml，水浴加热5min，冷却，滤过，即得	供试液 取0.50g药材粉末，置50ml圆底烧瓶中，加16.0ml水及4.0ml盐酸，水浴回流30min，冷却，过滤，滤渣及烧瓶105℃下干燥60min，再将滤渣置烧瓶中，加乙醚20ml，水浴40℃回流5min，放冷，过滤，滤液蒸干，残渣溶于5.0ml乙醚，即得	供试液 取甘草粉末2g，加乙醇－水（7：3）混合液10ml，水浴上震荡加热5min，放冷，滤过，即得
		吸附剂：硅胶G（1%氢氧化钠） 点样量：1~2μl 展开剂：乙酸乙酯－甲酸－冰醋酸－水（15：1：1：2） 显色剂：10%硫酸乙醇溶液，在105℃下加热至斑点显色清晰 检视条件：365nm 要求：供试品色谱中，在与对照药材色谱相应的位置上，显相同颜色的荧光斑点；在与对照品色谱相应的位置上，显相同的橙黄色荧光斑点	吸附剂：硅胶F$_{254}$ 点样量：2μl 展开剂：正丁醇－水－冰醋酸（7：2：1） 展距：7cm 检视条件：254nm 要求：供试品色谱中，在与对照药材色谱相应的位置上，显相同颜色的荧光斑点	吸附剂：硅胶F$_{254}$ 点样量：10μl 展开剂：浓氨水－水－乙醇（96%）－乙酸乙酯（1：9：25：65） 展距：大于15cm 检视条件A：254nm 要求：在供试品与对照品色谱中，下半部，均显甘草次酸的斑点 检视条件B：用茴香醛溶液显色，100~105℃加热5~10min，日光下检视 要求：对照品色谱中，下半部显紫色的甘草次酸斑点。供试品色谱下半部与对照品色谱相应的位置上，显相同紫色的甘草次酸斑点，供试品色谱的上部三分之一，与对照品色谱中麝香草酚斑点相应位置的下部显黄色的异甘草素斑点。供试品色谱中还应出现其他斑点	吸附剂：硅胶F$_{254}$ 点样量：2μl 展开剂：丁醇－水－冰醋酸（7：2：1） 展距：10cm 检视条件：254nm 要求：供试品色谱中，在与对照药材色谱相应的位置上，显暗紫色甘草酸的斑点（R_f=0.4）
检查	水分或干燥失重	不得过12.0%	不得过12.0%	不得过10.0%	不得过12.0%
	总灰分	不得过7.0%	不得过7.0%	不去皮药材不得过10.0%，去皮药材不得过6.0%	不得过7.0%
	酸不溶性灰分	不得过2.0%	不得过2.0%	不去皮药材不得过2.0%，去皮药材不得过0.5%	不得过2.0%
	浸出物		稀乙醇浸出物不得少于25.0%		乙醇浸出物不得少于25.0%（乙醇）
	赭曲霉毒素A			不得过20μg/kg	
	外源有机杂质				不得过2.0%

标准项目		中国药典（ChP2020）	日本药局方（JP17）	欧洲药典（Ph. Eur 9.0）	美国药典（USP42）
检查	重金属及有害元素	照铅、镉、砷、汞、铜测定法测定，铅不得过5mg/kg；镉不得过0.3mg/kg；砷不得过2mg/kg；汞不得过0.2mg/kg；铜不得过20mg/kg	重金属总量不得过10ppm；砷不得过5ppm		应符合《美国药典》规定
	有机氯农药残留量	照农药残留量法（有机氯类农药残留量测定——第一法）测定，含五氯硝基苯（PCNB）不得过0.1mg/kg	总BHC、总DDT均不得过0.2ppm		应符合《美国药典》规定
含量测定	色谱条件	色谱柱：C_{18} 流动相：乙腈（A）-0.05%磷酸（B），梯度洗脱 检测波长：237nm	色谱柱：C_{18} 流动相：将3.85g醋酸铵溶于720ml水中，加5ml冰醋酸和280ml乙腈，摇匀，即得 检测波长：254nm	色谱柱：C_{18} 流动相：乙腈-水-冰醋酸（30：64：6） 检测波长：254nm	色谱柱：C_{18} 流动相：稀醋酸（1→15）-乙腈（3：2）； 检测波长：254nm
	对照品溶液	甘草苷（20μg/ml）和甘草酸铵（0.2mg/ml）的混合溶液（溶剂：70%乙醇） （甘草酸重量=甘草酸铵重量/1.0207）	甘草酸（0.25mg/ml，溶剂：稀乙醇）	甘草酸单铵盐（65μg/ml，130μg/ml，195μg/ml，溶剂：8g/L氨溶液）	甘草酸（0.25mg/ml，溶剂：50%乙醇）
	供试溶液的制备	取本品粉末（过三号筛）0.2g，精密称定，置具塞锥形瓶中，精密加入70%乙醇100ml，密塞，称定重量，超声处理（功率250W，频率40kHz）30min，放冷，再称定重量，用70%乙醇补足减失的重量，摇匀，滤过，取续滤液，即得	取粉末0.5g于具塞离心管中，加稀乙醇70ml，振摇15min，离心，分取上清液，残渣再加25ml稀乙醇上法提取一次，合并上清液，稀释、定容至100ml，即得	取1.000g药材粉末置150ml的锥形瓶中，加8g/L氨溶液100.0ml，超声30min，离心，取上清液1.0ml，用8g/L的氨溶液稀释至5.0ml，过0.45μm微孔滤膜，取滤液，即得	取甘草粉末500mg，置烧瓶中，加乙醇-水（1：1）70ml，振摇15min，离心，取上清液至100ml量瓶，再用25ml乙醇-水（1：1）提取残渣，合并上清液稀释、定容至100ml，过滤，即得
	测定法	分别精密吸取对照品和供试品溶液各10μl，注入液相色谱仪，测定，即得	分别精密吸取对照品和供试品溶液各10μl，注入液相色谱仪，测定，即得	分别精密吸取对照品和供试品溶液各10μl，注入液相色谱仪，测定，计算，即得	分别精密吸取对照品和供试品溶液各20μl，注入液相色谱仪，测定，即得
	含量限度	按干燥品计，含甘草苷（$C_{21}H_{22}O_9$）不得少于0.50%； 甘草酸（$C_{42}H_{62}O_{16}$）不得少于2.0%	按干燥品计，含甘草酸（$C_{42}H_{62}O_{16}$：823）不得少于2.0%	按干燥品计，含18β-甘草酸（$C_{42}H_{62}O_{16}$：823）不得少于4.0%	按干燥品计，含甘草酸（$C_{42}H_{62}O_{16}$）不得少于2.5%
其他		饮片 【炮制】略 【性味归经】略 【功能与主治】略 【用法与用量】2~10g 【注意】与【贮藏】略	置密闭容器中		置密闭容器中，于阴凉干燥处贮存

对上述国内外主要药典收载的植物药及其制剂的质量标准进行比较分析的结果表明，各国药典对于绝大多数天然药物、提取物或其制剂等都建立了相应的质量、安全性控制标准。从表1-1可以看出，主要区别体现在安全性控制方面，尤其是在重金属和有毒元素、农药残留限量以及微生物限量3个检查项目上。USP对于植物药的质量标准和安全性要求较高，检查项目全面、细致，多数植物药建立了重金属及有害元素、农药残留及微生物限量的检查，相关指标也较严格。以甘草的农药残留限量检查为例，我国药典虽然PCNB限量低，但检测种类较少，而USP需要测定34种以上农药的残留量，需要全部达到要求，特别是有机磷和拟除虫菊酯两大类常用农药残留限量，USP有明确的说明。另外，在薄层鉴别与含量测定中USP将更多能够代表该植物的指标性成分或有效成分用来鉴别药材真伪和评价质量优劣，如采用对照提取物作为对照物质，进行薄层色谱各条带检识和特征图谱各色谱峰的指认来确定待测成分。在含量测定中，USP还提倡使用一测多评法，采用一个对照品同时对多个成分进行测定，有效降低了检测成本。《欧洲药典》收载的植物药标准中，薄层部分的工作则多采用表格的形式，通过对条带位置及颜色的描述完成尽可能多成分的鉴别与检识；含量测定常以选择一个或几个专属性较强的指标性成分，用外标法计算含量的情况亦较为多见。另外，各国药品标准的协调和趋同是消除贸易技术壁垒和障碍，促进药品进出口的有力手段，也是未来药品标准发展的趋势。因此，各国药典机构都在积极探索合作模式，大力推进药典标准的国际协调和统一。如中国药典委员会目前已与世界卫生组织，以及欧盟、美国、英国、法国、日本等十几个国家和地区的药品标准机构建立了密切合作关系。《美国药典》中已采用了15种以上中草药质量标准，《欧洲药典》则收录了75种中药质量专论。因此，药典标准不仅可以保障药品安全有效，同时也成为了各国药品进出口贸易的桥梁和纽带。

二、药典外药品标准

国家药典是药品法典，但它不可能包罗所有已生产与使用的药品品种。我国的药品标准除《中国药典》外，2001年以前，尚有《卫生部药品标准》（中药材），《中成药部颁标准》（170种），《中药成方制剂》（1～20册），《进口药材标准》（31种）等。2002年以后，中成药及中药制剂标准均收载于国家药品监督管理局《国家中成药标准汇编》中，该汇编共13册，按中医临床分类，有1518个品种，均为地方标准上升为国家标准的品种。局（部）颁标准均不列入凡例和通则，有关规定按《中国药典》要求进行。另外，还有部分省、直辖市、自治区食品药品监督管理部门制定的《中药材标准》、《中药饮片炮制规范》以及批准给特定医院的院内制剂标准，这些标准也是国家药品标准体系的重要补充。

英国、美国、法国除国家药典外，还有国家处方集的出版。美国处方集（National Formulary，NF）由美国药学会编订，于1888年创办，自1980年第15版起与美国药典合并出版。英国的药典外标准除英国处方集（British National Formulary）外，尚有英国准药典（British Pharmaceutical Codex，BPC），由英国药学会主编。

《英国草药典》（British Herbal Pharmacopoeia），是英国草医协会科学委员会编订的。第一部（1976）收载草药129种，多是《英国药典》以外的生药。每种生药的记载格式，包括药名、别名、定义、性状、治疗等项。"定义"项中包括来源、药用部分、采收加工、产地、分布、植物形态和主要化学成分；"性状"项包括生药性状、显微特征（几乎全是粉末或表面观）、薄层色谱、纸色谱（均列文献，但无具体内容）、灰分；"治疗"项包括作用、适应证、特殊适应证、联合用药、制剂和剂量、注意（个别药有之）。从记载内容看，较一般药典详细，但缺少质量标志及检测方法的规定。

日本的药典外标准，主要有日本厚生省药务局审查第一、二课监修的《日本药局方外医药品成分规格》一书，其内容编排与日本药局方相同。此外，按药物类别汇编的《日本抗生物质医药品基准》《放射性医药品基准》《生物学制剂基准》《诊断用医药品基准》等均是日本药局方中有关内容的补充。

第三节　中药分析工作的基本程序

中药分析工作的实施程序一般可分为取样、样品的粉碎、供试溶液的制备、鉴别与检查、含量测定及检验记录和报告等。

一、取样

取样系指从整批成品中按取样规则取出一部分代表性的供试样品的过程，分析任何药品都有取样问题，取样虽很简单但很重要。取样的代表性直接影响检验结果的准确性，故取样必须具有科学性、真实性和代表性。取样的基本原则是均匀、合理。从欲研究的整体中抽取一部分样品单位的过程也称为抽样。抽样的目的是根据被抽取样品单位的分析、研究结果来估计和推断全部样品特性，是科学实验、质量检验、社会调查普遍采用的一种经济有效的工作和研究方法。

（一）抽样方法

1. **随机抽样法**　按照随机的原则，即保证总体中每个样品单位都有同等机会被抽中的原则抽取样本的方法。强调抽样的代表性和覆盖面，适用于评价性抽验。随机抽样分为简单随机抽样法和分段随机抽样法。

简单随机抽样法即清点药品包装件数，并给各包装件编号（从 1 开始连续编号），然后采用抽签法抽取 n 个包装件作为抽样单元。

分段随机抽样法适用于大、中、小包装套装的情况。具体操作是：先按上述方法确定从哪些大包装中抽样，再从每个大包装中抽取 1 个中包装，从每个中包装中抽取 1 个小包装，依此类推，直至抽取最小包装（抽取的小包装数根据拟抽样品总数而定，且要求最小包装在上一级包装中的分配大致相等）。

2. **偶遇性抽样法**　偶遇性抽样系指研究者根据实际情况，为方便开展工作，选择偶然遇到的样品作为调查对象，或者仅仅选择离得最近的、最容易找到的样品作为调查对象。要求抽样人员在不受被抽样单位意愿影响的情况下，从抽样批的不同部位确定所遇见的包装件作为抽样单元。必要时可采取隐秘购买的方式获取样品。适用于外观检查不能判别药品质量而又难以实施随机抽样的情况。

3. **针对性抽样法**　当发现某一批或者若干批药品质量可疑或者有其他违法情形时，应当从随机抽样的总体中划出，列为针对性抽样批次。适用于对质量可疑或有其他违法情形的药品进行抽样。目的是尽可能从被抽样品中找到不合格药品或发现是否有其他违法行为的样品。常在监督检查时采用，其目的性较强。

（二）药材和饮片取样方法

由于药材和饮片的特殊性，为保证取样的代表性，应对取样的各个环节予以充分重视。

扫码"看一看"

1. **外包装检查**　取样前，应注意药材或饮片的品名、产地、批号、规格等检查包装的完整性，有无水迹、霉变或其他物质污染。详细记录后再用适当的方法拆开欲抽取样品的外包装。凡有异常情况的包件，应首先拍照，单独取样检验。

2. **药材和饮片外观检查**　按取样单元数，打开一定数量的包件，比较包件间内容物外观的一致性。内容物不一致的包件或发现有腐败、霉变、严重虫蛀或色、嗅、味有显著异常的药材或饮片应单独取样检验。同一品种不同部位混杂不均匀的应注意均匀取样。

3. **取样**　首先清点总包件数，确定取样单元数。随即选定一个包件位置，由底层向顶层、由外向内、顺时针或逆时针方向，按相等间隔，抽取包件作为抽样单元。

（1）从同批药材和饮片包件中抽取检测用样品，原则应是：药材总包件数在100件以下，取样5件；100～1000件，按5%取样；超过1000件的，超过部分按1%取样，不足5件或贵重药材，逐件取样。

（2）对破碎的，粉末状的或大小在1cm以下的药材，可用采样器（探子）取代，每件至少在不同部位抽取2～3份样品；包件少的抽取总量应不少于实验用量的3倍；包件多时，每包件取样量一般是普通药材100～500g；粉末状药材和饮片25～50g；贵重药材5～10g；个体大的药材要根据实际情况制取。

（3）将抽取的样品混合均匀，即为抽取样品总量，可采用四分法反复数次直至最后剩余量足够试验为止，即为平均样品量，平均样品量一般不得少于实验所需要的3倍，即1/3供实验分析，1/3供复核，1/3则为留样保存，保存期至少一年。

（三）中药制剂取样方法

各类中药制剂取样量至少应满足3次检测的用量，贵重药可酌情取样。

（1）固体中药制剂（丸剂、片剂），片剂取200片，未成片前已制成颗粒可取100g。丸剂一般取10丸。胶囊剂按药典规定取样不得少于20粒，倾出其中药物并仔细将附着在胶囊上的药物刮下，合并，混匀称定空胶囊的重量，由原来的总重量减去，即为胶囊内药物的重量，一般取样量100g。

（2）固体粉末状中药制剂（散剂或颗粒剂），取样不得少于10袋，取样量约100g，可在包装的上、中、下3层或间隔相等部位取样若干。将取出的供试样品混匀，然后按"四分法"从中取出所需样品量。

（3）液体中药制剂（口服液、酊剂、酒剂、糖浆），一般取样数量200ml，取样前应彻底摇匀。

（4）注射液取样要经过2次，配制后在灌注、熔封、灭菌前进行一次取样，经灭菌后的注射液须按原方法进行，分析检验合格后方可供药用。已封好的安瓿取样量一般为200支。

（5）其他剂型的中药制剂，可根据具体情况随机抽取一定数量的样品。

二、样品的粉碎

中药材，饮片及丸剂、片剂等形式的样品均需要经过粉碎后才可取样检验。粉碎的目的是：①保证所取样品均匀而有代表性；②使样品中的待测组分能更快、更充分地被提取出来。但是在实际工作中须注意的是，样品粉碎过细会造成后续过滤步骤的困难，因此应根据具体情况进行粉碎过筛。在粉碎样品时还要尽量避免由于设备磨损或其他原因造成的污染，并防止粉尘飞散或挥发性成分的损失。过筛时，不能通过筛孔的部分颗粒绝不能丢弃，必须反复粉碎或碾磨，让其全部通过筛孔，以保证测定结果的准确性和重复性。

目前，常用到的粉碎设备有粉碎机、铜冲、研钵、匀浆机等，其中植物类药材一般用粉碎机，片剂和丸剂等制剂可用研钵研碎，动物组织需用匀浆机搅碎。

三、供试品溶液的制备

由于中药及中药制剂的复杂性及杂质成分、辅料等的干扰，定性和定量分析前必须尽可能地排除非检测成分的干扰，以提高分析的准确度和灵敏度。选用适当的方法和试剂进行分析样品的提取、分离及富集，制备成可进行有效分析的供试溶液，是中药分析区别于化学合成药物分析的关键步骤之一。

（一）提取

溶剂提取法 选用适合的溶剂将中药材和中成药中的待测成分溶出的方法称溶剂提取法。所谓适合的溶剂就是对待测成分溶解度大，对不需要的成分溶解度小或不溶的溶剂。

中药中的化学成分在溶剂中的溶解度与溶剂性质有关，一般遵循"相似相溶"的原则。通过对待测主成分的结构分析来选用合适的溶剂。如苷类比其苷元的亲水性强，苷往往由于分子中结合多个糖分子，羟基数目多，故有较强的亲水性，可选用极性较强的溶剂提取，而苷元则为亲脂性强的化合物，较多用极性小的溶剂提取；游离生物碱大多为亲脂性化合物，如提取，多用极性小的溶剂，而游离生物碱与酸结合成盐后，能离子化，就具有亲水的性质，提取溶剂的极性也应增强。

一般选择溶剂时，要求溶剂对待测成分溶解度大，而杂质溶解度小；所选择溶剂不能与中药中待测成分起化学变化；溶剂要求易得，使用安全。

（1）常用提取溶剂：常用的提取溶剂按极性大小可分为3类，即极性溶剂、非极性溶剂和中等极性溶剂。

①极性溶剂：水是典型的极性溶剂，它能溶解离子型成分，如生物碱盐、有机酸盐及其他成分（如糖、糖苷、淀粉、蛋白质、氨基酸、多羟基化合物、鞣质和无机盐等）。为了增加某些成分的溶解度，还可以采用酸水或碱水作为提取溶剂。水虽然价廉、安全，但水提取液中杂质较多，给进一步分离带来许多麻烦，往往因泡沫或黏液很多，浓缩也很困难。此外，还容易酶解苷类和发霉、发酵等。

②非极性溶剂：石油醚、乙醚、氯仿、乙酸乙酯等是常用的非极性溶剂，用以提取低极性成分，如挥发油、叶绿素、树脂、甾醇、内酯、游离生物碱及某些苷元等。

③中等极性溶剂：乙醇、甲醇、丙酮等是常用的中等极性溶剂，它们对中药各类成分具有较广泛的溶解性能，特别是乙醇，亲水性成分除蛋白质、黏液质、果胶、淀粉外，大多能在乙醇中溶解。难溶于水的亲脂性成分，在乙醇中的溶解度也较大。还可以根据被提取成分的性质，采用不同浓度的乙醇进行提取。用乙醇提取比水提取时间短，水溶性杂质少。乙醇虽易燃，但毒性小、价廉，提取液不易发霉变质，又可回收使用，所以乙醇是最常用的提取溶剂。甲醇的性质与乙醇相似，因有毒，使用时应注意。

（2）常用的提取方法：常用的提取方法有冷浸法、连续回流提取法和超声波提取法，此外还有渗漉法、煎煮法等。冷提杂质较少，但提取效率低，而热提则提取效率较高，但杂质较多。目前中药分析工作中常用的提取方法主要有：

①冷浸法（cold maceration）：样品置具塞容器内，精密加入一定量适宜溶剂，摇匀后静置，浸泡提取。溶剂用量为样品重量的6~10（20）倍，并称重。浸泡时间12~24（48）

小时在浸泡期间应注意经常振摇，浸泡后再称重。冷浸法的优点是适宜遇热不稳定的有效成分，操作简便，应用较广。

②连续回流法（continuous reflux）：样品置索氏提取器中，利用遇热可以挥发的溶剂进行反复回流提取。本法提取效率高，所需溶剂少，但遇热易破坏的欲测定成分，不宜用此法。

③超声波提取法（ultrasonic extraction）：样品置适宜容器内，加入提取溶剂后，置超声波振荡器中进行提取。本法提取效率高，经实验证明一般样品 30 分钟内即可完成。

④蒸馏法（steam distillation）：中药中挥发油或某些挥发性成分（如丹皮酚等），可用水蒸气蒸馏法提取，蒸馏液或蒸馏液盐析后，用乙醚抽提，抽提液回收乙醚后，即得挥发油或某些挥发性成分。

⑤消化法（digestion method）：进行样品中重金属检查时，因其限量很低（如汞含量≤0.2mg/kg），其中的有机成分常会严重干扰测定，加上这些金属常以共价键的有机状态存在，故需进行有机破坏转为可测的无机金属离子状态。常用的破坏方法有湿法消化和干法消化及微波消解法。

湿法消化法是在适量的样品中，加入氧化性强酸，加热破坏有机物，使待测的无机成分释放出来，形成不挥发的无机化合物，以便进行分析测定。常用的强酸试剂有：硫酸 - 高氯酸、硝酸 - 硫酸、硫酸 - 硫酸盐等；湿法消化法是目前应用比较广泛的一种食品样品前处理方法，该方法实用性强，适用面广。缺点是费时，由于所用的强酸多具有腐蚀性，因此，实际工作中需注意安全。

干法消化法是将有机物灼烧灰化以达到分解的目的。将适量样品置于瓷坩埚、镍坩埚或铂坩埚中，常加少量无水碳酸钠或轻质氧化镁等助灰化，混匀后加热，使样品完全灰化，然后放入高温炉中灼烧，使其完全灰化即可。该法具有操作简单，一次可以处理多个样品等优点，缺点是不适用于含挥发性金属（如汞、砷等）有机样品的破坏，操作时间长等。

微波消解法是指利用微波的穿透性和激活反应能力，使样品温度升高，同时采用密封装置，再加入一定量的酸溶液，从而达到使样品中有机物分解的目的。其优点是消化时间短（只需数十分钟），反应速率高；可控性好，制样精度高；对实验室和环境的污染小。缺点是处理成本更高，实验中还要注意防止微波泄漏等。

⑥超临界流体萃取法（supercritical - fluid extraction，SFE）：SFE 是近年来发展起来的萃取分离中药有效成分的新技术。目前最常用的是利用超临界 CO_2 流体在高于临界温度和临界压力的条件下的特殊溶解性能，从目标物中萃取有效成分，当恢复到常压和常温时，溶解在 CO_2 流体中的成分立即以溶于吸收液的液体状态与气态 CO_2 分开，从而达到萃取目的。由于超临界 CO_2 具有较好的溶剂特性，对于挥发性较强的成分、热敏性物质和脂溶性成分的提取分离效果明显。SFE 具有保持有效成分的活性和无残留溶剂，产品质量高等优点，可克服传统提取方法的诸多缺点。目前已成功地用于挥发油、生物碱、内酯类、萜类、黄酮类、醌类、皂苷类、糖类等中草药的有效成分的萃取分离。

⑦加速溶剂萃取法（accelerated solvent extraction，ASE）：ASE 也称加压液体萃取法（pressurized liquid extraction，PLE），是在温度为 50 ~ 200℃ 和压力为 10.3 ~ 20.6MPa 下用有机溶剂萃取固体或半固体的提取方法。ASE 是将样品置于密封溶剂中，通过升高压力来提高溶剂的沸点，使正常萃取程序能够在高于溶剂沸点的温度，而溶剂保持液体状态下进行。已有研究表明，在植物活性成分的提取方面，加压溶剂较溶剂萃取法和超声辅助提取法更

为简单，且具有自动化程度高、萃取溶剂用量少（1g 样品仅需 1.5ml 溶剂）、萃取时间短（一般为 15 分钟）。萃取过程密闭、对人体危害小、环境污染少等优点，已被美国环境保护署选定为推荐的标准方法，广泛用于环境、药物和食品等样品的预处理，但由于所需设备价格昂贵，使其应用受到了一定的限制。

⑧微波辅助萃取法（microwave - assisted extraction，MAE）：MAE 是将样品置于不吸收微波的容器中，通过微波加热进行萃取。微波是指波长在 1mm ~ 1m 范围内（频率为 300MHz ~ 300GHz）的电磁波，微波传播过程中遇到物体会发生反射、透射和吸收现象。微波萃取技术是利用微波能来提高萃取效率的一种新技术，其萃取原理是微波具有穿透性，能够透过基质，被辐射物质的极性分子在微波电磁场中快速转向及定向排列，产生撕裂及相互摩擦，从而引起发热，使细胞内温度迅速升高，连续高温使其内部压力超过细胞壁的膨胀能力，导致细胞壁破裂，细胞内有效成分扩散到萃取剂中并溶解而被提取出来。微波辅助萃取法具有高效、快速、节能、无污染等特性，已广泛应用在黄酮类、多糖类、苷类、挥发油等中药成分的提取分离中。

（二）纯化与富集

中药材粉末或中药制剂经提取后，得到的常是含有较多杂质和色素的混合物，需要经过净化分离后才能分析测定。净化方法要能除去对测定有干扰的杂质，而又不损失待测的成分。

净化分离方法设计主要依据待测成分和杂质在理化性质上的差异，同时结合与所要采用的测定方法需求进行选择。常用的净化分离方法有以下几种。

1. 溶剂分离法（solvent separation method）　总提取物往往是稠膏状，可拌入适量惰性填充剂，如硅藻土、硅胶或纤维素粉等，经低温干燥和粉碎后，再选用几种极性不同的溶剂，由低极性到高极性进行分步提取分离。

另外，在中药提取溶液中加入另一溶剂，析出其中的主成分或析出杂质的方法，也可达到分离和净化的目的，例如，中药水提取液中的树胶、黏液质、蛋白质、糊化淀粉等，可以加入一定量乙醇，使这些不溶于乙醇的成分自溶液中沉淀析出。如新鲜栝楼汁中可滴入丙酮使天花粉素分次沉淀析出。多糖及多肽类化合物可采用水溶解，浓缩后，加乙醇或丙酮而析出。

中药内某些成分能在酸或碱中溶解，则可通过加酸或加碱变更溶液的 pH 后，使成不溶物析出的办法。如内酯类化合物不溶于水，但遇碱开环生成盐而溶解，过滤后，再加酸酸化，又重新形成内酯环而从溶液中析出，从而与杂质分离；生物碱类一般不溶于水，但与酸结合成盐后可溶于水，滤去不溶物，再加碱碱化，重新成为游离生物碱，可用与水不相混溶的有机溶剂通过萃取而分离出。

2. 液 - 液萃取法（liquid - liquid extraction，LLE）　LLE 是利用混合物中各成分在两种互不相溶的溶剂中分配系数的不同而达到分离的方法。可采用适宜的溶剂直接提取杂质，使其与欲测定成分分开，如用石油醚除去脂肪油和亲脂性色素，还可利用待测成分溶解度的性质，经反复处理，使其转溶于亲脂性溶剂或亲水性溶剂之间，以除去水溶性杂质或脂溶性杂质。也可利用欲测定成分的化学特性，如能与酸性染料或大分子酸形成离子对溶于有机溶剂的性质，通过离子对萃取与杂质分开。

萃取操作中一般要注意以下几点：

（1）萃取中要避免猛烈振摇以防发生乳化。如遇乳化现象，可较长时间放置并不时旋转，使其自然分层；或将乳化层分出，再用新溶剂萃取；也可将乳化层抽滤，但对成分的测定会带来较大误差。

（2）溶剂与水溶液应保持一定量的比例，一般第一次溶剂用量约为水溶液的 1/3，以后的用量可少一些，一般为 1/6 ~ 1/4。

（3）一般萃取 3 ~ 4 次，有时亲水性较大的成分不易转入有机溶剂层，可增加萃取次数。

3. 沉淀法（precipitation method）

（1）铅盐沉淀法：常用乙酸铅或碱式醋酸铅与待测成分或杂质反应生成不溶于水或稀乙醇的铅盐沉淀来进行净化分离。醋酸铅可使具有羧基或邻二酚羟基的成分形成沉淀，因此常用来沉淀有机酸、氨基酸、蛋白质、黏液质、果胶、鞣质、酸性树脂、酸性皂苷和部分黄酮等。碱式醋酸铅除能沉淀上述成分外，还能沉淀出具酚羟基成分及一些生物碱等碱性物质。脱铅的方法有：①通硫化氢气体脱铅；②加硫酸钠饱和水溶液脱铅；③加稀硫酸至 pH 3 脱铅；④加氢型阳离子交换树脂（如 732 树脂）在烧杯中搅拌脱去铅离子。

（2）试剂沉淀法：在生物碱盐的水溶液中，加入某些生物碱沉淀试剂，即生成不溶性的复盐，可沉淀析出。如甜菜碱加雷氏铵盐；橙皮苷、芦丁、黄芩苷等黄酮类化合物，以及甘草皂苷均易溶于碱性溶液，加酸后又可使之沉淀析出；鞣质类成分遇明胶、蛋白溶液亦可沉淀析出。利用这类成分的特殊沉淀反应性质，可与杂质分离。

4. 盐析法（salting out method）

盐析法是在中药的水提取液中加入无机盐至一定浓度或达到饱和状态，使某些成分在水中的溶解度降低而有利于分离。例如，挥发性成分用水蒸气蒸馏法提取，蒸馏液经盐析后用乙醚萃取出挥发性成分。常用作盐析的无机盐有 $NaCl$、Na_2SO_4、$MgSO_4$、$(NH_4)_2SO_4$ 等。

例如，用水蒸气蒸馏法测定丹皮或含丹皮中成药中丹皮酚含量。在样品浸泡的水中加入一定量 $NaCl$，使提取出的丹皮酚较完全地被蒸馏出来，不致再溶于水中，蒸馏液中也可加入一定量 $NaCl$，再用乙醚将丹皮酚萃取出来。

5. 色谱法（chromatography）

色谱法是中药分析工作中常用的样品净化方法，主要是根据待分离物质的吸附性差异及在固定相与流动相分配比例不同进行分离。包括柱色谱法和平板色谱法，其中以柱色谱法较为常用。柱色谱法中常用的分离材料（填料）可分为亲脂型、亲水型和离子交换型，常用的有硅胶、氧化铝、大孔吸附树脂、键合相硅胶（C_{18}、C_8 等）、聚酰胺、硅藻土及离子交换树脂等。柱色谱法分离纯化样品时可以将粗提液上样于预先处理好的色谱柱上后，先用适当溶剂将杂质洗脱而使待测成分保留，再选择合适溶剂将待测成分洗脱下来；也可采用合适溶剂先将待测成分洗脱下来而将杂质保留于色谱柱上。如测定双黄连颗粒中的连翘苷，即可采用中性氧化铝柱纯化，用 70% 乙醇将待测成分洗脱，收集洗脱液，浓缩定容后进行测定。

固相萃取（solid – phase extraction，SPE）以选择性吸附与选择性洗脱的液相色谱分离原理对样品进行分离和纯化，是一种用途广泛而且越来越受欢迎的样品前处理技术，近年来，由于高效液相色谱（HPLC）的成功应用，利用色谱理论，采用装有不同填料的小柱进行样本制备的固相萃取日益受到重视。SPE 的一般操作程序包括：柱活化、上样、清洗、洗脱。该法凭借溶剂用量少、操作简单、选择性高、重现性好、自动化程度高等突出优势，已发展成为分离和浓缩各种样品中痕量分析物质的一种强有力的工具，广泛应用于中药的质量控制及体内分析中。

SPE 装置由 SPE 小柱和辅件构成。SPE 小柱由柱管、烧结垫和填料三部分构成。SPE 辅件一般有真空系统、真空泵、吹干装置、惰性气源、大容量采样器和缓冲瓶。常用填料有十八烷基硅烷键合相硅胶及烷基、苯基、氰基键合相硅胶等。另外，新型固相萃取填料的开发和应用研究也已成为研究热点，多种新填料的推出为进一步拓展 SPE 技术的应用范围奠定基础。

6. 微萃取技术（microextraction） 传统的样品前处理技术，例如液－液萃取、沉淀和过滤等，需要的样品量大，并且存在操作烦琐、耗时、有机溶剂用量大、难以实现自动化等缺点。微萃取技术的出现，极大地减少了有机溶剂的使用，而且实现了样品前处理的自动化和在线化。微萃取技术包括固相微萃取（solid phase microextraction，SPME）和液相微萃取（liquid phase microextraction，LPME）技术两种。

SPME 是在 SPE 技术基础上发展起来的一种集萃取、富集、进样功能于一体的新型样品前处理方法。其原理是待测成分在萃取涂层（萃取头）与样品之间的吸附或溶解－解吸附平衡时，待测成分在固定相上有较高的分配系数，从而可以将其定量萃取出来。SPME 有直接萃取、顶空萃取和膜保护萃取三种萃取模式并已实现了与气相和液相色谱的联用。其优点是样品用量小、选择性好、重现性好、灵敏度高、对环境污染小等，不足之处是萃取头使用寿命短，成本较高。

LPME 是根据液－液萃取（LLE）的原理，用微量（几微升或十几微升）的有机溶剂实现对目标化合物富集、纯化的目的，它降低了 LLE 过程中大量有机溶剂的使用；同时，由于 LPME 所用材料易得，无需反复使用，与 SPME 比较，不仅降低了成本，还能很好地避免因不同萃取过程产生的残留物的相互干扰。经过十几年的发展，LPME 由最初的单滴萃取模式（single－drop microextraction，SDME）发展为中空纤维萃取模式（hollow fiber based liquid phase microextraction，HF－LPME）。萃取过程由静态转变为动态，并逐渐实现了萃取的自动化。近年来，改进后的 LPME 还有气体流动顶空液相微萃取技术（gas flowing headspace liquid phase microextraction，GF－HS－LPME）、分散液相微萃取模式（dispersive liquid－liquid microextraction，DLLME）、漂浮有机液滴凝固液相微萃取（solidification of floating organic drop liquid－phase microextraction，SFOD－LPME）技术、液相微萃取/非水后萃取（liquid－phase micro－extraction with non－aqueous back extraction，LPME/NBE）技术等，进一步拓展了 LPME 的应用范围。目前，该法已经逐渐被用于各种领域中物质的检测，多种 LPME 萃取模式都在中药分析中得到尝试。如 LPME 一般与 HPLC 或 GC－MS 联用，HS－LPME－GC－MS 模式常用于中药中挥发油的分析，HF－LPME－GC－ECD 则成功应用于中药材中五氯硝基苯、有机氯和拟除虫菊酯类农药残留的检测。

四、鉴别与检查

（一）定性鉴别

中药定性鉴别常用以下几种方法。

1. 性状鉴别 性状是指中药的外观、质地、断面、气味、溶解度以及物理常数等。外观性状是药品质量的外在表现，不仅具有鉴别的意义，而且在一定程度上也反映了药品的内在质量。药材和饮片的性状鉴别属于经验鉴别，即通过感官等途径，观察其外观性状来鉴别的方法。对于植物油脂和植物提取物的性状描述，除外观、颜色、气味等外，还应规定溶解度、相对密度、折光率、比旋度等物理常数。中药制剂的性状包括成品的外形、颜色、气味等。该法也叫"直观鉴定法",具有操作简单、快速的特点,在中药鉴别中占有十分重要的地位。

2. 理化定性鉴别 是利用中药中所含有物质的理化性质进行定性鉴别。可测定其理化常数和观察理化性质,也可选择适当的化学反应来检验。如中药中有皂苷类成分,既可用皂苷的显色反应,亦可用泡沫试验或溶血试验来鉴定;如含有香豆素类成分,可用颜色反应或荧光反应进行定性分析。

3. 色谱定性鉴别 应用最多的是薄层色谱(thin – layer chromatography,TLC)定性。由于薄层色谱具有分离和鉴定的双重功能,只要一些特征斑点(甚至是未知成分)具重现性,就可作为确认依据。国外药典也将薄层色谱定性作为鉴别天然药物的最主要方法。对照品可选择化学标准品、有效部位(如总生物碱、总皂苷等)、标准提取物或对照药材,并可用薄层标准图谱定性。薄层色谱法可鉴别真伪,区别多来源或类同品种、控制成分或有毒成分的限度。另外,薄层色谱与生物自显影(bioautography)技术相结合可使活性成分在薄层色谱板上直接显现肉眼可见的活性斑点,在中药检验中可直观地对药物活性成分作定性鉴别,既实现了传统薄层鉴别目的,也能反映中药的活性强弱。如采用该技术控制的中药品种有熟地黄与生地黄,以1,1 – 二苯基 – 2 – 苦肼基自由基乙醇溶液(DPPH)为显色剂,鉴别熟地黄与生地黄中具有抗氧化活性的成分毛蕊花糖苷。另外,气相色谱、高效液相色谱在定性分析中亦有不少应用。

4. 显微定性鉴别 包括显微组织学定性和显微化学定性。

(1)显微组织学定性:是指用显微镜对药材的切片、粉末、解离组织、表面制片或中成药的组织、细胞、内含物等特征进行定性鉴别的一种方法。鉴别时要选择有代表性的样品,根据各药材鉴别要求分别制片。而中成药则应根据不同剂型适当处理后制片,然后进行显微观察。显微组织学鉴定不仅在单味药材的鉴别时应用较多,在中成药的应用中更具有其特色,我国药典中有不少中成药的鉴别都是采用粉末显微鉴定的方法。

(2)显微化学定性:利用某些中药中的组分在化学反应后的显微特征来进行定性鉴别。例如,在组织切片或粉末药材滴加适当的沉淀、显色试剂,用显微镜观察所形成的反应物形态、颜色特征;如果药材中具有升华性物质,可先行升华,得升华物,用显微镜直接观察或滴加试剂后再行观察。

5. 分子生物学鉴别 分子生物学鉴别(molecular biological identification)是利用分子生物学的技术来鉴定中药品质的方法,具有专属性强、准确性高的特点,为中药质量控制手段现代化和质量标准规范化的研究提供了新思路。

DNA 分子作为遗传信息的载体,在同一物种内具有高度的遗传稳定性,且不受外界环境因素和生物发育阶段及器官组织差异的影响,因此可以应用 DNA 分子特征作为遗传标记鉴别中药材。目前在中药鉴别中应用最多的是 DNA 分子鉴别法和 DNA 条形码技术。

(1)DNA 分子鉴别法:中药材的 DNA 分子鉴别法(molecular identification)是指通过比较中药材 DNA 分子遗传多样性来鉴定中药材基原,确定其学名的方法。所采用的技术主要有三类:①以电泳技术和分子杂交技术为核心的分子标记技术,代表性的有限制性片段多态性(restriction fragment length polymorphism,RFLP)技术和 DNA 指纹技术(DNA finger-printing)等;②以电泳技术和 PCR 技术为核心的分子标记技术,主要包括随机扩增多态性

DNA（random amplified polymorphic DNA，RAPD）、简单序列重复（simple sequence repeat，SSR）和ISSR（inter – simple sequence repeat）等；③以DNA序列为核心的DNA直接测序、PCR – RFLP和特异引物PCR技术等。

DNA分子鉴别法适用于中药材近缘种、易混淆品种、珍稀品种的鉴定，具有物种鉴定准确可靠的特点，《中国药典》已收载中药蕲蛇、乌梢蛇以及川贝母的分子生物学鉴别方法。

（2）DNA条形码技术：DNA条形码（DNA barcoding）技术是分子鉴定的最新发展，即通过比较一段通用DNA片段，对物种进行快速准确的识别和鉴定的方法，是近年来生物分类和鉴定的研究热点，在物种鉴定方面显示出广阔的应用前景，条形码鉴定技术具有几大优势：①只需选用一个或少数几个基因片段即可对某个科属甚至几十个科的绝大部分物种进行准确鉴定；②鉴定过程更加快速，可以在短时间内鉴定大量样本，且重复性和稳定性较高；③操作简单，更易实现自动化；④可通过互联网和信息平台对现有物种序列信息进行集中统一管理从而实现共享。中药DNA条形码鉴定技术流程为：样品采集与保存 – DNA提取 – PCR扩增 – DNA测序 – 序列拼接 – 鉴定分析。与一般DNA引物不同，DNA条形码引物要具有通用性，能适合同一类群大多数物种DNA条形码序列的扩增，利用通用引物对DNA条形码片段进行扩增，进而准确鉴定物种是DNA条形码技术区别于其他分子鉴定技术的一个主要特点。近年来，条形码技术在中药鉴定中得到成功应用，在中药基原植物及中药材鉴定等方面均取得了突出成绩，加快了中药鉴定标准化的进程。

（二）检查

主要是用来控制中药材及制剂在生长和采收、加工与炮制、提取与分离、制剂等过程中可能引入的杂质或与制剂质量有关的项目。包括安全性、有效性、均一性和纯度四个方面。如药材中重金属及有害元素检查、农药残留量检查、黄曲霉素检查、二氧化硫残留量检查，含附子、川乌成分的制剂中酯型生物碱检查等与安全性相关的项目；浸出物与总固体量测定等与有效性相关的项目；杂质限量检查、水分、灰分测定、氯化物检查、特殊杂质与掺伪物检查等与纯度相关的项目；另外，不同剂型有不同的基本质量要求，现行《中国药典》四部通则中对不同剂型均规定了相关的检查项目。

五、含量测定

中药成分的定量分析是中药分析的重点和难点。含量测定是指用物理、化学或生物学的方法，对中药所含有的有效成分、指标成分或类别成分的含量进行测定的质量控制过程。在中药性状合格、鉴别无误、检查符合要求的基础上，定量测定某些化学成分以确定药物是否符合质量标准的规定，是保证中药质量的最重要手段之一。含量测定常用的方法可分为光谱分析法、色谱分析法和生物学方法等。在选择含量测定分析方法的过程中，应根据检验目的、待测样品与分析方法的特点和实验室的条件，建立适当的方法进行。在按相关要求通过分析方法学考察和验证（具体内容和数据要求详见2020年版《中国药典》四部，通则9101，药品质量标准分析方法验证指导原则）后才能对样品进行测定。

目前应用的主要定量分析模式有以下几种。

1. 浸出物测定法　浸出物测定法系指用水、乙醇或其他适宜溶剂，有针对性地对药材及制剂中可溶性物质进行测定的方法。测定时多采用重量法，适用于有效成分尚不清楚或确实无法建立含量测定和虽建立含量测定，但所测含量甚微的药材及制剂。是控制药品质量的指标之一。浸出物测定应选择对有效成分溶解度大，对非有效成分或杂质溶解度小的溶剂。该法根据采用溶剂不同可分为水溶性浸出物、醇溶性浸出物及挥发性醚浸出物等三种测定法。浸出物测定法的不足之处是无法明确考察实际含有的有效物质，必须与定性分析方法相配合，否则无法说明所检测的物质是否为欲控制的物质，《中国药典》（2020年版）一部大部分药材均已采用浸出物与含量测定同时控制其质量。

2. **类别成分总量测定法**　当明确某一类成分是活性组分或主要化学组分时，可考虑对该类组分进行总量控制以评价其质量、如测定总黄酮、总蒽醌、总生物碱、挥发油、总皂苷等。测定方法主要有紫外－可见分光光度法和高效液相色谱法等。如紫外－可见分光光度法测定山楂叶中的总黄酮、平贝母中的总生物碱、麦冬中的总皂苷，HPLC法测定银杏叶中总黄酮醇苷等。

3. **测定主要活性成分或标志性成分**　对于有效成分明确的中药及中成药，对其进行含量测定能直接、有效地反映该中药的质量。当中药中的有效物质不明确，但所含主要化学成分清楚时，可通过对主要化学成分的含量控制来评价其质量；对贵重药材或毒剧药，应分别对其标志性成分或毒性成分进行含量控制并规定毒性成分的限量以确保其安全有效。该模式的特点是指标明确，分析数据准确可靠；不足之处是较难反映中药整体性、综合性的作用特点。

将测定类别成分总量与主要活性成分或标志性成分测定相结合则一定程度上克服了上述不足，已在多种中药材的质量控制中得到应用。如《中国药典》（2020年版）要求对附子的总生物碱和双酯型生物碱类（新乌头碱、次乌头碱及乌头碱）、苯甲酰新乌头原碱、苯甲酰乌头原碱、苯甲酰次乌头原碱分别采用酸碱滴定法和HPLC法测定，并规定了双酯型生物碱类毒性成分的限量。

4. **多成分同步定量分析法**　中药及其复方制剂的疗效常常是多种成分协同、综合作用的结果，现代色谱技术的发展为中药多种成分进行同时分析提供了技术保障，已成为目前公认的中药质量控制较为理想的模式。如常用中药黄连，自2010年版《中国药典》始，就采用HPLC一测多评技术，即用一个盐酸小檗碱对照品同时测定小檗碱、表小檗碱、黄连碱和巴马汀共4个生物碱的含量，进一步增加了标准的专属性和可控性。银杏叶的质量标准中则采用HPLC技术，分别对其中的总黄酮醇苷和萜类内酯（银杏内酯A、银杏内酯B、银杏内酯C及白果内酯）两类活性成分的含量进行了规定，有力地提高了质量标准的量效关联性。

因此，进一步完善有效活性成分测定、多成分同步定量以及特征或指纹图谱检测技术，积极探索并大力推行以中药对照提取物为对照的质量评价体系。针对药味成分复杂、标准物质难求、指标成分缺乏专属性的品种，建立专属性强、多成分同时控制的质量指标，对于有效提高中药质量控制水平具有重要意义。

六、检验记录和报告

（一）检验记录

药品研究的实验记录是指在药品研究过程中，应用实验、观察、调查或资料分析等方法，根据实际情况直接记录或统计形成的各种数据、文字、图表、声像等原始资料。真实、规范、完整的实验记录是保证药品研究结果真实可靠的基础。检验记录是检验过程的原始记录，是出具检验报告的依据，同时也是研究改进检验方法、总结检验技术经验的参考资料。中药质量分析必须要有完整的原始记录，它是对分析检测工作各个环节的真实记录，是检测过程的再现。因此，对原始记录进行规范化管理能为实现检测的客观公正、信息充分、记录完整、可复现性和溯源性提供有力的保障。

原始记录的基本要求是真实、及时、准确、完整。要防止漏记和随意涂改。并严禁伪造、编造数据。

记录内容一般包括检品名称与规格、批号与数量、来源、（送检）日期、取样方法、外观性状、包装情况、检验目的、检验项目、方法与依据、现象、数据、检测方法、计算结果、结论、实验者、审核者等。

应按年月日顺序记录检验日期和时间。检验记录必须使用本研究机构统一专用的带有页码编号的实验记录本或科技档案专用纸。检验记录书写的具体规定有：①需用钢笔、中性笔等书写，不能用圆珠笔、铅笔等易褪色的笔书写，应用字要规范，字迹要工整；②应使用规范的专业术语，计量单位应采用国际标准计量单位，有效数字的取舍应符合实验要求；③不得随意删除、修改或增减数据。如必须修改，须在修改处划一斜线，不可完全涂黑，保证修改前的记录能够辨认，并应由修改人签字，注明修改时间及原因；④失败的试验也应详细记录，同时分析失败原因，并记录在案；⑤原始记录、原始图谱、照片均要妥善保存，以便备查。

实验记录本或记录纸应保持完整，不得缺页或挖补；如有缺、漏页，应详细说明原因。计算机、自动记录仪器打印的图表和数据资料等应按顺序粘贴在记录本或记录纸的相应位置上，并在相应处注明实验日期和时间；不宜粘贴的，可另行整理装订成册并加以编号，同时在记录本相应处注明，以便查对。

在整个检验工作完成之后，应将检验记录逐页顺序编号。检验人签名后，由主管药师或室负责人指定的复核人对原始记录中数据正确性、文字的科学性和完整性、记录格式合理性、相关标准物质和仪器检定有效性严格核查。对复核中发现的任何疑点和问题，都需写明原因并退回，将问题在检测报告出具前予以解决，并对改进后内容进行验证，确保检测结果准确无误。复核后的记录，属于内容和计算错误的，由复核人负责；属检验操作错误的，由检验人负责。

（二）书写检验报告

检验报告是药品质量的检验结果证明书，要求内容完整、文字简洁、字迹清晰、结论明确。

检验报告的主要内容一般包括：检品名称、批号、规格、数量、来源、包装情况、检验目标、检验项目（定性鉴别、检查、含量测定等）、标准依据、取样日期、报告日期、检验结果（应列出具体数据或检测结果）、检验结论等内容。最后必须有检验人、复核人及检验单位相关负责人的签名和检验单位盖章。

扫码"练一练"

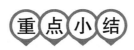

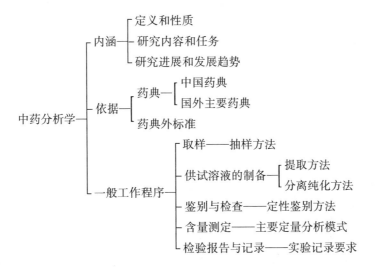

中药分析学
- 内涵
  - 定义和性质
  - 研究内容和任务
  - 研究进展和发展趋势
- 依据
  - 药典
    - 中国药典
    - 国外主要药典
  - 药典外标准
- 一般工作程序
  - 取样——抽样方法
  - 供试溶液的制备
    - 提取方法
    - 分离纯化方法
  - 鉴别与检查——定性鉴别方法
  - 含量测定——主要定量分析模式
  - 检验报告与记录——实验记录要求

（刘丽芳）

第二章　中药常用分析方法

学习目标

1. **掌握**　可见－紫外分光光度法的应用及荧光分析法的应用；薄层色谱法、气相色谱法和高效液相色谱法的应用；分析方法验证；杂质的来源、分类以及有害物质的分析方法。

2. **熟悉**　色谱－质谱联用法及其应用特点。

3. **了解**　红外分光光度法、原子吸收光谱法及原子发射光谱法的应用；毛细管电泳法的原理及其应用。

由于中药成分的多样性和复杂性，经典的理化分析和现代仪器分析方法在中药的定性、定量分析中均得到应用，如显微鉴定法、重量法、容量法、电化学分析法、光谱法和色谱法，以及生物大分子分析的分子印迹法等。尽管中药分析方法涉及的分析门类广，但光谱法和色谱法是目前中药分析最为常用的方法，本章将重点介绍这两类方法。

化学物质（包括原子与分子），在特定条件下产生带有其所具有的结构特征与数量特征的发射、吸收或散射光谱，通过该物质的光谱来确定其性质、结构或含量的方法，称为光谱分析法。根据光谱谱系的特征不同，可把光谱分析方法分为发射光谱分析、吸收光谱分析和散射光谱分析三大类。应用吸收光谱原理进行分析的主要有可见－紫外光分光光度法、红外分光光度法以及原子吸收分光光度法；应用发射光谱原理进行分析的主要有荧光分析法、原子发射光谱法；应用散射光谱原理进行分析的主要是比浊法，包括免疫比浊法等。

色谱法（chromatography）最初是一种分离方法，它是通过待分离组分在两相中转移表现出的物理或物理化学的差异，使待分离组分得到分离的一种方法。随着在线监测技术的发展，各种在线监测方法与色谱分离技术相结合，形成气相色谱、液相色谱、薄层色谱、离子色谱、超临界流体色谱、毛细管电泳等分支。检测技术的发展，特别是大型定性能力强的检测技术加入到色谱检测器形成联用技术，如质谱、红外、核磁等技术的加入使之成为应用最广的分析方法之一。

由于色谱分析具有分离与"在线"分析两种功能，能很好地排除组分间的相互干扰，逐个将组分进行定性、定量分析，还能制备纯成分，因此在药物分析中，特别是中药材、中成药、复方制剂分析，痕量分析，杂质检查，药材鉴别时，一般首选色谱分析法。

第一节　定性分析方法

定性分析方法是通过特定的分析方法对所分析中药进行"性质"方面的分析与判断。是对中药样品的"真"或"伪"、"是"或"非"给出明确的答案。由于中药本身的复杂性，单一的分析方法不能全面地定性样品的全貌，因此通常中药的定性分析是多个分析方法的组合，使用涉及的不同原理分析方法进行分析完成样品的准确定性。

常用的分析方法有：基于样品特有的物理性质与化学性质的理化分析；基于样品生物

扫码"学一学"

学属性的显微与形状学鉴别以及基于样品生物遗传学特性的遗传物质（DNA）指纹图鉴别；基于中药化学属性的色谱分析定性，主要是薄层色谱分析。

一、薄层色谱法

由于中药药效的物质基础是中药的化学属性，因此色谱分析不仅对于中药定性分析有重要意义，也对中药药效的保证有重要意义。薄层色谱具备快速、简便、平台条件要求低、准确的特性，在中药的定性色谱分析中得到广泛的应用。

薄层色谱法（thin‑layer chromatography，TLC）是以薄层吸附剂为固定相，溶剂为流动相的分离、分析技术。相对柱色谱而言，因薄层为一平面，故称平面色谱法。自20世纪60年代以来，由于各种功能的商品薄层板和高效薄层板的相继应用，并可直接用光密度扫描仪定量，提高了重现性，为自动检测提供了条件。随着高效液相色谱的发展，各种新型吸附剂不断问世，在20世纪70年代又出现高效薄层色谱法。

由于薄层色谱法易于推广普及、实用价值大，而被许多国家的药典和药品规范所采用。目前薄层色谱法已进入分离高效化、定量仪器化、数据处理自动化阶段，与气相色谱法、高效液相色谱法并列为三种最常用的色谱分析方法。

（一）薄层色谱实验技术

1. 吸附剂的选择　在薄层色谱中吸附剂与展开剂的选择，是色谱分离能否获得成功的关键。

一般在柱色谱中常用的吸附剂在薄层色谱中也适用。其中最常用的吸附剂是硅胶和氧化铝，其中硅胶略带酸性，适用于酸性和中性物质的分离；碱性物质则能与硅胶作用，不易展开，或发生拖尾，不好分离；而氧化铝略带碱性，适用于碱性和中性物质的分离而不适于分离酸性物质，在铺制薄层时，如用稀碱液制备硅胶板，用稀酸液制备氧化铝板，可以改变它们的酸碱性。

应该根据被分离物质的极性大小来选择吸附活度合适的吸附剂，对极性小的试样可选择吸附活性较高的吸附剂，对极性大的试样，选择活度较低的吸附剂。

硅胶和氧化铝的吸附活度可以通过活化的方式或者掺入不同比例的硅藻土来调节。此外，还可用纤维素粉和聚酰胺粉等作吸附剂。

吸附剂的活化主要是通过一定温度的烘烤，除去颗粒中的水分，活度标定的方法如下：

氧化铝的活度标定用赫曼雷克（Hermanek）法，此法可标定 Ⅱ ~ Ⅴ 级的氧化铝，绝对不含水的氧化铝为 Ⅰ 级。

取 0.02ml 染料溶液（偶氮苯 30mg，对甲氧基偶氮苯、苏丹黄、苏丹红和对氨基偶氮苯各 20mg，溶于 50ml 四氯化碳中）滴加于氧化铝薄层上，用四氯化碳展开后，比较 R_f 值，参考表 2 – 1 确定氧化铝的活度级别。

表 2 – 1　氧化铝活度的赫曼雷克定级法

偶氮染料	按 Brockmann 和 Schodder 划分活度			
	Ⅱ	Ⅲ	Ⅳ	Ⅴ
偶氮苯	0.59	0.74	0.85	0.95
对甲基偶氮苯	0.16	0.49	0.69	0.89
苏丹黄	0.01	0.25	0.57	0.78

续表

偶氮染料	按 Brockmann 和 Schodder 划分活度			
	II	III	IV	V
苏丹红	0.00	0.10	0.33	0.56
对氨基偶氮苯	0.00	0.03	0.08	0.19

另一种简便快速的标定氧化铝活度方法是：取 6 种染料，依极性大小编号，Ⅰ为偶氮苯，Ⅱ为对甲氧基偶氮苯，Ⅲ为苏丹黄，Ⅳ为苏丹红，Ⅴ为对氨基偶氮苯，Ⅵ为对羟基偶氮苯，分别配成万分之四石油醚 – 苯（4∶1）的溶液，将它们滴加在薄层板上，每种 2 ～ 4μg，用干燥石油醚（60～90℃）展开，展距 10cm，观察哪种染料的斑点中心移动距离在 (1±0.05)cm，则活度即为该染料的编号数字。此法快速，仅需 5 ～ 10 分钟，并可用于硅胶活度的标定。

不含黏合剂的硅胶的活度标定方法与上述类似，点加染料溶液后用四氯化碳展开，按表 2 – 2 确定活度级别。

表 2 – 2 硅胶活度定级法

偶氮染料	活度级别			
	II	III	IV	V
偶氮苯	0.61	0.70	0.83	0.86
对甲基偶氮苯	0.28	0.43	0.67	0.79
苏丹黄	0.18	0.30	0.53	0.64
苏丹红	0.11	0.13	0.40	0.50
对氨基偶氮苯	0.04	0.07	0.20	0.20
羟基偶氮苯	0.01	0.01	0.07	0.13

测定含黏合剂的硅胶薄层的吸附活度，可按斯塔尔（Stahl）法，即用对二甲氨基偶苯、靛酚蓝、苏丹红（苏丹Ⅲ）3 种染料各 10mg，溶于 1ml 氯仿中，将此溶液滴加于薄层上，直径为 1.2mm，如用正乙烷 – 乙酸乙酯（9∶1）展开，3 种染料能分开，对二甲基氨基偶氮苯在溶剂前缘，靛酚蓝在其次，苏丹红在最后，则认为活度合格，相当于Ⅱ级氧化铝的活度，在 30 ～60 分钟内展开，展距以 10cm 为宜。

常用的氧化铝和硅胶活度为Ⅱ～Ⅳ级，活度太大，可在干粉中加入 4% ～6% 的水搅拌摇匀，使活度降低一级。

吸附剂的粒度大小，对层析速度、分离效果及 R_f 值均有明显影响，颗粒太大，则其总面积相对减小，吸附量降低，展开速度快，层析后组分的斑点扩散，使分离效果变差。颗粒较小，层析速度较慢，但颗粒太小，不易于干法铺板，一般颗粒以 150 ～ 200 目比较合适，湿法铺板以 250 ～ 300 目为好。根据薄层分离的需要，还可制成酸性、碱性或 pH 缓冲薄层和荧光薄层等。

2. 薄层板的制备

（1）干法：用两手握住两端带有套圈的玻棒，把吸附剂均匀铺于玻璃板上，套圈厚度即薄层的厚度，此法铺层简便，但制成的薄层板展开后不能保存，喷显色剂时容易吹散。由于吸附剂颗粒之间较松散，展开速度较快，斑点也易扩散。

（2）湿法：把吸附剂、黏合剂（有时不加）和水或其他溶液先调成糊状再铺层。湿法制成的薄层比较牢固，展开后便于保存，且斑点集中，分离效果较好。

常用黏合剂有煅石膏、羧甲基纤维素钠（CMC - Na）和淀粉。煅石膏用量一般为吸附剂的 10% ~ 20%；CMC - Na 溶液一般配成 0.3% ~ 1.0%；淀粉为 5%，可用于铺制不同需求的薄层板。铺好的薄层板在室温下晾干后，再入烘箱内活化，各种吸附剂湿法铺制方法见表 2 - 3。

表 2 - 3　湿法铺层方法

薄层类型	吸附剂用量：水的用量	活化
氧化铝 G*	1:2	250℃ 4h，活度Ⅱ 150℃ 4h，活度Ⅲ ~ Ⅰ
氧化铝淀粉	1:2	105℃ 30min
硅胶 G	1:2 或 1:3	110℃ 30min
硅胶 CMGNa	1:2 （0.7% CMCNa）	110℃ 30min
硅胶淀粉	1:2	105℃ 30min
硅藻土	1:2	110℃ 30min
硅藻土 G	1:2	110℃ 30min
纤维素	1:5	105℃ 30min
聚酰胺	溶于 85% 甲酸 + 70% 乙醇	80℃ 15min

*分离易吸附的物质时，可不活化。

薄层分配色谱要在薄层板上涂布固定液，可将固定液溶于易挥发的有机溶剂中配成一定浓度的溶液，将薄层板浸入，取出挥去溶剂即成，此法涂布固定液均匀、简便，但制成的薄层不太牢，易脱落，也可将薄层板在固定的溶液内上行展开至前沿，取出，挥去溶剂而成，此法涂布不均匀，常上部固定液少，下部多，但一般不影响分离效果。

常用固定液有：甲酰胺（15% ~ 25% 丙酮溶液），丙二醇（30% 丙酮溶液）；聚乙二醇（平均分子量 1000）- 硅藻土作载体，水作溶剂调成糊状制板；正十一烷（5% ~ 10% 石油醚溶液），显色前将正十一烷在 115 ~ 120℃烘去。

3. 上样方式　样品溶于易挥发的有机溶剂中，如甲醇、乙醇、氯仿、丙酮等，尽量不用水，否则会降低吸附剂活性。用毛细管、微量注射器、微量点样器（定量毛细管）、微量吸管等将样品液滴加在薄层板上，注意展开剂不能浸过起始线。

有报道用"接触上样"技术，将生物提取液等黏稠溶液在特制的高分子薄膜上蒸发，将干燥残渣直接接触板面上样，可使样品原点直径小于 0.1mm。也可采用滤纸移样法，将滤纸用打孔器打成 2 ~ 3mm 直径的纸片，用针尖把滤纸戳起，针的另一头固定在软木塞上，将样品滴加在滤纸片上，待溶剂挥发后，再继续滴加，直至加完。在铺好的薄层板的起始线上，事先挖好一小孔使略小于滤纸片，用少许淀粉糊把点样后的纸片小心黏在孔穴上，滤纸移样法操作虽麻烦，但点样量较大，且能克服扩散和斑点不整齐的缺点，提高定量的精密度。

此外，还有 TAS 法（T - thermomicro and transfer，A - application，S - substance），这是一种不需溶剂的直接上样法。简要过程如下：将装有样品的装料管加热，保持 220℃左右的恒温，这时药材样品的挥发性组分在 220℃就会附着在 TLC 的薄层上。当该薄层板按通常方法以溶剂展开时，可得到特定的层析色谱图，即可得到该样品的"指纹"（finger print）特征谱图，因此可用于中药材、中药注射液等品质评价方面的研究。试验用的药材通常为 5 ~ 10g，加热温度为 200 ~ 250℃，加热时间 30 ~ 90 秒。

4. 展开 点样后待原点上的样品溶剂挥干后，即可采用合适的展开剂展开。

（1）展开剂的选择：在吸附薄层色谱中，理想的分离是得到一组 R_f 值在 0.2~0.8 的清晰斑点。展开剂的极性愈大，则对同一化合物的洗脱能力也愈大，R_f 值增加。若发现 R_f 值太小时，可改用一种极性较大的展开剂，或在原来展开剂中加入一定量另一种极性较大的溶剂。

选择展开剂时一般要考虑吸附活度、被分离化合物的极性及溶剂的极性三者的关系。选择展开剂有两个原则：一是展开剂对被分离物质应有一定的解吸能力，但又不能太大。一般展开剂极性应比被分离物质极性略小；另一是展开剂应对被分离物质有一定的溶解度，如被分离的物质不能溶解于展开剂中，就不能随展开剂向前移动。常见的洗脱顺序如下。

在硅胶薄层上展开剂洗脱能力递增顺序为：石油醚→四氯化碳→苯→三氯甲烷→二氯甲烷→乙醚→乙酸乙酯→丙酮→乙腈→甲醇。

在氧化铝薄层上展开剂洗脱能力顺序为：异辛烷→石油醚→环己烷→四氯化碳→苯→乙醚→三氯甲烷→二氯甲烷→二氯乙烷→丙酮→乙酸乙酯→乙腈→异丙醇→正丙醇→乙醇→甲醇→乙酸。

实际工作中常用两种或两种以上混合溶剂作展开剂，有利于调配展开剂的极性。

聚酰胺薄层色谱是一种特殊形式的吸附色谱，聚酰胺与被分离物质形成氢键的能力不但取决于样品成分本身，也与溶剂介质有关，一般吸附剂在水中形成氢键能力最强，在有机溶剂中形成氢键的能力较弱，在酰胺类中形成氢键的能力最弱，所以各类展开剂洗脱能力大小的顺序大致为：水 < 乙醇 < 甲醇 < 丙酮 < 稀 NH_4OH（$NaOH$）溶液 < 甲酰胺。也可用混合溶剂展开，如水 – 乙醇（1:1）、水 – 甲醇（1:1）等。

在分配色谱中，样品主要依据其在固定液与展开剂中的分配系数的不同而分离，因此选择展开剂时，首选各组分溶解度相差大的溶剂，而且展开时，展开剂需先用固定相饱和，否则在展开过程中会把载体上的固定液带走，使板的性质改变，影响分离效果。饱和的方式是将过量固定液加入展开剂中，在分液漏斗内激烈振摇，然后静置分层，分出展开剂备用。

（2）展开方式：有上行展开、下行展开、单次展开、多次展开等方式。

上行展开：使展开剂由下向上爬行展开。

下行展开：使展开剂由上向下流动。

单次展开：展开剂对薄层仅展开一次。

多次展开：若单次展开分离效果不好时，可将薄层板晾干，挥尽展开剂，重新放入原展开剂或另一种展开剂内进行第 2 次展开甚至多次展开，也可使薄层的顶端与外界敞通，当展开剂移行到尽头处，就连续不断地向外挥发，使展开连续进行，可使 R_f 值很小的组分得到分离。

由于展开剂的蒸气饱和程度直接影响色谱行为。在展开过程中极性较弱和沸点较低的溶剂，在薄层板边缘容易挥发，致使边缘部分的展开剂中极性溶剂的比例增大，使 R_f 值相对变大。同一物质在同一薄层板上出现中间部分的 R_f 值比边缘部分的 R_f 值小，这种现象称为边缘效应。因此展开前需将薄层板置于展开缸中用展开剂蒸气充分饱和后再展开，边缘效应即可消除。利用双槽层析缸可便利的进行这一操作。

5. 显色

（1）蒸气显色：利用一些物质的蒸气与样品作用而显色，如固体碘、浓氨水等易挥发物质置于密闭容器内，将挥尽展开剂的薄层放入显色，多数情况下碘是一种非破坏性的显色剂，可将化合物刮下作进一步处理。

（2）喷雾显色：将显色剂配成一定浓度的溶液，用喷雾的方法均匀喷洒在薄层上，一般展开剂应挥尽后显色。

（3）紫外光灯照射：在紫外光的照射下，若试样能产生荧光，薄层板上会产生相应的荧光斑点；若试样不产生荧光而吸附剂本身含有荧光物质（如硅胶 GF_{254}），薄层板本身仍呈现荧光，试样斑点处则为暗色点，以此观察分离情况及斑点大小。

（二）薄层扫描法

薄层色谱扫描仪，又称薄层光密度计（TL - densitometry），是用一定波长、一定强度的光束直接照射在薄层色斑上，根据光强度的变化，进行定性和定量测定。由于在薄层板上直接测定，故而方便、快速、测量灵敏度高，可测到几微克或纳克的含量。

1. 测定原理　薄层扫描仪的单色光透过薄层板上的斑点，此时部分单色光被斑点吸收，使透射光的强度减弱，通过直接测量透射光的强度来测定的方法称为透射法。

而使单色光从薄层板上的斑点表面反射出来，此时部分单色光被斑点吸收，使反射光的强度减弱，通过直接测量反射光的强度来测定的方法则称为反射法。

若利用两束不同波长的单色光 λ_S 和 λ_R 交替照射在同一位置上，测定其吸收值差 ΔA 来计算样品含量的方法称为双波长测定法。

由于薄层吸附剂表面粗糙不平，当单色光照射到该薄层上时，一部分光被反射，此外还客观存在相当多的散射光，所以薄层扫描法定量，其吸光度与浓度的线性关系不遵循 Lambert - Beer 定律，而符合 Kubelka - Munk 方程，故在许多仪器如 CS - 910、CS - 930、CS - 9000 等上又增加了标准曲线线性装置，可使积分值和斑点中被测物质呈线性关系。

2. 测量方法

（1）透射法：单色光垂直照射在薄层表面，并透过斑点，测量透射光的强度，以测定斑点内被测物质的量。

一般薄层用的玻璃板，能吸收 200～300nm 波长的光，因此应采用石英板制备薄层，或只用于测定可见光区域（300～700nm）。

薄层为半透明固体，透光性不好，为了改善透光性，可采用石蜡油（液体石蜡）－乙醚（1∶1）喷雾于薄层上，使之变成透明。由于同一薄层板的各部位厚度难于保持一致，用单光束仪器扫描常使基线不平稳，而采用双光束扫描可使基线较平稳。

（2）反射法：单色光垂直照射薄层斑点后，测量其反射光的强度，以测定斑点内物质的量，有人认为薄层板背面再衬几张反光的白纸，测定结果会更好。

反射法测量时，薄层厚度对测定结果的影响较透射法为小，但薄层表面状况影响较大。

（3）荧光法：以能激发荧光的物质为对象，基线稳定，峰面积与浓度在比较大的范围内呈线性关系，具有专一性和灵敏度高的优点。

若化合物本身无荧光，但含有与荧光试剂反应的官能基团，经荧光基团处理后可生成荧光化合物也可用荧光法测定；对无荧光化合物也可采用荧光熄灭法，即在薄层吸附剂中加入适当的荧光物质，加入的荧光物质应选择其荧光的最大激发波长与欲测化合物的最强吸收带相当，制板展层后，以紫外光照射，在光电倍增管前加一单色器或滤光片，用以选择荧光物质发射的荧光（一般为可见光），由于被测物质吸收一部分激发光（即紫外光），而使斑点处的荧光减弱，斑点呈现为荧光背景上的暗点，利用这种性质，同样可以扫描定量。

3. 光源的选择

（1）可见光：薄层展开后的斑点本身有颜色，或喷以显色剂使斑点显色，斑点的吸收曲线在可见光区。以钨灯为光源。

（2）紫外光：薄层斑点中的物质对紫外光有吸收，用紫外光扫描。这样可不经显色，避免显色引起的误差，方法简便，灵敏度高。但只适用于反射法。值得注意的是，化合物斑点在薄层上的 λ_{max} 与其在溶液中的可能不同。以氘灯为光源。

（3）荧光：利用在紫外光下物质被激发产生荧光强弱来测定化合物含量。一般以高压汞灯或氙灯为光源。

4. 扫描方式

（1）线性扫描：选择大于斑点直径的狭缝状光束单向扫描，称为线性扫描。线性扫描对斑点的要求高，最好是理想的圆形斑点，浓度分布成同心圆状。

这样扫描得到的轮廓曲线可成对称的峰形，同时要求狭缝光束的长度必须大于斑点的直径，且光束的中心与斑点的中心在一条线上。

（2）锯齿形扫描：用一个正方形光束（1.25mm × 1.25mm 或更小）照射斑点，成锯齿状扫描，称锯齿形扫描。锯齿形扫描并不是光束本身做锯齿状运动，而是薄层板作相应的锯齿状运动，即薄层板一方面在 Y 轴方向按一定速度往返运动，另一方面在 X 轴方向等速直线运动，结合起来薄层板上的斑点运动轨迹就成锯齿形，结果整个斑点被一层层扫描并积分求得峰面积，因此锯齿扫描比线性扫描精密度高。

5. 仪器的组成与性能
目前在我国应用较广的薄层扫描仪是日本岛津（Shimadzu）CS 系列薄层扫描仪，其中尤以吸收 CS – 910 型和 CS – 920 型的优点并加以改进而制成的 CS – 930、CS – 9000 型较为普遍。现我们以 CS – 930 型为例简要介绍薄层扫描仪的组成与性能。

（1）仪器的结构：CS – 930 型薄层扫描仪由光源室、光源选择杆、扫描台手动键、扫描试样台、数据处理机、打印机、发光二极管显示器、程序盒式磁带、参数储存键、参数键、扫描台位置设定键、波长设定键、调零键、扫描键组成。

（2）仪器的性能：岛津 CS – 930 型双波长薄层扫描仪具有以下特性：

1）本仪器的自动化程度高：操作和测定参数的设置均由数据处理机处理。仪器自身带有控制程序和记忆的磁带。

2）为双波长型，样品波长 λ_S 和参比波长 λ_R 的变换和测定由数据处理机自动控制完成。

3）检测灵敏度高：用可见、紫外光时，可达 $10^{-7} \sim 10^{-6}$g/斑点；用荧光时，可达 10^{-9}g/斑点；用高效薄层板时，可达 $10^{-12} \sim 10^{-9}$g/斑点。

4）可进行透射法、反射法和荧光法测定：使用双波长测定时，可消除由于薄层厚度不均引起的基线波动。

5）既能直线扫描又能锯齿扫描：锯齿扫描可消除由于斑点不规则和浓度分布不均匀引起的测量误差。

6）有线性化功能并编制了 5 个散射参数（SX）值程序。有背景校正功能，可消除薄层板背景杂的影响。

7）能记录薄层斑点的吸收光谱，为定性分析提供信息。

8）分辨率高，可分辨相距 $20\mu m$ 的斑点。有多种峰的检测参数，例如，漂移线、灵敏度、最小峰宽、最小峰面积；并且峰与漂移线一同记录，峰的轮廓与基线一同记录等，以保证未完全分开的峰也能正确检测与定量。

9）测定速度快，可自动换行扫描，并可把行的次序储存起来。

10）可测定薄层色谱、纸色谱、电泳谱等；能测定经典薄层和高效薄层。测定误差一般在 ±2%～±5%。

几种常见薄层扫描仪的主要性能比较见表 2-4。

表 2-4　常见薄层扫描仪主要性能比较

厂牌	Shimadzu				Camag	Schoeffel
型号	CS-910	CS-920	CS-930	CS-9000	Ⅱ	SD-3000
生产国	日本				瑞士	美国
1. 测定方式						
（1）投射	+	-	+	+	-	+
（2）反射	+	+	+	+	+	+
（3）荧光	+	+	+	+	+	+
2. 光源						
（1）乌灯	+	+	+	+	+	+
（2）氚灯	+	+	+	+	+	+
（3）高压汞灯	+	+	+	+	+	+
3. 光电倍增管 检测器	+	+	+	+	+	+
4. 扫描方式						
（1）线性扫描	+	-	+	+	+	+
（2）锯齿扫描	+	+	+	+	-	-
5. 特殊性能						
（1）单光束	+	-	+	+	-	+
（2）双光束	+	+	+	+	+	+
（3）双波长	+	+	+	+	-	+
6. 操作方式						
（1）手动	+	+/-	-	-	+/-	-
（2）程动	-	+/-	+	+	+/-	+

（三）薄层色谱定性分析

1. 薄层色谱定性分析（以 R_f 值为基准）　薄层色谱中的 R_f 值可作为定性鉴别的依据。应用 R_f 定性，一般用待测化合物的纯品作对照，在两种或两种以上展开剂系统中展开，若样品中斑点的 R_f 值与纯品 R_f 值都相同，可肯定两者为同一化合物。但在中药鉴定中也常用标准药材为对照品，用于鉴别药材的真伪。为消除实验中难以避免的误差，提高 R_f 值的重现性，可采用相对比移值 R_{st} 定性，即用一个待测化合物相近的已知化合物做相对标准，在同一条件下平行展开测定，求两者 R_f 值的比值作为鉴定的依据（同纸色谱）。

因为常规薄层色谱是一种"敞开系统"的色谱技术，与柱色谱的区别之一是除材料及器材以外，外界环境条件对被分离物质的层析行为影响很大，分离机制也很复杂；操作技巧也明显的影响色谱质量；为了充分发挥薄层色谱技术在中药分析方面的优势，提高色谱的分离度和重现性，注意控制影响色谱质量因素是非常重要的。以下所述的几个方面不仅是定量分析中必须注意的问题，对提高定性分析的质量也是不可忽视的。

影响薄层色谱分析的主要因素：

（1）样品的预处理及供试液的制备：一般认为薄层色谱所用固定相（薄层板）可即用即弃，不怕供试液中杂质的污染，因而样品无需净化精制。但在实践中，由于中药的成分复杂，未知成分多，供试液中溶出的物质较多，其中有欲测成分也有其他"杂质"，常常由于相互干扰或背景污染而难以得到满意的分离效果，甚至难以辨认，尤其成方制剂更是如此。所以在许多情况下为了得到一个较为清晰的色谱，样品提取物经预处理，使供试液得以净化，往往是一个重要的有时甚至是关键的步骤，制备样品供试液所用的溶剂一般要求溶解度不宜太大，黏度不宜太高，沸点适中；但中药制剂往往希望各成分尽量多地提取出来，最常被选用的是甲醇或乙醇，欲测成分和许多其他"杂质"均可能被提取出来，因此供试液的净化就显得更为必要。

样品供试液净化的方法通常有：①单一溶剂萃取法；②分段萃取法；③液液萃取法；④固液萃取法。

（2）薄层色谱的点样技术：点样是薄层色谱的第一步，也是关键的一步，它既关系能否得到可以重现的薄层色谱，也关系定量测定结果的准确与否，因为不良的点样是测定误差的最主要的来源。一般在常规薄层板上原点的直径不大于3mm，高效薄层板要求原点直径不大于2mm。点样量不宜过大，最好控制在10μl以下，如在一个位置重复多次点样时，须注意尽量不要将原点点成一个空心圈。选用溶剂沸点不宜太高（如正丁醇）或太低（如乙醚）。如用后应将薄层板再干燥（如真空干燥）。点样时需注意尽量不要损伤薄层板表面。

（3）吸附剂的活性与相对湿度的影响：吸附剂的活性是由吸附剂如硅胶的表面能和表面积决定的。硅胶的硅醇是亲水性基团，很易吸附水分子而成为水合硅醇基而失去活性。自制的硅胶薄层板也可以吸附大气中的水分子而降低活性。说明硅胶表面吸附水分的作用是可逆的，日常操作时，当活化后硅胶（或氧化铝）薄层板从干燥器中取出，自开始点样到展开前，薄层板一般是暴露在实验室的大气中，其活性取决于实验室环境的相对湿度。在其他条件相同的情况下，相对湿度对许多样品色谱质量的影响是明显的。通常认为薄层色谱重现性差，在不同的相对湿度下点样和展开是其原因之一。控制展开时的相对湿度可在双槽展开缸的一侧用一定浓度的硫酸溶液，密闭放置一定时间（如15~30分钟），再加入展开剂于另一侧展开。也可将点样后的薄层板放入一定的容器中（或特制的湿度控制箱中）内有一定浓度的硫酸溶液或其他调节相对湿度的无机盐水溶液，密闭旋转一定时间后，取出，立即在箱中展开。试验结果必须有展开时的相对湿度的记录。控制相对湿度用的硫酸溶液配制可参考表2-5。

表2-5 控制相对湿度用的硫酸溶液

相对湿度（%）	所需硫酸浓度（V/V）	
	硫酸（ml）	水（ml）
32	68	100
42	57	100
58	39.5	100
65	34	100
72	27.5	100
88	10.8	89

（4）溶剂蒸气在薄层色谱中的作用：薄层色谱与柱色谱的区别之一就是溶剂的蒸气相在展开缸中也参与色谱的展开而形成三维的层析过程。展开缸的空间气体在薄层层析过程中起着重要的作用。在常规薄层色谱分析中，层析过程是很复杂的，特别是使用多元又能形成两相的展开剂时，既有吸附行为也有分配行为。这时，对薄层色谱的层析过程和结果有很大的影响。在实验中应注意观察并记录试验条件，如展开前有无预平衡、平衡时间等。

（5）温度的影响：温度也是影响层析行为的因素之一。最直观的影响是被分离物质的R_f值和物质的相互分离度以及斑点的扩散等，在温差较大的不同地点或时间，其他条件相同展开同样的样品，所得色谱可能会有差异。因此记录展开时的温度也是保证良好的重现性的一个措施。

2. 薄层扫描定性分析　薄层扫描定性分析即在薄层色谱的基础上，通过薄层扫描仪将色谱斑点转换成色谱峰，进而利用对特征峰的确认来进行鉴别。薄层扫描定性鉴别可分为提取、薄层层析、薄层扫描和确认色谱峰等步骤。其中提取、薄层层析与以R_f值为基准定性分析法要求相同，以下仅介绍薄层扫描和确认色谱峰。

（1）薄层扫描

1）根据分析样品中所含化学成分的特性选择测定方法，如样品中的化学组分有荧光，则可选择荧光法测定，一般以反射法和荧光法较为常用。

2）测定波长的选择：一般需选择最大吸收波长λ_s或次强吸收波长作为测定波长，若选用双波长测定，λ_S同前述，λ_R应选择吸收较小或无吸收的波长作为参比波长。

3）扫描方式：根据薄层斑点的形状，若为对称性好的圆形斑点可选用线性扫描，这样扫描可得到对称的色谱峰；若薄层斑点不规则，可选用锯齿形扫描。

（2）特征色谱峰的确认

1）对已知样品可根据文献记载，进行薄层扫描及薄层扫描图谱分析。

2）对未知样品应在了解样品来源、被分析组成的性质等情况，设计鉴定方案。

3）对色谱峰的化学成分归属，则需有标准对照品对照，为使鉴定结果可靠，通常需两个以上不同的展开系统验证。

二、DNA 指纹图谱及条形码法

DNA 指纹图谱及条形码法主要基于生物来源的中药中所含的遗传物质——DNA 进行分析，通过中药样品的 DNA 指纹图谱来进行定性分析。与主要基于中药中所含的小分子化学成分定性分析的色谱分析法不同的是，本方法不直接针对药效物质，而是基于代表样品生物学属性的生物基原——遗传物质 DNA，与色谱分析法定性形成相互补充。

（一）DNA 指纹图谱及条形码法技术原理

DNA 指纹图谱及条形码技术首先是将中药生物的遗传物质 DNA 提取出来，然后使用特定的手段，如采用 PCR（polymerase chain reaction）技术用随机引物或特定的引物扩增，或者如限制性内切酶进行酶切或者酶切后再用特定技术扩增，形成不同大小的 DNA 片段，然后通过电泳技术等手段，来展示 DNA 片段的多态性，这种多态性的 DNA 片段图谱即为 DNA 指纹图谱。该技术一个显著的特点是不仅仅可以用于中药的定性，还可以对不同样本之间的亲缘关系、生物系统进化进行分析，有利于中药道地性、资源利用研究，也利于对中药掺杂伪品来源的鉴定。

（二）中药DNA指纹图谱及条形码流程与相关技术

中药DNA指纹图谱法通常首先要从中药样品中提取合格的DNA，然后通过PCR技术扩增或者内切酶酶切，主流的DNA指纹图谱技术为PCR扩增，然后对PCR扩增产物进行电泳并成像，其结果即为DNA指纹图；中药DNA条形码法同样是对中药样品中提取出合格的DNA进行引物设计及PCR扩增，与指纹图谱法不同的是，条形码法是对PCR产物进行测序，测得的特征DNA序列即为DNA条形码。中药DNA指纹图谱及条形码技术框架流程，如图2-1所示。

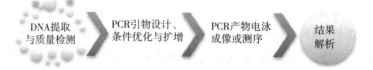

图2-1 典型基于PCR技术的DNA指纹图谱及条形码法流程

1. DNA的提取与质量检测 从中药样品中提取DNA是中药DNA指纹图谱能否成功的基础。通常步骤先是对样品进行碎化至细胞级大小以便下一步操作，然后对碎化的样品进行细胞的裂解，裂解后的样品DNA已经暴露出来，通过溶剂抽提与纯化，再经过一定手段的检测，就能得到用于下一步分析的DNA。具体步骤如下：

（1）样品预处理：根据中药样品性质的不同，样品预处理的方法不同。对于大多数植物来源的中药一般采用液氮研磨，或加助磨剂如玻璃砂、氧化铝粉等助磨。对于动物来源的中药由于韧性比较大，可以溶胀后先匀浆再液氮研磨，或者直接液氮研磨。样品要注意避免反复冻溶而导致DNA链的断裂。

（2）细胞裂解：生物细胞膜是双酯结构，表面活性剂可以裂解这种结构，两种常用方法为CTAB法和SDS法。CTAB（hexadecyltrimethylammonium bromide，十六烷基三甲基溴化铵）是一种阳离子表面活性剂，可融解细胞膜，并与核酸形成复合物。CTAB核酸复合物在高盐溶液中（>0.7mol/L NaCl）是可溶的，通过有机溶剂抽提，去除蛋白、多糖、酚类等杂质后加入乙醇沉淀即可使核酸分离出来。SDS（sodium dodecyl sulfate）是一种阴离子表面活性剂，在55~65℃温度下可裂解细胞，使蛋白变性、DNA游离出来。

除了上述方法外还有物理方法如机械剪切、超声波破碎、匀浆等，或者化学方法如异硫氰酸胍、碱裂解、蛋白酶K消化等，也可以进行细胞裂解。

（3）DNA分离纯化：用酚/氯仿抽提裂解液，使蛋白质变性，同时抑制DNA酶的活性。在苯酚处理裂解液时，由于蛋白与DNA连接键已断，蛋白分子表面的极性基团与苯酚相结合，结果是蛋白分子溶于酚相，DNA溶于水相。收集水相，乙醇沉淀DNA，最后用TE（Tris-EDTA）溶解DNA沉淀。

（4）DNA质量检测与控制：通过琼脂糖凝胶电泳检测DNA片段的分子质量。通过紫外分光光度计检测DNA浓度。DNA在260nm处有显著吸收峰，OD_{260}值为1相当于大约50μg/ml双链DNA。可以简单地推算：

提取的中药样品基因组DNA样品浓度 $= OD_{260} \times 50\mu g/ml \times$ 稀释倍数

与DNA相对应的是蛋白质在280nm有显著的吸收，一般用OD_{260}/OD_{280}值来检测DNA样品的纯度。如果OD_{260}/OD_{280}值为1.7~1.9，就说明DNA纯度较好；如果小于1.7，说明有可能蛋白污染；如果大于2.0，可能存在RNA污染或DNA已经降解。

要注意 DNA 样品中含盐量不能太高和含杂质蛋白均可以产生条带模糊和条带缺失的现象。通过乙醇沉淀可以去除多余的盐，用酚可以去除蛋白。变性的 DNA 可导致条带模糊和缺失，也可出现不规则的 DNA 条带迁移。

2. PCR 扩增　PCR 反应是一种广泛用于分子生物学的方法，可以制备特定 DNA 片段的多个拷贝。使用 PCR，DNA 序列的拷贝以指数方式扩增，以产生数千至数百万个特定 DNA 区段的拷贝。绝大多数 PCR 方法依赖于热循环。热循环使反应物暴露于重复的加热和冷却循环，以允许不同的温度依赖性反应，特别是 DNA 变性和酶驱动的 DNA 复制。

PCR 有两种主要试剂：一是引物，根据指纹图的种类及目的来设计引物；另一个是高温 DNA 聚合酶，例如常用的 Taq 聚合酶，这种酶最初是从嗜热细菌 *Thermus aquaticus* 中分离出来的。如果不使用高温聚合酶，而是使用热敏感的 DNA 聚合酶，那么它将在变性步骤的高温下变性，这样就必须在每个周期手动添加 DNA 聚合酶，这是一个繁琐的过程。

PCR 反应有三个步骤：

第一步变性，在 PCR 反应体系中 DNA 双螺旋的两条链在高温下物理分离而变性。

第二步降低温度（退火）使引物与互补的 DNA 序列结合。

第三步 DNA 链的延伸，DNA 链成为 DNA 聚合酶的模板，由反应体系中的游离核苷酸进行酶促反应组装新的 DNA 链（延伸），如此循环反复。

随着 PCR 反应的进行，产生的 DNA 本身又可用作复制的模板，因此原始 DNA 模板以指数方式扩增。在 PCR 反应的每个循环中，产物的量加倍（假设反应效率为 100%）。经过 30 个循环后，单个拷贝的 DNA 可以增加到 1 000 000 000（十亿）拷贝。因此，PCR 反应是非常敏感的，只需存在少量 DNA 即可。随着反应的进展，一方面 DNA 聚合酶逐渐失去活性，反应减慢，另一方面 dNTP 和引物等试剂的消耗，使得 PCR 反应受限。最后由于试剂和酶的耗尽，不再有产物积累，反应终止。由于 PCR 反应体系的限制，一个系列的 PCR 反应通常设置 20~40 次重复的温度变化的热循环，见图 2-2。

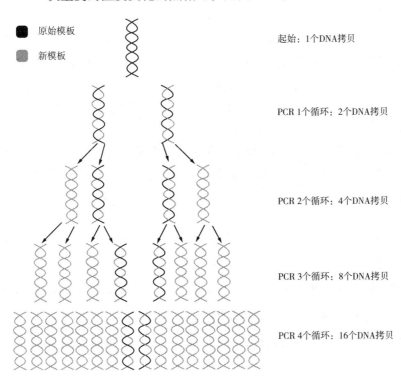

图 2-2　PCR 反应的指数扩增示意图

3. PCR 反应产物电泳 常见的 DNA 电泳有两种，一种琼脂糖凝胶电泳，另一种是聚丙烯酰氨（PAGE）凝胶电泳。两者原理上略有不同，琼脂糖凝胶电泳兼有"分子筛"和"电泳"的双重作用，与聚丙烯酰氨凝胶相比分子筛孔径较大，因此实验时间短、分析速度快。中药采用 DNA 指纹图谱进行定性分析时，一般均要求较快的分析速度，因此，电泳方式一般选用琼脂糖凝胶电泳。与琼脂糖凝胶相比，聚丙烯酰氨凝胶允许制作孔径更小的电泳基质，适合高分辨率的指纹图分析，但是将大大增加分析时间，通常不会作为首选。此外，还可以选用更高分辨率的毛细管电泳制作指纹图，但会提高硬件要求与影响定性分析方法的普适性，不适合常规定性使用。下面以琼脂糖电泳为例，介绍 DNA 电泳的过程。

琼脂糖凝胶具有网络结构，物质分子通过时会受到阻力，大分子物质在泳动时受到的阻力大，因此在凝胶电泳中，带电颗粒的分离不仅取决于净电荷的性质和数量，而且还取决于分子大小，这就大大提高了分辨能力。DNA 片段恰恰同时具备分子大小相异和负电荷量相异这两种属性，非常适宜于带分子筛机制的琼脂糖凝胶电泳。普通琼脂糖凝胶分离 DNA 的范围为 0.2 ~ 20kb，利用脉冲电泳，可分离高达 10^7bp 的 DNA 片段。

一般电泳流程如下：

首先是制胶，首先准备洁净的配胶板及电泳槽，这个过程要防止 DNA 酶污染，如果发生污染会降解样品 DNA，造成条带信号弱或者丢失。

其次是选择凝胶浓度，琼脂糖凝胶浓度越高制作的电泳基质孔径越小，反之，浓度越稀孔径越大。常规的浓度通常在 0.5% ~ 2% 之间，低浓度的用来进行大片段 DNA 分析，高浓度则是用来进行小片段分析。但低浓度胶容易碎，需要细心操作。实验过程中要注意高浓度的凝胶可能造成分子大小相近的 DNA 条带分辨率不够，导致条带缺失。

第三，要选择适合的电泳缓冲液。常用的缓冲液有 TAE（tris base, acetic acid, EDTA）和 TBE（tris base, orthoboric acid, EDTA），TBE 比 TAE 有着更好的缓冲能力，但不耐储存。无论哪种电泳缓冲液，电泳时都要使用新鲜配制的缓冲液，否则会影响电泳效果。电泳缓冲液经过多次使用后，会导致离子强度降低，pH 上升，缓冲性能会下降。

第四，选择合适的电泳电压和温度。电泳电压不应该超过 20V/cm，过高的电压会因电泳焦耳热导致发热，进而影响电泳结果，甚至导致电泳凝胶的融化。为了控制电泳焦耳热对电泳的影响，电泳温度应该低于 30℃，保证不会因为出现过高温度而破坏凝胶的结构，影响电泳效果，对于片段比较大的 DNA 电泳，由于凝胶浓度低，凝胶的稳定性更易受温度影响，因此电泳温度甚至应控制在 15℃ 以下。

第五，上样，合适的 DNA 上样量是条带清晰的保证。过多的 DNA 上样量会因为过载而导致 DNA 带型模糊，而过少的 DNA 上样量又导致谱带信号弱，因此要通过预实验来选择合适的上样量。另外就是 Marker 的选择，可以通过预实验或者文献选择合适范围的 DNA Marker。

第六，电泳结果的染色和观察。常用的 DNA 染色剂是溴化乙锭（EB），具有染色好，操作方便的优点，但要注意 EB 稳定性差，具有毒性要注意采取防护措施。EB 有两种加入方式，可在制胶时也可在电泳结束后加入染色，一般溴化乙锭终浓度为 0.5μg/ml。

（三）常见的 DNA 指纹图谱技术简介

1. ISSR – PCR 标记指纹图谱技术 ISSR（inter – simple sequence repeat）标记指纹图技术是应用 PCR 技术，利用简单重复序列单寡聚核酸作引物（通常 16 ~ 24 个核苷酸）扩增重复序列之间基因组的 DNA 区域，PCR 扩增后产物，通过特定的电泳技术，如琼脂糖凝胶电泳或者聚丙烯酰胺凝胶电泳分开不同的 DNA 扩增片段，扩增片段的多态性即为指纹图。

生物来源的中药绝大部分属于真核生物，其基因组中广泛存在由 1～4 个碱基对组成的简单重复序列（simple sequence repeats，SSR），又称为微卫星（microsatellite）DNA，如（GA）$_n$、（AC）$_n$、（GAA）$_n$ 等。同类型的微卫星 DNA 分布在整个基因组不同位置上，由于 SSR 重复次数或重复程度不同，从而形成每个 SSR 座位的多态性。ISSR–PCR 标记技术的特点是利用 SSR 本身设计引物，因此，无需事先对中药样品的基因组进行克隆和测序。设计用于扩增的引物一般由 SSR 的 1～4 个碱基组成的串联重复加上几个非重复的锚定碱基组成，确保引物与基因组中 SSR 的 5′或 3′末端相结合，进行合理大小的重复序列间基因组 DNA 片段的 PCR 扩增。

ISSR 标记技术试验操作简单、快速、高效，不需要繁琐的构建基因文库、杂交和同位素显示等步骤；重复序列和锚定碱基的选择是随机的，无需知道任何靶标序列的 SSR 背景信息，从而降低了技术难度和实验成本；无需活材料，无组织器官特异性，能实现全基因组无编码取样。同时由于采用了较长的引物，PCR 退火温度较高，因此，引物具有更强的专一性，增强了实验可重复性。ISSR 标记的缺点就是，在 PCR 扩增时需要一定时间摸索最适反应条件；另外，ISSR–PCR 标记是显性遗传标记，不能区分显性纯合基因型和杂合基因型。

2. RAPD 标记指纹图谱技术 随机扩增的多态性（random amplified polymorphic DNA，RAPD）技术同样是建立在 PCR 技术基础之上，以单个人工合成的随机多态核苷酸序列（8～12 个碱基对，通常 10 个碱基对）为引物，进行 PCR 扩增。扩增产物电泳分离染色后检测多态性。扩增产物的多态性反映了中药样品基因组的多态性，即为中药 RAPD 标记指纹图谱。

RAPD 技术的优点：与传统的 PCR 分析不同，RAPD 采用的是随机引物，因此不需要有中药样品本身 DNA 序列的任何特定知识作为研究基础，即不需要去研究样品的遗传背景，有利于存在未知特性样品的分析。非常适用于对于中药这种品类繁多、来源复杂样品的定性分析。

RAPD 技术的局限性：RAPD 技术受实验条件影响比较大。首先，由于 RAPD 使用的是较短的随机引物，引物长度设计不能太长，因为太长就会失去随机性，因此相同的 10 碱基对引物可能不会扩增 DNA 片段，这取决于与引物序列互补的位置，例如，引物退火太过或引物的 3'末端彼此不相对，则不产生片段。因此，如果在先前与引物互补的位点处的模板 DNA 中发生突变，则不会产生 PCR 产物，导致凝胶上扩增 DNA 区段的不同模式。另外，引物和模板之间的错配也可导致 PCR 产物的完全缺失或者减少，这导致 RAPD 结果难以解释。其他一些缺点包括，和 ISSR–PCR 一样，几乎所有的 RAPD 标记都是显性的，即不可能区分 DNA 片段是从杂合子或纯合子的基因座扩增的；RAPD 还有重现性问题，PCR 是一种酶促反应，因此，模板 DNA 的质量和浓度，PCR 组分的浓度和 PCR 循环条件可能会极大地影响结果。因此，RAPD 技术取决于实验室需要精心开发的实验室方案才能重现。

3. AFLP 标记指纹图谱技术 扩增片段长度多态性（amplified fragment length polymorphism，AFLP）或 AFLP–PCR 同样是基于 PCR，除了可用于 DNA 指纹分析，还可用于遗传学研究和基因工程。AFLP 使用一种或多种限制性内切酶消化基因组 DNA，形成大小不等的 DNA 酶解片段。然后将特定的人工合成短的片段通过 DNA 连接酶连接到这些限制性片段的黏性末端（selective extension），形成带有人工合成序列的特异片段。然后通过特定引物选择限制片段的子集进行扩增。最后通过电泳显现扩增的多态性片段。一般步骤如下：

（1）酶切：用一种或多种限制性内切酶消化中药样品总 DNA。为了使酶切片段大小尽量分布均匀，通常采用两种限制性内切酶切割，一种是罕见的 DNA 限制性内切酶，一种是常用酶。如一个用 6 个碱基识别位点的限制性内切酶 *Eco*RI、*Pst*I 或 *Sac*I，第二个用 4 个碱基识别位点的 *Mse*I 或者 *Taq*I。

多酶切除了增加酶切片段的均匀性外，还有以下考虑：可以调节扩增片段数；可以进行单链标记，防止形成双链干扰；为设计不同的引物组合提供可能，产生大量的差异性 AFLP 标记指纹图谱。

酶切后的 DNA 片段在 DNA 连接酶作用下与限制性内切酶对应的"特定接头"连接，形成带接头的特异性片段。该接头为双链 DNA，由两部分组成，一部分是核心序列（core sequence），该序列的设计要满足能够高效 PCR 扩增的原则，另一部分是能与酶切片段黏端互补的酶切特定序列，通常在酶切特定序列中变换了一个内切酶识别位点的碱基，保证了连接片段不能再被酶切。

（2）PCR 扩增：根据"特定接头"序列设计 PCR 扩增引物。AFLP 标记 PCR 扩增引物由三部分组成：一是 5′端与人工接头序列互补的核心序列；二是限制性内切酶特定识别序列（enzyme - specific sequence）；三是 3′端有选择性碱基的黏性末端。其中 AFLP 接头的核心序列和酶特定序列最为关键。AFLP 的 PCR 扩增分预扩增和选择性扩增两步进行。

预扩增，PCR 所用的引物为在 3′端设计 1 个选择碱基，对所扩增模板初步筛选，目的是避免直接扩增所造成的指纹图谱拖尾，也可以避免由引物 3′端选择碱基误配形成的扩增产物。

选择性扩增，将预扩增产物稀释，进行选择性扩增。引物设计成 3′端有 3 个选择性碱基的延伸，通过 3 个选择碱基的变换来获得不同的 DNA 片段。

（3）电泳分离：由于 AFLP 多态性丰富，有些扩增片段大小相近，电泳分离通常选择高分辨的类型，如聚丙烯酰氨凝胶电泳甚至毛细管电泳进行多态性分析。

AFLP 标记的优点是结合了 DNA 限制性内切酶酶切片段多态性技术（restriction fragment length polymorphism，RFLP）和 PCR 技术特点，兼有 RFLP 技术的可靠性和 PCR 技术的高效性的特点。AFLP 扩增在某一样品出现特定的 DNA 谱带，在需要与此区别的另一样品可能无此谱带产生，因此，可以通过引物诱导得到的 DNA 多态性作为分子标记。与其他 DNA 标记指纹图谱技术相比，如 ISSR、RAPD 等，AFLP 在整个基因组水平上具有更高的重现性，更高的分辨率和灵敏度，其多态性丰富，能够同时扩增 50 ~ 100 个片段；与 ISSR、RAPD 一样，同样不需要有中药样品本身的遗传背景，有利于中药这种品类繁多、来源复杂物质的研究与分析。

任何分子标记都有其优点和缺点，AFLP 标记的不足之处在于相比于其他分子标记步骤多、实验时间长、实验试剂及设备费用较高。另外，AFLP 技术由于灵敏度高，对样品的 DNA 纯度要求比较高，微量的 DNA 污染可以导致结果异常。

4. PCR - RFLP 标记指纹图谱技术　聚合酶链式反应连接的限制性片段长度多态性 PCR - RFLP 技术又称为 CAP（Cleaved Amplification Polymorphism Sequence - tagged Site），是根据已知特定基因序列设计引物，然后通过 PCR 技术扩增特定 DNA 片段，然后通过特定的 DNA 内切酶酶切 PCR 扩增的片段检测其多态性的一种技术。基本流程如下：

（1）确定 PCR 扩增基因：通常会选择遗传信息保守的基因如核糖体 DNA ITS 序列、线粒体 DNA（mitochondrial DNA，mtDNA）等基因，然后根据基因序列设计引物。引物的长度通常为 15～30bp，常用的是 18～27bp，引物不宜太短，最好不要小于 20bp，太短的引物特异性不好，因此在保证引物质量的前提下，尽可能适当地增加引物的长度。但也不宜太长，因为太长的延伸温度将大于 Taq 酶的最适温度。

（2）PCR 扩增：用以上适用特定基因扩增的引物进行 PCR 扩增，PCR 产物的长度根据引物一般设计在 200～1000bp，这样长度的片段适宜进行进一步的限制性内切酶酶切反应。

（3）PCR 扩增产物酶切：首先是内切酶的选择，通常要选择易得、条件稳定、价格便宜的内切酶。酶切位点最好不要紧邻突变位点，而是尽量远离突变位点，一般相隔 2～3 个碱基。酶切后产物片断的大小差距在 100bp 以上，以便于琼脂糖凝胶电泳时更好区分。

（4）凝胶电泳：一般采用琼脂糖凝胶电泳显示 PCR – RFLP 标记的多态性。

PCR – RFLP 标记指纹图谱技术的优点是易于设计、便宜，适用于单核苷酸多态性和微量样品的分析。对平台要求低，不需要昂贵的仪器，技术要求不高易于推广。缺点是要求扩增基因有变异产生以及有限制酶识别位点；如果酶切选择的不是常用的酶，有可能比较昂贵；在限制酶识别位点存在多于一个核苷酸变异的情况下，不能实现精确的基因分型；另外，需要相对大量的手动操作相对耗时，从开始到完成分析的时间长，不适合进行高通量分析。

5. DNA 条形码技术　与以 DNA 片段长度的多态性作为分子标记的指纹图技术不同，DNA 条形码技术是以特定的特征 DNA 序列本身作为分子标记来对生物来源中药的生物学属性进行定性，它与指纹图谱法最大的区别是指纹图法是以电泳展示 DNA 片段长度的多态性，而 DNA 条形码法是以测序的方式来展示分子标记。

DNA 条形码技术具体实施流程如下：①从新鲜的中药或成品药材中提取 DNA，这个过程要注意样品的代表性、去除干扰的异物，并进行 DNA 质量的控制测定；②选择特定的基因并设计、合成引物；③PCR 扩增；④PCR 产物 DNA 测序；⑤数据与结果分析。

该技术成功的关键就是选择合适的特定序列，该序列要有足够的差异能鉴别出不同的物种，以此序列进行 PCR 扩增并测序。DNA 条形码序列的选择标准一般要满足以下要求：首先要有足够变异位点的 DNA 序列去区别生物进化相邻的分类类群，如种间差异大，才能进行种与种之间的鉴定，而种内序列变异又要小，避免不必要的种下类群干扰；其次为了方法通用，DNA 序列的两端要保守，使得通用的引物序列设计成为可能；第三，DNA 序列要尽可能的短，这对中药特别重要，很多的中药 DNA 存在降解，短的序列有更多的机会实现扩增降解的 DNA。

满足上述条件的 DNA 序列一般是进化保守的生命基础序列及其内含子，它们既有保守的 DNA 两端（内含子两端），又有丰富的变异（内含子本身），能产生特定的 DNA 条形码。对于植物来源的中药，由于被子植物中线粒体基因进化速度比核基因组慢 5 倍，叶绿体基因组则是核基因组进化速度的一半，综合考虑不同的定性要求对不同分子标记的选择，对于不同的植物药在下列基因中选择：叶绿体 matK 基因片段、叶绿体 rbcL 基因片段、叶绿体 psbA – trnH 片段以及核基因片段转录间隔区（ITS）ITS2；对于动物药，线粒体 DNA 与和核基因组进化速度之间的差异表现与植物药不同，哺乳动物中线粒体 DNA 进化比核基因进化快 5 倍，因此，动物药通常采用线粒体细胞色素 C 氧化酶亚基 I（CO I）序列。

DNA 条形码在中药定性分析上有以下优点：首先是准确率高，由于 DNA 条形码分子标记的手段是测序，因此比电泳法展示 DNA 片段的多态性更为精确；其次测序结果除了可以用于具体样品定性外，还可以建立样品的相关 DNA 序列数据库，并且可以与公开的数据库相关基因 DNA 序列进行比对，分析样品在系统发育中进化关系，可用于亲缘关系发现、鉴定与寻找新的药物来源，这是指纹图法不具备的优势；再次操作时间比较短，DNA 提取和 PCR 扩增通常一天内就可以完成，加上测序数天内也可以完成分析。DNA 条形码在中药定性分析上也有一些局限性，比如要求中药样品有一定的新鲜度，而中药样品新鲜度不确定，有些保存时间较长，导致 DNA 降解。很多中药经过了炮制加工 DNA 降解更大，应用受限。此外，对于植物药而言，没有通用性强的条形码序列基因，因此定性分析的通用性不强。

第二节　定量分析方法及分析方法的验证

扫码"学一学"

　　定量分析方法是通过特定的分析方法对所分析中药进行数量特征方面的分析，是给出中药样品中所含某一、某些成分或某类组分数量的"多"或"少"具体量值。由于中药来源的复杂性，某一具体的分析方法不能对所有中药类型进行定量，因此通常中药的定量分析是根据所分析样品的性质，选用合适的某一分析方法或某几个分析方法的组合来进行，这些分析方法使用涉及不同的原理。

　　光谱法定量是常用的定量分析方法，它是通过测定样品自身特有光学性质的数量性状来定量，如通过样品光吸收行为的变化反映样品所含成分数量特征的吸收光谱法，常见的类型有可见－紫外分光光度法、红外分光光度法、原子吸收光谱法等，以及通过样品受激后产生发射光，发射光的强度反映样品所含成分数量的荧光分析法以及原子发射光谱法等。另一类常用的定量分析方法是色谱法，色谱法是对复杂成分分离后再定量，非常适用于成分复杂的中药样品。光谱色谱法进行定量分析的同时，也可以完成定性分析，定性定量两者之间在方法学层面并没有严格的界限，因此下面介绍各种分析方法时一并介绍各自的定量定性应用。

一、可见－紫外分光光度法

（一）分光光度法的基本原理

　　分光光度法是通过测定被测物质在特定波长处或一定波长范围内的吸光度或发光强度，对该物质进行定性和定量分析的方法，又称吸收光谱法。它是在比色法的基础上发展起来的，两者所依据的原理基本相同。由于分光光度法采用了更为先进的单色系统和光检测系统，使得分光光度法在灵敏度、准确度、精密度及应用范围上都大大优于比色法。

　　常用的波长范围为：

紫外光谱区（UV）	$200 \sim 400nm$
可见光谱区（VIS）	$400 \sim 760nm$
红外光谱区（IR）	$2.5 \sim 25\mu m$（$4000 \sim 400cm^{-1}$）

　　研究物质在紫外－可见光区分子吸收光谱的分析方法称为可见－紫外分光光度法（ultraviolet and visible spectrophotometry，UV－VIS）。UV－VIS 是根据物质分子对波长为 $200 \sim 760nm$ 这一范围的电磁波的吸收特性建立起来的光谱分析方法。

　　分子吸收光谱是分子吸收光能以后所产生内部的能级运动的综合表现，不同波段的光具有不同的能量，所引起物质运动的形式不同。在分子中有电子能级、振动能级和转动能级。分子的价电子吸收光的能量，由基态跃迁至激发态。产生跃迁的必要条件是光子所提供的能量正好与跃迁所需的能量相当，紫外光和可见光所具有的能量，恰好能满足电子在不同电子能级之间的跃迁。

入射光被吸收，透射光强度减弱，将分子照射前后的光强度记录下来，即可得到分子吸收光谱。物质吸收光能量的强度不仅取决于物质的分子结构，而且还与物质的分子数目有关，即与物质的浓度有关。

吸收光谱的吸收强度可用朗伯－比尔（Lambert－Beer）定律来描述：

$$A = \log \frac{I_0}{I} = \log \frac{1}{T} = KLC \tag{2-1}$$

式中，A 为吸光度，无量纲；I_0 为入射光强度；I 为透射光强度；T 为透光率；L 为吸收池厚度（cm）；C 为溶液浓度（mol/L）或百分浓度（g/ml）；K 为比例常数，称吸收系数。

吸收系数（absorptivity）的物理意义是吸光物质在单位浓度及单位液层厚度时的吸光度数值。在给定单色光、溶剂和温度等条件下，吸收系数是物质的特性常数，表明物质对某一特定波长光的吸收能力。吸收系数愈大，表明该物质的吸光能力愈强。在一定波长下，当浓度 C 为 1%（g/ml），液层厚度 L 为 1cm 时的吸光度，称百分吸收系数，用 $E_{1cm}^{1\%}$ 表示；当浓度 C 为 1mol/L，吸收层厚度 L 为 1cm 时的吸光度，称摩尔吸收系数，用 ε 表示。ε 多用于研究物质分子结构，$E_{1cm}^{1\%}$ 多用于定量测定。两者之间的关系为：

$$\varepsilon = \frac{M}{10} \times E_{1cm}^{1\%} \tag{2-2}$$

式中，M 为吸光物质的分子量（即摩尔质量）。

如果溶液中同时存在两种或两种以上的吸光物质时，则溶液的吸光度将是各组分的吸光度总和。吸光度具有加和性，n 个组分的吸光度：

$$A = L \sum_{1}^{n} \varepsilon_i C_i \tag{2-3}$$

吸光度的这种加和性质是计算分光光度法测定混合组分的依据。

上述光吸收定律严格地说只适用于单色光及稀溶液（$C \leq 10^{-2}$ mol/L）。如溶液浓度较大，则吸光物质分子间的平均距离小，分子间的相互作用改变了对特定辐射的吸收性质，导致对 Lambert－Beer 定律的偏离。物质的吸收系数与溶剂的种类、溶液的 pH、温度以及波长有关，测定时必须加以注意。一般用分光光度法测定时，应选择最大吸收波长。

（二）分析测定方法

相对其他光谱分析法来说，可见－紫外分光光度法具有以下特点：

（1）简单、快速。

（2）灵敏度较高。

（3）选择性较好：通过选择适当的测量条件，一般可在多种组分共存的体系中，对某一物质进行测定。

（4）精密度和准确度较高：在仪器设备和其他测量条件较好的情况下，其相对误差可低至 1%～2%。

由于上述优点使得本法在中药分析中有较广泛的应用。近年来，由于物理化学、电子学、计算机科学等的发展，性能优良的分光光度计不断被推出，与数学、统计学及计算机技术相结合的计算分光光度法趋于成熟，使得可见－紫外分光光度法的理论和应用得到进一步拓展。以下介绍一些常用的定量分析方法。

1. 单波长分光光度法 根据 Lambert – Beer 定律，物质在一定波长处的吸光度与浓度呈线性关系。因此，测定样品时只要选择一定的波长测定溶液的吸光度，即可求出浓度。单波长分光光度法通常选择被测成分的最大吸收波长（$\lambda_{\max}$）为测定波长，而共存组分在此波长处基本无吸收干扰。并且以吸光度读数在 $0.3 \sim 0.7$ 为好。单波长法用于含量测定时有以下几种方法。

（1）吸收系数法：该法是测定供试样品溶液在规定波长处的吸光度，根据被测成分在规定条件下的吸收系数计算含量。

$$A = E_{1cm}^{1\%} LC \tag{2-4}$$

$$C = \frac{A}{E_{1cm}^{1\%} L} \tag{2-5}$$

$E_{1cm}^{1\%}$ 可从有关手册或药典中查得。应用本法测定，吸收系数通常应大于 100。

应用本法测定的优点是无需对照品，但应注意仪器波长、空白吸收的校正、吸光度准确度的检定以及杂散光的检查。

（2）对照品比较法：在相同条件下配制对照品溶液和供试品溶液，对照品溶液中所含被测成分的量应为供试品溶液中被测成分量的 $100\% \pm 10\%$，所用溶剂也应完全一致，在选定波长处分别测定两者的吸光度，由于 $A = ELC$ 或 $A = \varepsilon LC$，对于同一物质，使用同一仪器及同一波长测定，两者的 L、E 或 ε 相等，因此：

$$\frac{A_{对照}}{A_{供试品}} = \frac{C_{对照}}{C_{供试品}} \tag{2-6}$$

$$C_{供试品} = \frac{A_{供试品}}{A_{对照}} \times C_{对照} \tag{2-7}$$

（3）标准曲线法：配制一系列不同浓度的对照品溶液，在相同条件下测定它们在选定波长处的吸光度，然后以对照品溶液的浓度为横坐标，相应的吸光度为纵坐标，绘制 $A - C$ 曲线图，若吸收符合 Lambert – Beer 定律，则可得一条通过原点的直线。在同样条件下测定供试品溶液的吸光度，即可从标准曲线上求出供试品溶液中被测成分浓度。

2. 计算分光光度法和差示光谱法 当供试品中有两种或两种以上具紫外吸收的组分共存时，其紫外光谱彼此发生不同程度的重叠，这样的情况下则可通过测定多种波长处的吸光度，根据吸光度的加和性原则，采用适当的数学处理方法，以排除共存组分干扰。通常的方法有双波长分光光度法、三波长分光光度法以及导数光谱法；也可以用差示分光光度法，即利用被测组分在两种不同的介质（如 pH 值不同）或实验条件（如化学反应、光反应等）下，有不同的特征光谱（也即化学结构不同），而其他共存组分的光谱不变，可消除干扰。

由于现代分离技术与分析技术相结合的发展，计算分光光度法和差示光谱法已基本被色谱法所取代。

二、红外分光光度法

红外分光光度法（infrared spectrophotometry，IR）是以红外区域电磁波连续光谱作为辐射源照射样品，记录样品吸收曲线的一种物理光学分析法，又称红外吸收光谱法。样品的吸收曲线又称红外吸收光谱。通过谱图解析可以获取分子结构的信息。任何气态、液态、固态样品均可进行红外光谱测定，这是其他仪器分析方法难以做到的。由于红外光谱分析特征性强，气体、液体、固体样品都可测定，并具有用量少、分析速度快、不破坏样品的特点，因此，红外光谱法不仅与其他许多分析方法一样，能进行定性和定量分析，而且该法是鉴定化合物和测定分子结构的最有用方法之一。在中药分析中红外光谱法既可用于定性分析，也可用于定量分析。

红外光谱一般可分为近红外（near infrared spectrophotometry，NIR）、中红外（middle infrared spectrophotometry，MIR）和远红外（far infrared spectrophotometry，FIR）3 个光谱区域，其波长分别为 0.75 ~ 2.5μm、2.5 ~ 25μm 和 25 ~ 500μm。常用 2.5 ~ 25μm 的中红外区。随着近红外分光光度仪的增多，近年来发展十分迅速，在中药无损鉴别、中药提取过程的在线检测等方面，越来越体现优越性。

（一）样品处理

液体、固体或气体状态的样品均可进行红外光谱分析。然而，在保持样品中各种化学成分质和量方面相对稳定的前提下，要获得一张高质量红外光谱图，除仪器本身的因素外，还必须有合适的样品制备方法。

1. 气体样品　呈现气态的中药样品可在玻璃气槽内进行测定，玻璃气槽的两端粘有红外透光的 NaCl 或 KBr 窗片。先抽走气槽内空气，使呈真空状态，再将供试品注入。

2. 液体和溶液试样

（1）液体池法：溶液状态供试品沸点较低，且挥发性较大，可直接注入封闭液体池中，液层厚度一般保持在 0.01 ~ 1mm 为佳。常用的溶剂有四氯化碳、三氯甲烷、二硫化碳、己烷、环己烷等。

（2）液膜法：对于沸点较高的供试品，可以直接将其滴在两片盐片之间，形成液膜之后再进行测定。而对于一些吸收很强的液体，当用调整厚度的方法仍然得不到满意的谱图时，可用适当的溶剂配成稀溶液进行测定。

对于一些固体也可以以溶液的形式进行测定。常用的红外光谱溶剂应在所测光谱区内本身没有强烈的吸收，不侵蚀盐窗，对试样没有强烈的溶剂化效应等。

3. 固体试样

（1）压片法：将 1 ~ 2mg 供试品与 200mg 纯 KBr 固体研细混合均匀后，置于适宜的模具中，用 5×10^7 ~ 10×10^7 Pa 压力在油压机上压制成透明的薄片，即可用于测定。此法中所用的供试品和 KBr 都应经 105℃ 干燥至恒重，再研磨到粒度小于 2μm，这些措施可以避免散射光的影响。

（2）石蜡糊法：此法即将干燥处理后的供试品粉碎研细，滴加少量液体石蜡或其他适宜糊剂，研成均匀的糊状物，取适量糊状物，夹于两个窗片或空白 KBr 片之间，作为供试片，另以适量 KBr 制成空白片作为补偿。亦可用专用装置夹持糊状物。制备时应注意尽量使糊状样品在窗片间分布均匀。

（3）薄膜法：主要用于高分子中药化合物的测定。可直接将它们加热熔融后涂制或压制成膜；也可将供试品先溶解在低沸点溶剂中，再涂在盐片上，待溶剂挥发后形成膜状再进行测定。对于熔点较低的固体样品可采用熔融成膜的方法制样。

当样品量特别少或样品面积特别小时，采用光束聚光器，并配有微量液体池、微量固体池和微量气体池，采用全反射系统或用带有卤化碱透镜的反射系统进行测量。

（二）定性分析

红外光谱法可以用于化合物的结构鉴定，也可用于中药材、提取物及其制剂的鉴别。

1. **已知物的鉴定**　将试样的红外吸收光谱图与标准的谱图进行对照，或者与文献上的谱图进行对照。如果两张红外吸收光谱图各吸收峰的位置和形状完全相同，峰的相对强度一样，就可以认为样品是该种标准物。如果两张谱图不一样，或峰位不一致，则说明两者不为同一化合物，或样品中含有杂质。如采用计算机谱图检索，则可利用相似度来进行判别。但是，在使用文献上的谱图时应当注意试样的物态、结晶状态、溶剂、测定条件以及所用仪器类型均应与得到标准谱图时所采用的条件相同。

2. **未知物结构的测定**　测定未知物的结构，是红外光谱法定性分析的一个重要用途。如果未知物不是新化合物，可以利用标准谱图通过以下两种方式进行查对：

（1）查阅红外吸收光谱标准谱图的谱带索引，寻找与试样红外光谱吸收带相同的标准谱图。

（2）进行红外光谱解析，判断试样可能的分子结构，然后再由化学分类索引中查找标准红外吸收光谱图对照核实。在对光谱图进行解析之前，应收集样品的有关资料和数据，了解试样的来源，以估计其可能是哪类化合物；测定试样的物理常数，如熔点、沸点、溶解度、折光率等，作为定性分析的旁证。

3. **中药鉴别**　我国传统医学对中药材鉴别一直采用性状鉴别、基源鉴别、显微鉴别及理化鉴别等方法，而对于药材外观损坏、残缺不全，以及亲缘关系相近的中药材，应用传统鉴别方法存在一定困难。采用红外光谱法，根据其微观特征，可以准确、快速、简易地进行中药材及混乱品种的鉴别。

进行中药材及其制剂的红外光谱鉴别时，可以直接用 KBr 压片，也可以先以溶剂提取，然后测定其提取物的红外吸收光谱。中药的红外光谱是混合物中各组分红外光谱的叠加，中药中的各种化学成分只要在质和量方面相对稳定，且样品处理方法统一，其红外光谱也应相对稳定，因此，无需对各个峰作出确切归属，只要比较红外光谱的峰数、峰位、峰形和峰强度，以及某一波数吸收峰的有无，指纹区的面貌差别即可作出判断。如有研究者用 50% 乙醇、丙酮、氯仿处理了 126 种中药材，其中 118 种的红外光谱都有明显的差异；又有研究者对 95 种矿物药的 280 多个样品进行了红外光谱的测定，结果表明，应用红外光谱法可鉴别不同种的矿物药及矿物炮制品，还可鉴别矿物药的真伪；另有研究者对不同产地的珍珠、蟾蜍、蛤蟆油、冬虫夏草和五灵脂的红外光谱进行了比较，结果发现，不同产地样品的红外光谱一致性很好，重现性也好，在特征区均有明显的宽峰吸收。随着数学与电子计算机技术在中药中的应用日益广泛，化学模式识别法逐步成为中药红外光谱研究中不可缺少的手段。如利用聚类分析法对野生、栽培和不同产地的赤芍进行快速的分类；利用人工神经网络可对中药材雷公藤和昆明山海棠进行分类识别；借助红外光谱的指纹谱特性，用主成分分析法对主产区的赤芍进行产区聚类，用径向基函数人工神经网络法预测赤芍的产区。

近红外光谱则主要为有机化合物中的含氢基团，如 O—H、N—H、C—H 振动的合频和各级倍频的吸收区，通过近红外光谱分析，可以得知分子含氢基团的特征信息，从而可以通过诸如模式识别对中药及产品的的进行分类与鉴定；或通过聚类分析来分析不同样品的差异性度量；或通过主成分分析降维简化数据结构，提取样品的主要特征；或通过人工神经网络演算理解样品之间的关系对药材和成药进行定性判别和分类。

（三）定量分析

红外光谱定量分析是通过对特征吸收谱带强度的测量来求出组分含量。其理论依据也是 Lambert–Beer 定律。由于红外光谱的谱带较多，测定波长的选择余地大，所以能方便地对单一组分和多组分进行定量分析。此外，该法不受样品状态的限制，能定量测定气体、液体和固体样品。因此，红外光谱定量分析应用广泛。但红外光谱定量灵敏度较低，尚不适用于微量组分的测定。由于红外光谱分析中测得的透光率常取决于样品的处理，因此必须在严格相同的条件下进行测定，因其纯度比较差，通常不用克分子吸收系数或百分吸收系数计算浓度，而用工作曲线求含量。

1. IR 定量分析的测定条件

（1）狭缝的选择：由于 IR 灵敏度低，所选狭缝宽度要比定性分析时大，以提高信噪比、减少噪音影响。但这样会导致光源谱带加宽，造成对比尔定律的偏差。由此引起的误差，可用校正曲线或对照品比较法校正。

（2）浓度范围和吸收池厚度：样品的吸收度在 0.3 ~ 0.6（透光度 T 为 25% ~ 50%）范围时，测定误差较小。这可以通过调节样品浓度或吸收池厚度达到。通常溶液样品的吸收池厚度在 0.1 ~ 3mm。

（3）样品的制备：IR 法定量常配成溶液样品进行测定。尽管 KBr 压片法无基质干扰，但存在样品制备不均匀、样品浓度和光路长度不确定等问题。用溶液样品测定不仅可避免这些问题，还可消除由于分子间缔合作用对光谱的影响。常用溶剂有四氯化碳、氯仿、二硫化碳、吡啶和环己烷等。

（4）实验参数的要求：为提高信噪比，在设定仪器参数时，既要适当增大狭缝宽度，还要注意扫描速度、增益水平不宜过高，时间常数应适当，以保证辅助系统能准确记录吸收强度，降低噪音水平。

2. 含量测定方法　在进行 IR 定量分析时，选择正确的被测物的吸收带至关重要。选择的吸收带必须是被测物质的特征吸收带，吸收强度应与被测物质的浓度呈线性关系，且有较大的吸收系数，而在其周围尽可能没有其他吸收带存在，以免存在干扰。

在 IR 定量光谱中，除了供试品对光的吸收外，还有表面反射、散射、溶剂和窗片材料的吸收等产生的背景吸收。因而，精确测定吸光度，是 IR 定量分析的关键。IR 中吸光度的测定常有以下几种方法。

（1）峰高法：峰高测定又有一点法和基线法等。一点法测定时，将样品溶液和参比溶液分别装在两个厚度相同的样品池中，置测定光路和参比光路中，直接读出吸光度。该法简单，未考虑背景吸收。但是，这种背景吸收可以忽略的情况很少，因此为了使分析波数处的吸光度更接近真实值而常采用基线法。基线法测定时，通过谱带两翼透光率最大点引一连线，作为该吸收带的基线。样品在吸收峰处的净吸光度应为吸收峰处的吸光度减去基线处的吸光度。基线法可以消除背景吸收。

（2）积分强度法：通过测定分析谱带的面积来定量。当吸收峰不是太窄时，用本法求得的表观吸收系数比峰高法更准确。

此外还可通过光谱差减法进行吸光度的测定。该法是用计算机光谱差减软件进行的一种操作方法。

3. 定量分析方法

（1）直接计算法：在选定波长处，用上述任一方式测定样品 A 值。根据吸收定律 $C = \dfrac{A}{EL}$，直接计算。

（2）标准曲线法：先将对照品配制成不同浓度的系列对照溶液，逐一在分析波数处测出其吸光度或测出透射率再换算成吸光度。以吸光度值为纵坐标，以浓度为横坐标绘制标准曲线。将供试品在相同波数处测出吸光度，从标准曲线上读出供试品浓度。

三、荧光分析法

物质的分子吸收紫外光或可见光后，电子由基态能级跃迁至激发态能级。处于激发态的分子不稳定，通过各种方式失去能量，返回基态。若分子首先通过碰撞和系统内转换等方式失去部分能量，下降至电子第一激发态的最低振动能级，然后再发射一定波长的光返回电子基态的任一振动能级，被发射的光称为荧光。因此，荧光光谱是一种发射光谱。根据物质的荧光谱线位置及其强度进行物质鉴定和物质含量测定的方法称为荧光分析法（fluorometry）。荧光分析法测定的是受光激发后所发射的荧光的强弱，而不是测定激发光的强弱。凡能产生荧光的化合物，均可采用荧光分析法进行定性或定量分析。

荧光分析法具有灵敏度高（$10^{-10} \sim 10^{-12}$ g/ml）、选择性强、试样量少和方法简便等优点。并且可以提供较多的荧光参数（激发光谱、发射光谱、荧光强度、荧光寿命等）。目前，荧光分析在中药鉴定、痕量分析和中药制剂分析上得到较为广泛应用，特别适用于体内中药分析。

（一）基本原理和仪器简介

1. 基本原理　荧光物质分子都具有两个特征光谱：荧光激发光谱和荧光发射光谱。

物质受激发后所发射的光，称为发射光或荧光。固定发射单色器的波长，将激发光用单色器分光后，连续测定在每一波长的激发光照射下，物质所发射的相应荧光强度（F）对激发光波长 λ_{ex} 作图所得到的曲线，称为该荧光物质的激发光谱（excitation spectrum）。激发光谱中吸收最强的波长，能使荧光物质发出最强烈的荧光，常用作荧光测定的激发波长。固定激发单色器的波长，使激发光的波长和强度保持不变，将物质所发射的荧光通过发射单色器分光后，检测物质所发射的荧光强度 F 对荧光波长 λ_{em} 作图所得到的曲线称为该物质的荧光发射光谱，简称荧光光谱（fluorescence spectrum）。将某种物质的激发光谱与其荧光光谱相比较，发现存在着"镜像对称"关系。

2. 荧光分析仪

（1）荧光分析仪结构：测定荧光可用荧光计和荧光分光光度计，两者的结构复杂程度不同，但其基本结构相似。它们通常都由激发光源、单色器、样品池、检测器和放大显示系统组成。由光源发出的光，经单色器让特征波长的激发光通过，照射到试样池使荧光物质发射出荧光，经第二个单色器让待测物质所产生的特征波长的荧光通过，照射到检测器产生光电流，经放大后记录。荧光分析的试样池，由低荧光材料的玻璃或石英制成，常用石英池。由于激发光一部分被透过，会干扰荧光测定，因此荧光分析时在与激发光垂直的方向检测荧光强度，与紫外 – 可见分光光度测定中的样品池不同，荧光分析用的样品池四面都透光，以保证从激发光垂直的方向检测荧光强度，这样可在背景为零时检测微小的荧光信号，因此荧光分析法的检测灵敏度高于一般的分光光度法。

（2）荧光分析仪的校正

1）灵敏度的校正：荧光分析仪的灵敏度可用被测出的最低信号来表示；或用某一标准荧光物质的稀溶液在一定激发波长照射下，能发出最低信噪比时荧光的最低浓度来表示。在每次测定时，在选定波长及狭缝宽度的条件下，先用一种稳定的荧光物质，配成浓度一致的标准溶液进行校正（或称标定），使每次所测得的荧光强度调节到相同的数值（50%或

100%）。如果被测物质所产生的荧光很稳定自身可做标准液。

2）波长校正：用汞弧灯的标准谱线对单色器的波长刻度进行校正。

3）激发光谱和荧光光谱校正：将每一波长的光源强度调整到一致，然后根据表观光谱上每一波长的强度除以检测器对每一波长的感应强度进行校正，以消除这种误差。

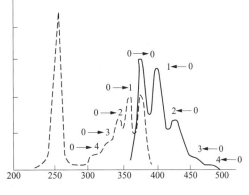

图 2 - 3 乙醇溶液中蒽的激发光谱和发射光谱

（二）荧光强度及其影响因素

1. 荧光强度

（1）荧光强度：荧光是荧光物质吸收光能被激发后发射的，因此，溶液的荧光强度与该溶液中荧光物质吸收光能的程度及荧光效率有关。溶液中荧光物质被入射光 I_0 激发后，在溶液的各个方向均可观察荧光强度 F。设溶液中荧光物质的浓度为 C，溶液层的厚度为 L，荧光强度 F 正比于荧光物质吸收的光强度，透过的一部分激发光为 I，即：

$$F = K'(I_0 - I) \qquad (2-8)$$

K' 为常数，其值取决于荧光效率。据 Lambert - Beer 定律：

$$I = I_0 10^{-ECL} \qquad (2-9)$$

得：

$$F = K' I_0 (1 - 10^{-ECL}) = K' I_0 (1 - e^{-2.3ECL}) \qquad (2-10)$$

若浓度 C 很小，ECL 值也很小，当 $ECL \leqslant 0.05$ 时，上式可简化为：

$$F = 2.3 K' I_0 ECL = KC \qquad (2-11)$$

可以看出，对于某一固定液层厚度的荧光物质的稀溶液（$ECL \leqslant 0.05$），在一定波长和一定强度的激发光照射下，所发生的荧光强度 F 与溶液中荧光物质的浓度 C 呈正比，这就是荧光定量分析的理论基础。荧光效率愈大，荧光强度愈强。荧光效率受化合物本身结构和实验条件的影响。理论上，激发光愈强，产生的荧光愈强，检测灵敏度愈高。但过强的激发光易使样品分解，通常使用中等强度的激发光。

（2）荧光和分子结构的关系：能发射荧光的物质分子必须同时具备两个条件：①物质分子必须具有电子吸收光谱的特征结构；②具有一定的荧光效率（φ）和合适的环境。

荧光量子产率高的荧光物质，其分子多为平面构型，并具有一定的刚性。如物质分子具有共轭双键系统且为刚性平面结构，在 $200 \sim 800nm$ 范围内具有强吸收通常具有荧光特性。共轭体系越大，离域 π 电子越容易被激发，则越容易产生荧光，且荧光光谱将向长波长方向移动。大部分荧光物质都有芳香环或杂环。芳香环越大，其荧光峰移向长波长方向，且荧光强度也往往越强。具有相同共轭环数的芳香族化合物，线性环结构者的荧光波长比非线性者长。荧光分子上取代基团为给电子取代基，则荧光强度增加，属于这一类基团的有 —NH_2、—NHR、—NR_2、—OH、—OR、—CN。芳香烃及杂环化合物的荧光光谱和荧光量子产率常随取代基的变化而变化。

2. 影响荧光强度的环境因素

（1）溶剂：增大溶剂的极性，将使 $\pi - \pi^*$ 跃迁的能量降低，跃迁概率增加，使荧光强度增加，因此测定 $\pi - \pi$ 共轭的荧光物质，宜采用极性溶剂；相反对于 $n - \pi$ 共轭的荧光物质，增大溶剂极性，将使 $n - \pi^*$ 跃迁所需的能量增加，跃迁概率减少，使荧光强度减弱，这些物质的荧光测定，须用非极性物质。溶剂中也常含有荧光杂质，影响测定，必须在使用前作净化处理。

（2）荧光物质的浓度：对于某一荧光物质的稀溶液，在一定频率和一定强度的发射光 I_0 照射下，如果光被吸收的百分率不太大，且溶液的浓度很小，当溶液的厚度不变时，则它所发生的荧光强度 F 和该溶液的浓度 C 成正比，即 $F = \varphi I_0 ECL$，式中，φ 为荧光效率。当荧光物质浓度高时，会发生分子间碰撞，使荧光效率降低。因为浓度增高后使分子间碰撞次数增加，消耗分子的内部能量。因此以荧光分析法进行含量测定，线性范围较窄。

（3）温度：大多数情况下，温度升高，荧光效率降低。因为温度升高后，介质黏度降低，荧光物质分子与溶剂分子之间碰撞次数增加，将能量转移给其他分子。如荧光素的乙醇溶液在 0℃ 以下每降低 10℃，荧光效率增加 3%，冷至 –80℃ 时，荧光效率为 100%。

（4）溶液的 pH：当荧光物质本身为弱酸或弱碱时，溶液的 pH 改变对溶液荧光强度产生的影响较大，因为有些物质在离子状态时无荧光，而有些则相反，也有的两者均有荧光，但荧光光谱有所不同。如苯胺在 pH 7～12 的溶液中发射蓝色荧光，在 pH 小于 2 或大于 13 的溶液中不发射荧光。还有些荧光物质在酸性或碱性介质中，因水解而使荧光强度发生改变，也有的因发生环的破裂或链的断开而引起荧光强度的改变。

（5）淬灭剂（quencher）的影响：荧光淬灭是指荧光物质分子与溶剂或其他溶质分子相互作用，引起荧光强度降低、消失或荧光强度与浓度不呈线性关系的现象。引起荧光淬灭的物质称为淬灭剂，如卤素离子、重金属离子、氧分子、硝基化合物、重氮化合物、羰基化合物等吸电子极性物质。荧光淬灭的主要原因是溶液中荧光物质的分子与淬灭剂分子及溶剂分子相互碰撞后，使激发态荧光分子以无辐射跃迁回到基态，产生淬灭。若荧光物质与某些淬灭剂分子相互作用时，发生氧化 – 还原反应也会引起荧光淬灭。此外，当荧光物质浓度过高时，会发生自淬灭。荧光物质的保存应注意避免光（特别是紫外光）的直接照射和与其他化合物的接触。

（三）荧光分析法的应用

1. 定性分析　荧光物质的特征光谱包括荧光激发光谱和荧光发射光谱两种。在分光光度法中，被测物质只有一种特征的吸收光谱，而荧光分析法能测出两种特征光谱，因此，鉴定物质的可靠性较强。

2. 定量测定　荧光分析法最大的优点是灵敏度高、选择性好，但精密度较差，易受系统条件的影响。因此一般用于生物样本中某些微量物质以及药物中某些痕量杂质的测定。荧光分析方法根据不同的目的，有多种分析方法，如同步荧光测定、三维荧光光谱技术、导数荧光测定、时间分辨荧光测定、相分辨荧光测定、荧光偏振测定、低温荧光测定、荧光免疫检测等，各种不同的分析方法在仪器配置上常需要添加相应的配件。这里只介绍一些常规的荧光分析法。

（1）直接测定法：利用荧光分析法对被分析物质进行浓度测定，最简单的便是直接测定法。某些物质只要本身能发射荧光，只需将含这类物质的样品作适当的前处理或分离除去干扰物质，即可通过测量它的荧光强度来测定其浓度，如白芷中茛菪亭、伞花内酯的含量测定。

1）直接比较法：在一定条件下，若荧光强度与荧光物质的浓度线性关系良好，可采用本法。在每次测定前，用一定浓度的对照品溶液校正仪器的灵敏度，然后在相同条件下，分别测定对照溶液及其试剂空白的荧光强度以及供试品溶液和其试剂空白的荧光强度，用下式计算供试品浓度：

$$C_{x} = \frac{F_{x} - F_{xb}}{F_{s} - F_{sb}} \times C_{s} \qquad (2-12)$$

式中，C_x 为供试品溶液的浓度；C_s 为对照品溶液的浓度；F_x 为供试品溶液的荧光强度；F_{xb} 为供试品溶液试剂空白的荧光强度；F_s 为对照品溶液的荧光强度；F_{sb} 为对照品溶液试剂空白的荧光强度。

荧光分析法中浓度与荧光强度的线性较窄，因此 $(F_x - F_{xb}) / (F_s - F_{sb})$ 应为 0.5～2.0，如有超过，应调节溶液浓度后再测。

由于荧光法灵敏度高，因而干扰因素也多，因此在进行荧光测定时应注意下列问题：①溶剂不纯会带入较大的误差，应先作空白检查，必要时应用玻璃磨口蒸馏器蒸馏后再用；②溶液中的悬浮物对光有散射作用，必要时应用垂熔玻璃过滤器滤过或用离心法除去；③所用的玻璃仪器及样品池必须保持高度洁净；④温度对荧光强度有较大的影响，测定时应控制温度一致；⑤溶液中溶解的氧有降低荧光作用，必要时在测定前通入惰性气体除氧；⑥测定时应注意溶液的 pH 值和试剂的纯度等对荧光强度的影响。

2）标准曲线法：将已知浓度的对照品经和供试品同样处理后，配成一系列浓度的标准溶液，测定其相应的荧光强度 F，以荧光强度 F 对荧光物质浓度 C 绘制标准曲线。再测定供试品溶液的荧光强度 F_x，由标准曲线便可求出供试品中待测荧光物质的含量。

为了使各次所绘制的标准曲线能重合一致，每次应以同一基准溶液对仪器进行校正。如果该溶液在紫外光照射下不够稳定，则必须改用另一种稳定而荧光峰相近的基准溶液来进行校正。例如，测定维生素 B_1 时，可用硫酸奎宁溶液作为基准；测定维生素 B_2 时，可用荧光素钠溶液作为基准来校正仪器。

（2）间接测定法：有许多物质，它们本身不能发射荧光，或者荧光量子产率很低，仅能显现非常微弱的荧光，无法直接测定，这时可采用间接测定方法。间接测定方法有以下几种：

1）化学转化法：通过化学反应将非荧光物质转变为适合于测定的荧光物质。例如，将待测非荧光物质通过光化学反应、降解、氧化还原、偶联、缩合或酶促反应，使它们转化为荧光物质，再进行测定。如橙皮苷在二甲基甲酰胺中能与镁离子形成荧光螯合物，因此可用荧光法测定橙皮苷含量。

2）荧光淬灭法：利用本身不发射荧光的被分析物质能使某种荧光化合物的荧光淬灭的性质，通过测量荧光化合物荧光强度的下降，间接地测定该物质的浓度。如用荧光淬灭法测定苦杏仁苷。

3）敏化发光法：对于很低浓度、没有荧光或荧光很弱的分析物质，如果采用一般的荧光测定方法，其荧光信号太弱而无法检测，可使用一种物质（敏化剂）以吸收激发光，然后将激发光能传递给发射荧光的分析物质，从而提高被分析物质测定的灵敏度。如包公藤甲素的荧光分析。

多组分混合物的荧光分析也可根据荧光峰相距情况采取不同的方法，如各组分荧光峰相距颇远，可分别在不同波长测定各个组分的荧光强度，然后直接求出各组分浓度。如果各组分荧光光谱相互重叠，利用荧光强度的加和性质，在适宜荧光波长处，测得混合物的荧光强度，再根据被测物质各自在适宜波长处的最大荧光强度，列出联立方程式求算各自的含量。对较高浓度的荧光物质可用差示荧光法测定。

四、原子吸收光谱法

原子吸收光谱法是具有待测元素特征谱线的光通过试样原子蒸气区域时该元素辐射特征谱线产生吸收，通过测定该吸收的大小来测定试样中待测元素含量的一种分析方法。原子吸收光谱法对光的吸收符合朗伯-比尔定律，但与紫外可见吸收光谱法相比有自己的特点。紫外可见吸收光谱是带宽为几个纳米到几十个纳米的宽带分子吸收光谱，而原子吸收光谱带宽仅 10^{-3}nm 数量级的窄带吸收光谱。因此原子吸收光谱法的光源是锐线光源，同时须将试样原子化。原子吸收光谱法主要用于元素分析，主要优点是测定的元素种类多，可用于 60 余种金属元素和某些非金属元素的定量测定，选择性好，灵敏度高，检出限高，可达 10^{-9}g/ml。原子吸收光谱法也存在一些不足，如不能对多元素同时分析，对难溶元素的测定灵敏度不高，对共振谱线处于真空紫外区的元素，如 P、S 等无法测定。

（一）原子吸收光谱法的基本原理与概念

1. 原子的能级　原子吸收光谱需要在原子蒸气中进行测定，原子蒸气中原子根据其能级不同，可以分为两种状态：基态和激发态。在正常的情况下原子蒸气中多数原子处于稳定状态，这时它所处的能级低，称为基态。基态原子在外界能量如待测元素特征谱线光的激发作用下，最外层电子吸收一定的能量后，跃迁到较高的能级上去，此时原子处于激发态。

基态原子与激发态原子的数量分布，在没有外来能量的干涉下是温度的函数，可用玻耳兹曼方程表示：

$$\frac{N_i}{N_0} = \frac{g_i}{g_0} e^{\frac{E_i - E_0}{KT}} \qquad (2-13)$$

式中，N_i、N_0 为激发态和基态的原子数；E_i 为激发态的能量；E_0 为基态原子的能量，$E_0 = 0$；T 为热力学温度；K 为玻耳兹曼常数；g_i、g_0 为激发态和基态的统计权重。

对特定元素而言其有特定波长的谱线，那么，g_i/g_0 和 E_i 是已知值，由火焰温度 T 可求得 N_i/N_0 值。对于大多数元素而言，最强共振线波长都短于 600nm，通常设计的实验条件下原子蒸气温度在 3000K 以下，使得 N_i/N_0 值很小（$<10^{-3}$），因此，N_i 可以忽略，可用基态原子数 N_0 值代表可吸收辐射的原子总数。

2. 共振线与分析线　电子从基态跃迁到能级最低的激发态（称为第一激发态）时要吸收一定波长的谱线，它再跃回基态时发射出相同波长的谱线，这种谱线称为共振发射线；与共振发射线相对，使电子从基态跃迁到第一激发态时所吸收的谱线称为共振吸收线；共振吸收线和共振发射线简称为共振线。

不同元素由于其原子结构和核外电子排布不同，其原子从基态跃迁到第一激发态（或从第一激发态跃回基态）时，吸收（或发射）的能量是不相同的，因此，不同元素的共振线不相同，将不同元素的共振线称为该元素的特征谱线。对于每一种元素而言都有若干条可以应用的吸收线，将所选取用来做分析的吸收线称之为分析线。通常分析先选用灵敏度最高的共振线作为定量分析的谱线，就是根据待测元素的基态原子蒸气对光源辐射的共振线的吸收程度来进行定量分析。

3. 锐线光源与峰值吸收　原子吸收光谱带宽非常窄，仅为 10^{-3}nm 数量级，但对于普通的连续光源，以现有分光系统技术获得的光谱通带则仅为 0.2nm，对于原子吸收光谱而言太宽，导致不能够获得足够的灵敏度。因此，原子吸收光谱需采用锐线光源来提高灵敏度，所谓的锐线光源是指发射线的宽度要比吸收线的宽度窄。同时，同样由于吸收线的宽度窄，导致积分难度大，采用峰值吸收系数代替吸收系数积分的方法来测量吸光度。

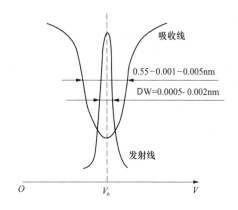

图2－4　锐线光源与峰值吸收示意图

在使用锐线光源的情况下，原子蒸气对入射光的吸收符合朗伯－比尔定律（图2－4）。当入射光的强度为I_0，原子蒸气吸收后透过光的强度为I，透过原子蒸气的厚度为b，与基态原子数目N_0的关系为：

$$A = \lg \frac{I_0}{I} = KN_0b \qquad (2-14)$$

可见吸光度与待测元素吸收辐射的原子总数成正比。在实际分析中要求测定的是试样中待测元素的浓度，浓度与待测元素吸收辐射的原子总数成正比例关系。在一定的浓度范围和一定吸收光程的情况下，吸光度与待测元素的浓度关系可简化表示为：

$$A = K'c \qquad (2-15)$$

式中，K'为在一定实验条件下的综合常数。此式为原子吸收光谱法进行定量分析的基础。

（二）原子吸收光谱仪的结构

常见的原子吸收光谱仪有单光束型和双光束型两种，它们主要由光源、原子化系统、分光系统和检测系统四个主要部分组成（图2－5）。

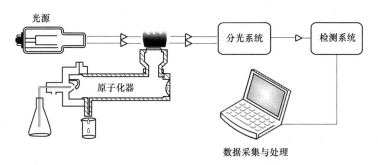

图2－5　原子吸收光谱仪结构示意图

1. 光源　原子吸收光谱中最常用的光源为空心阴极灯，它是一个封闭的低压气体放电管。由一个阳极和一个空心阴极组成，阴极为空心圆柱形，由待测元素的高纯金属或合金直接制成，故称空心阴极灯。在阴极和阳极间加上直流电压，产生放电，阴极发出的电子射向阳极，电子与惰性气体如氖气或氩气碰撞，使气体原子电离。电离的惰性气体的离子（正离子）向阴极运动轰击阴极表面，阴极表面的金属原子从晶格中逸出至空心阴极中，与惰性气体的原子、电子、离子等碰撞被激发，产生阴极物质的光谱。因此空心阴极灯发射的光谱，主要是阴极元素的光谱。用不同的待测元素制作阴极材料，即可得到某一待测元素的空心阴极灯。空心阴极灯的优点是发射光强度高且稳定，谱线宽度窄，灯易于更换。缺陷是测定一个元素都要更换该待测元素的空心阴极灯。

2. 原子化系统　原子吸收中的试样被制备成试样溶液，原子吸收光谱需要在原子蒸气中进行测定，故需要将试样溶液原子化，原子化系统的作用就是将待测元素转变为原子蒸气。常用的原子化方法有火焰法和石墨炉法。火焰法适用于测定较易原子化的元素，在原子吸收光谱法中应用最为普遍，对大多数元素有较高的灵敏度和检测限，重现性好且易于操作。而石墨炉原子化样品用样少，在几个微升到几十微升之间，原子化效率高，灵敏度比火焰法提高 1~2 个数量级，该法对易氧化难解离的碱金属及一些过渡元素有较高的灵敏度。

（1）火焰原子化法：火焰原子化器结构包括雾化器和燃烧器两部分。雾化器的作用是将试液通过气动、超声等手段雾化，同时除去较大的雾滴，使试液的雾滴均匀化。燃烧器的作用是将雾化后的试样与燃气混合燃烧产生火焰，依靠火焰提供的能量促使待测样品元素经过热解离或还原作用，产生大量基态原子。火焰的温度要能保证待测元素解离成游离基态原子，但温度也不宜过高，因为激发态原子的数量是温度的参数，过高的温度将使激发态原子数量增加，基态原子将减少，对原子吸收作用有害。

在原子吸收光谱中常用的火焰燃气与助燃气系统有空气－乙炔火焰和氧化亚氮－乙炔火焰两种，它们各有特点。空气－乙炔火焰系统最高温度约 2600K，能用于测定 35 种以上易于原子化的元素；而氧化亚氮－乙炔火焰系统温度可达 3300K 左右的高温，同时具有强烈还原性，可用于测定空气－乙炔火焰体系所不能分解的一些难解离元素，如硅、硼、铝、钨等元素。

火焰燃气与助燃气的比例直接导致火焰的氧化还原特性，影响待测元素化合物的分解和难离解化合物的原子形成，则影响试样的原子化率，以及自由原子在火焰中的寿命。当燃气和助燃气的比例适当，即助燃气的量刚好满足燃气充分燃烧的需求时，此时产生的火焰温度高，同时由于燃烧充分，具有背景低干扰小的特点，适用于大多数元素的测定。当燃气比例大于助燃气时，形成富燃火焰，由于火焰未充分燃烧，具有较强的还原性，这种特性适用于测定火焰中易于形成难离解的金属氧化物的一些元素，如铁、镍、铬、钼、钨、钴等。与此相对，当燃气比例小于助燃气时，燃烧充分完全，具有较强的氧化性，适用于挥发性较强的碱金属元素，有利于消除干扰。

（2）石墨炉原子化法：石墨炉原子化器通过对石墨通电参数时序的不同，实现测定时对样品干燥、灰化、原子化和净化四个阶段的处理。干燥阶段的目的是除去试液的溶剂；灰化阶段的目的是在不损失待测元素的前提下，除去有机物以及低沸点无机物，减少基质干扰；原子化阶段将待测元素转换成原子蒸气；最后通过高温完成净化。与火焰原子化方法相对，石墨炉电热原子化装置的原子化效率和测定灵敏度都比火焰法高得多，其检测限可达 10^{-12}g 数量级。

3. 分光系统与检测系统 原子吸收光谱仪中分光系统（单色器）的结构与功能，与其他分光光度法中的分光系统类似，由色散元件、凹面镜和狭缝所组成。原子吸收光谱仪的窄带光谱，使分光系统设计在光源辐射被吸收之后。

检测系统主要功能是对分光系统产生的光进行强度检测，通常由检测器及检测辅助元件如放大器、对数变换器所组成。检测器的作用是将光信号转换成电信号，光电转换元件通常是光电倍增管；检测辅助元件中放大器的作用是将光电倍增管的电信号进一步放大；而对数变换器的作用是将放大器放大的信号进行对数转换，使上游的电信号与含量之间呈线性关系，以方便测量。

（三）定量分析方法

原子吸收光谱法常用的定量分析方法主要为标准曲线法和标准加入法。

1. 标准曲线法 标准曲线法是通过测定一组由低浓度到高浓度合适的标准溶液的吸光

度。以测得的吸光度与待测元素的含量或浓度绘制标准曲线。在相同的实验条件下，测定待测试样溶液，根据试样溶液的吸光度，由标准曲线即可求出试样中待测元素的含量。标准曲线法简便、快速，适用于组成比较简单的试样。

2. 标准加入法 对于基质组成复杂的试样，通过标准曲线法可能会有基质干扰而影响测定，这时可采用标准加入法进行测定。标准加入法是取相同体积的试样溶液数份（通常为 4 份或以上），以其中一份为空白，后面数份分别移入一定量的标准溶液，然后将所有试样定容至一定体积。则各试样的吸光度与浓度呈线性关系（图 2 - 6），与横坐标交汇点值的绝对值即为所测试样中待测元素的浓度。

3. 原子吸收光谱分析的定量方法评估

（1）灵敏度及特征浓度：在原子吸收光谱中待测元素的响应特性常用灵敏度和特征浓度（特征质量）来表示，本参数仅表示该待测元素响应灵敏的程度，并不能指出可测定元素的最低浓度或最小量，后者通常用检测限来表示。

灵敏度（S）：是指待测元素在一定浓度时，吸光度的增量（ΔA）与浓度（或质量）的增量（Δc 或 Δm）的比值，可以理解成响应曲线的斜率。

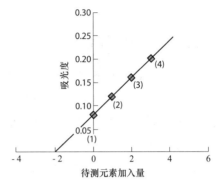

图 2 - 6 标准加入法测定待测元素浓度

$$S_c = \frac{\Delta A}{\Delta c} \quad S_m = \frac{\Delta A}{\Delta m} \tag{2-16}$$

特征浓度（ρ_c）与特征质量（m_c）：是指对应与 1% 净吸收的待测元素质量浓度或质量，或是对应于 0.0044 个吸光度单位的待测元素质量浓度或质量。不同的原子化方法使用上有所差异，在火焰原子化法中常使用特征浓度，而石墨炉原子化法中使用特征质量。

$$\rho_c = \frac{0.0044 \cdot \rho_B}{A} \tag{2-17}$$

式中，ρ_B 为待测试液的质量浓度（μg/ml）；A 为待测元素试液的吸光度。

$$m_c = \frac{0.0044 \cdot m_B}{A} \tag{2-18}$$

式中，m_B 为待测试液的质量（μg）；A 为待测元素试液的吸光度。

（2）检出限：检出限（D）是在适当置信度条件下，待测元素能够被检测出的最小质量浓度或最小质量。定义为空白溶液，数次（10～20 次）重复测定所得吸光度的标准偏差 σ 的 3 倍。检出限反映仪器对某待测元素在一定条件下的检出能力，它是原子吸收光谱仪的重要指标之一，检出限越低，对元素的检出能力越强。

$$D = \frac{3\sigma}{S} = \frac{\rho_B \cdot 3\sigma}{\overline{A}} \tag{2-19}$$

式中，σ 为空白溶液的吸光度标准偏差，S 为灵敏度，ρ_B 为待测元素的质量浓度，$\overline{A}$ 为重复测定吸光度的平均值。

（3）准确度：准确度是用来评估某一定量分析测定方法测定某一待测元素测定结果的准确程度，通常通过回收率（R）表示。可采用两种方法来测定与计算回收率。

1）标准物质法测定：用已知含量的待测元素标准物质作为样品与测定试样时相同的实验条件测定其含量，则回收率等于含量测定值与含量真实值之比。

$$R = \frac{含量测定值}{含量真实值} \qquad (2-20)$$

2）加标准样品法测定：多数情况下，已知含量的待测元素标准样品往往无法得到，为了克服标准物质测定法的局限，采用加标准样品法测定。在给定的实验条件下，先测定样品中待测元素的含量，然后在该试样中加入一定量待测元素的标准品，再以同样条件测定其中待测元素的含量，回收率为标准样品测定值与未加标准品测定值之差再与标准加入量之比，即

$$R = \frac{加标样测定值 - 未加标样测定值}{标准加入量} \qquad (2-21)$$

五、原子发射光谱法

原子发射光谱是指各待测元素的原子或离子在热或电的激发下跃迁到激发态，然后再由激发态跃回基态，并发射具有各待测元素特征谱线的光所产生的光谱，依据原子发射光谱可以进行元素的定性与定量的分析方法，称之为原子发射光谱法。与原子吸收光谱法一次只能测定一种元素相对，原子发射光谱法可以同时测定多个元素，同时它对试样的前处理要求低，分析速度快，选择性好，在 ICP 光源下，待测元素线性范围可宽达 4~6 个数量级，因此可同时测定高、中、低含量的不同元素，由于具备以上优点，原子发射光谱法样品的使用量非常低，在微量的样品测定中有独特的优势。原子发射光谱法的不足之处在于，影响谱线强度的干扰因素较多，由于自吸与自蚀的存在，待测元素含量（浓度）较大时，准确度较差。另外，原子发射光谱法对大多数非金属元素的激发存在困难，难以得到灵敏的光谱线。

（一）原子发射光谱法的基本原理与概念

1. 原子的激发态与原子发射光谱　与原子吸收光谱相同，原子发射光谱法同样需要在原子蒸气中进行测定；与原子吸收光谱不同的是原子发射光谱需要保持原子蒸气中原子更多地处于激发态，因为发射光谱需要依赖原子的激发态，因此，两者的原子化条件与方式不同，原子发射光谱在原子化时需要更多的能量来维持原子化体系里保持足够量的激发态原子。

处于激发态的原子平均寿命为 $10^{-10} \sim 10^{-8}$ 秒，因此在样品分析周期中足够完成分析。由于原子核外电子能量是量子化的，对于特定待测元素而言，回迁至基态或其他低能级的激发态时，就会发射出与该待测元素相应的特征频率光子而呈现出特征光谱线，该特征谱线称为该元素的原子发射光谱。

2. 原子线与离子线　由原子外层电子外界能量的作用下，被激发到高能态后跃迁回基态或较低能级，所发射的谱线称为原子线；原子在激发源中得到足够能量时，原子失去电子而发生电离，失去一个电子称为一次电离，发生一次电离的离子再失去一个电子则称为二次电离，依此类推，可发生三次电离、四次电离等。离子被激发产生的发射光谱，这种谱线称为离子线。

3. 共振线、分析线与灵敏线、最后线　共振线为原子外层电子受环境能量作用后被激发到激发态，在由该激发态跃迁回基态所发射出来的辐射线，称为共振线。由最低激发态（第一激发态）跃迁回基态所发射的辐射线，则称为第一共振线，通常把第一共振线称为共振线。由于共振线具有最小的激发电位，因此最易激发，一般为该元素最强的谱线；复杂

元素的辐射谱线有的多达数千条，在实际分析中，会选择其中几条特征谱线作为检测用，这些谱线称为分析线。

在原子发射光谱中，最易激发的能级所产生的谱线通常最强也最为灵敏，每种元素都有一条或几条谱线最强的线，即灵敏线。最后线：浓度逐渐减小，谱线强度减小，最后消失的谱线；最后线也是最灵敏线。而共振线：由第一激发态回到基态所产生的谱线；通常也是最灵敏线、最后线。

4. 自吸与自蚀　原子发射光谱的激发光源有一定的空间范围，在光源的空间范围内，不同部位的原子密度与温度分布不均匀，如中心部位的温度高，而边缘部位温度较低。被分析元素的原子或离子从光源中心部位辐射发出的光被光源中心外较低温度的同类原子所吸收，发生发射光谱强度减弱的现象称为谱线的自吸。谱线的自吸现象影响发射谱线的谱线形状，使发射光谱的谱线峰高减小，特别是原子密度大时，自吸现象严重，谱线的峰高完全被吸收，这种现象称为谱线的自蚀（图2–7）。

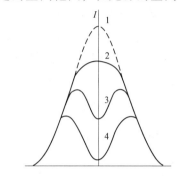

图2–7　原子发射光谱中的自吸和自蚀现象

5. 原子发射光谱的强度　对于特定元素，其核外电子在 i 和 j 两个能级间跃迁所发射的谱线强度 I 与跃迁概率 A 及处于激发态的原子数 N_i 成正比，依据玻尔兹曼方程有如下关系：

$$I_{ij} = A_{ij}hvN_i = A_{ij}hvN_0 \frac{g_i}{g_o} e^{-E_i/kT} \qquad (2-22)$$

由于在整个原子蒸气中激发态原子数目较少，因此基态原子数 N_0 占绝大多数，可以近似代替原子总数 $N_总$，并以原子的浓度 c 代替 $N_总$。

$$I_{ij} = K_1 N_0 = K_1 N_总 = ac \qquad (2-23)$$

那么，$I \propto c$，此公式为原子发射光谱定量分析的依据。

由于原子光谱测定体系中自吸和自蚀的存在，需要对式（2–23）做修正，则有 Schiebe – Lomarkin 公式：

$$I = ac^b \qquad (2-24)$$

式中，b 为自吸效应系数。

（二）原子发射光谱仪的结构

原子发射光谱仪主要包含三个组成部分：原子激发光系统、分光系统与检测系统（图2–8）。

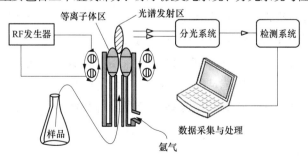

图2–8　原子发射光谱仪结构示意图

光原子激发光系统的作用是使试样原子化并提供激发能量。激发方式有热激发、电激发、光激发以及电感耦合等离子体（inductively coupled plasma，ICP）激发等技术，其中ICP激发方法由于具有众多的优点，是主流的激发技术。

电感耦合等离子体是采用高频电流（10kHz）产生高频磁场来诱导感应电流产生高温使试样在惰性气氛下原子化与离子化，由于温度高，有利于难熔化合物的分解和元素激发，因此有很高的灵敏度和稳定性。由于ICP"趋肤效应"涡电流的存在，使激发区域在外表面处密度增大，表面温度高，而轴心温度较低，使中心通道进样对等离子的稳定性影响小，同时可以有效地消除自吸现象。

原子发射光谱仪分光系统的设计与原子吸收以及紫外可见分光光度法设计类似，但其检测系统由于原子发射光谱的特殊性有所不同，按照接受光谱的方式分看谱法、摄谱法、光电法。

（三）定性定量分析方法

分析谱线以选择干扰少、灵敏度高的谱线为原则，同时考虑分析元素的属性特点：如对于微量元素，由于含量小，采用灵敏线，而对于高含量元素的分析，为减少干扰，可采用较弱的谱线。

1. 定性鉴别　定性鉴别某待测元素，可根据原子发射光谱中待测元素的特征谱线的存在与否确定供试品中是否含有相应的元素。在供试品光谱中，待测元素灵敏线的检出限即为相应元素的检出限。

2. 定量测定

（1）标准曲线法：在选定的原子发射光谱分析条件下，测定不少于三个点（不同浓度）待测元素的标准系列溶液，以分析线的响应值与浓度计算回归方程。除另有规定外，回归方程的相关系数应不低于0.99。测定供试品溶液时，通过样品的响应值从标准曲线计算样品中待测元素的含量。在相同的分析条件下进行空白试验比对，以克服空白干扰。

为了进一步提高标准曲线的准确度，可以在待测样品中加入内标。即在所有每个样品包括标准溶液、供试品溶液和试剂空白中添加相同浓度的内标（ISTD）元素，以标准溶液中待测元素分析线的响应值与加入的内标元素参比线响应值的比值与浓度计算回归方程。通过供试品中待测元素分析线的响应值与内标元素参比线响应值的比值，从标准曲线或回归方程计算样品中待测元素的含量。

关于内标元素及参比线的选择有以下原则：①在内标元素的选择上，首先外加的内标元素在待分析试样中不存在或含量与内标加入量相比可忽略；如果样品基体元素的含量稳定，也可以使用该基体元素作为分析的内标；内标元素与待测元素的属性应相近；同族元素具相近的电离能。②在参比线的选择上，应注意激发能应相近；分析线与参比线的波长以及强度接近；没有自吸现象也不受其他元素干扰；同时背景应尽量小。

（2）标准加入法：取相同体积的试样溶液数份（通常为4份或以上），以其中一份为空白，后面数份分别移入一定量的标准溶液，然后用将所有试样定容至一定体积。在选定的分析条件下分别进行测定，以选定的分析线响应值为纵坐标，待测元素加入量为横坐标，绘制标准曲线，将标准曲线延长交于横坐标，与横坐标交汇点值的绝对值即为所测试样中待测元素的浓度。

六、气相色谱法

气相色谱法（gas chromatography，GC）是以气体为流动相的色谱方法。气相色谱分离是基于样品在两相之间的分配，这两相中一相是表面积很大的固定相，另一相是通过固定相的一种气体。

气相色谱法是一种分离分析技术，具有以下特点。

（1）高分离效能：气相色谱法在较短的时间内能够同时分离和测定极为复杂的混合物，如用毛细管柱一次可分析轻油中150个组分。

（2）高选择性：气相色谱法能够分离分析性质极为相近的物质，如二甲苯的间、邻、对三个同分异构体等。

（3）高灵敏度：气相色谱法使用高灵敏度的检测器，可以检测出 $10^{-11} \sim 10^{-12}\,g$ 的物质，可广泛用于痕量杂质和超纯物质的分析。

（4）分析速度快：气相色谱分析一次需几分钟时间或最多几十分钟。若用快速分析，则时间更短。

（5）应用范围较广：气相色谱法不仅可以分析气体，也可分析易转化为挥发物的液体或固体样品；不仅适于有机物，也适于可转化为金属卤化物或金属螯合物的部分无机物分析。

气相色谱法主要缺点是受样品的蒸气压限制和定性鉴定较为困难。一般定性鉴定需与质谱、红外等技术联用。

（一）气相色谱法的基本原理

气相色谱分离过程，是将待分离的样品由一种惰性气体（载体）携带通过色谱柱，样品中的混合组分在载气和固定液之间分配，固定液根据样品的分配系数，有选择地对它们加以阻滞，直到它们在载气中形成分离的谱带为止，这些谱带随载气流出色谱柱，并按先后次序经过检测器，这时检测器将载气中各组分的浓度变化转变为相应的电讯号，作为时间函数，由记录仪以峰的形式记录下来，即为色谱图。

可以利用气相色谱保留值进行定性分析，利用峰面积或峰高进行定量分析。

气相色谱的基本参数参见《分析化学》教材。本节介绍色谱法的两个重要理论，即塔板理论和速率理论。

1. 塔板理论　塔板理论在研究色谱过程时，引用了蒸馏过程中的概念、理论和方法，把连续的色谱过程看作是在蒸馏塔塔板间平衡过程的重复，认为色谱柱相当于蒸馏塔，可分成许多小段，每一小段相当于一层塔板，假想色谱柱由若干塔板所组成，在每一块塔板内，一部分空间被固定相所占据，另一部分空间被流动相载气所占据，当被分离组分随载气进入色谱柱后，就在两相间进行分配，由于载气在流动，组分也随之前移，在到达下一块塔板时，又瞬间达到新的平衡，就这样组分在塔板间隔的两相间不断地重复着平衡，经过这样的多次分配平衡后，分配系数小的组分最先流出色谱柱，分配系数大的组分后流出。由于色谱柱的塔板数相当多，因而即使两组分的分配系数只有微小的差别，也可获得很好的分离效果。

塔板理论有如下几个假定：

（1）在柱的一小段长度（H）内组分可瞬间在两相中达到分配平衡。H 称为理论塔板高度，简称板高。

（2）载气通过色谱柱，不是连续的前进，而是间歇式的，每次进气为一个板体积。

（3）试样开始都加在0号板上，试样的纵向扩散忽略不计。

（4）在所有塔板上分配系数相同，为常数，即与组分量无关。

塔板理论认为，一根柱子可以分成 n 段，在每段内组分在两相间很快达到分配平衡，每一段称为一块理论塔板。设柱长为 L，理论塔板高度为 H，则

$$H = \frac{L}{n} \qquad (2-25)$$

式中，n 为理论塔板数。

当理论塔板数（n）足够大时，色谱柱流出曲线趋近于正态分布，理论塔板数（n）可以根据色谱图上所得的保留时间 t_R 和峰宽 W 或半高峰宽 $W_{h/2}$ 计算：

$$n = 16 \left(\frac{t_R}{W} \right)^2 \qquad (2-26)$$

或

$$n = 5.54 \left(\frac{t_R}{W_{h/2}} \right)^2 \qquad (2-27)$$

n 或 H 是描述色谱柱效能的指标，一般而言，色谱柱的理论塔板数（n）越大，理论塔板高度（H）越小，则表示色谱柱的柱效越高。

在实际应用中，常常出现计算出的 n 虽然很大，但色谱柱的分离效能却不高的情况。如将不参加柱中分配的死时间（t_M）扣除，即用 t'_R 代替式（2-26）、式（2-27）的 t_R，此时的塔板数称为有效塔板数（n_{eff}）：

$$n_{eff} = 5.54 \left(\frac{t'_R}{W_{h/2}} \right)^2 = 16 \left(\frac{t'_R}{W} \right)^2 \qquad (2-28)$$

用 n_{eff} 来评价色谱柱的柱效能比较符合实际情况，这是塔板理论成功的方面。

塔板理论的不足之处在于，实际色谱分离过程与它的假设并不相符，事实上，色谱体系几乎没有真正的平衡状态；分配系数只有在有限的浓度范围才与浓度无关；组分的纵向扩散并不能忽略。而且塔板理论不能解释影响塔板高度（H）的因素；也不能解释组分在不同的载气流速下可以测得不同的理论塔板数这一实验事实。

2. 速率理论 荷兰学者范第姆特（Van Deemeter）等吸收了塔板理论中的一些概念，并进一步把色谱过程与分子扩散和气液两相中的传质过程联系起来，建立了色谱过程的动力理论，即速率理论。速率理论认为，单个组分粒子在色谱柱内固定相和流动相间要发生千万次转移，加上分子扩散和运动途径等因素，它在柱内的运动是高度不规则的，是随机的，在柱中随流动相前进的速率是不均一的。与偶然误差造成无限多次测定的结果呈现正态分布相类似，无限多个随机运动的组分粒子流经色谱柱所用的时间也是正态分布的。t_R 是其平均值，即组分分子的平均行为。

速率理论提出了范第姆特方程式。它是在塔板理论的基础上引入影响板高的动力学因素而导出的。它表明了塔板高度（H）与载气线速（u）以及影响 H 的三项因素之间的关系，其简化式为

$$H = A + \frac{B}{u} + Cu \qquad (2-29)$$

式中，A、B、C 为常数：A 项称为涡流扩散项，B/u 项称为分子扩散项，Cu 项称为传质项；u 为载气线速率，即一定时间内载气在色谱柱中的流动距离，单位为 cm/s。由式中关系可见，当 u 一定时，只有当 A、B、C 较小时，H 才能有较小值，才能获得较高的柱效能；反之，色谱峰扩张柱效能较低，所以 A、B、C 为影响峰扩散的三项因素。

（1）涡流扩散项（A）：在填充色谱中，气流碰到填充物颗粒时，不断改变方向，使试

样组分在气相中形成紊乱的类似涡流的流动。从而导致同一组分粒子所通行路途的长短不同，因此它们在柱中停留的时间也不尽相同，会分别在一个时间间隔内到达柱尾，故因扩散而引起色谱峰的扩张。这种扩散称为涡流扩散（eddy diffusion）。

涡流扩散项 A 与填充物的平均颗粒直径大小和填充物的均匀性有关。

$$A = 2\lambda d_{\mathrm{p}} \qquad (2-30)$$

式中，λ 为填充不规则因子；d_{p} 为颗粒的平均直径。

由上式可见，A 与载气性质、线速度和组分无关。装柱时应尽量填充均匀，并使用适当大小的粒度和颗粒均匀的载体，这是提高柱效能的有效途径。对于空心毛细管柱，由于无填充物故 A 等于零。

（2）分子扩散项 B/u：分子扩散项又称为纵向扩散（longitudinal diffusion），由于组分在色谱柱中的分布存在浓度梯度，浓的部分有向较稀的区域扩散的倾向，因此运动着的分子形成纵向扩散。分子扩散项与载气的线速度（u）成反比，载气流速越小，组分在气相中停留的时间越长，分子扩散越严重，由于分子扩散引起的峰也越宽。为了减小峰扩张，可以采用较高的载气流速，通常为 $0.01 \sim 1.0\mathrm{cm/s}$。

B 称为分子扩散系数，与组分在载气中的扩散系数有关

$$B = 2\gamma D_{\mathrm{g}} \qquad (2-31)$$

式中，γ 为弯曲因子，是因柱内填充物而引起气体扩散路径弯曲的因素；D_{g} 为组分在气相中的扩散系数。

D_{g} 与载气相对分子质量的平方根成反比，所以对于既定的组分采用相对分子质量较大的载气，可以减小分子扩散，对于选定的载气，则相对分子质量较大的组分会有较小的分子扩散。D_{g} 随柱温的升高而加大，随柱压的增大而减小。弯曲因子是与填充物有关的因素，在填充柱内，由于填充物的阻碍，不能自由扩散，使扩散途径弯曲，扩散程度降低，故 $r < 1$。可见，在色谱操作时，应选用相对分子质量较大的载气、较高的载气流速、较低的柱温，这样才能减小 B/u 值，提高柱效率。

（3）传质阻力项 Cu：在气液填充柱中，试样被载气带入色谱柱后，组分在气液两相中分配而达平衡，由于载气流动，破坏了平衡，当纯净载气或含有组分的载气（浓度低于平衡浓度）来到后则固定液中组分的部分分子又回到气液界面，并逸出而被载气带走，这种溶解、扩散、平衡和转移的过程称为传质过程。影响此过程进行速率的阻力，称为传质阻力（mass transfer resistance）。传质阻力包括气相传质阻力和液相传质阻力。C 为传质阻力系数，该系数实际上为气相传质阻力系数（C_{g}）和液相传质阻力（C_{L}）之和，即：

$$C = C_{\mathrm{g}} + C_{\mathrm{L}} \qquad (2-32)$$

气相传质阻力系数为：

$$C_{\mathrm{g}} = \frac{0.01 k^2 d_{\mathrm{p}}^{\ 2}}{(1 + k)^2 D_{\mathrm{g}}} \qquad (2-33)$$

式中，k 为容量因子；d_{p} 为固定相粒径。

由上式可见，气相传质阻力系数与固定相的平均颗粒直径平方成正比，与组分在载气中的扩散系数成反比，在实际色谱操作过程中，因采用细颗粒固定相和相对分子质量小的气体（如 H_2、He）做载气，可降低气相传质阻力，提高柱效率。

液相传质阻力系数为：

$$C_{\mathrm{L}} = \frac{2}{3} \cdot \frac{k}{(1 + k)^2} \cdot \frac{d_{\mathrm{f}}^2}{D_{\mathrm{L}}} \qquad (2-34)$$

式中，d_f 为固定相的液膜厚度；D_L 为组分在液相中的扩散系数。

从式（2-34）可见，C_L 与固定相的液膜厚度（d_f）的平方成正比，与组分在液相中的扩散系数（D_L）成反比。实际操作时减小 C_L 的主要方法为：①降低液膜厚度。在能完全均匀覆盖载体表面的前提下，可适当减少固定液的用量，并尽量使液膜薄而均匀；②通过提高柱温的方法，增大组分在液相中的扩散系数（D_L）。这样就可降低液相传质阻力，提高柱效。

将 A、B、C 的关系式代入，得：

$$H = 2\lambda d_p + \frac{2\gamma D_g}{u} + \left(\frac{0.01k^2 d_p{}^2}{(1+k)^2 D_g} + \frac{2}{3} \cdot \frac{k}{(1+k)^2} \cdot \frac{d_f^2}{D_L} \right) u \qquad (2-35)$$

由以上讨论可以看出，范迪姆特方程是色谱工作者选择色谱分离条件的主要理论依据，它说明了色谱柱填充的均匀程度、载体粒度的大小、载气种类和流速、柱温、固定相的液膜厚度等因素对柱效能及色谱峰扩张的影响，从而对于气相色谱分离条件的选择具有指导意义。

（二）色谱系统的结构与参数选择优化

1. 气相色谱仪的结构　气相色谱的基本装置由下列各部分组成。

（1）气路系统：一般常用高压气瓶作载气源、气体经减压阀、流量控制器，载气净化装置和压力调节器（稳压阀），流经色谱柱，由检测器排出，构成气路系统。整个系统应保持密封，不漏气。

（2）进样系统：安装在色谱柱的进气口之前，由两部分组成，一是进样口，另一是加热系统，以保证样品的气化。

（3）色谱分离系统：由色谱柱和柱温箱组成，是色谱仪的心脏部件。

（4）检测系统：检测流动相中有无样品组分的存在。目前使用的检测器有数十种。它们可将载气中被分离组分的浓度转变为电信号，由记录器记录成色谱图，供定性、定量分析用。若用于制备，可在检测器后接分步收集器。

（5）数据处理系统：对色谱图所反映的信息进行分析处理。过去多数仪器应用微处理机处理所得信息，目前主要是应用色谱工作站进行色谱操作条件设定及定性、定量分析，若将这些条件编成程序还可自动操作及调节各项参数，能对色谱分析数据进行自动处理。

（6）温度控制系统：对进样口、色谱分离室、检测室等处进行加热，并能自动控制温度的变化。

2. 实验参数选择优化

（1）色谱柱的选择：在气相色谱分析中，样品中各组分的分离是在色谱柱内完成，为能够准确而快速地完成某一特定样品的分离分析任务，在很大程度上取决于色谱柱的选择。色谱柱按照形态上可分为毛细管色谱柱和填充柱，其中毛细管柱由于表现出比填充柱更高的柱效，更好的分离度基本上已经取代了填充柱。

毛细管柱的分类：毛细管色谱柱可分为开管柱（open tubular columns，OTC）和填充柱两大类。

1）开管柱：又称空心柱，即制成的毛细管柱是空心的，将固定液涂料涂在或反应在毛细管的内壁上，一般称这类色谱柱为"毛细管柱"，本书所介绍的主要也是这类色谱柱的性质和应用。

2）填充毛细管柱：制备时先将填料（吸附剂或担体）疏松地装入选好的玻璃原料管

内，然后在控制机上拉制而成，这样拉制的毛细管内部有填料，是实心的，然后再涂固定液。类似还有一种微填柱，系在预先拉制的毛细管内填入几十微米的细颗粒填料。这两种柱都有较大的样品容量，柱效介于填充柱和开管柱之间。

开管柱由于制备、使用材料的差异，又可分为下列几种。

1）涂壁开管柱（wall coated open tubular columns，WOTC）：是毛细管柱中最经典的一种柱型。系将固定液直接涂在金属、玻璃、石英等的毛细管内壁上，由于这些管壁的表面较光滑，润湿性差，直接涂渍到柱上重复性不好，柱的寿命也短。现在的 WCOT 一般都是先经过表面处理（粗糙化或钝化）以增加表面的润湿性，减少表面接触角，再涂固定液。

2）壁处理开管柱（wall treated open tubular columns，WTOT）：用盐酸、氢氟酸等腐蚀性气体蚀刻软质玻璃，反应生成 NaCl、NaF、$CaCl_2$ 等盐的晶体，或反应生成"刷子形"的二氧化硅等，然后再涂固定液。

3）多孔层开管柱（porous layer open tubular columns，PLOT）：在管壁涂一层多孔性的物质（1～100μm 厚），加入 Al_2O_3、GDX – 203、TDX – 01 等多孔层物质制成吸附型的PLOT。

4）载体涂渍开管柱（support coated open tubular columns，SCOT）：用硅藻土类、二氧化硅类、石墨化炭黑等惰性物质黏着（涂渍）在管壁上，而后加热拉制成毛细管，载体均匀分布在毛细管内壁上，再涂上固定液；也有的将这些载体和固定相混合一次涂在管壁上制成分配型的毛细管柱。这种方法制柱重复性好，易于涂渍各种固定相，柱容量较 WCOT高，是目前应用最广的一种柱型。

5）化学键合相毛细管：将固定相用化学键合的方法键合到硅胶涂敷的柱表面或盐酸腐蚀的毛细管的内壁上，经过化学键合，大大提高了柱的热稳定性，扩大了毛细管柱的使用范围。

6）熔融氧化硅开管柱（fused silica open tubular columns，FSOT）：自 1979 年 Dandenu等报道了石英毛细管柱以来，FSOT 柱得到十分迅速的发展和广泛的应用。FSOT 柱不仅操作方便，而且具有惰性，是由高纯度石英（纯度为 99.9999% 或更纯）制得的，只含有1ppm 以下的羟基和金属氧化物，由此制得的 FSOT 柱可不经过管壁预处理或钝化就可涂渍固定液后直接用来分析脂肪酸、醇和药物，加之石英材料的柔性，与玻璃相比不易破碎，使之越来越受到人们的青睐。

毛细管柱的制柱材料有金属（如不锈钢、铜、镍、铝等）、尼龙、塑料、玻璃、石英等。

20 世纪 60 年代使用较多的是不锈钢，因为它有一个非极性表面，很容易涂渍，比玻璃或尼龙有更好的传热性质和高的机械强度。70 年代玻璃成为最好的材质被广泛应用，因为它表面化学惰性比金属好，透明性好、价格又便宜，但玻璃柱容易破损，而且更换时相当不便，故发明了石英毛细管柱，由于近年来石英毛细管柱涂渍技术不断发展，涂层耐温性不断提高，所以国外对石英毛细管的使用已相当普遍。国内也已有商品供应。玻璃毛细管由于近年来钝化技术的不断成熟，且柱技术不断完善，加之来源方便，所以仍为常用柱材料。

（2）检测器的选择：检测器的作用是指示与测量载气中已分离的各种组分。常用的检测器有：

1）热导检测器（thermal conductivity detector，TCD）：当热导系数与载气不同的成分经过通电加热的金属丝时，金属丝电阻值发生变化。破坏了原来测量电桥的平衡，产生电流输出信号，通过记录仪记录下来。

热导检测器简易、线性范围宽且通用，至今仍为主要检测器，缺点是灵敏度低。

2）火焰离子化检测器（flame ionization detector，FID）：测定从柱上分离出的有机化合物在氢火焰中离子化时，引起电极间导电度的变化，即可得到气体流组成变化的信号。

3）火焰光度检测器（flame photometric detector，FPD）：是利用含磷、硫的有机化合物在氢火焰中燃烧时，将发射相应为394nm及526nm的特征光，通过光学滤光片来测定其发光强度，故为磷、硫化合物的专用检测器，用于农药残留量的分析及大气污染分析。

4）电子俘获离子化检测器（electron capture ionization detector，ECD）：是在^{65}Ni和^{3}H等放射源的作用下产生的电子，并与卤化物中对自由电子亲和力强的化合物结合而形成阴离子，此阴离子又与同时生成的阳离子再结合，导致离子化电流减少，产生信号，用于有机卤素药物和农药残留量分析。

（3）操作温度的确定：气相色谱操作温度的幅度范围较宽（-196～450℃），但在实际使用时要考虑固定液的最高和最低使用温度，最高操作温度应比所选择的固定液的沸点低150～200℃，比其规定的最高使用温度低50～100℃。如在操作温度下，当固定液低于13.33Pa（0.1mmHg）蒸气压力时，色谱柱可有较长的使用寿命，当蒸气压超过66.66Pa（0.5mmHg）时，将会使一些固定液分解或蒸发而改变固定液的含量，结果将影响色谱柱寿命以及实验数据的稳定性。

分配系数同柱温的关系很大。根据近似计算，柱温每减少30℃，保留时间将增加一倍，固定相中的分配系数比也就增加一倍，分离的结果就越好；反之，温度若增加30℃，将使分配系数减少一半，组分的移动速度将增加一倍，峰比较尖锐，分析时间也会减少。

一般说来，使用较低的柱温能改善分离。在通常情况下，选择温度时要权衡各方面得失，既不能太高有损于分离，又不能太低使保留时间过长，可使温度约等于样品组分的平均沸点。

柱温选择的基本原则是：在使最难分离的组分有尽可能好的分离度的前提下，采用较低柱温。

（4）载气的选择和流量调节：气相色谱中的载气流动相，一般认为其仅仅是推动样品沿色谱柱方向运动，为样品的分配提供一个相空间而已。可设想任何气体均可为载气，但事实并非如此。它在化学上必须是惰性的，既不与样品，也不与固定相相互作用，如氦、氢、氮、氩等，能减少气体的扩散，目前氮气较为常用。

在实际工作中，载气的选择主要依据检测器灵敏度的需求。一般使用氮气较多，且价格便宜，但用热导检测器时，其灵敏度低于氢气或氦气。

在使用载气及检测器所需辅助气体时，应注意载气纯化，如氦、氢、高纯氩、高纯氮等纯度若达99.99%可直接使用，而普通氮气或氢气需经纯化处理（包括脱水）。在使用氢火焰离子化检测器时，要除去空气中的烃类，使之至最小限度，以免噪声过大影响测定。

载气的最佳流量，可通过理论板高H与载气线速u关系求出，通过实验方法作图来确定，以理论板高最小为最佳载气流量。

在应用FID检测器时，要使用氢气与空气作辅助气体，其流量调节也是重要因素之一。

氮气流量以是否达到最高响应值（灵敏度）选择，目前无法进行理论计算，而是对每台仪器或每种类型的FID进行具体的测试求得。

（5）进样系统：进样系统包括进样器和进样口：进样器可以是将常态液体进样器或者是将样品待测组分通过特定装置气化并送进进样口（如顶空进样器或吹扫捕集进样器等）；进样口主要完成液态样品的气化，并送入色谱柱，常见的进样口为分流不分流进样口。

分流不分流进样口的分流进样是在样品气化并和载气均匀混合后，通过分流器（包括分流比阀、开关电磁阀等控制部件），将样品分流，其中流量小的部分进入毛细管柱分离，以避免毛细管柱超负荷，保证其处于最佳流态状况下，而流量大的部分则放空，不分流进样包括柱上进样和直接进样。柱上进样法是用特制的微量进样器（外径约 0.18mm），将样品直接注入柱子顶端，进样器不加热，而用气体冷却，然后用程序升温法对样品进行分离，直接进样法系经 0.7mm 内径的内插玻璃套管进行的，常用柱容量大的大口径毛细管（内径 0.4～0.8mm）。

此外，还有"冷却针头"分流进样、程序升温气化进样等新的进样方式。各种进样方法各有优缺点，要根据分析样品的具体要求选择使用。

另外毛细管柱的气相色谱的流路系统对检测器系统有严格要求，因为进样量小，检测器的灵敏度要高：色谱峰窄，检测器的响应要快，同时检测器要有较小体积以免谱带的扩展。采用加尾吹气的方法，可增加线速，减少组分进入检测器的阻滞时间，这样可消除或最大限度地减少柱后谱带扩展，如果使用 FID，则氢气可兼有燃烧气和尾吹气两种功能。

（三）气相色谱法的分析应用

1. 定性分析　气相色谱作为一种分离技术，具有很强的能力，普通的填充柱能从较复杂的混合物分离出很多组分，近年又发展了毛细管柱和高效填充柱，使分离水平已达到了惊人的地步。但必须看到，对于分离出的化合物的鉴定工作尚未取得如此快的进展。所以在定性分析方面还得兼用色谱和非色谱的技术（配合化学分析及其他仪器分析的方法）。由于各种物质在一定的色谱条件下有确定不变的保留值，故对于分离出的各组分色谱峰通常根据其保留值来定性。

（1）直接利用保留时间定性：一定的物质在一定的层析操作条件下，应有一定的保留时间。若仪器性能好，保留时间具有重现性，观察被测组分与标准品的保留时间是否一致，或将标准品与样品混合后进样，看对应的色谱峰是否增大，即可以加以鉴别。

但不同的化合物可以有同样的或很相近的保留时间。在这种情况下，应用 GC 与质谱（MS）；GC 与红外光谱（IR）的联用来进行确切的鉴别。

（2）相对保留值（或相对保留时间）：相对保留值是以被测定组分的校正保留时间与基准物质的校正保留时间的比值表示。

只要柱温、固定相确定。即使柱长、柱径、填充情况及载气流速等有所变化，均不影响比值。相对保留的对数值与柱温的倒数有线性关系，用内抵或外推可得到不同温度下的相对保留值，因此，可以通过实测相对保留值与文献相对保留值对比进行定性，可不必取得各个纯物质即可作出鉴别。

由于不同物质可能在同一层析柱上有相同的保留值，因而单用一根柱子无论用上述方法1 或方法 2 均不大可靠，需用双柱定性，即选用两根不同极性的柱子来进行鉴别。

（3）保留指数（I）：保留指数由 Kovats 首先提出，又称 Kovats 指数，即以两个相邻的正构烷烃为基准物质，测定它们的校正保留时间，使未知组分的校正保留时间在两个保留时间之间，按下式计算未知组分的保留指数（I_x）。

$$I_x = 100\left(Z + \frac{\log\alpha_{x,Z}}{\log\alpha_{Z+1,Z}}\right) \qquad (2-36)$$

式中，Z 为正构烷烃碳原子数；$\alpha_{x,Z}$ 为未知组分 X 对正构烷烃（Z）的相对保留值；$\alpha_{Z+1,Z}$ 为正构烷烃（$Z+1$）对正构烷烃（Z）的相对保留值。

也可使用不相邻的两个正构烷烃（Z，$Z+2$），则：

$$I_x = 100Z + 200\frac{\log\alpha_{x,Z}}{\log\alpha_{Z+2,Z}} \qquad (2-37)$$

以正构烷烃作为基准物质不论使用何种固定液、何种柱温下，正构烷烃的保留指数均等于其碳原子数乘以100。近年来测定正构烷烃类化合物的所有的校正保留时间，作为物理常数记录下来，可供查阅。

（4）保留值 – 碳原子数变化规律：在相同温度下，同系物的碳原子数与保留值对数呈线性关系。

$$\log V_R = a_1 N + b_1 \qquad (2-38)$$

式中，N 为碳原子数；a_1、b_1为与固定相和被分析物质性质有关的常数。此式适用于任何同系物，对未知物鉴定也有用。

在相同温度下，同系物中组分在非极性或某些极性柱中保留值对数与沸点呈线性关系。

$$\log V_R = a_2 T_b + b_2 \qquad (2-39)$$

式中，T_b为组分的沸点，a_2、b_2为经验常数。

2. 定量分析

（1）峰面积的测量方法：气相色谱定量分析的依据是组分的量（重量或在载气中的浓度）与检测的峰面积响应值成正比，即：

$$W = fA \qquad (2-40)$$

式中，W 为组分的量；A 为色谱峰峰面积；f 为比例常数。

面积积分的方法有：

1）峰高乘半峰宽法：$A = 1.065h\,W_{h/2}$，测得的面积为真实面积的 0.94 倍，故需乘上系数 1.065，此法对非对称峰或很窄的峰，测量误差大，不宜采用。

2）峰宽乘峰高法：亦称三角形法，$A = 1/2\,Wh$，此法对矮而宽的峰较准确。

3）峰高乘平均峰宽法：平均峰宽是指 0.15 和 0.85 峰高处量得的峰宽的平均值。

$A = 1/2h\,(W_{0.15} + W_{0.85})$，此法对非对称峰（前伸峰或拖尾峰）测量较准确。

4）峰高定量法：当峰形为对称峰时峰高可代替峰面积定量。当操作条件严格不变时，在一定的进样量范围内，峰的半峰高是不变的，因此峰高可直接代表组分的含量。

（2）重叠峰面积测量法：见图 2 – 9。

1）含量大体相同的组分：可在两峰间的最低点（峰谷）向基线作垂线作为峰的分界线，然后用积分仪测量方法；或在峰的两边作切线和峰底线相交，以三角形法求面积。

2）在主峰尾部上的痕量组分：在痕量分析中，应选择色谱柱和各种操作条件，使小峰在主峰前流出，这样可用峰高法定量。但要达到以上目的较困难，尤其是中药分析时，组分较高，往往会出现尾部峰现象，此时可延长主峰的拖尾线，并把它看作小峰的基线，再测定面积。

3）基线漂移的色谱法面积测定法：如图 2 – 10 所示。过峰顶 C 作一条与漂移基线 Z 平行的切线 AB，通过 C 点向 X 作垂线 CD，与漂移的基线相交于 E 点，则 CE 就是所要求的峰高；取 CE 的中点 F，通过 F 点作 Z 的平行线，与色谱峰相交于 G、H，再从 G、H 两点间 X 轴作垂线 GK 和 HL，则 KL 就是所要求的半峰宽。

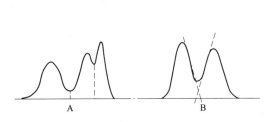

图 2 - 9　重叠峰面积测量法

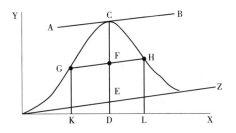

图 2 - 10　基线飘移后的峰高和半峰宽的要求

（3）定量方法

1）外标法：配制一系列已知浓度的标准液，在同一条件，按同量注入色谱柱，测量其峰面积（或峰高），作出峰面积（或峰高）与浓度的标准曲线，然后同条件下，注入样品，测量其峰面积（或峰高），根据标准曲线，计算样品中该成分的浓度。

此法简单，但要求准确的进样量，故适用于气样分析。

2）归一法：测量每一个峰的面积，单个峰面积除以峰的总面积，就得到组分的百分数。

$$A\% = A \text{ 的面积／总面积} \times 100\% \tag{3-41}$$

这是一种简便定量方法，但要求样品中所有组分都必须出峰。

若操作条件稳定，在一定的进样量范围内，也可用峰高归一法。

3）内标法：准确称取试样，加入一定量纯物质作为内标物，然后进行 GC 分析，根据试样和内标物的重量比与相应的峰面积比，求出某组分含量。

$$W_i/W_s = (f_i \times A_i)/(f_s \times A_s) \tag{2-42}$$

$$W_i = (W_s \times f_i \times A_i)/(f_s \times A_s) \tag{2-43}$$

$$i\% = W_i/W_m \times 100\% = (W_s \times f_i) \times A_i/(W_m \times f_s \times A_s) \times 100\% \tag{2-44}$$

式中，W_s、W_m 为内标物和样品重量；W_i 为组分 i 的重量。

此法要求选择一个适宜的内标物，此内标物在样品中不存在，与样品各组分需完全分离；其峰与被测组分的峰靠近，而且内标物的量与被测组分的量接近。

4）追加法：无适宜的内标法，可取一定量样品作一色谱图，再于同量样品中加入待测组分的纯品一定量，再作一色谱图，测量峰面积，两次峰面积之差即为追加的纯品峰面积，再按内标法同样计算。

七、高效液相色谱法

高效液相色谱法（high performance liquid chromatography，HPLC）起源于经典液相色谱法，它采用高效小粒径填充剂做固定相，通过高压泵输送流动相，以及在线检测器等技术，构成了现代高效液相色谱法。

气相色谱法虽然也具有分离效率高、速度快、灵敏度高和易于自动化等优点，但由于它要求试样必须能够气化，使其应用受到一定限制。高效液相色谱法具有应用范围广的优点，表现在：①HPLC 不受试样挥发性和相对分子质量的限制，可用于分离高沸点、相对分子量大、热稳定性差的有机化合物，还可用于各种离子的分离；②HPLC 不仅可利用被分离组分的极性差别，还可利用组分分子尺寸大小的差别、离子交换能力的差别以及生物分子间亲和力的差别进行分离。它还可以用多种溶剂作为流动相，对于性质和结构类似的物质，分离的可能性比气相色谱法更大；③HPLC易于收集流出物组分，可利用制备柱进行较大量的制备。

以上优点使HPLC在色谱法中占有日益重要的地位，并且成为中药分析中不可缺少的一种分离分析方法。

（一）高效液相色谱法中的色谱理论

高效液相色谱法的理论基础与气相色谱法基本相同，但因流动相是液体而不是气体，也有一些与气相色谱法不同之处。

在范迪姆特（Van Deemter）方程中，HPLC与GC的涡流扩散项完全相同。但HPLC的分子扩散项是因同种组分分子由浓度大的谱带中心向浓度较低的两边扩散所引起。它与组分分子的流动相中的扩散系数（D_m）成正比，与流动相的平均线速（u）成反比。

$$\frac{B}{u} = \frac{C_d D_m}{u} \tag{2-45}$$

式中，C_d为常数。

由于液相中扩散系数要比气相中小$4 \sim 5$个数量级，HPLC中该相对于谱带扩张的影响很小。

HPLC的传质阻力是由组分在两相间的传质过程实际上不能瞬间达到平衡而引起的，其传质阻力相包括三项：固定相传质阻力（H_s）、移动流动相传质阻力（H_m）和滞留流动相传质阻力（H_{sm}），即：

$$C_u = H_s + H_m + H_{sm} \tag{2-46}$$

（1）固定相传质阻力项：主要发生在分配色谱法中，与气相色谱法中液相传质项相同，即

$$H_s = \frac{C_s d_f^2 u}{D_s} \tag{2-47}$$

式中，d_f为固定液涂层厚度；D_s为组分在固定液中的扩散系数；C_s为常数。可见，较薄的固定液涂层时，H_s较小。

（2）移动流动相的传质阻力项：它是由同一流路中靠近固定相表面处流速较慢而流路中心流速较快而造成的，其表达式为

$$H_m = \frac{C_m d_p^2 u}{D_m} \tag{2-48}$$

式中，d_p为填充物平均颗粒直径；D_m为组分在流动相中的扩散系数；C_m为常数。显然填料颗粒越小，即流路越窄，H_m就越小。

（3）滞留流动相的传质阻力项：固定相的多孔性，使一部分流动相滞留在固定相微孔内。流动相中的试样分子要与固定相进行传质，必须先扩散到滞留区。孔有深度，且扩散路径不同就造成谱带扩张，其表达式为：

$$H_{sm} = \frac{C_{sm} d_p^2 u}{D_m} \tag{2-49}$$

式中，C_{sm}为与颗粒为微孔和容量因子有关的常数。

气相色谱法主要考虑固定相的传质阻力；液相色谱法与之不同，在整个传质过程中起主要作用的是流动相传质阻力，特别是滞留流动相的传质阻力，因此，改进固定相结构，减小滞留流动相传质阻力是提高液相色谱柱效的关键（图2-11）。

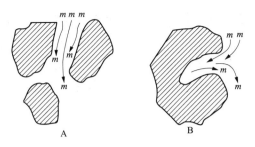

图 2 – 11 流动相的传质阻力示意图

A. 移动流动相传质阻力；B. 滞留流动相传质阻力

以上各项可归纳为：

$$H = 2\lambda d_{\mathrm{p}} + \frac{C_{\mathrm{d}} D_{\mathrm{m}}}{u} + \left(\frac{C_{\mathrm{s}} d_{\mathrm{f}}^2}{D_{\mathrm{s}}} + \frac{C_{\mathrm{m}} d_{\mathrm{p}}^2}{D_{\mathrm{m}}} + \frac{C_{\mathrm{sm}} d_{\mathrm{p}}^2}{D_{\mathrm{m}}} \right) u \qquad (2-50)$$

其中 $C_{\mathrm{d}} D_{\mathrm{m}}/u$ 相实际上可以略去。于是，上式为：

$$H = 2\lambda d_{\mathrm{p}} + \left(\frac{C_{\mathrm{s}} d_{\mathrm{f}}^2}{D_{\mathrm{s}}} + \frac{C_{\mathrm{m}} d_{\mathrm{p}}^2}{D_{\mathrm{m}}} + \frac{C_{\mathrm{sm}} d_{\mathrm{p}}^2}{D_{\mathrm{m}}} \right) u \qquad (2-51)$$

可简写为：

$$H = A + Cu \qquad (2-52)$$

综上所述，要想提高液相色谱法的柱效，必须用小而均匀的固定相颗粒且要填充均匀，以减小涡流扩散和流动相传质阻力。改进固定相的结构，对于减小滞留流动相传质阻力以及固定相传质阻力至关重要。此外，选用低黏度的流动相（如甲醇、乙腈等），也有利于减小传质阻力，提高柱效。

（二）色谱分离模式

高效液相色谱法按分离原理可分为吸附色谱法、分配色谱法、离子色谱法、尺寸排阻色谱法、亲和色谱法等主要类型。

1. 吸附色谱法

（1）原理：吸附色谱法（absorption chromatography）又称液固色谱法（liquid – solid chromatography，LSC），它以固定吸附剂为固定相，吸附剂表面的活性中心具有吸附能力。试样分子（X）被流动相带入柱内，它将与流动相中的溶剂分子（S）在吸附剂表面发生竞争吸附。

$$X + nS_{\text{吸附}} \leftrightarrow X_{\text{吸附}} + nS \qquad (2-53)$$

达到平衡时，有：

$$K = \frac{[X_{\text{吸附}}][S]^n}{[X][S_{\text{吸附}}]^n} \qquad (2-54)$$

式中，K 为吸附平衡常数。

K 大的强极性组分易被吸附，保留值大，难于洗脱；K 小的弱极性组分难被吸附，保留值小，易于洗脱。因此，试样中的各组分被分离。

一定温度下，被吸附溶质的量随溶液浓度变化的情况可用吸附等温线（adsorption isotherm）来表示，它的横坐标和纵坐标分别为溶液中溶质的量和被吸附溶质的量。吸附等温线通常有直线型、凸线型和凹线型三种（图 2 – 12A ~ C），其色谱峰形状分别为正常峰、拖尾峰和前伸峰（图 2 – 12D ~ F）。

吸附色谱法中凹线型的情况比较多。这是因为吸附剂表面常有几种吸附力不同的吸附位点，而溶质分子总是先占据吸附力强的位点，然后占据吸附力弱的。这样，溶质在浓度低时被吸附较牢固，而浓度高时吸附力就相对减弱，造成了色谱中心部分前进部分较快，而后沿部分吸附较牢，难于洗脱。这就是拖尾现象。不难看出，凸线型等温线的开始部分，即低浓度时，它也近似为一条直线，也就是说，在低浓度下可获得较好的峰形。因此，为了防止拖尾，改善分离效果，吸附色谱法应当控制较小的进样量。

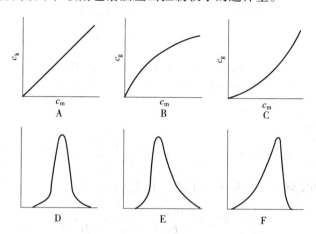

图 2 - 12　三种吸附等温线和对应的色谱峰形状
A. 直线型；B. 凸线型；C. 凹线型；
D. 正常峰；E. 拖尾峰；F. 前伸峰

（2）固定相：吸附色谱法用的吸附剂有硅胶、氧化铝、聚酰胺等，以硅胶最为常用。硅胶的优点较多，如线型容量较高、机械性能较好、不溶胀，与大多数试样不发生化学反应等。

硅胶的吸附活性是由于硅胶表面的硅醇基产生的。硅胶如吸附水，一部分硅醇基与水分子成氢键而失去活性，致使吸附力降低。升温可以除去吸附剂里的水，使硅胶活化。但是温度不可过高，否则会使硅醇基脱去结构水变成硅醚基，反而降低甚至失去吸附力。通常将硅胶在 125 ~ 150℃干燥 8 ~ 16 小时，干燥器中放冷后加入一定量的重蒸馏水调节活度，然后装柱。为了能有适当的保留值并得到较好的分离，极性弱的试样应使用活性较高的吸附剂，极性强的试样应使用活性较低的吸附剂。

HPLC 用的吸附剂填料有薄壳珠和全多孔微粒两类。薄壳珠是在直径 35μm 左右的坚实的玻璃核外，覆一层 1 ~ 2μm 厚的多孔色谱材料而成。透过性好，利于快速分析。由于比表面积小，试样容量低，柱效不够高（仅每米 1000 ~ 5000 理论塔板数），现已较少用。全多孔微粒有 3、5、10μm 等规格，有球形和不规则两种。它们的柱效都很高，可达每米 10^5 理论塔板数，其中球形的还具有透过性较好的优点。

（3）流动相：流动相的选择是影响 HPLC 分离效果的主要因素。HPLC 所用的流动相又称为洗脱剂（eluant）。

吸附色谱法选择流动相的原则是：极性大的试样需用极性强的洗脱剂，极性弱的试样应用极性较弱的洗脱剂。洗脱剂的极性可用 Snyder 提出的溶剂极性参数 P' 来表示。

Snyder 选用了三种参考物质，乙醇（质子给予体）、二氧六环（质子受体）和硝基甲烷（强偶极性），用来检验溶剂分子的接受质子能力（X_e）、给予质子能力（X_d）和偶极作用力（X_n）。X_e、X_d 和 X_n 分别为这三种作用力大小的相对值，三者之和为1。

常用溶剂的 P' 值和 X_e、X_d、X_n 列于表 2 - 6。P' 越大，则溶剂的极性越强，洗脱能力越大。

表2-6 常用溶剂的极性参数 P' 和选择性参数

溶剂	P'	X_e	X_d	X_n	溶剂	P'	X_e	X_d	X_n
正戊烷	0.0	–	–	–	乙醇	4.3	0.52	0.19	0.29
正己烷	0.1	–	–	–	乙酸乙酯	4.4	0.34	0.23	0.43
苯	2.7	0.23	0.32	0.45	丙酮	5.1	0.35	0.23	0.42
乙醚	2.8	0.53	0.13	0.34	甲醇	5.1	0.48	0.22	0.31
二氯甲烷	3.1	0.29	0.18	0.53	乙腈	5.8	0.31	0.27	0.42
正丙醇	4.0	0.53	0.21	0.26	乙酸	6.0	0.39	0.31	0.30
四氢呋喃	4.0	0.38	0.20	0.42	水	10.2	0.37	0.37	0.25
氯仿	4.1	0.25	0.41	0.33					

实际工作中常用混合溶剂作为洗脱剂，以改善分离效果。混合溶剂的极性参数

$$P'_{ab\cdots} = P'_a \varphi_a + P'_b \varphi_b + \cdots \tag{2-55}$$

式中，P'_a、P'_b 为纯溶剂的极性参数；φ_a、φ_b 为溶剂 a、b 占体积分数。

溶剂极性参数应调节到使被分离组分的容量因子 k 在 $2\sim5$ 的最佳范围。

根据 X_e、X_d 和 X_n 的相似性，Snyder 将常用溶剂分为 8 组。不同组别的溶剂与组分的主要作用力不同。因此，选用不同组别的溶剂，会使组分有不同的分配系数，于是有可能提高分离选择性（表2-7）。

表2-7 溶剂的选择性分组

组别	溶剂
Ⅰ	脂肪醚，三烷基胺，四甲基胍，六甲基磷酰胺
Ⅱ	脂肪醇
Ⅲ	吡啶衍生物，四氢呋喃，酰胺（甲酰胺除外），乙二醇醚，亚砜
Ⅳ	乙二醇，苄醇，乙酸，甲酰胺
Ⅴ	二氯甲烷，二氯乙烷
Ⅵ（a）	三甲苯基磷酸酯，脂肪族酮和酯，聚醚，二氧六环
（b）	砜，腈，碳酸亚丙酯
Ⅶ	芳烃，卤代芳烃，硝基化合物，芳醚
Ⅷ	氟代醇，间甲基苯，水，氯仿

溶剂系统的选择方法很多，Glajch 三角形优化法较为常用，现简介如下：选 3 种不同组分的纯溶剂，吸附色谱法中首选乙醚、氯仿和二氯甲烷；再选一种调节极性用的纯溶剂，吸附色谱法中用饱和烃（如正己烷），与上述 3 种溶剂分别组成 3 个 P' 相等的二元溶剂体系。其极性应使被测组分的容量因子在最佳范围内（如 $k=3$）。以正三角形的 3 个顶点 ABC（代表这 3 个二元体系①②和③）向对边做垂线，与底边的 3 个交点为 3 个三元体系④⑤和⑥，其组成（A/B/C）分别为 0/0.5/0.5，0.5/0/0.5 和 0.5/0.5/0；3 条垂线的交点为一个四元体系⑦，其组成为 0.33/0.33/0.33（图2-13）。

配制①～⑦为初始溶剂，如果分离还不满意，可再配⑧（0.67/0.16/0.16）、⑨（0.16/0.67/0.16）、⑩（0.16/0.16/0.67）溶剂进行试验，或在某一区域组成小三角形进一步试验。只要三角形 3 个顶点 P' 相等，此三角形内任一点的极性参数 P' 都相等。但是由于不同组别溶剂的比例不同，它们具有不同的的选择性。

在分离复杂试样时，可按一定程序连续的或阶段的改变流动相的组成，这就是梯度洗

脱（gradient elution）。它类似于气相色谱法中程序升温所起的作用，能够提高分离效率，改善峰形，加快分析速度。

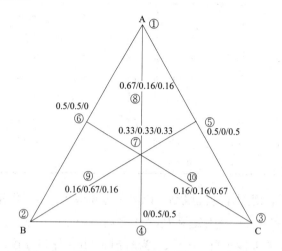

图2-13　Glajc三角形优化法各实验溶剂的组成

选择流动相还要注意以下要求，也适用于其他类型的HPLC：

1）不允许使用能引起柱损失或柱保留特性变化的溶剂。如吸附色谱的流动相不应含水，使用硅胶做填料的色谱柱不能使用碱性溶剂。

2）溶剂纯度要高。使用前应过滤，除去尘埃微粒，以免堵塞，还应除去溶解的气体（称为脱气），以免在柱中或检测器中产生气泡而影响分离和检测。

3）溶剂对于试样要有适量的溶解度，以免试样在柱中沉淀而造成堵塞。更换流动相时必须保证互溶。

4）流动相应与检测器匹配。如用紫外检测器时，流动相本身在检测波长处应当无吸收。

5）尽量使用低黏度溶剂，如甲醇、乙腈等可以提高柱效，还能降低色谱柱的阻力。

2. 分配色谱法

（1）原理：分配色谱法（partition chromatography）又称液液色谱法（liquid - liquid chromatography，LLC），是根据物质在两种互不相溶（或部分互溶）的液体中溶解度的不同，有不同的分配，从而实现分离的方法。分配系数较大的组分，保留值也较大。

根据固定相和流动相之间的相对极性的大小，可将分配色谱法分为两类。

1）流动相极性低而固定相极性高的，称为正相分配色谱法（normal phase partition chromatography）。它对于极性强的组分有较大的保留值，常用于分离强极性化合物。

2）流动相极性大于固定相的，称为反相分配色谱法（reversed phase partition chromatography）。它对于极性弱的组分有较大的保留值，适于分离弱极性的化合物。正相色谱法与反相色谱法的区别见下表。由表2-8可见，正相色谱法与吸附色谱法有较多的共同之处。有的书将吸附色谱法也归入正相色谱法。

表2-8　正相色谱法与反相色谱法的比较

比较项目	正相色谱法	反相色谱法
固定相	强极性	非极性
流动相	弱~中等极性	中等~强极性

续表

比较项目	正相色谱法	反相色谱法
出峰顺序	极性弱的组分先出峰	极性强的组分先出峰
保留值与流动相极性的关系	随流动相极性增强保留值变小	随流动相极性增强保留值变大
适于分离的物质	极性物质（样品一般应溶于有机溶剂中）	弱极性物质（样品应溶于水相体系中）

（2）固定相：分配色谱法的固定相由载体和固定液构成。载体的材料可以是惰性的玻璃微球，也可以是吸附剂。早期的固定相是将固定液涂渍在载体上，极性固定液直接涂渍在亲水的多孔载体上。对于非极性固定液，则需先将载体制成疏水性吸附剂，然后涂渍。固定液易被流动相逐渐溶解而流失是最大的缺点。为了防止固定液流失，一般需让流动相先通过一个与分析柱有相同固定相的前置柱（precolumn），以便让流动相预先被固定液饱和。即使这样，流动相的流速仍不能高，也不能用梯度洗脱。为了克服这些缺点，发展了化学键合相色谱。

化学键合相（chemically bonded phase）是利用化学反应将有机分子键合到载体表面，形成均一、牢固的单分子薄层而构成的。一般用硅胶作载体，采用的键合反应有酯化键合（Si－O－C 型）、硅烷化键合（Si－O－Si－C 型）和硅氮键合（Si－N 型）等。其中，以硅烷化键合反应最为常用，它的反应过程可写为：

$$
\begin{array}{l}
|\\
\text{—Si—OH}\\
\\
\text{—Si—OH}\\
|
\end{array}
\xrightarrow{(CH_3)_2SiCl_2}
\qquad
\xrightarrow[150\,^{\circ}\!C,\ H_2O]{C_{18}H_{31}SiCl_3}
$$

这种十八烷基键合相常见的商品有：国内的 YWG－$C_{18}H_{37}$，国外的 Permaphase ODS Zipax、Bondapak C_{18}/Corasil 等。它们用于反相色谱法。在 70℃ 以下和 pH2～8 范围内可以正常工作。

化学键合相具有以下特点：

1）固定相不易流失，柱的稳定性和寿命较高。

2）能耐各种溶剂，可用于梯度洗脱。

3）表面较为均一，传质快，柱效高。

4）能键合不同基团以改变其选择性，例如，键合氰基、氨基等极性基团用于正相色谱法，键合离子交换基团用于离子色谱法等。

因此，它是 HPLC 较为理想的固定相。

至今键合相色谱法已逐渐取代液液分配色谱法，获得日益广泛的应用，在高效液相色谱法中占有极重要的作用。

根据键合固定相与流动相相对极性的强弱，可将键合相色谱法分为正相键合相色谱法和反相键合相色谱法。

1）在正相键合相色谱法中，键合固定相的极性大于流动相的极性，适用于分离油溶性或水溶性的极性和强极性化合物。

2）在反相键合相色谱法中，键合固定相的极性小于流动相的极性，适用于分离非极性、极性或离子型化合物，其应用范围比正相键合相色谱法更广泛。据统计在高效液相色谱法中，70% ~80% 的分析任务是由反相键合相色谱法来完成的。

键合极性基团的化学键合相的保留作用一般认为主要是氢键的作用。由于化学键合相的作用机制不仅涉及分配，不少书中将它单独列为一类——化学键合相色谱法。

（3）流动相：分配色谱法所用流动相的极性必须与固定相显著不同。选择流动相一般靠实验。可以用单一的溶剂，更常用混合溶剂。正相色谱法常用低极性溶剂如烃类，加入适量极性溶剂如氯仿、醇类以调节溶剂极性参数 P'，其溶剂系统的选择与吸附色谱法相同；反相色谱法中，溶剂的洗脱能力用溶剂强度因子（ε^0）表示，其大小顺序与正相色谱的 P' 相反，见表 2 - 9。

表 2 - 9　反相色谱法常用溶剂的溶剂强度因子（ε^0）

溶剂	ε^0	组别	溶剂	ε^0	组别
水	0	Ⅷ	二氧六环	3.5	Ⅵ（a）
甲醇	3.0	Ⅱ	乙醇	3.6	Ⅱ
乙腈	3.2	Ⅵ（b）	异丙醇	4.2	Ⅱ
丙酮	3.4	Ⅵ（a）	四氢呋喃	4.5	Ⅲ

混合溶剂的溶剂强度因子可按下式计算。

$$\varepsilon_{ab\cdots}^0 = \varepsilon_a^0 \varphi_a + \varepsilon_b^0 \varphi_b + \cdots \tag{2-56}$$

式中，ε_a^0、ε_b^0 为纯溶剂的溶剂强度因子；φ_a、φ_b 为溶剂 a、b 在混合溶剂中占体积分数。

通常以水或无机盐缓冲溶液为主体，加入甲醇、乙腈等调节极性。也可以用最优化三角形法，选甲醇（Ⅱ组）乙腈（Ⅵ组）和四氢呋喃（Ⅲ组），分别加水调节极性，确定 3 个基本二元溶剂系统作为三角形的 3 个顶点；然后由三角形图选择三元及四元溶剂系统的组成。梯度洗脱时，正相色谱法通常逐渐增大洗脱剂中极性溶剂的比例；而反相色谱法则与之相反，逐渐增大极性相对较低的甲醇或乙腈的比例。

（4）反相离子对色谱法：离子对色谱法（ion pair chromatography）是 20 世纪 70 年代中期发展起来的。其中，反相离子对色谱法应用较多，它是在强极性的流动相中加入与被测离子电荷相反的平衡离子，从而实现色谱分离的。常用的平衡离子试剂有烷基磺酸钠和季铵盐两类，前者适用于分离有机碱类和有机阳离子，后者适用于分离有机酸类和有机阴离子。

关于反相离子对色谱法的分离机制，有三种模型：

1）离子对模型：该模型认为，被分析离子（Q^+）与平衡离子（X^-）结合成离子对缔合物（QX），在流动相和固定相之间分配，即

$$Q^+ + X^- \leftrightarrow QX_{流动相} \leftrightarrow QX_{固定相} \tag{2-57}$$

总的平衡常数为 K_{QX}：

$$K_{QX} = \frac{[QX_{固定相}]}{[Q^+][X^-]} \tag{2-58}$$

被分离组分（Q）在两相间的分配系数 K_D：

$$K_D = \frac{[QX_{固定相}]}{[Q^+] + [QX_{流动相}]} \approx \frac{[QX_{固定相}]}{[Q^+]} = K \tag{2-59}$$

容量因子：

$$k = K_D \frac{V_s}{V_m} \approx K_{QX}[X^-] \frac{V_s}{V_m} \tag{2-60}$$

由式（2-60）可见，随平衡离子浓度和平衡常数的增大而增大。分离的好坏取决于平衡离子的性质、浓度和流动相的选择。

2）离子交换模型：该模型认为平衡离子被吸附或进入固定相，形成固定相离子交换剂，试样离子则在其表面发生离子交换。

3）离子相互作用模型：该模型认为被分析离子与固定相既存在吸附作用，也存在静电作用。

如果被分析的离子是弱碱的共轭酸或者是弱酸的共轭碱，则可用 H^+ 或 OH^- 作为平衡离子，即在流动相中加入缓冲剂调节一定 pH，使被分析离子转化成它的共轭酸或共轭碱，在两相间分配。这种方法又称为离子抑制色谱法。

反相离子对色谱法适用于易电离的有机化合物的分离。它使用普通的反相柱，还可以进行梯度洗脱，故而得到普遍应用。

3. 离子色谱法　离子色谱法（ion chromatography，IC）是由经典离子交换色谱法（ion exchange chromatography，IEC）派生出来的。它们都是用能交换离子的材料（如离子交换树脂）作为固定相，利用它与流动相中试样离子进行可逆的离子交换来分离离子型化合物的方法。离子色谱法自 1975 年由 H. Small 等人首创以来，已成为近年来色谱方法中发展最快的一个分支。

（1）离子交换原理：试样中的离子与离子交换树脂上的离子发生如下的交换反应：

$$阳离子交换树脂 - SO_3^- H^+ + M^+ \ 树脂 \rightleftharpoons SO_3^- M^+ + H^+$$

$$阴离子交换树脂 - NR_3^+ Cl^- + X^- \ 树脂 \rightleftharpoons NR_3^+ X^- + Cl^-$$

一般形式如下：

$$R - A + B \rightleftharpoons R - B + A$$

以浓度表示的平衡常数（离子交换反应的选择性系数）为：

$$K_{B/A} = \frac{[B]_r [A]}{[B][A]_r} \tag{2-61}$$

式中，$[A]_r$ 和 $[B]_r$ 分别代表树脂相中洗脱剂离子（A）和试样离子（B）的浓度；$[A]$、$[B]$ 则代表溶液中的浓度。

于是，被分离的试样离子（B）在两相间的分配系数（K）为

$$K = \frac{[B]_r}{[B]} = K_{B/A} \frac{[A]_r}{[A]} \tag{2-62}$$

一般说来，A 的浓度在树脂相和流动相中都远远大于试样离子（B）的浓度，而且基本上可以认为恒定。因此，K 近似为常数，可应用于色谱基本方程中。

$$V_R = V_M + KV_S = V_M + K_{B/A} \frac{[A]_t}{[A]} V_S \tag{2-63}$$

离子交换反应的选择性系数（$K_{B/A}$）表示试样离子（B）对于 A 型树脂亲和力的大小。$K_{B/A}$ 越大，B 离子就越易于保留而难于洗脱。一般说，B 离子电荷越大，水合离子半径越小，其 $K_{B/A}$ 就越大。对于典型的磺酸型阳离子交换树脂，一价离子的 $K_{B/A}$ 值按以下顺序减小。

$$Cs^+ > Rb^+ > K^+ > NH_4^+ > Na^+ > H^+ > Li^+$$

二价离子的顺序为：

$$Ba^{2+} > Pb^{2+} > Sr^{2+} > Ca^{2+} > Cd^{2+} > Cu^{2+} > Zn^{2+} > Mg^{2+}$$

不同价离子的顺序为：

$$Th^{4+} > Fe^{3+} > Ca^{2+} > Na^+$$

常温、低浓度下，常见阴离子对于强碱性阴离子交换树脂的交换次序为：

$$PO_4^{3-} > SO_4^{2-} > C_2O_4^{2-} > I^- > HSO_4^- > NO_3^- > CN^- > NO_2^- > Cl^- >$$

$$HCOO^- > OH^- > F^- > CH_3COO^-$$

（2）离子交换色谱法的固定相和流动相：经典离子交换色谱法采用高分子聚合物为基质的离子交换树脂作为固定相。例如苯乙烯型树脂，它是以苯乙烯为单体、二乙烯苯为交联剂，聚合成球形网状结构，然后引入能交换离子的活性基团（$-SO_3^-H^+$或$-NR_3^+Cl^-$等）制成的。

树脂中交联剂的含量称为交联度，通常以合成树脂时原料中交联剂的质量分数表示，如上海树脂厂的产品732（强酸1×7），其中1×7表示交联度为7%。交联度大的树脂结构紧密，网眼小，对于离子进出有阻碍作用，因而达到交换平衡较慢；但是，它使体积较大的离子难于进入树脂，有一定的选择性。分离相对分子质量较高的物质，则宜选用较低交联度的树脂。将离子交换基团结合到具开放骨架的纤维素上，制成离子交换纤维素，可用于蛋白质、核酸、病毒等的分离。

树脂交换离子的能力用交换容量（exchange capacity）来表示；理论交换容量是指每克干树脂含离子交换基团的物质的量；实际交换容量则是实验条件下，每克干树脂真正参加交换反应的基团的物质的量，它受树脂类型、交联度和实验条件的影响，低于理论值。强酸性或强碱性树脂（交换基团为强酸性或强碱性基团）可在较大的 pH 范围内使用而不影响其交换容量。弱酸性或弱碱性树脂的交换容量受溶液 pH 强烈影响，适用 pH 范围较窄。对于一价离子，树脂的交换容量一般为 $1 \sim 10mmol/g$。

HPLC 常用的离子交换填料有以下几种：

1）多孔树脂：直径为 $10 \sim 20\mu m$。其交换容量较高，但有溶胀性，不耐高压，而且表面微孔结构影响传质，柱效较低。

2）薄层树脂：即在 $30 \sim 40\mu m$ 直径的玻珠表面涂一层离子交换树脂。其柱效较高，耐压，但交换容量低。

3）离子性键合固定相：在硅胶基体表面键合离子交换基团而成，制成 $5\mu m$ 或 $10\mu m$ 直径的全多孔微粒。它的机械性强度较高，化学稳定性和热稳定性较好，柱效高，交换容量能符合要求，较为理想。

离子交换色谱法大多用一定的 pH 和一定浓度的缓冲液作为洗脱剂。分离有机酸碱时，洗脱剂的 pH 影响酸碱的解离程度，因而影响 k。最好将 pH 选择在被分离的酸碱的 pK_a 附近。缓冲液的离子强度也会影响 k。一般来说，离子强度增大，即缓冲溶液浓度增大时，k 减小。对于多组分混合物的分离，可以采取改变离子强度或改变缓冲液 pH 两种梯度洗脱方式。

（3）电导检测双柱离子色谱法：离子交换色谱法现代化过程中遇到的一个难题是离子的检测。使用紫外、荧光等检测器只能分析某些具有特殊性质的离子。利用电导检测器检测离子具有通用性和灵敏度高的优点，但因洗脱剂中的离子也有响应而难以使用。离子色谱法的发明解决了这个难题，开创了分离分析离子化合物的新局面。

双柱离子色谱法又称抑制型离子色谱法。该法在分离柱和电导检测器之间增加了一根抑制柱（suppressor column），柱中填充电荷与分离柱相反的离子交换树脂。洗出液（eluate），即分离柱流出的溶液，进入抑制柱发生抑制反应，除去洗脱剂离子，然后进入检测器。

1）阴离子分析：常用 NaOH（或 Na_2CO_3、$NaHCO_3$）稀溶液作为洗脱剂。分离柱中填充低交换容量（$0.02 \sim 0.05$ mmol/L）的 OH^- 型阴离子交换树脂，抑制柱中填充高容量的 H^+ 型强酸性阳离子交换树脂。在分离柱中，各种阴离子因与树脂发生交换反应的选择性系数不同而分离，进入抑制柱后，发生如下反应：

被测阴离子 $\quad R-SO_3^-H^+ + Na^+X^- \rightarrow R-SO_3^-Na^+ + H^+X^-$

洗脱剂离子 $\quad R-SO_3^-H^+ + Na^+OH^- \rightarrow R-SO_3^-Na^+ + H_2O$

由于 OH^- 转化成难电离的水，洗脱剂离子的干扰被消除；再者，H^+ 的离子淌度 7 倍于 Na^+，被测阴离子的检测灵敏度大大提高。

2）阳离子分析：用无机酸如稀 HCl 或稀 HNO_3 作为洗脱剂。分离柱中填充低交换容量的 H^+ 型阳离子交换树脂，抑制柱中填充高交换容量的强碱性阴离子交换树脂。抑制反应为：

被测阳离子 $\quad R-NR'^{3+}_3 OH^- + M^+Cl^- \rightarrow R-NR'^{3+}_3 Cl^- + M^+OH^-$

洗脱剂离子 $\quad R-NR'^{3+}_3 OH^- + H^+Cl^- \rightarrow R-NR'^{3+}_3 Cl^- + H_2O$

洗脱剂中 HCl 转变为 H_2O，不干扰测定。被测阳离子则因 OH^- 的离子淌度为 Cl^- 的 2.6 倍，提高了检测灵敏度。

早期的抑制柱因抑制反应使树脂逐渐消耗，使用一段时间需要再生。新型的中空纤维管抑制器和平板微膜抑制器等已设计成可以自动连续再生。例如，中空纤维管抑制器，将 8 根磺化聚乙烯空心纤维捆成一束，管内流动洗出液，管外逆向流动稀 H_2SO_4 再生液。纤维膜只允许 Na^+ 出去，H^+ 进来，而阴离子不能进出。它用于阴离子分析，可以边使用边再生。

（4）电导检测单柱离子色谱法：电导检测单柱离子色谱法又称非抑制型离子色谱法。它只用一根分离柱，不用抑制柱。由于减少了抑制柱带来的死体积，分离效率高，且能用普通的 HPLC 仪改装。该方法近年来发展更为迅速。

单柱离子色谱法的基本原理是：

1）采用了低浓度洗脱剂，降低洗出液的本底电导水平。

2）采用了低容量的离子交换树脂，使保留值保持不变。

洗脱剂离子浓度低，本底电导就低，这是容易理解的。但低浓度洗脱剂带来的问题使保留值增大，洗脱困难。采用低容量的树脂可使保留值维持不变，其原理可如下推导。

试样离子的量通常很小，不到树脂总交换容量的 2%。树脂上主要是洗脱剂离子占据全部交换基团，即树脂上洗脱剂离子浓度 $[A]_r$ 与树脂交换容量（$[容量]$）之间有以下关系：

$$[A]_r = [容量] \cdot \rho \qquad (2-64)$$

式中，ρ 为树脂床层的浓度。

故有：

$$V_R = V_M + K_{B/A}\frac{[容量] \cdot \rho}{[A]} \qquad (2-65)$$

如 $K_{B/A}$、ρ、V_S 保持不变，合并为常数，则：

$$V_R = V_M + 常数 \times \frac{[容量]}{[A]} \qquad (2-66)$$

由式（2-66）可见，只要同时降低树脂交换容量和洗脱剂浓度，其比值不变，V_R 就不变。

单柱法测阴离子用低容量（0.007～0.04mmol/g）、大孔径阴离子交换树脂作为分离柱填料，用低浓度（1×10^{-4}～5×10^{-4}mol/L）苯甲酸盐或邻苯二甲酸盐作为洗脱剂。测阳离子用表面轻度磺化的低容量聚苯乙烯材料填充分离柱，用1～2mmol/L 的 HNO_3 或乙二胺盐作为洗脱剂。试样被流动相带进分离柱以后，试样中与被测离子电荷相反的离子不被保留，先被流动相洗脱出来形成一个假峰，然后被分离的离子才被逐一洗脱。由于它们与洗脱剂离子电导的差别而被电导检测器检测。

离子色谱法具有灵敏度高、选择性好、快速、能同时分析多种离子的优点，特别是对于阴离子的分离分析，在各种仪器分析方法中堪称首选方法。在检测手段方面，除电导检测器以外，还可用柱后衍生技术，使用其他类型的检测器。为了防止微量金属离子的干扰，专用的离子色谱仪通常采用全塑结构。

属于离子色谱法的还有离子排斥色谱法（ICE）和流动相离子色谱法（MPIC）等，可参阅有关专著。

4. 尺寸排阻色谱法

（1）原理：尺寸排阻色谱法（size exclusion chromatography，SEC），又称凝胶色谱法、凝胶过滤色谱法（gel filtration chromatography，GFC）、凝胶渗透色谱法（gel permeation chromatography，GPC）、空间排阻色谱法，它主要用于较大分子的分离。固定相为化学惰性多孔物质——凝胶，它不具有吸附、分配和离子交换作用。凝胶的孔径与被分离组分分子大小相应，当试样中大小不同的组分分子随流动相经过凝胶颗粒时，它们渗入凝胶微孔的程度不同；大分子受排阻不能进入微孔，分子越小则进入微孔越深，因而滞留时间不同。试样中的各组分按照分子大小顺序洗脱，如图 2－14 所示。

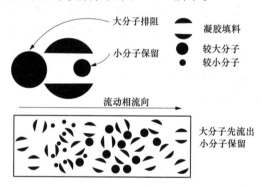

图 2－14 尺寸排阻色谱法示意图

凝胶柱的总体积（V_t）可由下式给出

$$V_t = V_g + V_i + V_0 \tag{2-67}$$

式中，V_g 为凝胶颗粒固体部分所占体积，一般很小；V_i 为凝胶微孔内液相体积，称为内水体积；V_0 为凝胶颗粒之间的液相体积，称为外水体积。

组分分子通过凝胶柱的行为可用分子筛分配系数 K_d（简称分配系数）来描述。K_d 定义为组分分子可进入微孔体积（V_i）的分数，即：

$$K_d = \frac{V_R - V_0}{V_i} \tag{2-68}$$

式中，V_R 为保留体积，此处又称淋出体积或洗脱体积。

$$V_R = V_0 + K_d V_i \tag{2-69}$$

对于尺寸排阻色谱法，大分子可以完全排阻，即 $K_d = 0$，$V_R = V_0$；而极小的分子（如溶剂分子），它们可以自由进入全部微孔，即 $K_d = 1$，$V_R = V_0 + V_i$；B 峰表示中等大小的分子，它们能部分进入凝胶微孔，即 $0 < K_d < 1$。

由上可见，$0 \leqslant K_d \leqslant 1$。但有时也发现 $K_d > 1$ 的情况，这是由于凝胶本身并非完全惰性，与被分离的物质发生了吸附或其他作用所致。

尺寸排阻色谱法有许多优点：

1）全部组分均在分子洗脱之前洗脱下来，分离时间短，不用梯度洗脱。

2）可预测洗脱时间，因而可以连续进样，便于自动化。

3）对于球形蛋白分子，在排斥极限和渗透极限之间，V_R 与相对分子质量的对数值（$\log M_r$）之间有：

$$\log M_r = A - BV_R \tag{2-70}$$

式中，A、B 为是与实验条件有关的参数，该关系是可以用来测定相对分子质量。

4）由于尺寸排阻色谱过程不是依靠分子间力的作用，一般没有强保留的分子积累在柱上，所以分离时不会丢失试样组分，柱的寿命也长。

尺寸排阻色谱法的主要缺点是不能分离相对分子质量大小相近的组分，相对分子质量差别小于 10% 就难于分离。此外，其峰容量有限，一般不常用于 10 个谱带。

（2）固定相和流动相：凝胶种类很多，按强度分软质、半硬质和硬质凝胶 3 类。

1）软质凝胶，如葡聚糖凝胶、琼脂糖凝胶，它们适用于水作流动相，具有较大的溶胀性，只能在常压下使用。

2）半硬质胶，如交联聚苯乙烯，它们比软质胶稍耐压，是亲油性的，宜用有机溶剂作流动相。

3）硬质胶，如多孔硅胶，多孔玻璃等，它们可在较高压强和较高流速下操作。但是，由于凝胶孔径对于分离至关重要，用硬质胶时仍应注意压强不宜过高（<7MPa），流速不宜过快（<1ml/min），而且只能缓缓增加，否则会影响凝胶孔径和分离效果。

选择流动相必须注意与凝胶本身有相似性，这样才能润湿凝胶，防止吸附作用。当使用软质胶时，应当注意溶剂能溶胀凝胶。此外，溶剂黏度要小，高黏度的溶剂会抑制扩散作用而影响分离度，对于扩散系数很低的大分子来说，尤需注意。常用的流动相为缓冲剂水溶液（用于 GFC）或有机溶剂（用于 GPC）。

5. 亲和色谱法

（1）原理：亲和色谱法（affinity chromatography）是利用生物分子亲和力进行色谱分离的技术。生物中许多大分子化合物具有一种特性，能与结构对应的某种专一分子可逆地结合。例如，酶与底物，抗原与抗体，激素与受体，RNA 与和它互补的 DNA 等。生物分子间的这种结合力称为亲和力。图 2-15 为亲和色谱法示意图。该方法将可亲和的一对分子的一方，即配基，通过间隔基手臂以共价键结合到载体上作为固定相；而另一方面，即亲和物则在试样中。当含有亲和物的复杂混合试样随流动相流经固定相时，亲和物就与配基结合而与其他组分分离。在其他组分

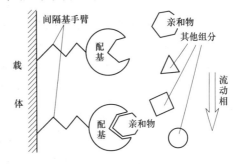

图 2-15 亲和色谱法示意图

洗脱之后，改变条件以降低亲和物与配基的亲和力，或使间隔基手臂断裂，就能使被分离

的物质洗脱下来。亲和色谱法特别适用于生物化学，可用于各种酶、辅酶、激素和免疫球蛋白等生物分子的分离。

（2）固定相：亲和色谱法的固定相又称亲和吸附剂，由载体和配基（L）构成。载体要求：

1）具有多孔网状结构，易为大分子渗透。

2）具有相当数量可供偶联的基团，能结合配基。

3）没有吸附性，不发生非专一吸附。

4）均一、有一定硬度、性质稳定、亲水等。

应用最多的载体是琼脂糖凝胶，商品名 Sepharose 或 Bio – Gel A。琼脂糖凝胶在 pH 4～9 稳定，通过交联剂处理的凝胶适用范围可扩大到 pH 3～12。其他常用的载体还有聚丙烯酰胺载体、葡聚糖凝胶、多孔玻璃等。载体需要经过活化才能结合配基或间隔基。溴化氰法最常用于多糖类载体的活化，其反应为：

大分子配基（如蛋白质）可以直接偶联。小分子配基需引入间隔基手臂，它可以提高配基的空间利用度。一般是将通式为 $NH_2 – (CH_2)_n – R$ 的 ω –氨烷基化合物与载体偶联，式中 R 为氨基或羧基。"手臂"长度与吸附效果有关，$n = 4～6$ 较为常用；n 太大时，碳链可能扭曲，反而降低吸附率。也有用聚赖氨酰丙氨酸等大分子作为"手臂"的。

配基（L）必须对亲和物（X）有专一的亲和力。它还必须有能与间隔基手臂（或载体）相连的氨基基团。配基与载体连接固定后，不应影响它的活性。一般用水溶性碳二亚胺使配基上的氨基（或羧基）与"手臂"末端的基团缩合，发生偶联，也有利用偶氮键、硫脂键等进行偶联的。值得注意的是，有的配基上有几个不同的基团可与载体相连，连接方式不同会有不同的亲和作用。例如，核苷酸做配基，可以通过磷酸根与载体相连，也可以通过嘌呤或嘧啶碱基与载体相连，形成两种不同的亲和吸附剂，前者吸附醇脱氢酶和甘油激酶，后者吸附 3 –磷酸甘油醛脱氢酶。

一些应用较多的亲和吸附剂，如腺嘌呤核苷酸、核苷酸吸附剂等，已有商品出售。

（3）吸附与洗脱：亲和色谱法的一般操作方法是：将亲和吸附剂装柱，用缓冲溶液平衡色谱柱，再将待分离的溶液过柱。为使亲和物（X）能紧密结合在配基上，应选择适当 pH、离子强度和化学组成一定的平衡缓冲液，并控制适当温度。试样上柱后，可用平衡缓冲液或较高离子强度的溶液淋洗，以除去非专一吸附的杂质。然后，进行亲和物的洗脱。

对于 XL 结合不强的情况，可以联合用大体积的平衡缓冲液洗脱亲和物（X），更常用的是改变 pH、离子强度和缓冲液的组成，以便更有效地将亲和物洗脱下来。对于

XL 结合力强的情况，也可用较强的酸碱洗脱或添加尿素等破坏蛋白结构的试剂。此外常会造成 X 失去生物活性，因此洗脱后应立即中和、稀释或透析，使它迅速恢复天然构型。此外，还有用还原剂断裂重氮键，用羟胺断裂硫酯键，或者用特异配基作为洗脱剂的。注意，这时洗脱的是 XL 配合物，若要纯化亲和物（X），还需要使 XL 解离。

（三）色谱系统

高效液相色谱仪的典型结构如图 2－16 所示。

仪器由流动相传输系统、进样系统、分离系统（色谱柱及辅助柱温控制）、检测系统和色谱数据系统等部分组成。

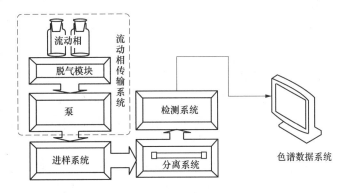

图 2－16　HPLC 仪器典型结构示意图

HPLC 仪器的主要部件有如下几个。

1. 高压泵　高压泵是输液系统最重要的部件。理想的泵应当是：①输出流量恒定，无脉动，且有较大的可调范围；②输出压力高而且平稳；③死体积小，便于迅速更换溶剂和采用梯度洗脱；④耐腐蚀，保养维修简便，寿命长。

目前尚没有能满足以上全部要求的泵。

常用的泵按输出液体的情况分为恒压泵和恒流泵两类。

（1）恒压泵以高压气瓶为动力源，输出压力恒定，而流量则随外界阻力而变，有直接气压泵和气动放大泵等。

（2）恒流泵又称机械泵，输出流量恒定，但压力则随外界阻力变化，有机械注射泵和机械往复泵两种。应用最多的是机械往复泵，它具有较多优点，如流量不受流动相黏度和柱渗透性等因素影响，易于调节控制，死体积小，便于清洗和更换流动相等。但是，它输液有脉动，常用两个泵头并加脉冲阻尼器以克服脉动。

机械往复泵输出压力可达 30MPa 以上。现代仪器装有压力检测装置，以便在压力超过设定值时自动停泵，以防损坏仪器。由于液体不易被压缩，而且液体内能较低，使用高压不会有爆炸危险。即使某一构件破裂，也只是溶剂泄漏而已。

2. 梯度洗脱装置　HPLC 有等度洗脱和梯度洗脱两种洗脱方式：前者保持流动相组成配比不变；后者则在洗脱过程中连续或阶段的改变流动相组成，它需要配有梯度洗脱装置。梯度洗脱装置有两类：

（1）低压梯度，又称外梯度。先混合后加压，即按一定程序在常压下预先将溶剂混合后，再用泵加压输入色谱柱。其优点是只需一台泵，价廉。

（2）高压梯度，又称内梯度。先加压，后混合，即用几台泵分别将不同溶剂加压，按程序规定的流量比例输入混合室混合，再使之进入色谱柱。其优点是方便，能得到任意类型的梯度曲线，易于自动化；但至少需两台泵，价格较高。

3. 进样器 进样器的作用是将试样引入色谱柱。有两类进样装置。

（1）膜注射进样器：即在色谱柱顶端装一耐压弹性隔膜，进样时用微量注射器刺穿隔膜将试样注入色谱柱。其优点是装置简单，价廉，死体积小；缺点是允许进样量小，通常 $1 \sim 10\mu l$，重复性差，而且压力高于10MPa时必须停流进样，会影响保留值和峰形。

（2）高压进样阀：进样阀的种类很多，常用的有六通阀、双路进样阀等。其手柄有两个位置：一为装载，可用微量注射器将试样注入进样阀的贮样管中；另一为注入，其手柄转至此位置时，贮样管与流路接通，试样就被流动相带入色谱柱。进样阀能在高压下进样，定量精确度高，重现性好，能进较大量试样，且易于自动化；缺点是有一定死体积，会多少引起峰形变宽。现代化仪器装有自动进样阀，操作更加简便。

4. 色谱柱 色谱柱是 HPLC 最重要的部件，由柱管和固定相构成。它的作用是分离。

HPLC 的色谱柱管通常为内壁抛光的不锈钢管，形状几乎全为直形。近年来由于微粒填料和高压匀浆装柱技术的应用，大大提高了柱效。所用色谱柱都比较短（5～30cm），柱内径根据需要而异；一般分析柱，内径4～5mm；凝胶色谱柱，内径3～12mm；制备柱内径较大，可达25mm以上。

HPLC 装柱是一项技术性很强的工作，对柱效的影响很大。粒度大于20μm的填料，可用与气相色谱柱相同的干式装柱法，或者用半干装柱法。所谓半干装法，就是将填料用适当溶剂润湿，溶剂的量以充满填料空隙而不使结块为度，然后用与干装法相同方法装柱。因溶剂进入空隙，增加了填料的比重，且不荷电，易于装实。粒度小于20μm的填料，需采用匀浆填充法装柱，又称为湿式装柱法。先将填料加入匀浆剂，即密度与填料相同的溶剂，调成匀浆，装入与色谱柱相连的匀浆罐中，然后用泵将顶替液打进匀浆罐，把匀浆压进色谱柱中。

除购买填充剂自己填充或请厂家填充色谱柱外，还可购买厂家已装好的商品色谱柱。HPLC 色谱柱及填充剂价格较高，应注意使用和保存，以延长其寿命。初次使用的柱应先用厂家规定的溶剂冲洗一定时间，然后再改用分析用的流动相，至基线平稳方可进样。色谱柱每次用毕需用适当溶剂将其仔细冲洗一定时间，取下钢柱后要将两端塞紧密封，使之在不干燥的条件下保存。有一种径向加压柱，可以干燥保存。某些仪器在色谱柱前装有前置柱，内有与分析柱相同的填充物，颗粒稍大些，以防止分析柱被污染或堵塞，起到保护分析柱作用。前置柱需要经常更换。

5. 检测器 由于液相色谱法的流动相与试样的物理性质往往相似，目前尚无理想的通用检测器，只能根据试样性质选择使用适宜的检测器。这里介绍几种常用的检测器。

（1）紫外－可见光检测器：它有固定波长型和可调波长型两类。固定波长紫外检测器常用汞灯的254nm或280nm等谱线，在这些波长下许多有机官能团有吸收；可调波长的紫外可见光检测器实际是以紫外－可见分光光度计作为检测器。近年来已有可以快速扫描的紫外检测器，不仅可以选择适当的检测波长，还可以记录组分的紫外吸收光谱。紫外检测器灵敏度较高，但要求试样必须有紫外吸收，而且溶剂必须能透过所选波长的光，选择的波长不能低于溶剂的最低使用波长。

（2）示差折光率检测器：示差折光率检测器（differential refractive index detector）是利用流动相中出现试样组分时引起折光率的变化进行检测的。它有偏转式和反射式两种类型。偏转式示差折光率检测器常用于尺寸排阻色谱法，图2－17是其示意图。参比池和试样池以玻片隔开，其角度应在两溶液折光率有差别时使入射光束发生弯曲。此时，光束聚焦点的位置发生变化，光电管输出信号，经放大得到色谱图。示差折光率检测器是通用型的，可对所有溶质都响应，其缺点是不能用于梯度洗脱，且灵敏度较低。由于折光率随温度变化，示差折光率检测器必须控制恒温，一般用于无紫外吸收物质分析。

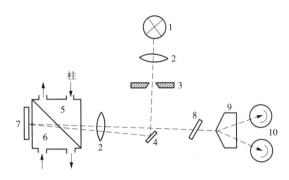

图 2-17 偏转式示差折光率检测器示意图

1. 钨灯；2. 透镜；3. 挡光板；4. 反射镜；5. 试样池；6. 参比池；

7. 平面反射镜；8. 平面细调透镜；9. 棱镜；10. 光电管

（3）荧光检测器：荧光检测器是利用某些试样的荧光特性来检测的，它常用于酶、甾族化合物、维生素、氨基酸以及某些药物的 HPLC 分析。它的主要特点是高灵敏度，高选择性，样品用量少。但相当多的物质不产生荧光，其应用受到一定限制。对于不产生荧光的试样也可利用荧光试剂，在柱前或柱后衍生化，以扩大其应用范围。

（4）电化学检测器：电化学检测器（electrochemical detector）是一薄层电解池。电极活性组分流进检测器即发生电解，产生的电流经放大而被检测。非电极活性物质不干扰测定，因而选择性很高。它适用于生物试样中儿茶酚胺类及其代谢物以及其他具有还原基团的有机物的检测。检出限达 pg 级。

（5）电导检测器：电导检测器（conductivity detector）是离子色谱法应用最多的检测器。它的主要部件是电导池。洗出液中组分离子流经电导池时引起电导率改变，电流强度发生变化而被检测。它与抑制柱组合称为一致型电导检测器。对于分子不响应，对于离子则是通用型的。电导检测器要求温度恒定，需放在恒温箱中。一种双示差电导检测器消除了温度变化的影响，可测定 10^{-9} mol/L 的阴离子，也可编程控制温度。

（6）蒸发光散射检测器：蒸发光散射检测器（evaporative light-scatter detector，ELSD）是一种新型的通用型质量检测器。是利用在一定条件下，粒子的数量不变，光散射强度正比于由溶质浓度决定的粒子的大小而进行测量的。蒸发光散射检测器运行分为 3 个过程：一是雾化过程，即用惰性气体或纯净空气将色谱柱的流出物雾化。二是蒸发过程，在加热的漂移管中将色谱柱流出物中的流动相挥发，只剩下挥发性较小的被检物质的粒子。最后是检测过程，测定不挥发性粒子对光的散射，记录其光散射信号。ELSD 可作为高效液相色谱（HPLC）、高速逆流色谱（HSCCC）、超临界流体色谱（SFC）等色谱的检测器。

作为新型的通用型检测器，它具有以下优点：首先，ELSD 检测不依赖于样品的光学性质，只要挥发性小于流动相的物质，都可以在 ELSD 上产生响应，因而克服了 UV 检测器的不足。其次，ELSD 可以很好地支持梯度洗脱，蒸发光散射检测可以消除流动相配比变化对基线产生的影响。另外，与示差检测器及紫外低波长检测相比，ELSD 具有较好的灵敏度。但是，相对于 UV 检测器，ELSD 检测也有一定的特殊性，即 ELSD 检测要求流动相及流动相中加入的修饰剂必须有良好的挥发性，这样就使非挥发性的缓冲盐的应用受到了限制。而且与 UV 检测器相比，ELSD 检测的灵敏度不够理想，同时 ELSD 还是一种破坏性检测器，样品无法回收，对于比较珍贵的样品无法回收再利用。不能配备制备型 HPLC 进行样品的纯化制备。

目前 ELSD 已经被广泛应用于药物、化工、食品分析等领域，ELSD 在中药分析领域中更是得到了广泛的应用。特别是对一些不存在紫外吸收或仅在紫外末端有吸收的化学成分的分析具有突出的优势，在皂苷类成分、糖类成分、内酯类成分、部分生物碱类成分以及中药指纹图谱的分析中都取得满意的结果，有些分析方法已被《中国药典》收载，为相关药物提供了科学的质量控制方法。除此之外，ELSD 也被应用于未衍生化氨基酸、胆酸类成分、甾醇类成分等其他成分的分析测定中。

（7）电雾式检测器：电雾式检测器（charged aerosol detection，CAD）是通过创建带电气溶胶粒子并测量样品中化学物质静电量的一种通用型检测器。工作原理是：首先将来自色谱柱的流动相气动雾化形成气溶胶；进一步气雾调节去除大的液滴；再从液滴中蒸发溶剂以形成干燥的颗粒；通过电晕放电形成的离子流给颗粒加上电荷；通过粒子选择－离子阱去除多余的离子和高迁移率的带电粒子；使用过滤器/静电计测量气溶胶颗粒的总电荷。

像其他气溶胶检测器一样，CAD 仅可用于挥发性流动相。对于要检测的分析物，其挥发性必须小于流动相。

与 UV 相比，CAD 的响应是基于颗粒电荷，不受化合物有无发色基团的影响，半挥发以及难挥发的化合物都能在 CAD 上有较好的响应，可以检测无紫外吸收化合物。电雾式检测器和蒸发光散射检测器都是质量型检测器，与 ELSD 相比，CAD 具有更高的检测灵敏度、更好的日内和日间重复性和更宽的线性范围。对于大多数样品类型，CAD 和 ELSD 都表现出非线性响应，但是在小范围内（如 1 ~ 100ng），CAD 响应是线性。对于检测限为 1 ~ 3ng 的非挥发性分析物，CAD 响应非常均匀。但是，对于生物碱、碱性化合物或碱性药物，也要注意对电离的碱性分析物响应可能比对中性分析物的响应大。此外，该检测器需要定期清洁维护、优化流经检测器的流动相和气体流动特性，否则可能会导致日内和日间精度或者重现性问题。

6. 数据处理系统和结果处理　HPLC 仪器一般带有数据处理系统或色谱工作站，除记录色谱图外，还能够自动记录峰的保留时间，自动积分求算峰面积，自动按预定程序计算并报告分析结果。

（四）高效液相色谱的分析应用

1. HPLC 分离模式的选择　高效液相色谱法的各种方法有其各自不同的特点和应用范围。可根据分离分析的目的、试样的性质和量的多少、现有设备条件等，选择最合适的方法。选择分离类型的主要依据是试样的性质，如相对分子质量的大小、化学结构、极性等。根据试样的性质，选择适当的分离模式。

2. 定性分析　HPLC 定性方法与气相色谱法类似，可采用以下方法。

（1）保留值定性，由于 HPLC 洗脱条件变化较多，只以纯物质对照的方法较为简单常用。

（2）采用结合特殊检测器联用技术，如采用二极管阵列检测器，可以根据吸收光谱法或官能团分类法光谱来辅助定性；也可根据质谱检测器提供的质谱信息来辅助定性。

（3）指纹图谱定性，对于组分复杂的样品，可以根据样品，如中药材及中药注射剂进行色谱指纹图谱分析，对复杂多组分样品进行表征与量化，对复杂样品进行定性。

3. 定量分析　HPLC 定量方法也与气相色谱法类似，用峰面积或峰高定量。由于 HPLC 条件变化较多，缺乏校正因子数据，一般很少用归一法，常采用外标法或者内标法，根据标准曲线进行定量。

八、毛细管电泳法

毛细管电泳（capillary electrophoresis，CE）又称高效毛细管电泳（high performance capillary electrophoresis，HPCE），电泳指带电粒子在电场作用下作定向运动的现象，毛细管电泳是以毛细管为分离工具、通过高压直流电场驱动组分分离的分析技术。毛细管电泳包含电泳、色谱及其交叉内容。电泳将样品加于载体上，在电场作用下，各种性质不同的组分以不同的速率向极性相反的两极迁移分离过程，电泳虽然是电驱动，但样品与载体之间也有一定作用力，这种作用力与电泳过程结合起来，形成复杂的分离作用力，因此，电泳又称电色谱。

毛细管电泳具有柱效高、分析时间短、进样量少的特点，因此非常适宜于分析组分复杂的样品，通过一些电泳介质的优化，可以进行手性分析，这是普通高效液相难以比拟的。同时，电泳模式多样，电泳模式转换之间比较方便，这也是 HPCE 一个显著的优点。但 HPCE 产生的电渗会因电泳介质组成微量的变化，影响分离重现性，这是 HPCE 广泛应用的一个瓶颈，此外毛细管电泳由于进样量少，不能作为制备手段使用；且毛细管直径小，在检测方面如紫外检测，由于光程短，而灵敏度较低，以上这些都限制了 HPCE 大规模的应用。

（一）电泳的基本概念

1. 偶电层、Zeta 电势与电渗流　在固体物质与溶液交界的表面的某些基团含有排列成一个正负电荷层，在溶液中固体表面某些基团受溶液 pH 的影响，解离带有正电荷或负电荷，有选择性吸收溶液中的某种离子（正离子或负离子）而带电，使溶液中形成一层与固体表面电荷符号相反的离子层，称之为偶电层。参与形成偶电层被毛细管表面吸附的一层离子与溶液中的游离阳离子之间会产生一个电势，称为毛细管壁 Zeta 电势。在高电压下毛细管电泳溶液中的正电荷与毛细管内壁表面上的负电荷之间相互作用，导致流体朝负极方向运动，这种现象称为电渗流（图 2 – 18）。

2. 电泳分离的作用力　在电泳分离过程中的受到三方面的作用力。①电场的作用力：在电解质溶液中，带电粒子在电场作用下以不同的速度向其所带电荷相反的方向泳动。泳动的速度因分子结构、形状和电荷数量不同而异，利用带电粒子泳动的差异进行分离。②支持介质的摩擦力：支持介质相对于带电粒子是静止的，当带电粒子经过支持介质时就会受阻，带电粒子必须克服介质的阻力前进，产生相应的摩擦力。不同分子结构、形状的带电粒子受阻的程度不同，利用带电粒子受阻的差异进行分离。③电渗作用力：在电场的作用下，双电层

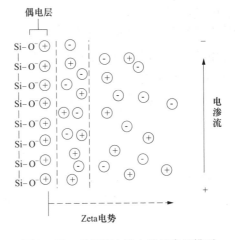

图 2 – 18　毛细管电泳中的偶电层模型

中的水合阳离子引起流体整体地朝负极方向移动。这三种作用力共同驱动组分分离。

3. 电泳淌度 在单位时间内，带电粒子在毛细管内，作定向运动的距离，称之为电泳速度（electrophoretic velocity，v_{ep}）；而在确定的毛细管长度（L_t）内两端施加电压所形成的电效应称之为电场强度（electric field strength，E）；带电粒子在毛细管中，作定向运动的电泳速度与所在电场强度之比为电泳淌度（electric field mobility，μ_{ep}）。

$$\mu_{ep} = V_{ep} / E = \frac{L_d/t_m}{V/L_t} \tag{2-71}$$

式中，V_{ep}为电泳速度；E为电场强度；L_d为毛细管入口端至检测器长度。

（二）电泳的分离模式

常见的毛细管电泳有以下几种模式：

1. 毛细管区带电泳（CZE） 该模式是将待分析溶液加入毛细管进样一端，通过直流电电场，待分离组分按照各自的电泳流和电渗流的矢量和流向毛细管出口的检测器端，保留时间顺序为按阳离子、中性粒子和阴离子及其电荷大小。该模式对中性组分不产生分离。

2. 胶束电动毛细管色谱（MEKC） 为了克服区带毛细管电泳不能分析中性组分的缺陷，在当操作缓冲液中加入离子型表面活性剂，使其大于其临界胶束浓度，这样表面活性剂形成胶束，待分析组分在水和胶束两相间分配，各组分因分配系数存在差别而被分离。

3. 毛细管等电聚焦电泳（CIEF） 将毛细管内壁进行处理如涂覆聚合物以减小电渗流，再将两性电解质和待测试样品混合进样，而在两个电极槽中分别加入酸液和碱液，在电场施加后，毛细管中的电解质溶液逐渐形成 pH 梯度，各待测组分在毛细管中迁移至各自的等电点（pI）时，形成中性形成聚焦区带，再用压力或通过改变检测器末端 pH 值的方法，使各待测组分通过检测器。

4. 毛细管等速电泳（CITP） 该模式的分离机制同平面等速电泳，即采用前导电解质和尾随电解质，在毛细管中加入前导电解质后，进样，再将电极槽换为尾随电解质进行电泳，带不同电荷的组分迁移至各个狭窄的区带，然后依次通过检测器进行检测。

5. 毛细管凝胶电泳（CGE） 该模式将液相色谱的凝胶色谱引入，通过在毛细管中加载单体和引发剂引发聚合反应生成凝胶，形成分子筛，本方法可用于测定生物大分子如蛋白质、DNA 等。也可以利用聚合物溶液，如通过葡聚糖等的筛分作用进行分析，该分离机制称为毛细管无胶筛分；它们统称为毛细管筛分电泳。

6. 毛细管电色谱（CEC） 该模式同样是毛细管作填充色谱，将固定相填充到毛细管中或在毛细管内壁涂布固定相，或者利用聚合物原位交联在毛细管内制备聚合物整体柱，通过电渗流驱动缓冲液，也可再加辅助压力驱动组分进行分离。分析方式形式多样，根据所添加的填料不同，分为正相、反相及离子交换等模式。

（三）毛细管电泳仪的结构

毛细管电泳仪由高压电源、分离系统与检测系统组成，装置如图 2-19 所示。

高压电源为毛细管电泳提供高压电场，电压高达 5~30kV。分离系统主要由分离电解质和毛细管组成，毛细管长为 10~100cm，内径为 25~100μm，其材料一般选用熔融石英材质。为了某些分离模式，也可采用化学或物理吸附改性预处理的毛细管。一般通过在毛细管入口处加压或出口处减压使电解质缓冲剂通过毛细管，由于在分析过程中，离子不断地被消耗，导致阴极和阳极缓冲液的 pH 值升高或降低，因此，两端缓冲剂必须定期更换。

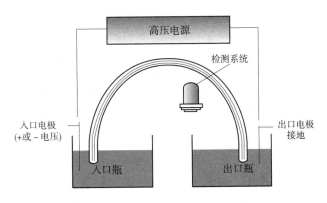

图 2 - 19　毛细管电泳仪结构示意图

进样方式主要有：一是动力进样，先将毛细管浸没在样品溶液中，通过压力重力等物理力使样品进入毛细管。二是电动进样，通过高压电场，通过电渗流的作用，使样品进入毛细管。两种进样方式各有优缺点，如动力进样，进样均匀无歧视，但对黏度高的样品会产生困难；而电动进样，由于样品各组分电动的差异，各组分进样不均匀，适用于黏度高的样品。

常用的检测器有紫外吸收检测器、二极管阵列检测器、荧光检测器等，其原理与普通色谱法相同。

（四）毛细管电泳的应用

毛细管电泳由于其具有多种分离模式，故具有多种功能，手段选择多，应用十分广泛。毛细管电泳的柱效高，其理论塔板数通常能达到每米百万级，因此非常适宜复杂组分的分析，特别是中药成分复杂，样品基质背景不清，尤其可以让毛细管电泳发挥独特的作用。此外，中药及天然药物手性组分多，手性分析是药物分析的一个难点，毛细管电泳可以方便地通过手性添加剂，如环糊精类（CDs）、冠醚类、大环抗生素、蛋白质，实现手性分析。

毛细管电泳的定性定量分析方法等同普通的色谱法，但在定量时要注意毛细管进样的特点对定量结果的影响。用动力法进样，要考虑供试品溶液黏度对进样体积的影响，所以注意保持试样溶液和对照溶液黏度一致；用电动法进样时，也要充分考虑待测组分因电歧视现象和溶液离子强度会影响待测组分的迁移量。实际上目前毛细管电泳的精密度比用计量泵或定量阀进样的高效液相色谱法要差，为了校正误差，在条件许可的情况下定量测定以采用内标法为宜。

九、色谱 - 质谱联用技术

质谱（mass spectrum）即物质的质量谱，它是通过待测物质离子的质量和强度的测定，对待测物质成分和结构进行分析的一种方法，它可以在一次分析中提供待分析组分的结构信息与数量信息。质谱方法具备高度特异性以及高灵敏度，是一种在生物医药等行业得到广泛应用的普适性方法。质谱法提供待测物质的结构信息与数量信息部分依赖于待测组分的纯度，待分析组分的纯度越高，得到的质谱干扰越小，由此得到的分析结果准确性也越高。现实样品中，包括生物医药在内的多数试样属于混合型复杂样品，纯度达不到高质量质谱分析的技术要求，因此，将以分离技术见长的色谱方法与物质定性定量见长的质谱方法相结合，样品首先在高效液相色谱上完成分离，解决了质谱技术对样品纯度要求的问题，它是分离科学方法中的一项突破性进展，在包括生物医药等行业得到广泛的应用。

气相色谱由于其流动相及待分析物挥发性的特性，技术上易于与MS的联用，是最先发展出的色谱－质谱联用技术。随着生命科学的发展，特别是生物医药的发展，人们面对日益增加的大分子物质（特别是蛋白，多肽等）以及不挥发化合物的分析需求，需要开发液相色谱－质谱联用技术。与气相色谱相比，液相色谱的分离化合物的适用范围更广，HPLC可以分析GC难以实现的一些分离对象，如难挥发、大分子、强极性以及热稳定性差的化合物。但LC流动相与MS传统电子轰击离子源不兼容，因此，在很长的一段时间里，LCMS联用技术难以成熟与商业化使用。直至20世纪80年代末90年代初期大气压离子化技术的开发并逐步走向成熟，大量的样品通过该离子化的接口技术实现了液相色谱与质谱联用分析，使得LCMS在各行业，特别是生物医药上得到了广泛的应用。

（一）色谱－质谱联用的基本结构与工作原理

色谱－质谱联用的基本结构由色谱模块、质谱模块与信号采集记录处理模块这三部分组成，色谱与质谱联用的逻辑图如图2－20所示。由于色谱与质谱分别是独立的分析工具与方法，因此，从色谱分析角度看，可以将质谱系统简单的看作是色谱系统的检测器；而从质谱角度来看，则可以将色谱系统，看作是质谱系统的进样器。

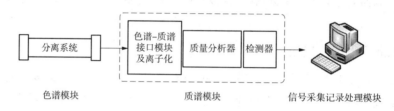

图2－20　色谱－质谱联用结构示意图

将色谱与质谱两者联用的关键技术在于色谱与质谱的接口技术。由于气相色谱与液相色谱的应用特性差异，决定了它们所分析对象即化合物的性质不同，因此气相色谱与液相色谱的离子化与色谱接口技术上有很大差异；在质谱的离子化及接口模块之后的质量分析器与检测器部分，它们与色谱系统的关联性不大，具体采用何种质量分析技术，取决于分析应用的目的。

色谱－质谱联用的检测功能主要由质谱仪实现，有机质谱仪的基本结构主要由离子源、质量分析器、检测器以及真空系统所构成。质谱所承担是微观世界离子的质量，因此要求提供分析的空间里保持没有物质或物质尽量的少到不至于影响分析测定的进行，真空系统就是这样的保障系统，它的存在保证分析测试得以进行。其他的三个部分，如离子源、质量分析器、检测器等属于实现质谱分析的功能结构。质谱分析主要是通过对样品离子的质荷比进行分析的方法，以此来实现定性和定量，因此，质谱仪都设计有将试样实现离子化的电离模块，同时这个模块承接来自色谱的动态样品流，因此它兼有色谱－质谱接口功能。离子化后的样品通过质量分析器把不同质荷比的离子分开，经检测器检测之后得到质谱图。

（二）质谱的离子化技术与色谱－质谱接口技术

1. 气相色谱与质谱联用的离子化技术与接口技术

（1）电子轰击离子化：电子轰击离子化（electron impact ionization，EI）是经典离子化的方式，其他离子化方式与之相比都属于软电离，EI产生的质谱碎片离子多，质谱峰重现性好，不同仪器与实验室之间易于重现而可形成标准质谱图，利于构建谱库。它的缺点是不适合极性大、热不稳定的化合物，测定分子量上限不超过1000Da。

图2-21是电子轰击离子源的原理图，由GC或其他进样方式进入的样品，以气体形式进入离子源，由灯丝（filament）发出的电子与样品（sample）分子发生碰撞使样品分子电离。通常情况下，电子轰击的电压设定为70eV，在电子碰撞作用下，有机物分子可能失去一个电子形成分子离子M^+，也有可能会发生化学键的裂解而形成不同的碎片离子F_1^+、F_2^+等。这些碎片离子的大小与丰度与待测物质的结构紧密相关，因此由分子离子可以得到化合物分子量，由碎片离子的组成及丰度信息可以得到化合物的结构。

电子轰击的电压对化合物的质谱有很大的影响，70eV的电子轰击适用于大多数化合物，目前标准质谱图都是在电子轰击的电压为70eV下做出的。对于特殊的不稳定化合物，在70eV的电子轰击下很难得到分子离子，如果想得到分子离子，可以采用低的轰击电压如10~20eV的电子轰击电压进行轰击，但得到的质谱图不再是标准质谱图，且灵敏度会降低。

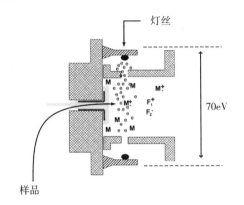

图2-21　电子轰击离子源的示意图

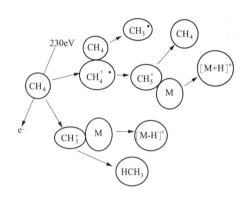

图2-22　甲烷作反应气化学离子化的过程

（2）化学离子化：化学离子化（chemical ionization，CI）是通过质子转移使样品分子离子化的一种方式。与EI相比，在EI法中不易产生分子离子的一些化合物，在CI中比较容易形成较高丰度的准分子离子，如$[M+H]^+$或$[M-H]^+$等，但相对得到的碎片离子少，由于谱图简单对结构解析不利。

在结构上CI和EI相似没有明显的区别，主体部件是共用的，但两者的离子化原理截然不同。与EI通过电子轰击强制离子化不同，CI源离子化过程中通过一种反应气体做辅助进行离子化，它对原分子破坏小，容易得到分子离子峰，因此CI源属于软电离。用做反应辅助气体可以是甲烷、异丁烷、氨等。在离子化体系中，反应气的量比样品气要大很多，所以灯丝发出的电子优先将反应气电离，反应气离子与样品分子进行离子-分子反应，最终实现样品气离子化。图2-22以甲烷作为反应气，演示化学离子化的基本过程。甲烷在电子轰击下首先被电离，最后形成分子离子加合质子或减质子的准分子离子。

2. 液相色谱与质谱联用的离子化技术与接口技术　与GCMS联用采用真空离子化的方式相比，LC与MS的联用由于LC样品流带来大量的流动相，使得经典的EI或CI不能与LC兼容，形成一个难以克服的瓶颈。直至20世纪80年代后期出现一种将离子化过程设计在常压下而不是经典的真空下进行的技术，叫大气压离子化（atmospheric pressure ionization，API），它是通过特定的方法将待测组分在常规的大气压下离子化，然后通过一系列电操作仅将带电离子转移进质谱，而将大量的流动相排除在质谱分析之外，达到分析待测组分目的。这样一类离子化技术的出现，大大推动了液相色谱与质谱联用技术的发展。

大气压离子化技术主要包括：电喷雾、大气压化学离子化以及大气压光离子化等技术。由于它不需要在真空离子化，因此大气压离子化技术基本上属于软电离，具有一些额外的特性，首先它易于产生多电荷离子（如在电喷雾下），这样大大提高可测定分子量的范围，可以达到 10^5 Da 以上，这对于生物大分子的测定非常有利，而这恰是生物大分子质谱测定的一个难题；其次，API 的灵敏度也足够高，最高可达 fg 至 pg 量级；再次，API 普遍适用于极性和离子型化合物，这些化合物对 GCMS 及 EI 是难以处理的。API 的缺点是不能提供经典的 EI 质谱图，不能形成标准谱库，增加了物质结构鉴定方面的难度。

（1）电喷雾离子化：电喷雾离子化（electrospray ionization，ESI）是一种将液流与质谱连接的接口和离子化装置，它是通过对样品液流的雾化，在高压电场的库仑力与干燥气的双重作用下，气化液滴并逐步脱溶剂，完成样品分子的离子化。

电喷雾离子化的过程可以用电荷残留模型予以描述，当来自 LC 或其他液流装置的液流经雾化气辅助雾化后，在高压电的作用下形成带电液滴，带电液滴在干燥气的作用下不断蒸发，液滴变小，这时高压电场下液滴表面相斥的静电荷密度增大。当液滴蒸发到某一极限体积时，存在于液滴表面的库仑斥力使液滴爆裂，此过程，称之为库仑爆炸。产生的更小带电液滴继续重复此过程；随着液滴的水分子蒸发殆尽，最终就可获得自由的质子化（或其他加合离子）或去质子化的待测分子（图 2-23）。

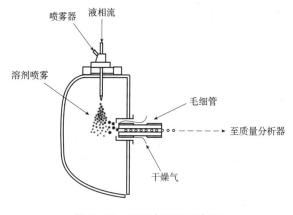

图 2-23 ESI 离子源示意图

电喷雾离子化是一种软电离技术，易于得到准分子离子或大分子的多电荷离子，因此 ESI 既可分析小分子也可分析大分子。对于分子量在 1000Da 以下的小分子，易于产生 $[M+H]^+$ 或 $[M-H]^-$ 离子或其他类型的加合离子，这样可根据待测化合物的性质，选择相应的正离子或负离子形式进行检测，就可得到物质的分子量。此外，样品分子也可能在离子源内发送碰撞诱导裂解（collision induced dissociation，CID）生成一些碎片，可以帮助我们解析样品分子的结构信息；对于一些大分子，如分子量高达 20000Da 的大分子，在 ESI 中倾向于形成一系列的多电荷离子，可以通过数据处理系统的帮助得到样品的分子量。ESI 的优点是分析待测分子的分子量范围宽，但要求样品有一定的极性，对非极性或极性比较小的化合物离子化困难，另外，由于整个离子化流程中存在液态到气态的过程，使得该离子化方式对液流的处理量有限，因此要求 LC 的流速不宜太高。

（2）大气压化学离子化：大气压化学离子化（atmospheric-pressure chemical ionization，APCI）是一种常压下进行的化学离子化技术，与经典的 GC 化学电离接口不同，它不采用类似甲烷气一类的反应气,而是借助液相流动相与干燥气,通过电晕放电使干燥气和流动相蒸汽通过放电电离,促成体系内一系列气相电荷与质子交换反应来实现离子化。

在 APCI 实现的过程中,首先来自液相色谱的样品液流在雾化气氮气流的驱动下雾化,当通过加热区域时被迅速加热气化,这一过程与 ESI 形成液滴有明显的不同,APCI 全部气化而不形成液滴;然后在加热管出口端通过电晕针的尖端放电,干燥气分子以及溶剂分子充当反应气被电晕针电离形成等离子区域的 APCI 反应区;最后当气态样品分子通过等离子区域的 APCI 反应区时,经过一系列复杂的电荷与质子交换反应,最终样品分子生成准分子离子(图 2 - 24)。反应历程如下:

$$N_2 + e^- \rightarrow N_2^{+\cdot} + 2e^-$$
$$N_2^{+\cdot} + 2N_2 \rightarrow N_4^{+\cdot} + N_2$$
$$N_4^{+\cdot} + H_2O \rightarrow H_2O^{+\cdot} + 2N_2$$
$$H_2O^{+\cdot} + H_2O \rightarrow H_3O^+ + OH^{\cdot}$$
$$HO_3^+ + M \rightarrow [M+H]^+ + H_2O$$

式中,M 为样品分子。

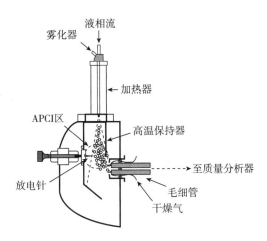

图 2 - 24 APCI 离子源示意图

APCI 离子化形成过程是在完全气态下进行的,它形成的是单电荷的准分子离子,不会产生类似 ESI 离子化技术中的多电荷离子现象,因此,避免了信号重叠,保证了图谱的清晰。由于样品分子要完全气化,因此待测样品分子的性质必须满足这一要求,所以大气压化学电离的适用对象通常为一些弱极性的小分子化合物。在离子化的反应体系中,采用了电晕放电方式使流动相离子化更为充分,提高了反应离子与样品分子产生电荷与质子交换的概率,所以,大气压化学电离灵敏度通常要比经典的化学电离高 2~3 个数量级。由于离子源处于大气压条件下且完全气化,所以它对 LC 系统的流速要求不高,几乎任何常规液相色谱的流量都可适用。

(3)大气压光离子化:大气压光离子化(atmospheric - pressure photoionization,APPI)是待测化合物在光的作用下通过释放电子并接受质子形成离子的过程。

APPI 形成的有经过两个阶段,第一阶段,样品分子在光的作用下直接或间接地失去电子产生离子,第二阶段,样品离子在离子化体系中与流动相分子交换电荷与质子,形成最终可进行质谱分析的离子。

第一阶段的 APPI 有两种机制,一是直接 APPI 方法。如下式所示:

$$M + h\nu \rightarrow M^{+ \cdot}$$

式中，M 为样品分子，$h\nu$ 为光子。

另一种是间接 APPI 方法。由于直接 APPI 的离子化效率不高，不能够获得高质量的分析结果。因此，在实验中需要在流动相或者雾化气中添加少量对光敏感的辅助离子化添加剂，以提高质谱响应，如甲苯或苯甲醚，这种方法 APPI 是通过电子交换反应进行的。

$$D + h\nu \rightarrow D^{+ \cdot}$$
$$D^{+ \cdot} + M \rightarrow D + M^{+ \cdot}$$

式中，D 为辅助离子化添加剂。

第二阶段，样品离子在离子化体系中与流动相分子交换电荷与质子。不论是直接 APPI 还是间接 APPI，由于在大气压中进行离子化体系中含有大量的流动相分子，最终待测物分子与流动相成分之间的相互发生电荷与质子交换反应。在直接 APPI 中，分析物离子和溶剂之间的反应产生了质子化分子：

$$M^{+ \cdot} + S \rightarrow [M + H]^{+} + [S - H]^{\cdot}$$

式中，S 为溶剂分子。

在间接 APPI 中，含有辅助离子化添加剂与溶剂分子及样品分子发生离子与质子交换反应，形成 $[M + H]^{+}$。

$$D^{+ \cdot} + S \rightarrow [S + H]^{+} + [D - H]^{\cdot}$$
$$[S + H]^{+} + M \rightarrow [M + H]^{+} + S$$

APPI 离子化的过程与 APCI 相似，两者都需要将样品溶剂完全气化，没有 ESI 的液滴阶段与库仑爆炸，两者所适用的分析对象都要求分子极性较小且分子量不能太大而保证挥发性，两者在离子化的进程中，都有离子与质子交换反应；但两者又有所区别，APPI 适用于待测物质含有能被光子激发的分子官能团，如长的共轭双键或者芳香族化合物，而 APCI 则更适用于饱和化合物。APPI 的离子化过程受磷酸缓冲盐和表面活性剂的干扰较小，可以用于特殊情况下的色谱 – 质谱联用（图 2 – 25）。

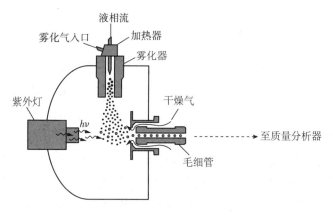

图 2 – 25　APPI 离子源示意图

（4）电喷雾、大气压化学离子化及大气压光化学离子化的特性比较：ESI、APCI 以及 APPI 在结构上有相通相似之处，如都需要将来自色谱的样品液流气化，都使用雾化气驱动液流成雾滴或辅助完全气化，都需要干燥气辅助气化并隔离离子源与质量分析器；但也有很多不同的地方，如 ESI 需要一个保留液滴并逐步气化并产生库仑爆炸的过程，而 APCI 与 APPI 则需要快速气化；在 APCI 与 APPI 两者之间，由于离子化的机制与过程不同，它们适用的化合物类型不同。因此，掌握各种离子化技术的差异，对正确选择不同离子化方式用于不同样品的测定与结构分析有着重要意义（图2-26）。

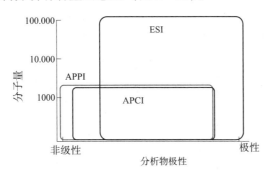

图2-26　不同大气压离子化技术适用的分析物极性与分子量范围

1）适用化合物的分子量范围与极性不同：由于离子化机制的不同，电喷雾采用离子蒸发方式使样品分子电离，它对小分子可以产生单电荷离子，对大分子如蛋白质，多肽类的生物分子，可产生一系列的多电荷离子，由于多电荷离子的存在，ESI离子化方式大大拓宽质谱的质量检测范围。另外，ESI由于是电诱导离子化，极性太小ESI离子化困难，需要待测分子具备一定的极性。而APCI与APPI离子化是依赖高压放电或光子电离形成离子，是在完全气化下进行，因此只形成单电荷离子，检测适用分子量范围小，不适合分析生物大分子，同时，由于离子化是在气态下进行，不适用于难以气化的高沸点大极性的化合物。

2）质谱特征不同：ESI源喷雾出口处于常温，所处的能量环境压力小，对待分析物的稳定性影响小，不易产生碎片，常形成准分子离子峰。APCI与APPI源的则需要高温气化，所处的能量环境压力大，对热不稳定的化合物可能分解，产生碎片。

3）与LC系统参数的匹配度不同：APCI源与APPI源的需要高温气化，有足够的能量气化来自液相色谱的样品液流，因此APCI源与APPI源允许的流量较大，可达2ml/min，很好地兼容高效液相色谱常规直径4.6mm的色谱柱；而电喷雾源是一个依赖干燥气逐步气化的过程，没有喷雾端高温气化设计，因此允许LC流量相对较小，常规为0.3~0.4ml/min，最大不超过1.0ml/min，与高效液相色谱常规流量的兼容性差，常常需要通过对液相色谱的样品液流的分流来实现与HPLC参数的匹配。

（三）质谱的质量分析器

质量分析器的作用是将待测物质解析成质量谱，也就是将离子源产生的离子按质荷比顺序排列成谱。它是质谱的核心。用于色谱-质谱联用的质谱仪可以按质量分析器类型作如下分类：磁质谱，射频质谱，主流类型包括四极杆质量分析器及离子阱分析器，飞行时间质量分析器以及离子回旋共振质量分析器等。

1. 磁质谱　磁质谱质量分析器（magnetic sector mass analyzer）是利用速度为零的离子在磁场中被一定电压加速进行圆周运动，其运动半径的平方与离子的质荷比成比例关系，通过测定离子的半径，即可得知待测离子的质荷比。即：

$$m/z = \frac{H^2 R^2}{2V} \tag{2-72}$$

式中，m为离子质量；z为离子电荷数；V为加速电压；R为磁场半径；H为磁场强度。

磁质谱假设离子的初始运动速度为零，实际上，离子由离子源进入质量分析器后，有一定的速度，也就是说具备了一定的初始动能，为了消除离子能量对分辨率的影响，通过设计一扇形电场，使质量相同而能量不同的离子经过静电电场后得到分离，而能量聚焦后的离子再通过磁场进行质量分析，将电场与磁场相结合的质谱设计，称之为双聚焦质量分析器（double focusing analyzer）。

双聚焦分析器虽然分辨率高，但扫描速度慢，加上稳定的磁场需要超导设计，因此仪器庞大且昂贵。难以实现常规应用，现在的实际应用越来越少（图2－27）。

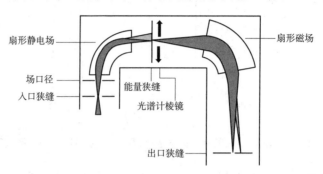

图2－27　双聚焦质量分析器示意图

2. 射频质谱　射频质谱是利用离子在射频电场中的运动特性进行质量分析的一类质量分析器，它主要包括四级杆质量分析器和离子阱质量分析器。

（1）四极杆质量分析器：四极杆质量分析器（quadrupole mass filter/analyzer, QMF/QMA）由两组对称的电极组成，电极上加有直流电压和射频电压，相对的两个电极电压相同，相邻的两个电极上电压大小相等极性相反，形成四级杆场，当离子进入四极杆场后，在场内空间振荡，在特定的电压和频率下，仅有一种质荷比的离子可以通过四极杆，而其他离子则被过滤，因此利用电压或频率进行扫描，就可以检测不同质荷比的离子（图3－27）。

四极杆质量分析器仪器简单、真空要求低，体积小且价格便宜，它的扫描速度快，非常适宜与色谱联用，是目前一种广泛使用的质谱仪分析器；但四级杆质量分析器工作扫描的质量范围有限，且分辨率不高，限制了它的应用。

（2）离子阱质量分析器：离子阱（ion trap, IT）质量分析器是一个捕获并囚禁离子的装置，经典的离子阱由一个双曲面的环形电极和一对上下双曲面端电极构成阱状空间，在环形电极和端电极存在特定一定的电压；当离子进入离子阱内后，在一定的电压与频率作用之下，所有离子被捕集；通过改变射频电压，使待测离子运动增大而被抛出阱外从而被检测（图2－29）。

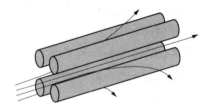

图2－28　四级杆质量分析器原理示意图

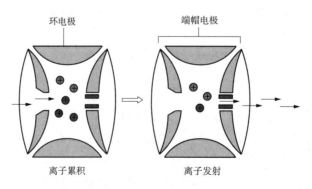

图2－29　离子阱质量分析器原理示意图

离子阱质量分析器可以把离子阱当成碰撞室，通过射频电压的控制将目标离子孤立于阱内，将非检测离子排除出阱外，通过碰撞解离阱内的离子可以得到子离子的次级质谱，从而实现多级质谱分析。

离子阱体积小，造价低，可以实现多级质谱的功能，定性能力强。但如果阱内离子过多，离子之间会形成相互作用，导致动态范围窄，故其定量能力较弱。

（3）飞行时间质量分析器：飞行时间质量分析器（time of flight analyzer，TOF）是利用不同质量的离子在电场中的运动速度不同，导致不同质量的离子到达检测终点时间不同的方法来测量离子质量（图2-30）。

$$m/z = 2E/v^2 \qquad\qquad (2-73)$$

式中，E 代表离子动能；v 代表离子运动速度。

对于飞行距离为 d 的质量分析器，离子的飞行时间为 t，则速度为 $v = d/t$，那么：

$$m/z = Kt^2 \qquad\qquad (2-74)$$

式中，K 为常数 $= 2E/d^2$。

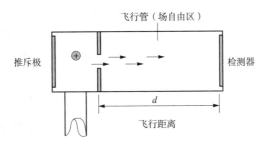

图 2-30　飞行时间质量分析器原理示意图

飞行时间质量分析器结构简单，造价低廉，具有扫描速度快，灵敏度高的特点，它的质量分辨率高，属于高分辨率质谱，基于原理上的优势，它所检测离子质量范围宽，几乎没有质量上限。但飞行时间质量分析器易于饱和，造成它的动态范围较小，因此在定量能力上有所限制。

（4）傅里叶变换离子回旋共振质量分析器：傅里叶变换离子回旋共振质量分析器（fourier transform - ion cyclotron resonance mass analyzer，FT - ICR - MS，FT - MS）是利用磁场和射频电场相结合的一种质量分析技术，它通过如下过程实现质量分析：离子在射频电场和正交横磁场作用下作螺旋回转运动，回旋半径逐渐增大，当离子回旋运动的频率与补电场射频频率相等时，就会产生所谓的回旋共振现象，通过测量产生回旋共振不同离子流电流的强度，通过傅里叶变换计算就可得到质谱图（图2-31）。

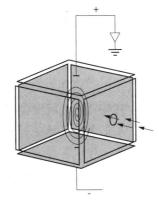

图 2-31　傅里叶变换离子回旋共振质量分析器原理示意图

与离子阱质量分析器类似，傅里叶变换离子回旋共振同样可以将离子囚禁于 FT - ICR 分析器中，因此，FT - MS 不需要额外的质谱串联可进行多级质谱分析；它可分析分子量范围大，具有极高的分辨率，是现有质量分析器技术中分辨率最高的质谱。不过，FT - MS 需要超导磁场技术，导致该仪器昂贵、复杂且体积庞大，不易使用，另外，动态范围稍窄，定量受限，目前还不能作为常规仪器使用。

（5）多级质谱联用技术：串联质谱（tandem massspectrometry，MS/MS）是通过对一级或上级质谱产生离子的进一步裂解产生次级质谱，并对次级质谱进行质量分析的多级质谱联用技术。依据实现方式，多级质谱可分为两类：一类是时间串联质谱（tandem in time），它是利用某些质量分析器能够储存离子的特性，在同一个质量分析器上，通过时间序贯实现多级质谱分析；另一类是空间串联质谱（tandem in space），它是利用多个质量分析器在空间上串联从而实现多级质谱的功能。

时间串联质谱需要质量分析器具有捕获并驻留离子的特性，如离子阱、傅里叶变换离子回旋共振就是这类质量分析器，它们通过将不检测离子喷射出质谱质量分析器的分析区，孤立待分析的离子做进一步的裂解，从而获得次级质谱，这一个过程可以反复，这样可以观测几代子代离子的碎片，因此时间型质谱可进行多级子离子实验。它的局限性在于不能实现多级质谱的另外一些重要性能如母离子扫描或中性丢失实验等。

空间串联质谱是利用多个质量分析器在空间上串联，来实现多级质谱功能。如三重四级杆（triple quadrupole mass spectrometer，QqQ），它由 Q1 和 Q3 两个四级杆质量分析器外加 Q2 做碰撞诱导裂解组成，共同实现二级质谱的功能。这种多重质量分析器组合，通常第一质量分析器设计为射频质谱，如四级杆或离子阱，第二质量分析器质量分析器则根据应用目的，可以设计为射频（主要为四级杆）、也可以设计为高分辨率质量分析器如 TOF 或 FT – MS 等。不同的质量分析器设计组合，带来的分析特性不同，如 QqQ 可以进行扫描母离子、中性丢失、子离子和多反应监测等数据采集技术，通过提高选择性而长于定量；Q – TOF（quadrupole time – of – flight mass spectrometer）或 IT – TOF（iontraptime – of – flightmass spectrometer）通过引入 TOF，将碎片离子的多级质谱分析与离子的高分辨率质谱相结合，更有利于定性（图 2 – 32）。

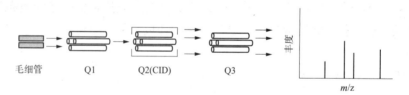

毛细管　　　Q1　　　Q2(CID)　　　Q3　　　　　丰度　　　m/z

图 2 – 32　空间串联质谱构成原理示意图

在药物生产与研究中经常会面对复杂天然药物的多组分结构归属与鉴定，或者药物代谢产物以及药物杂质，或混合的微量成分分析等结构测定或含量测定等方面的挑战，传统的单一质谱功能不能满足分析要求，利用串联质谱仪多级质谱的测定应对挑战，已经越来越发挥着重要的作用。

（四）色谱 – 质谱联用的定性定量分析

1. 质谱分析的相关概念　质荷比：即离子的 m/z，m 为离子的质量，z 为离子的电荷数，通常情况下 z 为 1，故 m/z 也就认为是离子的质量数。

分子离子：在离子化的过程中，中性分子丢失一个电子带有一个正电荷，这样的离子称之为分子离子，用 $M^{+\cdot}$ 来表示。

准分子离子：在 CI 或 API 等离子化方法中，往往生成质量大于分子量的加合离子如 $[M+H]^+$、$[M+Na]^+$、$[M+K]^+$ 等，这些离子称为准分子离子。

碎片离子：分子离子或准分子离子，释放过剩内能而发生裂解，生成离子称为碎片离子，碎片离子还可能进一步裂解成质量更小的碎片离子。碎片离子由于能量最小化的要求，可能还会重排，会生成重排离子。碎片峰的数目、丰度与分子结构有关，碎片离子可以能帮助判断该分子的结构。

多电荷离子：在软电离离子化方法中，蛋白质等生物大分子，或分子中含有不容易碎裂的基团或分子结构，如大的共轭体系结构，在离子化的过程中会产生带有 2 个或更多电荷的离子，这样的离子称之为多电荷离子。多电荷离子可以经过计算，换算成单质/荷比离子。

同位素离子：由各元素的同位素贡献的质谱离子称之为同位素离子。一般情况下同位素离子按照其自然丰度比出现在质谱中，这有利于帮助解析化合物及碎片的元素组成。

负离子：某些化合物，如酸性化合物，易于失去质子而带有负电荷，或易于加合负离子而带有负电荷，这些带有负电荷的离子，称之为负离子。

基峰：质谱图中丰度最大的离子。

相对丰度：质谱中，以基峰为 100%，其他离子相比的百分数。

总离子流：所有离子强度之和即为总离子流。

本底：在不进样时，由背景如空气组分，仪器中的杂质，流动相或色谱联柱流失所产生的总离子流。

碰撞诱导裂解（collision-induced dissociation，CID）：多级质谱联用无论是时间串联还是空间串联，产生多级质谱的基础是要选择前级质谱的离子作为母体离子进行裂解，产生子离子，再经下一级的质量分析器进行分析。成熟的商品化裂解装置有多种，最常见是空间串联质谱的裂解设计是以四级杆、六极杆或其他可行装置作为碰撞池，通过惰性气体如氦气、氩气或者氙气等气体，与上级质谱产生的离子发生碰撞，诱导其裂解，此过程称之为碰撞诱导裂解，其产生的质谱一般称作 MS/MS-CID 谱。

提取离子色谱图（extract ion chromatography，EIC）：是色谱-质谱联用法处理数据的一种方式，它是通过从采集的总离子流图数据中提取特定质量离子而得到的色谱图，该色谱图称之为该离子的提取离子色谱图。

全扫描（scan）：质谱数据采集方法，指通过扫描方式采集指定质量范围内的所有离子。全扫描得到的是色谱-质谱联用色谱图上每一个时间点上的质谱图，利于定性与结构解析。

选择离子监测（selected ion monitor，SIM）：质谱数据采集方法，指通过对特定离子进行监测，由于不采用全扫描，因此灵敏度与选择性都很高，利于定量分析，但不能得到完整的质谱图故不利于定性。

选择反应监测（selective reaction monitor，SRM）：多级质谱数据采集方法，上级质谱母离子选择特定的一个离子，碰撞后，在形成的子离子中也只选择一个特定的离子。因为两级单离子的高选择性，可以有效排除干扰，提高复杂的、基质背景高的样品的灵敏度信噪比。

多反应监测（multi-reaction monitoring，MRM）：多级质谱数据采集方法，实现方式同选择反应监测，多反应监测为多个化合物同时测定时多个 SRM，有时将该采集方法概念上与 SRM 合并，称 SRM/MRM。

母离子扫描（precursor scan）：多级质谱数据采集方法，将第一个质量分析器选择特定的质量范围内的母离子进行扫描，经裂解后第二个质量分析器只选择某一特征离子质量，该特征离子是由所前级质谱选择的母离子产生的，最终的色谱 – 质谱图为所有能产生该子离子的母离子谱。该采集方法可以做同系物的分析。

子离子扫描（product scan）：多级质谱数据采集方法，第一个质量分析器选择某一特定质量离子，经裂解后，第二个质量分析器进行全扫描，分析所有选定的母离子产生的碎片离子。该采集方法主要用于特定化合物结构分析。

中性丢失扫描（neutral loss scan）：多级质谱数据采集方法，第一个质量分析器做全扫描，所有离子经裂解后，第二个质量分析器做全扫描，但与第一个质量分析器相差一固定质量，该质量通常是某一固定质量中性碎片，从而产生中性碎片谱。该采集方法主要用于中性碎片的分析。

质量亏损过滤（mass defect filter，MDF）：高分辨率质谱分析方法，"质量亏损"是指某一个元素或者化合物的准确质量数和它最接近的整数值之间的差异，相同类型化合物的质量亏损通常在一特定的窄范围之内。质量亏损过滤分析方法通过可以排除质量亏损范围之外的所有离子得到质量亏损过滤谱。该谱可用于同系物分析，如相同母核化合物的分析。

2. 定性分析

（1）化合物鉴别

1）未知化合物的标准质谱检索：美国国家标准与技术研究院（National Institute of Standards and Technology，NIST）质谱库（NIST Mass Spectral Library）有近30万个化合物的标准质谱。通过 EI 离子源获得的标准质谱图，对于色谱 – 质谱联用而言主要来源于 GC – MS 质谱，可以通过 NIST 库检索。检索结果一般可以给出几种最可能的化合物，通常按照匹配系数进行排序。如果结合保留时间等该色谱组分的表征参数，可以帮助解析该未知组分的结构。

2）未知化合物的质谱解析：软电离离子化方式得到的质谱过于简单，提供的结构信息少，难以进行精确的定性分析，可以通过保留时间来表征并结合质谱信息初步定性；也可以分析全扫描质谱，通过裂解规律来鉴别未知物；对于存在组分或基质干扰的，可以采用二级质谱的子离子分析，通过 CID 参数的变化，来帮助鉴别未知物。

软电离离子化方式一个重要的数据就是化合物的分子量，对于 ESI 离子化方式，可能只得到多电荷离子，可以通过计算来得到多电荷离子的原始质量。

多电荷离子的表观质量为：

$$m/z = \frac{M + nH}{n} \tag{2-75}$$

式中，M 为真实质量；n 为电荷数。

对于一个多电荷离子系列，两个相邻的离子只相差一个电荷，因此有：
$n_1 = n_2 + 1$，n_1 和 n_2 分别表示两个相邻电荷的电荷数。

$$M_1 = \frac{M + n_1 H}{n_1} \tag{2-76}$$

式中，M_1 表示电荷数，为 n_1 的离子的质量。

$$M_2 = \frac{M + n_2 H}{n_2} \tag{2-77}$$

式中，M_2 表示电荷数，为 n_2 的离子的质量

解方程可得：

$$n_2 = (M_1 - H) / (M_2 - M_1) \tag{2-78}$$

由于 n 必定为整数，因此 n_2 值取最接近的整数值。求得 n 值后，多电荷离子的质量就可以计算得到：

$$M = n_2 \, (M_2 - H) \tag{2-79}$$

3）同系物鉴别：在中药及天然药物存在大量的同系物，药物的生物代谢产物中同样多数以同系物出现，如何鉴别分析这些同系物，是一个重要的分析问题。串联质谱的母离子扫描功能，可以利用来分析裂解后能够生成共同子离子的待分析组分，来鉴定和确认一些类型已知的化合物，由此来分析同系物。高分辨率质谱的质量亏损过滤提供了另外一种方法，相同类型化合物的质量亏损通常在一特定的很窄范围之内，也可以提供同系物分析。

3. 定量分析　色谱－质谱联用中的定量分析方法类似于普通色谱法中的定量分析。同样可以采用色谱分析法中的归一化法、外标法、内标法进行定量，质谱仪纯粹作为色谱的检测器。但采集方法数据时，实验方法上有所选择，用以提高灵敏度与专属性。对于单级质谱而言，多选用选择离子监测（SIM）来采集数据，最大限度的排除干扰；对于多级质谱，则提供了比 SIM 更强大的抗干扰采集数据方式选择离子记录（SIR）和（或）多反应监测（MRM），可以得到比 SIM 更高质量的定量数据。

十、分析方法验证

任何一个药物分析方法，首先应该保证方法本身准确、稳定、可靠和普适通用，这样通过该分析方法得到的分析结果才准确可靠，以及可以进行有效的比对。分析方法验证的目的就是证明采用的方法适合于相应检测要求。分析方法的验证不仅限于含量测定这类定量方法，同样鉴别试验、限量检查等都需要验证确认。

（一）准确度

准确度指用某一方法测定的结果与真实值或参考值接近的程度。通常通过向样品中加入已知量的待测组分，来测定待测组分的增加值来评估方法的准确度，一般将此方法称之为加样回收率。法规如《中国药典》规定了准确度测试的范围。

对于中药化学成分测定方法的准确度，可用已知纯度的对照品进行加样回收率测定，即于向已知被测成分含量的供试品中精密加入一定量的已知纯度的被测成分对照品，用实测值与供试品中含有量之差，除以加入对照品量来计算回收率。在加样回收试验中须注意对照品的加入量与供试品中被测成分含有量之和必须在标准曲线线性范围之内；加入的对照品的量要适当，过小则引起较大的相对误差，过大则干扰成分相对减少，真实性差。

$$回收率\% = (C-A)/B \times 100\% \tag{2-80}$$

式中，A 为供试品所含被测成分量；B 为加入对照品量；C 为实测值。

加样回收规定的测试方法为取同一浓度（相当于 100% 浓度水平）的供试品，用至少测定 6 次的结果进行评价；或设计 3 个不同浓度，每个浓度分别制备 3 份供试品溶液进行测定，用 9 个测定结果进行评价。由于中药有效成分含量范围较大，一般中间浓度加入量与所取供试品中待测定成分量之比控制在 1:1 左右，高、中、低浓度对照品加入量与所取供试品中待测定成分量之比控制在 1.5:1、1:1、0.5:1 左右，表 2－10 为可接受的准确度范围。

表 2－10　样品中待测定成分含量和回收率限度

待测定成分含量	回收率限度
100%	98%～101%
10%	95%～102%
1%	92%～105%
0.10%	90%～108%
0.01%	85%～110%
10μg/g（ppm）	80%～115%
1μg/g	75%～120%
10μg/kg（ppb）	70%～125%

（二）精密度

精密度系指在规定的测试是条件下，同一个均匀供试品，经多次取样测定所得结果之间的接近程度。精密度一般用偏差、标准偏差或相对标准偏差表示。

在相同条件下，由同一个分析人员测定所得结果的精密度称为重复性；在同一个实验室，不同时间由不同分析人员用不同设备测定结果之间的精密度，称为中间精密度；在不同实验室由不同分析人员测定结果之间的精密度，称为重现性。

1. **重复性**　可以通过规定范围内同一浓度的供试品，用至少测定 6 次的结果进行评价；也可以通过 3 个不同浓度，每个浓度分别制备 3 份供试品溶液进行测定，用 9 个测定结果进行评价。

2. **中间精密度**　本项目是为考察随机变动因素对精密度的影响，如变动因素为不同日期、不同分析人员、不同设备，应进行中间精密度试验。

3. **重现性**　对于一些法定方法，需要在不同地区、不同实验室进行，需要评估这些方法在不同实验室的分析结果。例如，建立药典分析方法时，通过协同检验获得重现性结果。协同检验的目的、过程和重现性结果均应记载在起草说明中。应注意重现性试验用样品质量的一致性及贮存运输中的环境对该一致性的影响，以免影响重现性结果。

4. **数据要求**　均应报告标准偏差、相对标准偏差和置信度。样品中待测定成分含量和精密度 RSD 可接受范围参考下表。在复杂基质痕量组分和超痕量组分的分析中，精密度 RSD 可接受范围可适当放宽（表 2－11）。

表 2－11　样品中待测定成分含量和精密度 RSD 可接受范围

待测定成分含量	重复性（RSD）	重现性（RSD）
100%	1%	2%
10%	1.50%	3%
1%	2%	4%
0.10%	3%	6%
0.01%	4%	8%
10μg/g（ppm）	6%	11%
1μg/g	8%	16%
10μg/kg（ppb）	15%	32%

（三）专属性

专属性系指在其他成分（如杂质、降解产物、辅料等）可能存在下，采用的分析方法能正确测定出被测物的特性能力。鉴别反应、杂质检查和含量测定方法，均应考察其专属性。如方法专属性不够强，应采用多种不同原理的方法予以补充。

对于鉴别反应，应能与区分可能共存的物质或结构相似化合物区分。不含被测成分的供试品，以及结构相似或组分中的有关化合物，应均呈负阴性反应。

对于含量测定和杂质测定，采用的色谱法和其他分离方法，应附代表性图谱，以说明方法的专属性，并应标明诸成分在图中的位置，色谱法中的分离度应符合要求。

对于杂质的影响，如杂质对照品可获得的情况下，对于含量测定，试样中可加入杂质或辅料，考察测定结果是否受干扰，并可与未加杂质或辅料的试样比较测定结果。对于杂质检查，也可向试样中加入一定量的杂质，考察杂质之间能否得到分离。在杂质或降解产物不能获得的情况下，可将含有杂质或降解产物的试样进行测定，与另一个经验证了的方法或药典方法比较结果。也可用强光照射、高温、高湿、酸（碱）水解或氧化的方法进行加速破坏，以研究可能的降解产物和降解途径对含量测定和杂质测定的影响。含量测定方法应比对两种方法的结果，杂质检查应比对检出的杂质个数，必要时可采用光二极管阵列检测和质谱检测，进行峰纯度检查。

（四）检测限

检测限系指试样中被测物能被检测出的最低量。药品的鉴别试验和杂质检查方法，均应通过测试确定方法的检测限。检测限仅作为限度试验指标和定性鉴别的依据，没有定量意义。常用的方法如下：

1. **直观法**　用已知浓度的被测物，试验出能被可靠地检测出的最低浓度或量。

2. **信噪比法**　用于能显示基线噪声的分析方法，即把已知低浓度试样测出的信号与空白样品测出的信号进行比较，计算出能被可靠地检测出的被测物质最低浓度或量。一般以信噪比为3：1或2：1时相应浓度或注入仪器的量确定检测限。

3. **基于响应值标准偏差和标准曲线斜率法**

$$LOD = 3.3\delta/S$$

式中，LOD 为检测限；δ 为响应值的偏差；S 为标准曲线的斜率。

δ 可以通过一系下列方法测得：①测定空白值的标准偏差；②标准曲线的剩余标准偏差或是截距的标准偏差来代替。

上述计算方法获得的检测限数据需用实际含量相近的样品进行验证。

（五）定量限

定量限系指试样中被测物能被定量测定的最低量，其测定结果应具符合一定准确度和精密度要求。对微量或痕量药物分析、定量测定药物。杂质和降解产物用定量测定方法研究时，应确定方法的定量限。常用的方法如下。

1. **直观法**　用已知浓度的被测物，试验出能被可靠地定量测定的最低浓度或量。

2. **信噪比法**　用于能显示基线噪声的分析方法，即把已知低浓度试样测出的信号与空白样品测出的信号进行比较，计算出能被可靠地定量的被测物质的最低浓度或量。一般以信噪比为10：1时相应浓度或注入仪器的量确定定量限。

3. 基于响应值标准偏差和标准曲线斜率法

$$LOQ = 10\delta/S$$

式中，LOQ 为定量限；δ 为响应值的偏差；S 为标准曲线的斜率。

δ 可以通过一系列方法测得：①测定空白值的标准偏差；②采用标准曲线的剩余标准偏差或是截距的标准偏差来代替。

上述计算方法获得的定量限数据必须用实际含量相近的样品进行验证。

（六）范围

范围系指分析方法能达到一定精密度、准确度和线性要求时，测试方法适用的高低限浓度或量的区间。

范围应根据分析方法的具体应用及其线性、准确度、精密度结果和要求确定。对于含量确定的样品，如化学原料药和制剂含量测定，范围一般为测浓度的 80% ~ 120%；而制剂含量均匀度检查，范围一般为测试定浓度的 70% ~ 130%，杂质测定，范围应根据初步实际测定数据，拟订为规定限度的 ±20%。如果含量测定与杂质检查同时进行，用百分峰面积归一化法进行计算，则线性范围应为杂质规定限度的 −20% 至含量限度（或上限）的 +20%。中药的组分含量变化大，因此，在中药分析中，范围应根据分析方法的具体应用和线性、准确度、精密度结果及要求确定。对于有毒的、具特殊功效或药理作用的成分，其验证范围应大于被限定含量的区间。溶出度或释放度中的溶出量测定，范围一般为限度的 ±20%。总之，范围应根据样品实际情况予以确定。

（七）线性

线性系指在设计的范围内，测定结果与试样中被测物浓度直接呈正比例关系的程度。

可用同一对照品贮备液经精密稀释，或分别精密称取对照品，制备一系列对照品溶液的方法进行测定，至少制备 5 份不同浓度供试样品。以测得的响应信号作为被测物浓度的函数作图，观察是否呈线性，再用最小二乘法进行线性回归。必要时，响应信号可经数学转换，再进行线性回归计算，也可采用描述浓度－响应关系的非线性模型。根据以上数据，计算出回归方程、相关系数和线性图（或其他数学模型）。

（八）耐用性

耐用性系指在测定条件发生变动时，测定结果不受影响的承受程度，为所建立的方法的稳定性与适用性提供依据。如果测试条件要求苛刻，应在方法中注明可以接受变动的范围，可以先采用均匀设计确定主要影响因素，再通过单因素分析等确定变动范围。典型的变动因素有：被测溶液的稳定性、样品的提取次数、时间等。液相色谱法中典型的变动因素有：流动相的组成和 pH 值、不同厂品牌或不同批号的同类型色谱柱、柱温、流速等。气相色谱法变动因素有：不同厂品牌或批号的色谱柱、固定相、不同类型的担体、载体流速、柱温、进样口和检测器温度等。

（九）不同分析方法需要验证的内容

由于分析方法具有各自的特点，并随分析对象而变化，因此要视具体方法分析测试的目的拟订需要验证的内容指标。表 2 − 12 中列出的常见的分析项目和相应的验证内容指标可供参考。

表2-12　检验项目和验证内容指标

项目内容	鉴别	杂质测定		含量测定及溶出量测定	校正因子
		定量	限度		
准确度	—	+	—	+	+
精密度					+
重复性	—	+		+	+
中间精密度	—	+①	—	+①	+
专属性②	+	+	+	+	+
检测限	—	—③	+	—	—
定量限	—	+	—	—	+
线性	—	+	—	+	+
范围	+	+	+	+	+

①已有重现性验证，不需验证中间精密度；②如一种方法不够专属，可用其他分析方法予以补充；③视具体情况予以验证。

第三节　中药的一般质量控制方法

《中国药典》检查项下所规定的各项系指药品在加工、生产和贮藏过程中可能含有并需要控制的物质或物理参数，包括安全性、有效性、均一性和纯度四个方面。安全性控制是中药质量控制的主要目的之一，主要包括毒性成分、重金属、有害元素、农药残留、二氧化硫残留、黄曲霉毒素和微生物等。

中药材和饮片的检查系对其纯净程度、可溶性物质、有害或有毒物质进行的限量检查，包括水分、灰分、杂质、毒性成分、重金属、有害元素、农药残留及黄曲霉素等。如产地加工中易带进非药用部位的应规定杂质检查；易夹带泥沙的须进行酸不溶性灰分检查；一般均应有水分、灰分检查；栽培药材，应进行重金属及有害元素、农药残留量等检测；易霉变的品种应进行黄曲霉毒素检查；采用硫黄熏蒸的药材及制剂还需进行二氧化硫残留量检查。

按规定，针对中药制剂的检查项目有水分、炽灼残渣、重金属及有害元素、农药残留量、有毒有害物质、有机溶剂残留量、树脂降解产物检查等；含有毒性饮片的制剂，原则上应制订有关毒性成分的检查项目，以确保用药安全；生产过程可能造成重金属和砷盐污染的中药制剂，或使用含有矿物药、海洋药物、相关动物药的中药制剂，应制定重金属和砷盐的限量检查；中药注射剂应制定铅、镉、砷、汞、铜检查项，含雄黄、朱砂的制剂应采用专属性的方法对可溶性砷、汞进行检查并制定限度，严格控制在安全剂量以下；使用有机溶剂萃取、分离、重结晶等工艺的中药制剂应检查溶剂残留量，规定残留溶剂的限量；工艺中使用非药用吸附树脂进行分离纯化的制剂，应控制树脂中残留致孔剂和降解产物，主要有苯、二甲苯、甲苯、苯乙烯、二乙基苯等。

各类中药制剂，除另有规定外，均应按照各制剂通则项下规定的检查项目检查，并符合规定。如相对密度、pH值、乙醇量、总固体含量、黏附力、折光率、喷射试验、重量差异、崩解时限、装量差异、含量均匀度、注射剂安全性检查等。

扫码"学一学"

一、中药材及制剂中杂质和有害物质的来源及限量检查方法

（一）杂质及有害物质的来源

1. 杂质 在药学中，杂质（foreign substances）是指药物在生产或贮藏过程中引入的，无治疗作用或影响药物的稳定性和疗效，甚至对人体健康有害的物质。

中药中的杂质，按来源可分为以下三种：

（1）药材和饮片中引入的杂质：《中国药典》（2020 年版）将药材中混存的杂质分为三类，即一是来源与规定相同，但其性状或部位与规定不符的物质，如白果、白扁豆中的果皮和种皮，麻黄中的根，党参、桔梗中的芦头等；二是来源与规定不符的物质，药材品种复杂，正品药材或饮片中常有源于不同种，但外形相似的品种混入，如西洋参中掺有人参、党参中掺有防风、大黄中混有土大黄等；三是无机杂质，如沙石、泥块、尘土等。中药中的杂质可由生长、采收、加工、生产和贮藏的多途径引入。

（2）生产制备过程引入的杂质：药材使用受到污染的水清洗，会受到污染物的影响；药材炮制过程吸收水分、炭化等也属于杂质；在中药制剂的生产制备过程中，常需使用溶剂、试剂等，若不能完全除去，它们的残留物就会引入产品；也可能因中药制剂制备中的组分变化引入新的杂质；由中药分离的单体成分制剂，因其多含有与药物组分化学结构、性质相似的组分，有可能因分离不完全而引入药品中成为杂质。此外，粉碎用的机器磨损、制备用的金属器皿、设备等也可能引入某些金属杂质等。

（3）贮运过程引入的杂质：中药因贮藏或运输过程保管不当，可能造成产品包装破损、分解、霉变、腐败甚至鼠咬、虫蛀等现象，导致杂质引入。

根据杂质的属性，可分为一般杂质和特殊杂质。一般杂质是指在自然界中分布比较广泛，在多种药材的采收、加工及制剂的生产、贮运过程中容易引入的杂质，如水分、泥沙、酸、碱、铁盐、硫酸盐等；特殊杂质是指在该药物的采收、加工生产或贮运过程中引入或产生与该药物本身特性有关的特定杂质，如大黄流浸膏中检出的土大黄苷。按杂质的理化性质，可分为无机杂质和有机杂质。按杂质毒性，又可分为普通杂质和毒性杂质。

2. 有害物质 中药的有害物质（hazardous materials）包括内源性有害物质和外源性有害物质。

中药中主要的内源性有害物质是指中药本身所含的具有毒副作用的化学成分。这些化学成分大多为生物的次生代谢产物，或为矿物类中药的有毒成分。例如，菊科、豆科和紫草科植物中含有的吡咯里西啶类生物碱，如千里光碱、野百合碱，其在体内的代谢产物吡咯具有很强的肝毒性作用。另外，马兜铃科植物含有的马兜铃酸，具有肾毒性。1988 年，国务院公布了 28 种毒性中药材：植物药类有生马钱子、生川乌、生草乌、生白附子、生附子、生半夏、生南星、生甘遂、生狼毒、生藤黄、雪上一枝蒿、生巴豆、生千金子、生天仙子、闹羊花、洋金花；动物药类有斑蝥、蟾酥、青娘虫、红娘虫；矿物药类有砒石（红砒、白砒）、砒霜、雄黄、水银、红粉、轻粉、红升丹、白降丹。

中药中的外源性有害物质主要包括残留的农药、有机溶剂、大孔树脂、二氧化硫，以及污染的重金属及有害元素、微生物、黄曲霉毒素等。

（二）限量检查方法

中药中杂质的含量应越少越好，但很难将其完全除掉，而且会导致生产工艺更加繁复，

成本增加。因此，对于中药中所存在的杂质，在保证药物的安全、稳定、质量可控的前提下，通常只进行限量检查。

中药中所含杂质（包括有害物质）的最大允许量，称为杂质（或有害物质）的限量。一般用百分之几、百万分之几（parts per million，ppm）、mg/kg 来表示。

$$杂质（或有害物质）的限量 = \frac{杂质（或有害物质）最大允许量}{供试品量} \times 100\% \qquad (2-81)$$

限量检查方法主要有对照法、灵敏度法、比较法和含量测定法。

1. 对照法　对照法系指取最大限度量的待检杂质或其他待检物对照品配成对照液，与一定量供试品配成的供试品溶液，在相同条件下试验，比较结果，以确定杂质含量是否超过限量。此时，供试品（S）中所含杂质（或有害物质）的最大允许量可以通过杂质对照溶液的浓度（C）和体积（V）的乘积表示，故杂质（或有害物质）限量（L）的计算公式为：

$$杂质（或有害物质）限量（\%） = \frac{对照溶液体积（V） \times 对照溶液浓度（C）}{供试品量（S）} \times 100\%$$

$$L(\%) = \frac{V \times C}{S} \times 100\% \qquad (2-82)$$

2. 灵敏度法　灵敏度法系指在供试品溶液中加入试剂，在一定条件下反应，观察有无阳性结果出现，以判断杂质是否超限。如 2020 年版《中国药典》肉桂油中重金属的检查：取本品 10ml，加水 10ml 与盐酸 1 滴，振摇后，通硫化氢使饱和，水层与油层均不得变色。

3. 比较法　比较法系指取供试品一定量，依法检查，测定待检品的某些特征参数，与规定的限量比较，以判定其是否超限。如皂矾中铁盐的检查：取本品 0.1g，精密称定，置 100ml 量瓶中，加稀硫酸 10ml 及水适量使溶解，加水至刻度，摇匀，滤过，精密量取续滤液 1ml，置 25ml 纳氏比色管中，加水稀释至约 20ml，加 30% 硫氰酸铵溶液 3ml，再加水稀释使成 25ml，摇匀，立即与标准铁溶液 5ml 制成的对照溶液比较，不得更深（5%）。

4. 含量测定法　含量测定法系指用规定的方法测定杂质的含量，与规定的限量比较，以判断杂质是否超限。如丹参的重金属及有害元素的测定：照铅、镉、砷、汞、铜测定法（《中国药典》通则 2321，原子吸收分光光度法或电感耦合等离子体质谱法）测定，铅不得过 5mg/kg；镉不得过 0.3mg/kg；砷不得过 2mg/kg；汞不得过 0.2mg/kg；铜不得过 20mg/kg。

二、中药材及制剂中杂质与有害物质的分析方法

（一）杂质及常规检查方法

药材中混存的杂质，直接影响药材纯度、质量及后续产品的质量，影响用药安全，按《中国药典》（2020 年版）要求，药材中混存的杂质需检查。

1. 方法

（1）取规定量的供试品，摊开，用肉眼或放大镜（5～10 倍）观察，将杂质拣出；如其中有可以筛分的杂质，则通过适当的筛，将杂质分出。

（2）将各类杂质分别称重，计算其在供试品中的含量（%）。

2. 注意事项

（1）药材中混存的杂质如与正品相似，难以从外观鉴别时，可称取适量，进行显微、化学或物理鉴别试验，证明其为杂质后，计入杂质重量中。

（2）杂质检查所用的供试品量，除另有规定外，按药材和饮片取样法称取。

例 2 - 1 天然冰片（右旋龙脑）中异龙脑的检查

取异龙脑对照品，加三氯甲烷制成每 1ml 含 2mg 的溶液，作为对照品溶液。照薄层色谱法（《中国药典》通则 0502）试验，吸取【鉴别】项下的供试品溶液和上述对照品溶液各 2μl，照鉴别项下色谱条件操作。供试品色谱中，在与对照品色谱相应的位置上，不得显斑点。

例 2 - 2 大黄中土大黄苷的检查

《中国药典》对大黄药材及其制剂规定检查土大黄苷。土大黄苷在紫外光灯下呈亮蓝色荧光，此法简单，但应注意假阳性的发生。

方法如下：取本品粉末 0.2g，加甲醇 2ml，温浸 10 分钟，放冷，取上清液 10μl，点于滤纸上，以 45% 乙醇展开，取出，晾干，放置 10 分钟，置紫外光灯（365nm）下检视，不得显持久的亮紫色荧光。

土大黄苷

（二）水分测定法

固体中成药多数要检查水分，因为水分含量过高，可引起成药结块、霉变或有效成分的分解。因此，水分是丸剂、散剂、颗粒剂、胶囊剂等固体制剂的常规检查项目。《中国药典》通则收载有水分测定法，共有以下四法。

1. 烘干法

（1）原理：药品在 100~105℃ 干燥后所减失的重量，即为水分。

（2）方法：取供试品 2~5g，平铺于干燥至恒重的扁形称瓶中，厚度不超过 5mm，疏松供试品不超过 10mm，精密称定，打开瓶盖在 100~105℃ 干燥 5 小时，将瓶盖盖好，移置干燥器中，冷却 30 分钟，精密称定重量，再在上述温度干燥 1 小时，冷却，称重，至连续两次称重的差异不超过 5mg 为止。根据减失的重量，计算供试品中含水量（%）。

（3）注意事项

a）本法适用于不含或少含挥发性成分的药品。《中国药典》中西洋参中水分即是采用此法测定的。规定水分不超过 13.0%。

b）测定用供试品一般先破碎成直径不超过 3mm 的颗粒或碎片。直径和长度在 3mm 以下者可不破碎。

c）采用本法时，若供试品含水量较多，又含有大量糖类，直接在 105℃ 干燥时会发生熔化现象，使表面形成一薄膜，阻碍水分的继续蒸发，所以应先在低温下烘去大部分水分，再在规定温度下干燥至恒重。

2. 甲苯法

（1）原理：利用水与甲苯在 69.3℃ 共沸蒸出，收集馏出液，待分层后由刻度管测定出所含水的量。

（2）方法

仪器装置：如图 2 - 33 所示。图中 A 为直型冷凝管，外管长 40cm，B 为水分测定管，C 为 500ml 短颈圆底烧瓶。使用前，全部仪器应洗净，并置烘箱中烘干。

测定法：取供试品适量（相当于含水量 1 ~ 4ml），精密称定，置 C 瓶中，加甲苯 200ml，必要时加入玻璃珠数粒，将仪器各部分连接，自冷凝管顶端加入甲苯，至充满 B 管的狭细部分。将 C 瓶置电热套中或用其他适宜方法缓缓加热，待甲苯开始微沸时，调节温度，使每秒钟馏出 2 滴。待水分完全馏出，即测定管刻度部分的水量不再增加时，将冷凝管内部先用甲苯冲洗，再用饱蘸甲苯的长刷或其他适宜的方法，将管壁上附着的甲苯推下，继续蒸馏 5 分钟，放冷至室温，拆卸装置，如有水黏附在 B 管的管壁上，可用蘸甲苯的铜丝推下，放置，使水与甲苯完全分离（可加亚甲蓝粉末少量，使水染成蓝色，以便分离观察）。检读水量，并计算出供试品中的含水量（%）。

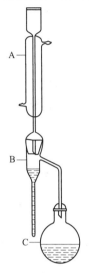

图 2 - 33　甲苯法水分测定

（3）注意事项

a）本法适用于含挥发性成分的药品。本法不适用于微量水分的测定。《中国药典》中牡丹皮、郁金中水分即是采用此法测定的，分别规定水分不得过 13.0% 和 15.0%。

b）甲苯的预处理时先加少量水，充分振摇后放置，将水分离弃去，甲苯经蒸馏后使用。因为每 200ml 甲苯可吸收水分 0.1ml，若不经预处理，可能使测定结果偏低。

3. 减压干燥法

（1）原理：在一定温度下，采用减压干燥器干燥，压力控制在 2.67kPa（20mmHg）以下使干燥温度降低，时间缩短。

（2）方法：见《中国药典》（通则 0832）。

（3）注意事项

a）本法适用于含有挥发性成分或贵重的药品。如麝香保心丸中的水分可用此法测定，因处方中含有麝香等几味贵重药，且该药为微丸，取样量小，不宜用常量水分测定法。

b）测定用供试品需先经 2 号筛。

c）取直径 12cm 左右的培养皿，加入新鲜五氧化二磷干燥剂适量，使铺成 0.5 ~ 1cm 的厚度，放入直径 30cm 的减压干燥器中。

d）进行减压干燥时，减压操作宜逐渐进行，不可骤然大幅度减压。

4. 气相色谱法

（1）方法

色谱条件与系统适用性试验：用直径为 0.25 ~ 0.18mm 的二乙烯苯 - 乙基乙烯苯型高分子多孔小球作为载体，柱温为 140 ~ 150℃，热导检测器检测。注入无水乙醇，照气相色谱法测定，应符合下列要求：①水峰计算的理论板数应大于 3000；用乙醇峰计算的理论板数应大于 200。②水和乙醇两峰的分离度应大于 2。将无水乙醇进样 5 次，水峰面积的相对标准偏差不得大于 2.0%。③标准溶液的制备：取纯化水约 0.2g，置 25ml 量瓶中，精密称定，加无水乙醇至刻度，摇匀，即得。

供试品溶液的制备：取供试品适量（含水量约 0.2g），粉碎或研细，精密称定，置具塞锥形瓶中，精密加入无水乙醇 50ml，混匀，超声处理 20 分钟，放置 12 小时，再超声处理 20 分钟，离心，取上清液，即得。

测定法：无水乙醇、标准溶液及供试品溶液各 5μl，注入气相色谱仪，计算，即得。

（2）注意事项

a）本法适用于含挥发性成分或贵重药品。《中国药典》中辛夷中水分即采用此法，规定水分不得过 18.0%。

b）无水乙醇含水量约 3%，标准溶液与供试品溶液的配制需用同一批号试剂。无水乙醇中的含水量需要扣除。含水量的计算采用外标法。但无水乙醇作为溶剂，其含水量扣除方法如下：

标准溶液中水峰面积 ＝ 标准溶液中总水峰面积 － K×标准溶液中乙醇峰面积

供试品溶液中水峰面积 ＝ 供试品溶液中总水峰面积 － K×供试品溶液中乙醇峰面积

$$K = \frac{无水乙醇中水峰面积}{无水乙醇中乙醇峰面积} \tag{2-83}$$

（三）灰分测定及炽灼残渣检查

1. 灰分测定法　中药经粉碎后加热，高温炽灼至灰化所遗留的无机物为总灰分。同一种中药材，在无外来掺杂物（泥土、砂石等杂质）时，一般都有一定的总灰分含量范围。规定中药的总灰分限度，对保证中药的品质和洁净程度，有一定的意义。

中药经高温炽灼得到的总灰分加盐酸处理，得到不溶于盐酸的灰分，为酸不溶性灰分。由于在酸中钙盐等无机物可溶而泥土、砂石等（主要含硅酸盐等成分）不溶解，因此酸不溶性灰分的测定对于那些生理灰分本身差异较大，特别是在组织中含有草酸钙较多的中药，能更准确表明其中泥土砂石等杂质的掺杂含量。如大黄中含有大量草酸钙。在这种情况下，总灰分的测定就不能说明是否有外来无机杂质的存在，而需测定其酸不溶性灰分。

（1）检查方法

a）总灰分测定法：测定用的供试品须粉碎，使能通过 2 号筛，混合均匀后，取供试品 2～3g（如需测定酸不溶性灰分，可取供试品 3～5g），置炽灼至恒重的坩埚中，称定重量（准确至 0.01g），缓缓炽热，注意避免燃烧，至完全炭化时，逐渐升高温度至 500～600℃，使完全灰化并至恒重。根据残渣重量，计算供试品中总灰分的含量（%）。

b）酸不溶性灰分测定法：取总灰分，在坩埚中加入稀盐酸约 10ml，用表面皿覆盖坩埚，置水浴上加热 10 分钟，表面皿用热水 5ml 冲洗，洗液并入坩埚中，用无灰滤纸滤过，坩埚内的残渣用水洗于滤纸上，并洗涤至洗液不显氯化物反应为止。滤渣连同滤纸移至同一坩埚中，干燥，炽灼至恒重，根据残渣重量，计算供试品中酸不溶性灰分的含量（%）。

（2）注意事项

a）测定前先将供试品称取适量粉碎，使其能通过 2 号筛，将粉末混合均匀后再取样。

b）如供试品不易灰化，可将坩埚放冷，加热水或 10% 硝酸铵溶液 2ml，使残渣湿润，然后置水浴上蒸干，得到的残渣再按前法炽灼至坩埚内。内容物完全灰化。

c）《中国药典》中中药材检查灰分的品种较多，而中成药以合格的药材为原料，原则上可以不再检查灰分，但对于某些以根、茎等原药材粉末为原料的制剂，为控制外来杂质的量，仍需检查。如药典中九味羌活丸（羌活、防风、苍术、细辛、川芎、白芷、黄芩、甘草、地黄）规定其总灰分要求不得过 7.0%；酸不溶性灰分不得过 2.0%。

2. 炽灼残渣检查法

（1）原理：中药多由有机化合物组成，经炽灼炭化，再加硫酸湿润，加热使硫酸蒸气除尽后，于高温（700～800℃）炽灼至完全灰化，使有机物破坏分解变为挥发性物质逸出，残留的非挥发性无机杂质（多为金属的氧化物或无机盐类）成为硫酸盐，称为炽灼残渣，《英国药典》（BP）称为硫酸灰分（sulphated ash）。

（2）方法：取供试品 1.0～2.0g 或各药品项下规定的重量，置已炽灼至恒重的坩埚中，精密称定，缓缓炽灼至完全炭化，放冷至室温；除另有规定外，加硫酸 0.5～1ml 使润湿，低温加热至硫酸蒸气除尽后，在 700～800℃ 炽灼使完全灰化，移置干燥器内，放冷至室温，精密称定后，再在 700～800℃ 炽热至恒重，即可。

（3）注意事项

a）取样量可根据炽灼残渣限量来决定。取样量过多，炭化及灰化时间长，取样量少，炽灼残渣少，称量误差大，所以一般如限量为 0.1% 者取样约 1g，若为 0.05% 取样约为 2g，在 1% 以上者取样可在 1g 以下，如遇贵重药品或供试品数量不足时，取样量也可酌情减少。由于炽灼残渣限量一般在 0.1%～0.2%，所以取样量一般为 1.0～2.0g。

b）加热时，必须小心的先用小火加热，以免供试品溅出坩埚外，切不可直接大火加热坩埚底部，否则供试品全部受热引起暴沸或燃烧。

c）如需将残渣留作重金属检查，则炽热温度必须控制在 500～600℃。

d）具有挥发性的无机成分的中药受热挥发或分解，残留非挥发性杂质，也可以用炽灼残渣法检查。如中药轻粉其来源主要为水银、胆矾、食盐升华而制成的氯化亚汞结晶，具有挥发性，所以《中国药典》规定用本法检查其炽灼残渣不得过 0.1%。

（四）干燥失重测定法

干燥失重测定法是指药品在规定的条件下，经干燥后所减失的重量，主要是指水分、结晶水，但也包括其他挥发性的物质如乙醇等。常用的测定方法有以下三种：

1. 常压恒温干燥法

（1）方法：将供试品置于相同条件下已干燥至恒重的扁形称量瓶中，在烘箱内于规定温度下干燥至恒重，由减失的重量和取样量计算供试品的干燥失重。

（2）注意事项

a）干燥温度一般为 105℃，有些药物会有较多结晶水，105℃ 不易除去，可提高干燥温度。

b）干燥时间除另有规定外，一般在达到指定温度 ±2℃ 干燥至恒重为止。

c）为了使水分及挥发性物质易于挥散，供试品应平铺在扁形称量瓶中，厚度不可超过 5mm，如为疏松物质，厚度不可超过 10mm。

d）放入烘箱或干燥器进行干燥时，应将瓶盖取下，置称量瓶旁，或将瓶盖半开进行干燥；取出时，须将称量瓶盖好。置烘箱内干燥的供试品，应在干燥后取出置干燥器中放冷至室温，然后称定重量。

e）供试品如未达规定的干燥温度即融化时，应先将供试品于较低的温度下干燥至大部分水分除去后，再按规定条件干燥。

f）恒重系指供试品连续 2 次干燥后的重量差异在 0.3mg 以下，干燥至恒重的第 2 次及以后各次的称重均应在规定条件下继续干燥 1 小时后进行。

2. 干燥剂干燥法

（1）方法：将供试品置干燥器中，利用干燥器中的干燥剂吸收水分，干燥至恒重。

（2）注意事项：药典中常用的干燥剂有硅胶、硫酸和五氧化二磷等。

a）五氧化二磷的吸水效率、吸水容量和吸水速度均较好。使用时需将干燥剂铺于培养皿中，置于干燥器内。若发现干燥剂表层结块、出现液滴，应将表层刮去，另加新的五氧化二磷再使用；弃去的五氧化二磷不可倒入下水道，应埋入土中。五氧化二磷价格较贵，且不能反复使用。

b）硫酸的吸水效率与吸水速度次于五氧化二磷，但吸水容量比五氧化二磷大，价格也较便宜；使用时，应将硫酸盛于培养皿或烧杯中，不能直接倾入干燥器；搬动干燥器时，应注意勿使硫酸溅出；用过的硫酸经加热除水后可再用。除水的方法是：将含水硫酸置烧杯中加热至冒白烟、保持在110℃左右约30分钟，即可。

c）硅胶的吸水效率仅次于五氧化二磷，大于硫酸。试验用硅胶为变色硅胶，其中加入氯化钴。无水氯化钴呈蓝色，吸水后含两分子结晶水时转变为淡红色，于105℃下干燥后又可恢复为无水物。因此，变色硅胶具有使用方便、价廉、无腐蚀性且可重复使用的特点，为最常用的干燥剂。

3. 减压干燥法

（1）方法：在一定温度下，采用减压干燥器干燥，压力应在2.67kPa（20mmHg以下）。

（2）注意事项：减压干燥器初次使用时，应用厚布包好再进行减压，以防炸裂伤人。开盖时，因器外压力大于内压，必须先将活塞缓缓旋开，使空气缓缓进入，勿使气流进入太快，将称重瓶中的供试品吹散；在供试品取出后应立即关闭活塞。

（五）浸出物测定法

浸出物包括有效成分浸出物和大类成分浸出物。由于中药中的某一个成分不能代表其功能主治，或有效成分的含量太低，都可采用浸出物测定法，因此，该方法是非常有效的质量控制检查内容。如可根据药物的性质有针对性地选择不同的溶剂为浸出物测定溶剂。常用的有水、乙醇、正丁醇和乙醚等。浸出物的测定在选择溶剂时，须结合已知成分的性质来选择适当溶剂。如姜浸膏，用醚浸出物作指标较合适；含有较多皂苷的中药，可先用有机溶剂脱脂后，再选用正丁醇作浸出物的溶剂。总之，如果中药中含有挥发油类成分，可选用极性较小的亲酯性有机溶剂；所含成分在水中溶解度大，可选择水作为溶剂。其原则是相似相溶，即药物的大类成分或有效成分极性大，选择浸出物测定的溶剂极性也要大，反之亦然。对含有多种大类成分，可分别测定，并加以比较，筛选出最为合理的溶剂进行浸出物测定，如水溶性浸出物、醇溶性浸出物以及醚溶性浸出物的测定等。浸出物的建立是以测试10个批次样品的20个数据为准。

1. 水溶性浸出物测定法　测定用的供试品须粉碎，使能通过2号筛，并混合均匀。

常用的方法有冷浸法和热浸法，见2020年版《中国药典》（通则2201）。

2. 醇溶性浸出物测定法　照水溶性浸出物测定法测定（热浸法须在水浴上加热）。以各该品种项下规定浓度的乙醇或甲醇代替水为溶剂。

（六）pH 测定法

药品酸碱度的控制是根据药物在制备过程中引入酸碱物质或贮存过程中产生酸性或碱性杂质来决定的。

除另有规定外，水溶液的pH应以玻璃电极为指示电极，用酸度计进行测定。酸度计应定期检定，使精密度和准确度符合要求。

1. 仪器校正用的标准缓冲液

（1）应使用标准缓冲物质配制。

（2）草酸三氢钾标准缓冲液：精密称取在 54℃ ±3℃ 干燥 4~5 小时的草酸三氢钾 [KH$_3$（C$_2$O$_4$）$_2$·2H$_2$O] 12.61g，加水使溶解并稀释至 1000ml。

（3）邻苯二甲酸氢钾标准缓冲液：精密称取在 115℃ ±5℃ 干燥 2~3 小时的邻苯二甲酸氢钾 [KHC$_8$H$_4$O$_4$] 10.12g，加水使溶解并稀释至 1000ml。

（4）磷酸盐标准缓冲液（pH 6.8）：精密称取在 115℃ ±5℃ 干燥 2~3 小时的无水磷酸氢二钠 3.533g 与磷酸二氢钾 3.387g，加水使溶解并稀释至 1000ml。

（5）磷酸盐标准缓冲液（pH7.4）：精密称取在 115℃ ±5℃ 干燥 2~3 小时的无水磷酸氢二钠 4.303g 与磷酸二氢钾 1.179g，加水使溶解并稀释至 1000ml。

（6）硼砂标准缓冲液：精密称取硼砂 [Na$_2$B$_4$O$_7$·10H$_2$O] 3.80g（注意避免风化），加水使溶解并稀释至 1000ml，置聚乙烯塑料瓶中，密塞，避免与空气中二氧化碳接触。

2. 注意事项

（1）测定前，按各品种项下的规定，选择两种 pH 约相差 3 个单位的标准缓冲液，使供试液的 pH 处于两者之间。

（2）取与供试液 pH 较接近的第一种标准缓冲液对仪器进行校正（定位），不同温度时标准缓冲液的 pH 见表 2-13，使仪器示值与表列数值一致。

表 2-13　不同温度下标准缓冲溶液 pH

温度（℃）	草酸三氢钾标准缓冲溶液	邻苯二甲酸氢钾标准缓冲液	磷酸盐标准缓冲液（pH6.8）	磷酸盐标准缓冲液（pH7.4）	硼砂标准缓冲液
0	1.67	4.01	6.98	7.52	9.46
5	1.67	4.00	6.95	7.49	9.39
10	1.67	4.00	6.92	7.47	9.33
15	1.67	4.00	6.90	7.44	9.28
20	1.68	4.00	6.88	7.43	9.23
25	1.68	4.00	6.86	7.41	9.18
30	1.68	4.01	6.85	7.40	9.14
35	1.69	4.02	6.84	7.39	9.10
40	1.69	4.03	6.84	7.38	9.07
45	1.70	4.04	6.83	7.38	9.04
50	1.71	4.06	6.83	7.38	9.02

（3）仪器定位后，再用第二种标准缓冲液核对仪器示值，误差应不大于 ±0.02pH 单位。若大于此偏差，则应小心调节斜率，使示值与第二种标准缓冲液的表列数值相符。重复上述定位与斜率调节操作，至仪器示值与标准缓冲液的规定数值相差不大于 0.02pH 单位。否则，须检查仪器或更换电极后，再行校正至符合要求。

（4）每次更换标准缓冲液或供试液前，应用纯化水充分洗涤电极，然后将水吸尽，也可用所换的标准缓冲液或供试液洗涤。

（5）测定高 pH 值供试品时，应注意碱误差的问题，必要时选用适当的玻璃电极测定。

（6）对弱缓冲液（如水）的 pH 值测定，先用邻苯二甲酸氢钾标准缓冲液校正仪器再测定供试液，并重新取供试液再测，直至 pH 值的读数在 1 分钟内改变不超过 ±0.05 为止；

然后再用硼砂标准缓冲液校正仪器，再如上法测定；两次 pH 值的读数相差应不超过0.1，取两次读数的平均值为其 pH 值。

（7）配制标准缓冲液与溶解供试品的水，应是新沸过的冷蒸馏水，其 pH 值应为5.5 ~ 7.0。

（8）标准缓冲液一般可保存2～3个月，但发现有混浊、发霉或沉淀等现象时，不能继续使用。

（七）氯化物检查法

药物在生产过程中，常常用到盐酸，或原料、中间体成盐酸盐等。因此，氯化物极易被引入到药物中。Cl^- 对人体虽然无害，但它的量可以反映药物的纯净程度及生产过程是否正常。因此作为信号杂质，氯化物在很多药物中需要检查。

1. **原理** 利用氯化物在硝酸酸性溶液中与硝酸银试液作用，生成氯化物的白色混浊物，与一定量标准氯化钠溶液在相同条件下生成的氯化银混浊液比较，以判断供试品中的氯化物是否超过了限量。

2. **方法** 取各药品项下规定量的供试品，加水溶解使成25ml（溶液如显碱性，可滴加硝酸使成中性），再加稀硝酸10ml；溶液如不澄清，应滤过；置50ml 纳氏比色管中，加水使成40ml，摇匀，作为供试品溶液。另取各药品项下规定量的标准氯化钠溶液，置50ml 纳氏比色管中，加稀硝酸10ml，加水使成40ml，摇匀，作为对照溶液。向供试品溶液与对照溶液中，分别加入硝酸银试液 1.0ml，用水稀释使成50ml，摇匀，在暗处放置5分钟，同置黑色背景上，从比色管上方向下观察、比较，即得。

3. **注意事项**

（1）方法灵敏度：检查方法中使用的标准氯化钠溶液每1ml 相当于 10μg 的 Cl^-。在测定条件下，氯化物浓度以50ml 中含50～80μg 的 Cl^- 为宜，相当于标准氯化钠溶液 5～8ml。在此范围内氯化物所显混浊度梯度明显，便于比较。因此，在设计检查方法时应根据氯化物的限量考虑供试品的取用量，使氯化物的含量在适宜比浊的范围内。

（2）加入硝酸的目的和用量：检查在硝酸酸性溶液中进行，加入硝酸可避免弱酸银盐如碳酸银、磷酸银以及氧化银沉淀的形成而干扰检查，同时还可加速氯化银沉淀的生成并产生较好的乳浊。酸度以50ml 供试液中含稀硝酸10ml 为宜。

（3）观察方法：为了避免光线使单质银析出，在观察前应在暗处放置5分钟。由于氯化银为白色沉淀，比较时应将比色管置黑色背景上，从上向下观察、比较。

（4）温度对混浊度的影响：操作时温度一般控制在30～40℃时，产生的混浊度最大，结果也较恒定。若在20℃以下，生成氯化银混浊的速度较慢，也不恒定。有的药物在以上条件下对检查有干扰，如供试液混浊、有色等，应排除干扰后再检查。

（5）供试液有颜色或不澄明：供试液如带颜色，除另有规定外，可取供试品溶液两份，分置50ml 纳氏比色管中，一份中加硝酸银试液 1.0ml，摇匀，放置10分钟，如显混浊，可反复滤过，至滤液完全澄清，再加规定量的标准氯化钠溶液与水适量使成50ml，摇匀，在暗处放置5分钟，作为对照溶液；另一份中加硝酸银试液 1.0ml 与水适量使成50ml，摇匀，在暗处放置5分钟，按上述方法与对照溶液比较，即得。供试液不澄明，可用滤纸过滤，滤纸应预先以含有硝酸的酸性水溶液洗净其中的氯化物，以便于比较观察。

（6）其他离子的干扰：溶液中如有其他干扰物质存在时，必须提前处理，如硫氰酸盐和碘可与硝酸银生成沉淀干扰测定，可用下列方法除去：

a）加硫酸铜与亚硫酸以除去硫氰酸盐：

$$2KSCN + 2CuSO_4 + H_2SO_3 + H_2O \rightarrow Cu_2(SCN)_2 \downarrow + 2KHSO_4 + H_2SO_4$$

b）对碘的除去需先加适当还原剂（如锌粒、亚硫酸或硫代硫酸钠）将碘还原为 I^-，依次加入氨试液和硝酸银试液，利用碘化银不溶于氨试液而氯化银溶于氨试液中，将碘化银过滤除去，再加入硝酸酸化后则氯化银又重新析出混浊。

$$Cl^- + Ag^+ \rightarrow AgCl \downarrow$$
$$I^- + Ag^+ \rightarrow AgI \downarrow$$
$$AgCl + NH_4OH \rightarrow Ag(NH_3)_2^+$$
$$AgI + NH_4OH \rightarrow 不溶解$$

（八）铁盐检查法

1. 硫氰酸盐法　检查药品中铁盐杂质，《中国药典》和《美国药典》均采用硫氰酸盐法。

（1）原理：本法系利用硫氰酸盐在酸性溶液中与三价铁盐生成红色可溶性硫氰酸盐的配位离子，与一定量标准铁溶液用同法处理后所显颜色进行比较，以判断药物中铁盐杂质的含量。

$$Fe^{3+} + 6SCN^- \xrightarrow{H^+} [Fe(SCN)_6]^{3-}$$

（2）方法：取各药品项下规定量的供试品，加水溶解使成 25ml，移置 50ml 纳氏比色管中，加稀盐酸 4ml 与过硫酸铵 50mg，用水稀释使成 35ml 后，加 30% 硫氰酸铵溶液 3ml，再加水适量稀释成 50ml，摇匀；如显色，立即与标准铁溶液一定量制成的对照溶液（取各药品项下规定量的标准铁溶液，置 50ml 纳氏比色管中，加水使成 25ml，加稀盐酸 4ml 与过硫酸铵 50mg，用水稀释使成 35ml，加 30% 硫氰酸铵溶液 3ml，再加水稀释成 50ml，摇匀）比较，即得。

（3）注意事项

a）方法灵敏度：50ml 溶液中含 Fe^{3+} 为 $20 \sim 50\mu g$ 时，色泽梯度明显，易于区别。低于 $15\mu g$ 或高于 $50\mu g$ 时，色泽太深或太浅，均不利于比较。

b）加入稀盐酸的目的和用量：在中性或碱性中，Fe^{3+} 水解形成红棕色的氢氧化铁沉淀，故反应应在酸性溶液中进行，且酸性溶液可避免弱酸盐，如醋酸盐、磷酸盐、砷酸盐等的干扰。如加入硝酸，因硝酸有氧化性，可使 SCN^- 受到破坏。

$$3SCN^- + 13NO_3^- + 10H^+ \rightarrow 3SO_4^{2-} + 3CO_2 \uparrow + 16NO \uparrow + 5H_2O$$

经实验，以 50ml 溶液中含盐酸 4ml 为宜。

c）加入过硫酸铵的目的：加入氧化剂过硫酸铵可氧化供试品中的 Fe^{2+} 成 Fe^{3+}，同时可防止由于光线使硫氰酸铁还原或分解褪色。

d）某些中药制剂（如含葡萄糖、碳酸氢钠、糊精、重质碳酸镁等）在检查过程中加硝酸处理，则可不再加过硫酸铵，但必须加热煮沸除去氧化氮，否则亚硝酸与硫氰酸根作用生成红色亚硝酰硫氰化物（NO·SCN）而影响比色测定。温度越高，褪色越快，所以测定时应特别注意供试品溶液与标准溶液实验条件应一致，以免造成误差。

e）其他离子的干扰：硫氰酸根能和其他许多金属离子发生反应，而干扰测定，如与高汞、锌、锑等金属离子形成配合物而减低硫氰酸铁配位离子颜色的深度。与银、亚汞、铜、钴、铋、铬等离子产生有色沉淀，而发生干扰。许多阴离子如氟化物、砷酸盐、枸橼酸盐、磷酸盐、酒石酸盐与高铁离子形成配合物，使红色消褪。此外，硫离子、亚硫离子、碘离子、亚硝酸等对此法也有一定影响，加入稍过量的硫氰酸铵，可使干扰减少。硫酸盐对本法干扰较大，当溶液中含有硫酸盐（以 SO_4^{2-} 计）达 400mg 时，则结果偏低 6.3%，含硫酸盐达 800mg，则偏低 17.8%。

f）硫酸铁铵的配制：为了防止硫酸铁铵的水解，故在配制标准铁储备液时加入硫酸 2.5ml，使易于保存。

g）比色：若供试品管与标准品管色调不一致，所显颜色太浅，可分别用正丁醇提取后比色。因硫氰酸铁的配位离子在正丁醇等有机溶剂中溶解度大，遂能增加颜色深度，并能排除某些干扰物质的影响。

2. 巯基醋酸法　BP 采用巯基醋酸法检查药品中铁盐杂质。

（1）原理：巯基醋酸还原 Fe^{3+} 为 Fe^{2+}，在氨碱性溶液中作用生成配位化合物，与一定量标准铁溶液经同法处理后产生的颜色进行比较，反应式如下：

$$2Fe^{3+} + 2HSCH_2COOH \rightarrow 2Fe^{2+} + \begin{matrix} SCH_2COOH \\ | \\ SCH_2COOH \end{matrix} + 2H^+$$

$$Fe^{2+} + 2HSCH_2COOH \rightarrow Fe(SCH_2COOH)_2 + 2H^+$$

$$Fe(SCH_2COOH)_2 \rightarrow [Fe(SCH_2COO)_2]^{2-} + 2H_2O$$

（2）注意事项：检查时，在加巯基醋酸试液前应先加入 20% 的枸橼酸溶液使与铁配位，以免在氨碱性溶液中产生氢氧化铁沉淀。本法检出铁盐灵敏度高，但试剂较贵。

三、内源性有害物质分析

中药中主要的内源性有害物质是指中药本身所含的具有毒副作用的化学成分。对于内服中药，含有剧毒或大毒的药味时，其药材、饮片及制剂均应建立相应毒性成分的限量检查方法；对于既是毒性成分又是有效成分的，一般应控制含量范围。下面介绍几类中药中常见毒性成分及其分析方法。

（一）有毒生物碱类成分分析

1. 乌头碱类成分　毛茛科乌头属的附子、川乌、草乌等药材中含有二萜类双酯型生物碱，这种生物碱有麻辣味，亲脂性强、毒性大。例如，乌头碱（aconitine）、新乌头碱（或中乌头碱、美沙乌头碱，mesaconitine），次乌头碱（或海帕乌头碱，hypaconitine）等，其中乌头碱毒性最大。这类药材经炮制后毒性有所减弱，乌头碱水解为毒性小的乌头原碱（aconine），但炮制过程的工艺及工艺过程控制的差异对毒性成分的含量仍存在差异，故其炮制品仍需控制其毒性成分的含量。中药制剂中含有以上药材饮片的有大小活络丸、四逆汤、桂附地黄胶囊、复方夏天无片等，这些中药制剂同样需要检测其中双酯型生物碱的含量。

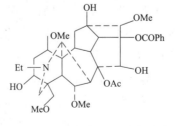

乌头碱

例 2 – 3 制川乌双酯型生物碱的检查

《中国药典》（2020 年版）采用高效液相色谱法检查制川乌中双酯型生物碱。

色谱条件与系统适用性试验：以十八烷基硅烷键合硅胶为填充剂；以乙腈 – 四氢呋喃（25∶15）为流动相 A，以 0.1mol/L 醋酸铵溶液（每 1000ml 加冰醋酸 0.5ml）为流动相 B，按规定进行梯度洗脱；检测波长为 235nm。理论板数按苯甲酰新乌头原碱峰计算应不低于 2000。

供试品溶液的制备：取本品粉末（过三号筛）约 2g，精密称定，置具塞锥形瓶中，加氨试液 3ml，精密加入异丙醇 – 乙酸乙酯（1∶1）混合溶液 50ml，称定重量，超声处理（功率 300W，频率 40kHz；水温在 25℃以下）30 分钟，放冷，再称定重量，用异丙醇 – 乙酸乙酯（1∶1）混合溶液补足减失的重量，摇匀，滤过。精密量取续滤液 25ml，40℃ 以下减压回收溶剂至干，残渣精密加入异丙醇 – 三氯甲烷（1∶1）混合溶液 3ml 溶解，滤过，取续滤液，即得。

对照品溶液的制备：取苯甲酰乌头原碱对照品、苯甲酰次乌头原碱对照品、苯甲酰新乌头原碱对照品适量，精密称定，加异丙醇 – 三氯甲烷（1∶1）混合溶液制成每 1ml 含苯甲酰乌头原碱和苯甲酰次乌头原碱各 50μg、苯甲酰新乌头原碱 0.3mg 的混合溶液，即得。

测定法：分别精密吸取上述对照品溶液与供试品溶液各 10μl，注入液相色谱仪，测定，即得。

本品按干燥品计算，含苯甲酰乌头原碱（$C_{32}H_{45}NO_{10}$）、苯甲酰次乌头原碱（$C_{31}H_{43}NO_9$）及苯甲酰新乌头原碱（$C_{31}H_{43}NO_{10}$）的总量应为 0.07% ~ 0.15%。

2. 吡咯里西啶生物碱 吡咯里西啶生物碱（pyrrolizidine alkaloid，PA）广泛分布于植物界，大多具有肝毒性，可导致中毒甚至死亡，并有潜在的致癌危险。吡咯里西啶类生物碱是由千里光次碱（necine base）和千里光酸（necic acid）形成的酯类，目前已发现 400 多个不同结构的 PA，存在于世界各地的 6000 多种有花植物中。这些植物 95% 以上集中于以下四个科中，即菊科（Compositae）、紫草科（Borinaceae）、豆科（Leguminosae）、兰科（orchidaceae）。其他少量分布于厚壳科（Ehretiaceae）、玄参科（Scruphulariaeeae）、夹竹桃科（Apocynaceae）、毛茛科（Ranunculaceae）、百合科（Liliaceae）等。

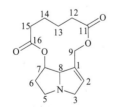

吡咯里西定类生物碱

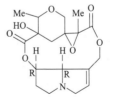

阿多尼弗林碱

例 2 – 4 千里光中阿多尼弗林碱的检查

《中国药典》（2020 年版）采用高效液相色谱 – 质谱法检查千里光药材中阿多尼弗林碱。

色谱、质谱条件与系统适用性试验：以十八烷基硅烷键合硅胶为填充剂；以乙腈 – 0.5% 甲酸溶液（7∶93）为流动相；采用单级四极杆质谱检测器，电喷雾离子化（ESI）正离子模式下选择质荷比（m/z）为 366 离子进行检测。理论板数按阿多尼弗林碱峰计算应不低于 8000。

校正因子测定：取野百合碱对照品适量，精密称定，加0.5%甲酸溶液制成每1ml含0.2μg的溶液，作为内标溶液。取阿多尼弗林碱对照品适量，精密称定，加0.5%甲酸溶液制成每1ml含0.1μg的溶液，作为对照品溶液。精密量取对照品溶液2ml，置5ml量瓶中，精密加入内标溶液1ml，加0.5%甲酸溶液至刻度，摇匀，吸取2μl，注入液相色谱－质谱联用仪，计算校正因子。

测定法：取本品粉末（过三号筛）约0.2g，精密称定，置具塞锥形瓶中，精密加入0.5%甲酸溶液50ml，称定重量，超声处理（功率250W，频率40kHz）40分钟，放冷，再称定重量，用0.5%甲酸溶液补足减失的重量，摇匀，滤过，精密量取续滤液2ml，置5ml量瓶中，精密加入内标溶液1ml，加0.5%甲酸溶液至刻度，摇匀，吸取2μl，注入液相色谱－质谱联用仪，测定，即得。

本品应不含阿多尼弗林碱或含阿多尼弗林碱（$C_{18}H_{23}NO_7$）不得超过0.004%。

（二）马兜铃酸类成分分析

长期服用含马兜铃酸（aristolochic acid）的中药可导致肾损害。马兜铃酸类化合物普遍存在于马兜铃科（Aristolochiaeae）植物，主要成分有马兜铃酸Ⅰ、Ⅱ等。由于马兜铃酸的肾毒性，我国已取消含马兜铃酸类成分的中药关木通（Aristolochiae Manshuriensis Caulis）、广防己（Aristolochiae Fangchi Radix）、青木香（Aristolochiae Radix）的药品标准；而细辛（Asari Radix et Rhizoma）也由以全草入药，恢复到以根及根茎入药，以保障临床用药的安全。

马兜铃酸　　R = OCH₃
马兜铃酸　　R = H

例2－5　细辛中马兜铃酸Ⅰ限量的检查

《中国药典》（2020年版）采用高效液相色谱法对细辛中马兜铃酸Ⅰ的限量进行检查。

色谱条件与系统适用性试验：以十八烷基硅烷键合硅胶为填充剂；以乙腈为流动相A，以0.05%磷酸溶液为流动相B，进行梯度洗脱，梯度洗脱程序为：30%～34% A（0～10分钟）；34%～35% A（10～18分钟）；35%～45% A（18～20分钟）；45% A（20～30分钟）；45%～53% A（30～31分钟）；53% A（31～35分钟）；53%～100% A（35～40分钟）。检测波长为260nm。理论板数按马兜铃酸Ⅰ峰计算应不低于5000。

对照品溶液的制备：取马兜铃酸Ⅰ对照品适量，精密称定，加甲醇制成每1 ml含0.2μg的溶液，即得。

供试品溶液的制备：取本品中粉约0.5g，精密称定，置具塞锥形瓶中，精密加入70%甲醇25ml，密塞，称定重量，超声处理（功率500W，频率40kHz）40分钟，放冷，再称定重量，用70%甲醇补足减失的重量，摇匀，滤过，取续滤液，即得。

测定法：分别精密吸取对照品溶液与供试品溶液各10μl，注入液相色谱仪，测定，即得。

本品按干燥品计算，含马兜铃酸Ⅰ（$C_{17}H_{11}O_7N$）不得过0.001%。

（三）有机酸类成分分析

银杏叶提取物及其制剂中的银杏酸具有致敏性、细胞毒性和免疫毒性，因此其限量是评价相关制剂质量的关键指标。

色谱条件与系统适用性试验：以十八烷基硅烷键合硅胶为填充剂；以甲醇－1%冰醋酸溶液（90∶10）为流动相；检测波长为310nm。理论板数按白果新酸峰计算应不低于4000。

对照品溶液的制备：取白果新酸对照品适量，精密称定，加甲醇制成每1ml含5μg的溶液，作为对照品溶液。另取总银杏酸对照品适量，加甲醇制成每1ml含100μg的溶液，作为定位用对照溶液。

供试品溶液的制备：取本品粉末约10g，精密称定，置具塞锥形瓶中，精密加入石油醚（60～90℃）50ml，密塞，称定重量，回流提取2小时，放冷，再称定重量，用石油醚（60～90℃）补足减失的重量，摇匀，滤过。精密量取续滤液25ml，减压回收溶剂至干，精密加入甲醇2ml，密塞，摇匀，即得。

测定法：精密吸取供试品溶液、对照品溶液及定位用对照溶液各10μl，注入液相色谱仪，计算供试品溶液中与总银杏酸对照品相应色谱峰的总峰面积，以白果新酸对照品外标法计算总银杏酸含量，即得。

本品含总银杏酸不得过百万分之十。

（四）其他类毒性成分分析

中药马钱子含有马钱子碱和士的宁，其中士的宁毒性最大，治疗量的士的宁能增强大脑皮质的兴奋与抑制过程，中毒量则破坏反射活动的正常过程，使兴奋在整个脊髓中扩散而呈特有的强直性痉挛，严重者可因呼吸肌强直性收缩而引起窒息。因此，士的宁即是马钱子的有效成分同时也是有毒成分，所以应规定其含量限度的范围，《中国药典》规定马钱子中士的宁的含量限度范围是1.20%～2.20%。

除上述生物碱及马兜铃酸类物质以外，中药中还含有一些其他类型的内源性有害物质，如桑寄生中含有可致心脏传导阻滞、心动过缓、异位节律等的强心苷类成分，苦杏仁、桃仁等均含氰苷（Cyanogentic glycosides）类成分，在体内水解出强烈的细胞毒物质氢氰酸产生毒性作用。可采用高效液相色谱法、顶空气相色谱法、气相色谱－质谱联用等方法检测。此外，巴豆油中含有毒性蛋白，雄黄、朱砂中含有可溶性砷、汞等。

四、外源性有害物质分析

（一）重金属及有害元素的测定

按照目前的国际标准，重金属及其他有害元素主要包括铅（Pb）、镉（Cd）、砷（As）、汞（Hg）、铜（Cu）等。重金属元素的毒性作用主要是由于它们进入体内并与体内酶蛋白上的—SH和—S—S—键牢固结合，从而使蛋白质变性，酶失去活性，组织细胞出现结构和功能上的损害。

《中国药典》（2020年版）一部规定，中药中重金属和有害元素的检测方法主要有：重金属总量用硫代乙酰胺或硫化钠显色反应比色法测定；砷盐的检测用古蔡氏法或二乙基二硫代氨基甲酸银法两种方法；对单个铅、镉、砷、汞、铜元素的测定则使用原子吸收分光光度法和电感耦合等离子体质谱法进行测定。

1. 重金属总量的检查　重金属是指在实验条件下能与S^{2-}作用显色的金属杂质，如银、铅、汞、铬、锡、锑等，在药品的生产过程中遇到铅的机会较多，铅在体内又易蓄积中毒，故检查时以铅为代表。

重金属检查法使用的显色剂有硫化氢试液、硫代乙酰胺试液和硫化钠试液等。目前，《中国药典》以及《英国药典》（BP）使用硫代乙酰胺试液显色。《美国药典》（USP）仍使用硫化氢试液，《日本药典》（JP）使用硫化钠试液，本法对硫化钠的纯度要求很高，否则放置时易析出硫，影响比色（表 2 - 14、表 2 - 15）。

表 2 - 14 杂质的分类（ICH Q3D & USP <232 >）

1 级	2 级		3 级
	2A 级	2B 级	
药品生产中限制使用或禁止使用的人体毒物	在药品中出现可能性较高的元素	因丰度低、与其他材料共同分离的可能性较低，所以在药品中出现的可能性较低的元素	通过口服给药途径毒性较低的元素（通常 PDE 较高并 > 500 μg/day）
要求风险评估	要求风险评估	可无需进行风险评估	吸入和非口服途径需进行风险评估
砷、镉、铅、汞	钴、镍、钒	银、金、铱、锇、钯、铑、钌、硒、铊	钡、铬、铜、锂、钼、锑、锡

表 2 - 15 中国药典、美国药典和 ICH 中的元素杂质分析

	中国药典	美国药典 USP232/233（ICH3D）
元素种类	砷、镉、铅、汞、铜、铬、铁、钡、钾、钠、铝、锡	1：无机砷、镉、铅、无机汞； 2A：银、金、铱、锇、钯、铂、铑、钌 3：硒、铊、钡、铬、铜、锂、钼、锑、锡
检测方法	原子吸收光谱仪 ICP - MS	ICP - OES ICP - MS

（1）硫代乙酰胺法：用于在实验条件下供试液澄清、无色，对检查无干扰或经处理后检查无干扰的药物。

原理：在弱酸（pH3.5 醋酸盐缓冲液）条件下，硫代乙酰胺发生水解，产生硫化氢，可与微量重金属离子生成黄色至棕黑色的硫化物均匀混悬液，与一定量标准铅溶液经同法处理后所呈颜色比较，颜色不得更深。

$$CH_3CSNH_2 + H_2O \xrightarrow{pH 3.5} CH_3CONH_2 + H_2S \uparrow$$
$$Pb^{2+} + H_2S \rightarrow PbS \downarrow + 2H^+$$

方法：除另有规定外，取 25ml 纳氏比色管两支，甲管中加标准铅溶液一定量与醋酸盐缓冲液（pH3.5）2ml 后，加水或各药品项下规定的溶剂稀释成 25ml，乙管中加入各药品项下规定的方法制成的供试品溶液 25ml；再在甲乙两管中分别加硫代乙酰胺试液各 2ml，摇匀，放置 2 分钟，同置白纸上，自上向下透视，乙管中显出的颜色与甲管比较，不得更深。

注意事项：

a）本法标准铅溶液为每 1ml 相当于 10μg 的 Pb^{2+}，适宜目视比色范围为每 27ml 溶液中含 10～20μg 的 Pb^{2+}，相当于标准铅溶液 1～2ml。

b）溶液的 pH 值对金属离子与硫化氢呈色影响较大。在 pH3.0～3.5，硫化铅的沉淀较完全。若酸度增大，金属离子与硫化氢显色变浅，酸度太大时甚至不显色。故供试品若用强酸溶解，或在处理中用强酸，在加硫代乙酰胺试液前应加氨水至对酚酞指示液显中性，再加醋酸盐缓冲液调节溶液的酸度。

　　c）供试品的处理：供试品如有色，应在加硫代乙酰胺试液以前在对照溶液管中滴加少量稀焦糖液（取蔗糖用小火加热后，再混悬于水中。随加热温度与时间的不同，其水溶液呈黄、褐或棕黑色。根据供试品溶液颜色，适当掌握蔗糖的加热程度），使之与供试品溶液管的颜色一致，然后再加硫代乙酰胺试液比色。如仍不能使两管颜色一致时，可取两倍量供试品加水溶解后，分成两等份，在一份中加入硫代乙酰胺试液，经滤膜（孔径 3μm）滤过（除去金属硫化物沉淀），加入规定量的标准铅溶液作为对照溶液，再与另一份供试溶液按规定方法处理后比较。

　　供试品如含高铁盐影响重金属检查时，可先加抗坏血酸 0.5~1.0g，并在对照液中加入相同量的抗坏血酸，再照上述方法检查。

　　供试品为铁盐，可在相对密度 1.103~1.105 的盐酸（盐酸 9ml 加水 6ml）中，使大部分 Fe^{3+} 生成 $HFeCl_6^{2-}$，用乙醚提取除去；再加氨试液使溶液呈碱性，用氰化钾掩蔽残留的微量铁盐后，加硫化钠试液检查铅盐。

　　药物本身也能生成不溶性硫化物、干扰重金属的检查时，应作特殊处理。

　　（2）炽灼后的硫代乙酰胺法：适用于在水、乙醇中难溶，或能与重金属离子形成配位化合物的药物。

　　原理：将供试品炽灼破坏后，加硝酸加热处理，使有机物分解破坏完全后，再按一法进行检查。

　　方法：取炽灼残渣项下遗留的残渣，加硝酸 0.5ml，蒸干，至氧化氮蒸气除尽后（或取供试品一定量，缓缓炽灼至完全炭化，放冷，加硫酸 0.5~1.0ml，使恰湿润，用低温加热至硫酸除尽后，加硝酸 0.5ml，蒸干，至氧化氮蒸气除尽后，放冷，在 500~600℃ 炽灼使完全灰化），放冷，加盐酸 2ml，置水浴上蒸干后加水 15ml，滴加氨试液至对酚酞指示液显中性，再加醋酸盐缓冲液（pH3.5）2ml，微热溶解后，移置纳氏比色管中，加水稀释成 25ml；另取配制供试品溶液的试剂，置瓷皿中蒸干后，加醋酸盐缓冲液（pH3.5）2ml 与水 15ml，微热溶解后，移置纳氏比色管中，加标准铅溶液一定量，再用水稀释成 25ml；照一法检查，即得。

　　注意事项：

　　a）炽灼温度对重金属检查影响较大，温度越高，重金属损失越大，如铅在 700℃ 经 6小时炽灼，回收率仅为 32%。应控制在 500~600℃ 炽灼使完全炭化。

　　b）炽灼残渣加硝酸加热处理，使有机物进一步分解破坏完全。必须蒸干除尽氧化氮，否则亚硝酸可氧化硫化氢析出硫，影响比色。蒸干后残渣加盐酸，使重金属成为氯化物。为了消除盐酸或其他试剂中可能夹杂重金属的影响，在配制供试品溶液时，如使用盐酸超过 1ml（或与盐酸 1ml 相当的稀盐酸），使用氨试液超过 2ml，以及用硫酸与硝酸进行有机破坏或其他试剂处理者，除另有规定外，对照品溶液应取同样量试剂在瓷皿中蒸干，依法检查。

　　c）含钠盐或含氟的有机药物在炽灼时能腐蚀瓷坩埚而引入重金属，应改用铂坩埚或硬质玻璃蒸发皿。

　　（3）硫化钠法：适用于难溶于稀酸但能溶解于碱性水溶液的药物。

　　原理：在碱性介质中，以硫化钠为显色剂，使 Pb^{2+} 生成 PbS 微粒的混悬液，与一定量标准铅溶液经同法处理后所呈颜色比较，颜色不得更深。

　　方法：除另有规定外，取供试品适量，加氢氧化钠试液 5ml 与水 20ml 溶解后，置纳氏比色管中，加硫化钠试液5滴，摇匀，与一定量的标准铅溶液同样处理后的颜色比较，不得更深。

注意事项：硫化钠试液对玻璃有一定的腐蚀性，且久置后会产生絮状物，应临用新制。

（4）微孔滤膜法：适用于重金属限量低的药物。

原理：使重金属生成硫化物富集于微孔滤膜上，比较供试品和一定量标准铅溶液经同法处理后所产生的色斑深浅，确定重金属是否超过限量。

方法：

a）仪器装置：所用滤器由具有螺纹丝扣并能密封的上下两部分，以及垫圈、滤膜和尼龙垫网所组成。如图2-34所示。

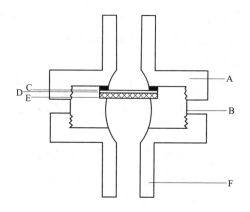

图2-34　微孔滤膜过滤法检重金属装置

A. 滤器上盖部分，入口处应能与50ml注射器紧密连接；B. 连接头；C. 垫圈
（外径10mm，内径6mm）；D. 滤膜（直径10mm，孔径3.0μm），用前经在水中
浸泡24小时以上；E. 尼龙垫网（孔径不限，直径10mm）；F. 滤器下部，
出口处套上一合适橡皮管

b）标准铅斑的制备：精密量取标准铅溶液一定量，置小烧杯中，用水或各药品项下规定的溶剂稀释成10ml，加入醋酸盐缓冲液（pH 3.5）2ml与硫代乙酰胺试液1.0ml，摇匀，放置10分钟，用50ml注射器转移至上述滤器中进行压滤（滤速约为1ml/min），滤毕，取下滤膜，放在滤纸上干燥，即得。

c）检查法：取按各药品项下规定方法制成的供试品溶液10ml，照标准铅斑的制备方法，自"加入醋酸盐缓冲液（pH 3.5）2ml"起，依法操作，并照上述检查法中所述比较，不得更深。

注意事项：

a）供试品溶液如有色或浑浊，应进行预滤。如滤膜上有污染，应更换滤膜再滤，直至滤膜无污染，再制备铅斑、检查。

b）因重金属限量低时，用纳氏比色管难以观察比较，改用微孔滤膜法，将重金属的硫化物富集于滤膜上，比较色斑颜色深浅，可以提高检查的灵敏度。

2. 铅元素的测定方法

（1）双硫腙比色法

原理：样品经消化后，在pH 8.5～9.0时，铅离子与双硫腙生成红色络合物，此络合物溶于三氯甲烷，向反应液中加入柠檬酸铵、氰化钾和盐酸羟胺等，防止铁、铜、锌等离子干扰，与标准系列比较定量。

方法：

a）供试品溶液的制备：精密称取样品粉末 5.0g，置瓷坩埚中，加热至炭化，移入高温炉中，500℃灰化 3 小时，放冷，取出坩埚，加硝酸（1:1）1ml，润湿灰分，用小火蒸干，在 500℃灼烧 1 小时，放冷，取出坩埚。加硝酸（1:1）1ml，加热，使灰分溶解，移至 50ml 量瓶中，用水洗涤坩埚，洗液并入量瓶中，加水至刻度，混匀，备用。

b）标准曲线的绘制：精密吸取铅标准工作液 0.00、0.10、0.20、0.30、0.40、0.50ml（相当 0、1、2、3、4、5μg 铅）分别置于 125ml 分液漏斗中，各加 1% 硝酸溶液至 20ml，加 20% 柠檬酸铵溶液 2ml，20% 盐酸羟胺溶液 1ml 和酚红指示液 2 滴，用氨水（1:1）调至红色，再加 10% 氰化钾溶液 2ml，混匀，加双硫腙工作液 5.0ml，剧烈振摇 1 分钟，静置分层，取氯仿层经脱脂棉滤入 1cm 比色杯中，以零管调节零点，在分光光度计中于 510nm 波长处测吸收度，绘制标准曲线。

c）测定法：吸取供试品溶液 10.0ml 和等量的试剂空白液，分别置于 125ml 分液漏斗中，各加水至 20ml，照标准曲线绘制项下自"各加 20% 柠檬酸铵溶液"起依次操作。测定其吸收度并计算含量。

$$X = (A_1 - A_2) \times V_1 \times 1000 \div (M \times V_2 \times 1000) \qquad (2-84)$$

式中，X 为样品中铅的含量（mg/kg）；A_1 为测定用样品消化液中铅的含量（μg）；A_2 为试剂空白液中铅的含量（μg）；M 为样品重量（g）；V_1 为样品消化液的总体积（ml）；V_2 为测定用样品消化液体积（ml）。

注意事项

a）20% 柠檬酸铵溶液的配制：称取柠檬酸铵 50g，溶于 100ml 水中，加酚红指示液 2 滴，加氨水（1:1），调 pH 至 8.5～9.0，至氯仿层绿色不变为止，弃去氯仿层，再用氯仿洗 2 次，每次 5ml，弃去氯仿层，加水稀释至 250ml。

b）氯仿不应含氧化物。

检查方法：取氯仿 10ml，加新煮沸过的水 25ml，振摇 3 分钟，静置分层，取水层 10ml，加 1.5% 碘化钾溶液和淀粉指示液数滴，振摇后应不显蓝色。

处理方法：于氯仿溶液中加入 1/10～1/20 体积的 20% 硫代硫酸钠溶液洗涤，再用水洗，加入少量无水氯化钙脱水，进行蒸馏，弃去最初及最后的 1/10 馏出液，收集中间馏出液，备用。

双硫腙溶液：含双硫腙 0.05% 的氯仿溶液，保存冰箱中，必要时用下述方法纯化：

称取研细的双硫腙 0.5g，溶于 50ml 氯仿中，如不全溶，可用滤纸滤过于 250ml 分液漏斗中，用氨水（1:99）提取 3 次，每次 100ml，将提取液用棉花滤过至 500ml 分液漏斗中，用 6mol/L 盐酸调至酸性，将沉淀出的双硫腙用氯仿提取 2～3 次，每次 20ml，合并氯仿层，用等量水洗涤 2 次，弃去洗涤液，在 50℃ 水浴上蒸去氯仿。精制的双硫腙置硫酸干燥器中干燥备用。或将沉淀出的双硫腙用 200ml、200ml、100ml 氯仿提取 3 次，合并氯仿层，即得。

双硫腙工作液：吸取双硫腙溶液 1.0ml，加氯仿至 10ml，混匀。用 1cm 比色杯，以氯仿调节零点，于 510nm 波长处测吸收度。用下式算出配制 100ml 双硫腙工作液（70% 透光率）所需双硫腙溶液的毫升数（V）。

$$V = \frac{10\,(-\lg 70/100)}{A} = \frac{1.55}{A} \qquad (2-85)$$

铅标准溶液：精密称取硝酸铅 0.1598g，加 1% 硝酸溶液 10ml 溶解，移至 100ml 量瓶中，加水稀释至刻度摇匀，即得（每1ml相当于1mg铅）。

标准铅工作液：精密吸取标准铅溶液1.0ml，置100ml量瓶中，加水稀释至刻度，摇匀，即得（每1ml相当于10μg的铅）。

（2）原子吸收分光光度法

原理：样品经消化后，导入原子吸收分光光度计中，原子化后，于波长283.3nm处测其吸收度。

方法：

a）供试品溶液的制备：供试品溶液同双硫腙比色法制备。

过硫酸铵灰化法：精密称取研细样品1.0~5.0g，置石英或瓷坩埚中，加硝酸5ml，放置30分钟，小火蒸干，继续加热炭化，移入高温炉中，500℃灰化1小时，取出放冷，再加硝酸1ml浸湿灰分，小火蒸干，称取过硫酸铵2g，覆盖灰分，再移入高温炉中，500℃恒温2小时，再800℃灰化20分钟，冷却后取出。以0.5%硝酸溶液少量多次洗入10ml量瓶中，并稀释至刻度，备用，同时做试剂空白试验。

b）测定条件

火焰原子吸收光谱法：波长为283.3nm；狭缝1.3nm；灯电流7.5mA；乙炔－空气（燃气）。

石墨炉原子吸收光谱法波长、狭缝、灯电流条件同火焰，120℃干燥30秒；450℃灰化20秒；2000℃原子化5秒（也可根据仪器型号，调至最佳条件）。

c）标准曲线的绘制

火焰法：精密吸取标准铅工作液（1ml相当于10μg）0.0ml、5.0ml、10ml、15ml、25ml分别置于50ml量瓶中，用2%盐酸稀释至刻度。按火焰原子吸收光度法绘制标准曲线。

火焰原子吸收光谱法：精密吸取铅标准液（每1ml相当于1μg的铅）0.0ml、0.5ml、1.0ml、2.0ml、3.0ml、4.0ml分别置于100ml量瓶中，加0.5%硝酸稀释至刻度，混匀。按石墨炉原子吸收光谱法测定条件绘制标准曲线，在0~40ng范围内呈线性关系。

d）测定法：移取供试品溶液适量，可根据样品的含量高或低，选择测定条件（1）或（2），按标准曲线项下方法测定并计算含量。

$$X = (A_1 - A_2) \times V \times 1000 \div (M \times 1000) \tag{2-86}$$

式中，X为样品中铅的含量（mg/kg）；A_1为测定用样品中铅的含量（μg）；A_2为试剂空白液中铅的含量（μg）；V为样品处理后的总体积（ml）；M为样品重量（g）。

3. 汞元素的测定方法

（1）测汞仪法

原理：样品经消化使汞转为离子状态。汞离子被氯化亚锡定量地还原为金属汞。利用汞蒸气对253.7nm波长的紫外光具有强烈的吸收作用，从而测定汞的含量。

方法：

a）供试品溶液的制备：精密称取样品粉末0.2g，置250ml磨口圆底烧瓶中，加去离子水130ml连接冷凝管，取吸收液50ml，置200ml高形烧杯中，将冷凝管尖插入吸收液面以下，加热。在40~50分钟内蒸出100ml蒸馏液，移动烧杯，使冷凝管尖离开液面，停止蒸馏，防止倒吸。于吸收液中滴加10%盐酸羟胺溶液至高锰酸钾液颜色刚刚消褪，摇匀，使附着在冷凝管尖上的二氧化锰溶解，再移入250ml量瓶中，加水稀释至刻度，摇匀，备用，同时做试剂空白试验。

b）标准曲线的绘制

汞标准溶液的制备：精密称取氯化汞 0.1354g，溶于 0.5mol/L 硫酸溶液中，转入 100ml 量瓶中，再用 0.5mol/L 硫酸液稀释至刻度，摇匀，备用（每 1ml 相当于 1mg 的汞）。

汞标准工作液的制备：精密吸取汞标准溶液 1.0ml，置 100ml 量瓶中，加 0.5mol/L 硫酸溶液稀释至刻度，摇匀。精密吸取该溶液 1.0ml，置 100ml 量瓶中，加 0.5mol/L 硫酸溶液稀释至刻度，摇匀（每 1ml 相当于 0.1μg 的汞）。

精密吸取汞标准工作液 0.0ml、1.0ml、2.0ml、3.0ml、4.0ml、5.0ml、10.0ml，置 50ml 量瓶中，加吸收液 25ml，滴加 10% 盐酸羟胺溶液至高锰酸钾颜色刚刚消失，用水稀释至刻度，混匀，移至汞蒸气发生瓶中，加入 10% 氯化亚锡溶液 2ml，立即按仪器设置条件测定吸收度值，绘制标准曲线。

c）测定法：精密吸取供试品溶液适量和等量试剂空白溶液，置汞蒸气发生瓶中，加入 10% 氯化亚锡溶液 2ml，立即测定吸收度值，并计算含量。

$$X = （A_1 - A_2）\times V_1 \times 1000 \div （M \times V_2 \times 1000）\qquad (2-87)$$

式中，X 为样品中汞的含量（mg/kg）；A_1 为测定用样品消化液中汞的含量（μg）；A_2 为试剂空白液中汞的含量（μg）；M 为样品重量（g）；V_1 为样品消化液的总体积（ml）；V_2 为测定用样品消化液体积（ml）。

注意事项：

a）吸收液 A 取优级纯硫酸 72ml 溶于 428ml 水中。吸收液 B 称取优级纯高锰酸钾 3g 溶于 500ml 水中。临用前，将 A、B 两溶液等体积混匀。

b）10% 盐酸羟胺溶液和 10% 氯化亚锡溶液分别放置几粒金属锡密塞保存；放置 12 小时，以驱除微量汞和紫外光区产生吸收的挥发性物质。

（2）冷原子吸收分光光度法

原理：样品经消化使汞转化为无机离子状态。用氯化亚锡将其还原为金属汞，通过氢化物发生器装置再转换为蒸气，载气将汞蒸气导入原子吸收分光光度计，进行高灵敏度的测定。

方法：

a）供试液溶液的制备：精密称取研细样品 0.4g，放入 25ml 聚四氟乙烯杯内，加混合酸 4ml，加盖放置 12 小时，将聚四氟乙烯杯放入压力消解器中，拧紧螺帽，于烘箱内 105 ~ 120℃ 加热 2 小时，取出放冷，置电加热板上加热片刻，将消化液转入 50ml 量瓶中，用去离子水稀释至刻度，摇匀，备用。同法制成空白溶液。

b）测定条件：检测波长 253.7nm；进样量 2ml；反应时间 20 秒。

c）标准曲线的绘制：精密吸取汞标准工作液（每 1ml 相当于 5μg 的汞）0.0ml、0.10ml、0.20ml、0.30ml、0.40ml、0.50ml，置 50ml 量瓶中，加 2% 硝酸溶液稀释至刻度，摇匀，作为标准系列溶液。

分别吸取上述标准系列溶液 2ml，加 0.01% 氯化亚锡溶液 2ml，0.5% 硫酸溶液 2ml，反应时间 20 秒，同时通入载气 100ml/min，将生成汞原子导入石英池测其峰面积积分值，绘制标准曲线，在 0 ~ 50ppb 范围内呈线性关系。

d）测定法：精密吸取供试品溶液 2ml，以下按标准曲线制备自 "加 0.01% 氯化亚锡 2ml" 起依次操作测定其峰面积积分值，并计算含量。

$$X = (A_1 - A_2) \times V \times 1000 \div (M \times 1000) \qquad (2-88)$$

式中，X 为样品中汞的含量（mg/kg）；A_1 为测定用样品消化液中汞的浓度（μg/ml）；A_2 为试剂空白液汞的浓度（μg/ml）；M 为样品重量（g）；V 为样品消化液总体积（ml）。

4. 砷盐检查法 砷盐为剧毒物质。中药材由于受除草剂、杀虫剂和化学肥料及地下水源的影响，容易引入砷元素。砷是原生质毒，能与细胞系统的巯基（—SH）相结合，从而抑制巯基酶的活性，影响细胞的正常代谢，导致细胞死亡，并引起一系列严重的中毒症，如血小板减少，诱发肝肿瘤等。因此控制砷盐的量是保证中药安全的一个很重要的方面。

《中国药典》一部收载的砷盐检查法有古蔡氏法和二乙基二硫代氨基甲酸银法。

（1）古蔡氏法（砷斑法）

原理：本法系采用锌和酸作用所产生的初生态氢与供试品中微量砷盐化合物反应生成挥发性砷化氢，再与溴化汞试纸作用生成黄色至棕色砷斑。比较供试品与标准砷溶液在同一条件下所显的砷斑的颜色深浅，以测得供试品的含砷限度。

$$AsO_3^{3-} + 3Zn + 9H^+ \rightarrow AsH_3\uparrow + 3Zn^{2+} + 3H_2O$$

$$AsH_3 + 2HgBr_2 \rightarrow 2HBr + AsH(HgBr)_2（黄色）$$

$$AsH_3 + 3HgBr_2 \rightarrow 3HBr + As(HgBr)_3（黄色）$$

五价砷在酸性溶液中也能被金属锌还原为砷化氢，但生成砷化氢的速度比三价砷慢。三价砷生成砷化氢在2小时内已反应完全，而五价砷在同时间内仅十分之二起反应。为了防止五价砷存在，影响测定结果的准确性，故必须加入碘化钾、酸性氯化亚锡还原剂，将五价砷还原为三价砷。碘化钾被氧化生成 I_2，以氧化亚锡来还原，使反应液中维持有碘化钾的还原剂存在。

$$AsO_4^{3-} + 2I^- + 2H^+ \rightarrow AsO_3^{3-} + I_2 + H_2O$$

$$AsO_4^{3-} + Sn^{2+} + 2H^+ \rightarrow AsO_3^{3-} + Sn^{4+} + H_2O$$

$$I_2 + Sn^{2+} \rightarrow 2I^- + Sn^{4+}$$

溶液中的碘离子，与反应中产生的锌离子能形成配合物，使生成砷化氢的反应不断进行。

$$4I^- + Zn^{2+} \rightarrow [ZnI_4]^{2-}$$

氯化亚锡与碘化钾存在，还可抑制锑化氢生成，在实验条件下，100μg锑存在不至于干扰测定。同时氯化亚锡可在锌粒表面形成锌锡齐（锌锡的合金）起去极化作用，使锌粒与盐酸作用缓和，放出氢气均匀，使产生的砷化氢气体一致，有利于砷斑的形成，增加反应的灵敏度与准确度。

$$Sn^{2+} + Zn \rightarrow Sn + Zn^{2+}$$

检查方法：

a）仪器装置：如图 2-35 所示。A 为 100ml 标准磨口锥形瓶；B 为中空的标准磨口塞，上连导气管 C（外径 8.0mm，内径 6.0mm），全长约 180mm；D 为具孔有机玻璃塞，其上部为圆形平面，中央有一圆孔，孔径与导气管 C 的内径一致，其下部孔径与导气管 C 的外径相适应，将导气管 C 的顶端套入旋塞下部孔内，并使管壁与旋塞的圆孔相吻合，黏合固定；E 为中央具有圆孔（孔径 6.0mm）的有机玻璃旋塞盖，与 D 紧密吻合。

b）测试时，于导气管 C 中装入醋酸铅棉花 60mg（装管高度为 60~80mm），再于旋塞 D 的顶端平面上放一片溴化汞试纸（试纸大小以能覆盖孔径而不露出平面外为宜），盖上旋塞盖 E 并旋紧，即得。

c）标准砷斑的制备：精密量取标准砷溶液 2ml，置 A 瓶中，加盐酸 5ml 与水 21ml，再加碘化钾试液 5ml 与酸性氯化亚锡试液 5 滴，在室温放置 10 分钟后，加锌粒 2g，立即将照上法装妥的导气管 C 密塞于 A 瓶上，并将 A 瓶置 25～40℃水浴中，反应 45 分钟，取出溴化汞试纸，即得。

若供试品需经有机破坏后再行检砷，则应取标准砷溶液代替供试品，照各药品项下规定的方法同法处理后，依法制备标准砷斑。

d）检查法：取按各药品项下规定方法制成的供试品溶液，置 A 瓶中，照标准砷斑的制备，自"再加碘化钾试液 5ml"起，依法操作。将生成的砷斑与标准砷斑比较，不得更深。

注意事项：

a）方法灵敏度：本法反应灵敏度约为 0.75μg（以 As 计），砷斑色泽的深度随砷化氢的量而定，《中国药典》规定标准砷斑

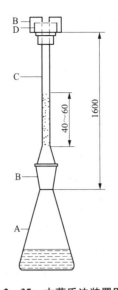

图 2－35　古蔡氏法装置图

为 2ml 标准砷溶液（相当于 2μg As）所形成的色斑，此浓度得到的砷斑浓度适中，清晰，便于辨认。供试品含砷限量不同时，采用改变供试品取用量的方法来适应要求，而不采用改变标准砷溶液取量的办法。

b）反应液的酸度及各种试液用量：反应液的酸度相当于 2mol/L 的盐酸液。含 KI 浓度为 2.5%，$SnCl_2$ 浓度为 0.3%，加入锌粒以 2g 为宜。

c）反应温度和时间：反应温度一般控制在 25～40℃，时间为 45 分钟。若气温低时可置温水浴中进行反应。如反应太快，则宜适当降低反应温度，使砷化氢气体能被均匀吸收。

d）锌粒的影响：锌粒大小影响反应速度，为使反应速度及产生砷化氢气体适宜，选 2mm 左右粒径（能通过一号筛）的锌粒，如使用的锌粒较大时，用量应酌情增加，反应时间应延长为 1 小时。

e）试纸的选择：溴化汞试纸的质量，对生成砷斑的色泽有影响，用定性滤纸制成的试纸所显砷斑色泽较暗，深浅梯度无规律；用定量滤纸制成的试纸所显砷斑色调鲜明，梯度规律。因此必须选用质量较好、组织疏松的中速定量滤纸；溴化汞试纸一般宜新鲜制备。

f）醋酸铅棉花的作用：供试品和锌粒中可能含有少量硫化物，在酸性溶液中产生 H_2S 气体，干扰实验，故须采用醋酸铅棉花吸收除去 H_2S。醋酸铅棉花用量过多或塞得太紧会影响砷化氢的通过，反之，又可能将 H_2S 除不尽。经试验，称取醋酸铅棉花 0.1g，装管高度为 60～80mm，在 1000μg S^{2-} 存在下也不干扰测定，考虑药物存在 S^{2-} 的量不会太多，故《中国药典》规定称取 60mg 醋酸铅棉花，装管高度为 60～80mm，这样既控制了醋酸铅棉花填充的松紧度，除去硫化物的干扰，又可使砷化氢以适宜速度通过导气管。

$$H_2S + Pb(CH_3COO)_2 \rightarrow PbS\downarrow + 2CH_3COOH$$

g）在管内置干燥醋酸铅棉花时，应先将棉花撕成疏松薄片状，每次少量以玻棒轻轻塞入测砷管，导气管中的醋酸铅棉花，要保持疏松、干燥，不要塞入近下端。

h）中药中砷盐检查的前处理：中药材、中药制剂和一些有机药物砷盐的检出通常应先行有机破坏，因砷在分子中可能以有机状态结合，如不经破坏，则砷不易析出。常用的破坏方法有酸破坏法（溴－稀硫酸破坏法、硫酸－过氧化氢破坏法）、碱破坏法（氢氧化钙破坏法、无水碳酸钠破坏法、硝酸钠－无水碳酸钠破坏法）及直接炭化法等，以氢氧化钙

破坏法较为常用。

i)《中国药典》（一部）中阿胶中砷盐的检查即采用碱破坏法，取供试品2g，加氢氧化钙1g，混合，加少量水，搅匀，干燥后，先用小火炽灼使炭化，再在500～600℃炽灼使完全灰化，放冷，加盐酸3ml，加水适量使溶解成30ml，分取溶液10ml，依法检查。加碱后炽灼破坏，砷形成砷酸盐，可避免砷的挥发损失。

j) 干扰物质的处理：干扰本测定法的因素很多，如供试品中有磷、锑化合物或硫化物、亚硫酸盐、硫代硫酸盐等存在时，与氢作用产生 H_3P、H_3Sb、SO_2 等气体，使溴化汞试纸变色，必须先除去。硝酸能与盐酸作用产生 Cl_2，并能与锌粒作用放出氮的氧化物，使新生态的氢被氧化，使砷不能成为砷化物而逸出。又如碘、氯、汞、银、镍、钴、铜、铁、铋等也能影响砷的检查，需要特殊处理后，才可进行检查。

（2）二乙基二硫代氨基甲酸银法（银盐法）

原理：利用金属锌与酸作用产生新生态的氢，与药品中的微量亚砷酸盐反应生成具有挥发性的砷化氢，用二乙基二硫代氨基甲酸银溶液吸收，使之还原生成红色胶态银，与同条件下一定量标准砷溶液所产生的红色胶态银在510nm处测吸光度，进行比较，以判定砷盐的限量或含量。

方法

a) 仪器装置：如图2-36所示。A为100ml标准磨口锥形瓶；B为中空的标准磨口塞，上连导气管 C（一端的外径为8mm，内径为6mm；另一端长180mm，外径4mm，内径1.6mm，尖端内径为1mm）。D为平底玻璃管（长180mm，内径10mm，于5.0mm处有一刻度）。测试时，于导气管 C 中装入醋酸铅棉花60mg（装管高度80mm），并于 D 管中精密加入二乙基二硫代氨基甲酸银试液5ml。

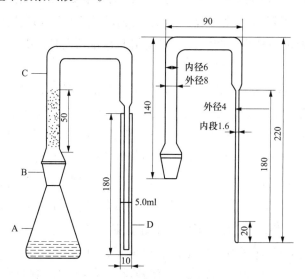

图2-36　银盐法检砷装置图

b) 标准砷对照液的制备：精密量取标准砷溶液5ml，置 A 瓶中，加盐酸5ml 与水21ml，再加碘化钾试液5ml 与酸性氯化亚锡试液5滴，在室温放置10分钟后，加锌粒2g，立即将导气管 C 与 A 瓶密塞，使生成的砷化氢气体导入 D 管中，并将 A 瓶置25～40℃水浴中反应45分钟，取出 D 管，添加氯仿至刻度，混匀，即得。

c) 若供试品需经有机破坏后再行检砷，则应取标准砷溶液代替供试品，照各药品项下规定的方法同法处理后，依法制备标准砷对照液。

d）检查法：取照各药品项下规定方法制成的供试品溶液，置 A 瓶中，照标准砷对照液的制备方法，自"再加碘化钾试液 5ml"起，依法操作。将所得溶液与标准砷对照液同置白色背景下，从 D 管上方向下观察、比较，所得溶液的颜色不得比标准砷对照液更深。必要时，可将所得溶液转移至 1cm 吸收池中，用适宜的分光光度计或比色计在 510nm 波长处以二乙基二硫代氨基甲酸银试液作空白，测定吸收度，与标准砷对照液按同法测得的吸收度比较，即得。

注意事项：

a）有机碱液的选择：该法需要加入一定量的有机碱以中和反应中的二乙基二硫代氨基甲酸，《美国药典》（23 版）采用本法检查砷盐，配制成 0.5% Ag‑DDC 吡啶溶液，其检测灵敏度高达 0.5μg As/30ml，但缺点是吡啶有恶臭。现版《中国药典》采用含 1.8% 三乙胺的 0.25% 二乙基二硫代氨基甲酸银的氯仿溶液，呈色稳定性及试剂稳定性均好，低毒，无臭，与砷化氢产生的颜色在 510nm 处有最大吸收，当供试液中含砷（As）0.75～7.5μg 时，显色反应的线性关系良好。

b）反应温度和时间：本法在 25～40℃水浴中反应 45 分钟为宜。在此温度下，有部分氯仿挥发损失，故在比色前应添加氯仿至 5.0ml，摇匀后再进行比色测定。二乙基二硫代氨基甲酸银试液在配制后两周内稳定，因该试液呈浅黄绿色，应考虑背景补偿，测吸收度时要用此试液作空白。

（3）石墨炉原子吸收光谱法

原理：样品经消化后，待测元素砷被转化为无机离子状态。从光源辐射出待测元素特征光谱通过样品的蒸气时，被蒸气中砷元素的基态原子所吸收，由发射光谱被削弱的程度，进而求得样品中砷元素的含量。

方法：

a）砷标准工作液的制备：精密量取砷标准液（1mg/ml）5ml 置 100ml 量瓶中，用 2% 硝酸溶液稀释至刻度，混匀（每 1ml 相当于 50μg 的砷）。

b）供试品溶液的制备：精密称取粉碎细样品 0.5000g，置 25ml 聚四氟乙烯杯中，加硝酸‑高氯酸（17:3）5ml，加盖放置 12 小时。将聚四氟乙烯杯放入压力消解器内，拧紧螺帽，在烘箱内于 105～120℃加热 2 小时，取出放冷，置电热板加热片刻，将消化液转入 50ml 量瓶中，用 2% 硝酸稀释至刻度，混匀，作为供试品溶液，同时做试液空白试验。

c）测定条件：检测波长 193.7nm；石墨炉操作条件为 120℃干燥 30 秒；600℃灰化 30 秒；2700℃原子化 8 秒（可根据仪器型号，调至最佳条件）。

d）标准曲线的绘制：精密移取砷标准工作液 0.05ml、0.10ml、0.20ml、0.40ml、0.60ml，分别置于 50ml 量瓶内，各加入硝酸镍（100mg/ml）溶液 25ml，用 2% 硝酸溶液稀释至刻度，摇匀。按砷测定条件操作绘制标准曲线。

e）测定法：取供试品溶液 1ml，加硝酸镍溶液 1ml，混匀，按标准曲线绘制项下方法测定并计算含量。

$$X = （A_1 - A_2）\times 2 \times 1000 \div （M \times V \times 1000）\qquad（2-89）$$

式中，X 为样品中砷的含量（mg/kg）；A_1 为测定用样品消化液砷的含量（μg/ml）；A_2 为试剂空白中砷的含量（μg/ml）；V 为样品消化的总体积（ml）；M 为样品重量（g）。

（4）氢化物原子吸收光谱法

原理：样品经消化后，加入硼氢化钠‑酸体系还原剂，使砷元素产生氢化物，通过加热发生化学反应形成自由基态原子，用原子吸收分光光度法检测，测得的吸收度与处于给定的光轴上单位横截面内金属自由原子数成正比。

方法：

a）供试品溶液的制备：取样品适量（片剂 20 片，蜜丸 5 丸，水丸适量），研细（掰碎）、混合均匀。精密称取 0.5000g，以下操作同石墨炉原子吸收分光光度法。

b）测定条件：检测波长：193.7nm；反应时间：20 秒；进样量：2ml/次；硼氢化钠溶液加入量视各种仪器设计规定，选择样品制备液和还原剂的加入量。

c）标准曲线的绘制：精密吸取标准砷工作液（同砷斑法标准工作液 2μg/ml）0ml、0.25ml、0.5ml、0.75ml、1.25ml，置 50ml 量瓶中，用 1.5mol/L 硫酸稀释至 40ml、加 1mol/L 碘化钾 – 10% 抗坏血酸混合液 5ml，放置 30 分钟，再用 1.5mol/L 硫酸稀释至刻度，摇匀。进样 2ml，按测定条件操作，绘制标准曲线。

d）测定法：吸取供试品溶液适量，置于 5ml 量瓶中，用 1.5mol/L 硫酸稀释至 40ml，照标准曲线绘制自"加 1mol/L 碘化钾 – 10% 抗坏血酸混合液 5ml"起依次操作测其吸收度，并计算含量。

$$X = (A_1 - A_2) \times V_1 \times 1000 \div (M \times V_2 \times 1000) \tag{2-90}$$

式中，X 为样品中砷的含量（mg/kg）；A_1 为测定用样品消化液砷的含量（μg/ml）；A_2 为试剂空白液中砷的含量（μg/ml）；V_1 为样品处理后总体积（ml）；V_2 为测定取样品制备液体积（ml）；M 为样品重量（g）。

5. 其他元素的测定法

（1）铜元素的测定方法

二乙胺基二硫代甲酸钠比色法：样品经消化后，在碱性溶液中铜离子与二乙胺基二硫代甲酸钠生成棕黄色络合物，溶于四氯化碳，与标准系列溶液比较定量。

原子吸收分光光度法：样品经消化后，导入原子吸收分光光度计中，原子化后，于 324.8nm 波长处测吸收度，计算含量。

（2）镉的测定方法

比色法：样品经消化后，在碱性溶液中镉离子与 6 – 溴苯并噻唑偶氮萘酚形成红色络合物，溶于氯仿，与标准系列溶液比较定量。

原子吸收分光光度法：

a）碘 – 4 – 甲基戊酮 – 2 法：样品经消化后，在酸性溶液中镉离子与碘离子形成络合物，并经 4 – 甲基戊酮 – 2 萃取分离，导入原子吸收分光光度计中，原子化以后，吸收 228.8nm 共振线，其吸收量与镉含量成正比，与标准系列溶液比较定量。

b）双硫腙 – 乙酸丁酯法：样品经消化后，在 pH 6 左右的溶液中，镉离子与双硫腙形成络合物，并经醋酸丁酯萃取分离，导入原子吸收分光光度计中，原子化以后，吸收 228.8nm 共振线，其吸收量与镉量成正比，与标准系列溶液比较定量。

（3）锡元素的测定方法

比色法：样品经消化后，在弱酸性溶液中四价锡离子与苯芴酮形成微溶性橙红色络合物，在保护性胶体存在下与标准系列溶液比较定量。

原子吸收分光光度法：样品经消化后，导入原子吸收分光光度计中，石墨炉内原子化后，于 286.3nm 处其吸收量与锡含量成正比，与标准系列溶液比较定量。

（4）锑的测定方法

比色法：样品经消化后，在盐酸介质中与玫瑰红 B 反应，生成能被有机溶剂萃取的络合物，与标准系列溶液比较定量。

原子吸收分光光度法：样品经消化后，在酸性介质中用碘化钾－抗坏血酸还原为三价锑，以硼氢化钠为还原剂生成氢化物，导入原子吸收分光光度计，原子化后于 217.6nm 波长处测其吸收度，与标准溶液比较定量。

（5）铬元素的测定方法

比色法：样品经消化后，在酸性溶液中，六价铬将二苯替卡巴肼氧化成二苯基卡巴腙，二苯基卡巴腙和三价铬形成具有特异紫色的螯合物，与标准系列溶液比较定量。

原子吸收分光光度法：样品经消化后，导入原子吸收分光光度计中，原子化后，于 359.3nm 波长处测其吸收度，与标准系列比较定量。

（二）黄曲霉毒素的测定

黄曲霉毒素（aflatoxin）是黄曲霉和寄生曲霉的代谢产物。国内外对黄曲霉毒素的研究已经证实其有较强毒性，并且能在各种实验动物体上诱发实验性肝癌，其中以黄曲霉毒素 B_1 的致癌性最强。

黄曲霉毒素是一类结构相似的化合物，其基本结构都有二呋喃和香豆素（氧杂萘邻酮）。在紫外线照射下都能发出荧光，根据荧光颜色、R_f 值及结构等不同，分别命名为 B_1、B_2、G_1、G_2、M_1、M_2、P_1、Q、GM 等。目前，已明确结构的共有 10 多种，并认为其毒性、致癌性与结构有关，最重要的六种毒素结构如下：

黄曲霉毒素 B_1　　　　　　　　黄曲霉毒素 B_2　　　　　　　　黄曲霉毒素 M_1

黄曲霉毒素 M_2　　　　　　　　黄曲霉毒素 G_1　　　　　　　　黄曲霉毒素 G_2

黄曲霉毒素耐热，一般在制药加工的温度下很少破坏，在 280℃ 时发生裂解。低浓度毒素 B_1 易受紫外线破坏。遇氧化性物质（如次氯酸钠、过氧化氢、高锰酸钾）、氢氧化钠和氨水等均可被破坏。

黄曲霉毒素在水中溶解度很低，如黄曲霉毒素 B_1 在水中最大溶解度只有 10×10^{-6}mg。易溶于油及一些有机溶剂，如氯仿、丙酮、甲醇等，但不溶于乙醚、石油醚和己烷中。

黄曲霉毒素的测定方法，药典曾收录的方法包括微柱色谱法、薄层色谱法和薄层色谱结合荧光分光光度法等。目前，《中国药典》主要采用高效液相色谱法和高校液相色谱－串联质谱法测定药材、饮片及制剂中的黄曲霉素含量。毒素含量不超过允许含量时可以不做确证实验和准确定量。若确证含有黄曲霉毒素 B_1，再进行准确定量，这样，可以节省时间和减少工作量。

1. 微柱法　本法简便、快速，灵敏度为 $10\mu g/kg$。主要做中成药中黄曲霉毒素筛选用，不能分辨黄曲霉毒素 B_1、B_2、G_1、G_2 等。测得结果为黄曲霉毒素的总量。

（1）原理：将样品提取液通过氧化铝－硅镁型吸附剂填充的微柱，样品中的杂质被氧化铝吸附，黄曲霉毒素则被硅镁型吸附剂吸附。在紫外光灯下观察荧光环与标准比较定量。

（2）方法

a）黄曲霉毒素标准液的制备：准确吸取标准贮备液适量于棕色具塞量筒中，用三氯甲烷稀释至每 1ml 含毒素 B_1 0.2μg。准确吸取上述溶液适量，用三氯甲烷分别稀释至每 1.0ml 含黄曲霉毒素 B_1 0.005、0.01、0.025、0.05μg 等四种浓度的标准液。

b）样品处理：称取样品粉末 20g（过 20 目筛），置于 250ml 具塞锥形瓶中，加水 4ml 润湿样品后，加入三氯甲烷 40ml（为加水量的 10 倍），振摇 30 分钟。然后加入 10g 无水硫酸钠脱水，并用放有折叠滤纸的漏斗滤过入 50ml 具塞锥形瓶中作为供试品溶液。

c）检查法：微柱的制备方法为在微管柱下端塞入棉花一小团，使松紧适宜，作为支持物。依次从管的上口加入无水硫酸钠 0.5cm，硅镁型吸附剂 0.5cm，无水硫酸钠 0.5cm，中性氧化铝 2.5cm，无水硫酸钠 1cm 厚，再铺一层棉花。装管时，管要垂直放置在层析架上，每装一种试剂要轻轻敲击使之紧密。微管柱应在临用前装填或保存于干燥器中供用，以免降低活性，活化后可干燥保存 3 天。

d）微柱色谱：取上述制备的微柱 6 支，垂直插入微柱架上。一支加入供试品溶液 1.0ml（相当于样品 0.5g），4 支分别加入含黄曲霉毒素 B_1 0.005μg、0.01μg、0.025μg、0.05μg 的标准溶液各 1.0ml（相当于样品管的浓度依次为 10μg/kg、20μg/kg、50μg/kg 和 100μg/kg），一支微管加入三氯甲烷 1.0ml 作为空白管。当各管液面流至近上层棉花层时，立即加入 1.0ml 丙酮－三氯甲烷（10:90）展开剂，加试剂及展开剂时，微管柱均要竖直，待展开剂流完后即可观察结果。最好在 2 小时内观察。

e）观察结果与结论：将层析后的微柱置于 365nm 波长的紫外光灯下，观察样品柱的硅镁型吸附剂层是否有荧光，并与空白柱比较定性，与标准各柱比较蓝色荧光强度即测得黄曲霉毒素含量。

例如：空白柱无蓝色荧光，1.0ml 样品处理液（含样品 0.5g）产生的荧光与标准柱 0.005μg/ml 产生的荧光相当（强度），则样品中黄曲霉毒素的含量为：

$$0.005 / 0.5 \times 1000 = 10 （μg/kg）$$

（3）注意事项

a）使用的试剂和棉花中不得含有荧光性物质，以免干扰测定。试剂含有荧光性杂质时，应该用全玻璃蒸馏器重蒸馏后使用。棉花中含有荧光性杂质时，可将棉花放入索氏提取器中，以三氯甲烷提取 2 小时后，取出晾干使用。

b）无水硫酸钠应为 60～100 目，使用前于 500℃ 灼烧 3 小时，密塞放冷后备用。中性氧化铝应为 60～120 目，使用前于 110～120℃ 活化 2 小时，备用。硅酸型吸附剂应为 60～120 目，使用前于 110～120℃ 活化 2 小时，备用。

c）安替福民溶液或 5% 氯酸钠溶液专供实验室中破坏黄曲霉毒素使用。使用后的玻璃器皿，接触过毒素的棉花和纸片等，都应及时消毒处理。

2. 薄层色谱法

（1）单向展开法：本法适用于中成药及食品的黄曲霉毒素 B_1 的测定，测定灵敏度达 5μg/kg。

原理：样品中的黄曲霉毒素 B_1 经提取、浓缩和用单向展开法在薄层上分离后，在

365nm 紫外光灯下产生蓝紫色荧光。根据在薄层上显示荧光的最低检出量定量。

方法：

a）黄曲霉毒素 B_1 标准溶液的制备

标准稀释液Ⅰ：准确吸取浓度为 10μg/ml 的黄曲霉毒素 B_1 标准贮备液 0.5ml，置棕色具塞量筒中，用苯－乙腈混合溶剂稀释至 10ml（每 1.0ml 含黄曲霉毒素 $B_1$0.5μg）。

标准稀释液Ⅱ：准确吸取标准稀释液Ⅰ 2ml，置棕色具塞量筒中，用苯－乙腈（98:2）混合溶剂稀释至 5ml（每 1.0ml 含黄曲霉毒素 $B_1$0.2μg）。

标准稀释液Ⅲ：准确吸取标准稀释液Ⅱ 1.0ml，置棕色具塞量筒中，用苯－乙腈（98:2）混合溶剂稀释至 5ml（每 1.0ml 含黄曲霉毒素 $B_1$0.04μg）。

上述标准液制备后，置冰箱中备用。

b）供试品溶液的制备：称取经粉碎并过 20 目筛的样品 20g，置 250ml 具塞锥形瓶中，加正己烷或石油醚 30ml 和甲醇－水（55:45）混合溶液 100ml，在瓶塞上涂一层水，盖严防漏。震荡 30 分钟，静置片刻，以脱脂棉滤入分液漏斗中，待下层甲醇－水溶液澄清后，放出甲醇－水溶液于另一具塞锥形瓶内。吸取此甲醇－水溶液 20ml（相当于样品 4g）于另一 125ml 分液漏斗中，加氯仿 20ml，振摇 2 分钟，静置分层后，如出现乳化现象，可滴加甲醇促使分层。使氯仿层通过盛无水硫酸钠 10g 的定量慢速滤纸，滤入 50ml 蒸发皿中，无水硫酸钠先用氯仿润湿。分液漏斗中再加氯仿 5ml 重复振摇提取，氯仿层一并滤于蒸发皿中。将蒸发皿放在通风处，于 65℃ 水浴上通风挥干。置冰盒上充分冷却后，准确加入苯－乙腈（98:2）混合溶液 1.0ml。用带橡皮头滴管的管尖将残渣和溶剂充分混合，若有苯的结晶析出，将蒸发皿从冰盒上取下，继续溶解，混合，晶体即消失。再用此滴管吸取上清液转于 2ml 量瓶中，作为供试品溶液。

c）定性试验：吸取黄曲霉毒素 B_1 标准溶液Ⅲ 10μl、供试品溶液 20μl、供试品溶液 20μl＋标准稀释液Ⅲ10μl、供试品溶液 20μl＋标准稀释液Ⅱ10μl（共 4 点），分别点于同一硅胶 G 薄层板上，以无水乙醚为展开剂，展开 12cm 时，取出，晾干，再以氯仿－丙酮（92:8）混合溶液展开 10cm，取出，晾干。置紫外光灯（365nm）下观察，确定供试品溶液中黄曲霉毒素 B_1 的位置与含量。

观察供试品溶液在与黄曲霉毒素 B_1 稀溶液Ⅲ相应位置上有无荧光斑点，如有荧光斑点且小于标准稀释液Ⅲ的荧光斑点表示样品中黄曲霉毒素 B_1 的含量低于 5μg/kg；如有蓝紫色荧光点且大于对照品，需要继续进行确证试验。

注意事项：

a）黄曲霉毒素 B_1 最低检出量随实验条件而异，应先于薄层板上点不同量的标准溶液进行试验，一般条件下，本法最低检出量为 0.0004μg，灵敏度为 5μg/kg。

b）薄层展开时，点供试品＋标准溶液是为了确证薄层实验条件并对黄曲霉毒素 B_1 进行定位。

c）如样品中杂质很少或不干扰对黄曲霉毒素 B_1 荧光点的观察，可以不进行预展。杂质干扰较重时，也可以采用双向展开法。

d）向层析硅胶中加入热盐酸（1:4）浸泡搅拌 15 分钟，再用水洗至无氯离子，于 100℃ 干燥，磨细过筛，可使斑点集中不拖尾，且黄曲霉毒素 B_1 荧光不易消失。

（2）双向展开法：用薄层色谱法单向展开后，由于黄曲霉毒素 B_1 含量低，受到杂质干扰，无法观察毒素 B_1 的荧光时，需要改用双向展开法进行分离。双向展开法由于可比较有效地消除杂质干扰，因而能提高检出灵敏度。

方法：先用无水乙醚对薄层做横向展开，将干扰的杂质推到样品点的一侧而黄曲霉毒素 B_1 留在原点处。然后再用氯仿－丙酮（98∶2）混合液做纵向展开，黄曲霉毒素 B_1 所在位置的杂质底色大大减少，因而有利于观察。

注意事项：

a）无水乙醚中不得含水或乙醇，否则横向展开后，黄曲霉毒素 B_1 会移动位置。

b）其他说明事项，见单向展开法。

（3）高效液相色谱法

原理：黄曲霉毒素都具有紫外吸收，如黄曲霉毒素 B_1 在苯－乙腈溶剂中的 λ_{max} 为 346nm，ε 为 19800，在紫外线照射下能产生荧光，但荧光较弱，常通过衍生使荧光增强。可用柱前三氟乙酸衍生、柱后碘衍生和柱后过溴化溴化吡啶（PBPB）衍生，用荧光检测器进行检测，最小检出量为 $0.2\mu g/kg$。

HPLC 具有灵敏度高、特异性好、分离能力强等优点。

方法：

a）标准溶液的配制：称取黄曲霉素 B_1、B_2、G_1、G_2 标准品，加甲醇制成 50mg/L、5mg/L 的混合标准溶液（以 B_1 计，B_2、G_1、G_2 的浓度均系 B_1 的 2 倍）。

b）黄曲霉素衍生标样的配制：吸取 5mg/L 的混合标准溶液 $200\mu l$ 于具塞小试管中，以氮气吹干，加入 1ml 衍生溶液（三氟乙酸 10ml，冰乙酸 5ml，蒸馏水 35ml，充分摇匀），加塞后在 65℃ 水浴中反应 8 分钟，作为 1mg/L 衍生标样（B_1、G_1 被转化成 B_{2a} 和 G_{2a}），使用前根据需要稀释。

c）样品提取：称取样品粉末 10g，加到 250ml 具塞锥形瓶中，加石油醚（或正己烷）20ml、甲醇－水（55∶45）50ml，在振荡器上振荡提取 30 分钟以上，然后以铺有 0.5cm 厚的助滤剂（Celite 545）的布氏漏斗抽滤，用甲醇－水溶剂 15ml 洗两次锥形瓶滤渣，滤液一并转入 125ml 分液漏斗中，待分层后分出甲醇－水层，取其一半体积（40ml），以 20ml 氯仿萃取 2 次，氯仿层经装有无水硫酸的小漏斗滤去水分。

d）样品净化：用 1cm 内径的玻璃色谱柱，下塞脱脂棉，关闭活塞，加入氯仿 10ml，依次加入无水硫酸钠 5g，弗罗里硅土 0.7g，无水硫酸钠 1g，打开活塞，使液面降至界面，注入氯仿萃取液，控制每分钟 60 滴左右，待液面降至界面，依次加氯仿－己烷（1∶1）30ml、氯仿－甲醇（9∶1）20ml 冲洗，最后加丙酮－水（99∶1）30ml 淋洗，收集淋洗液于旋转蒸发瓶中，控制水浴温度为 40℃、真空度 400mmHg，用旋转蒸发器将淋洗液蒸发至近干，以 2ml 氯仿将残渣转移入具塞小试管内，用氮气吹干。

e）制备衍生物：在净化后的样品试管中加入 1ml 衍生溶液，加塞封好，在 65℃ 水浴中反应 8 分钟，取出冷至室温，作为供试品溶液。

f）色谱条件：流动相为甲醇－0.01mol/L KH_2PO_4（4∶8），流速 0.4ml/min，荧光检测器，激发波长 360nm，发射波长 425nm。

g）分析测定：按以上条件进行测定，进样量为 5~10μl。本法的最低检出浓度黄曲霉毒素 B_1 为 $0.2\mu g/kg$，B_2 为 $1.2\mu g/kg$，G_1 为 $0.8\mu g/kg$，G_2 为 $0.8\mu g/kg$。回收率大于 70.0%。

（4）荧光分析法：根据黄曲霉毒素 B_1 有荧光的性质，可利用柱色谱将样品分离后，用荧光法测定；也可利用碱能使黄曲霉毒素分子中内酯键解离的原理，无需进行层析分离而测定其荧光值。

黄曲霉毒素 B$_1$（显荧光） $\xrightarrow[\text{HCl}]{\text{NaOH}}$ α－香豆素钠盐（无荧光）

本品测定步骤是将样品经提取、净化后加入提取液体积 1/5 的 3mol/L NaOH 氯仿溶液，1 分钟后即可进行荧光值的测定。激发波长 360nm，发射波长为 450 nm。

（5）高效液相色谱－串联质谱法：高效液相色谱－串联质谱法测定药材、饮片及制剂中的黄曲霉毒素（以黄曲霉毒素 B$_1$、黄曲霉毒素 B$_2$、黄曲霉毒素 G$_1$ 和黄曲霉毒素 G$_2$ 总量计），除另有规定外，按下列方法测定。以十八烷基硅烷键合硅胶为填充剂；以 10mmol/L 醋酸铵溶液为流动相 A，以甲醇为流动相 B；柱温 25℃；流速每分钟 0.3ml；以三重四极杆串联质谱仪检测；电喷雾离子源（ESI），采集模式为正离子模式；各化合物监测离子对和碰撞电压如下：黄曲霉毒素 B$_1$（331.1→241.0；50V）；黄曲霉毒素 B$_2$（315.1→259.1；35V）；黄曲霉毒素 G$_1$（329.1→243.1；35V）；黄曲霉毒素 G$_2$（331.1→313.1；33V）。

（三）残留农药的分析

1. 农药的分类 农药种类众多，通常可以按照防治对象、作用或效用、化学成分等三种方式进行分类。

（1）按防治对象分类：可分成杀虫剂、杀菌剂、除草剂、杀鼠剂、杀线虫剂、杀螨剂等。

（2）按作用或效用分类：杀虫剂又可分成胃毒剂、触杀剂、熏蒸剂、驱避剂、拒食剂、昆虫生长调节剂、不育剂等；杀菌剂又可分成保护剂和治疗剂等。

（3）按化学成分分类：杀虫剂又可分成有机氯化合物、有机磷化合物、氨基甲酸酯、有机氮化合物、拟除虫菊酯、有机氟化合物、有机锡化合物、特异性杀虫剂等；杀菌剂又可分成有机氯杀菌剂、有机磷杀菌剂、有机硫杀菌剂、有机汞杀菌剂、无机杀菌剂、抗生素等。其中，有机氯类农药易产生慢性中毒；有机磷及氨基甲酸酯类农药对乙酰胆碱酯酶有抑制作用，它们易产生急性中毒，有时严重危及生命。从化学分析的角度，一般按照化学成分进行分类。

2. 农药的危害 大气、水及土壤中残留的农药可以通过直接和间接的方式进入人体，对健康造成危害。对不同农药作用于人体的方式和特点进行简单介绍。

（1）有机氯类农药：有机氯类农药包括六六六、DDT、五氯硝基苯、艾氏剂等。该类农药化学性质稳定、脂溶性好、残效期长，易在脂肪中蓄积，造成慢性中毒，严重危害人体健康。我国已在 1983 年禁止使用有机氯农药，但由于其半衰期长，至今在土壤、地下水等环境中仍有残存。且由于中药材的种植期较长，尤其是多年生的根类药材，易吸收环境中有机氯农药造成污染。

（2）有机磷类农药：有机磷类农药是一些含有 C—P 键或 C—O—P、C—S—P、C—N—P 键的有机化合物。目前，正式商品有几十种，可分为磷酸酯类（敌敌畏、敌百虫）、硫代磷酸酯类（对硫磷、马拉硫磷）、磷酰胺及硫代磷酰胺（甲胺磷）。有机磷类农药的毒性主要是通过抑制生物体内的胆碱酯酶的酶活性，导致传导介质代谢紊乱，产生迟发性神经毒性，引起运动失调、昏迷、呼吸中枢麻痹、瘫痪甚至死亡。此类农药可以通过消化道、皮肤、黏膜、呼吸道等途径进入体内而引发中毒。

（3）氨基甲酸酯类农药：20 世纪 70 年代以来，由于有机氯类农药受到禁用或限用，以及耐有机磷杀虫剂的昆虫品种日益增多，使氨基甲酸酯类农药被广泛用于农作物的保护，其用量也逐年增加，此类农药的残留情况也引起广泛关注。大多数的氨基甲酸酯类农药在施用后很短的时间内就可被降解成相应的代谢产物，这些降解产物通常与母体化合物具有相同或更强的活性。例如，涕灭威亚砜比涕灭威本身具有更有效的抗胆碱酯酶作用，必须考虑此类氨基甲酸酯农药代谢产物的作用。氨基甲酸酯类农药的毒性部位的立体结构与乙酰胆碱相似，进入体内后与胆碱酯酶活性中心的阴离子部位和酶解部位的丝氨酸羟基结合，进而生成氨基甲酰化酶，使胆碱酯酶丧失对乙酰胆碱的水解能力，造成乙酰胆碱蓄积而引起一系列中毒症状。

（4）拟除虫菊酯类农药：拟除虫菊酯类农药是一类由人工合成的模拟天然除虫菊素的广谱杀虫剂，常用的有丙烯菊酯、氯菊酯、氯戊菊酯、氯氰菊酯、溴氰菊酯、氟氯氰菊酯、氟氰戊菊酯、氟氯菊酯等。拟除虫菊酯类杀虫剂具有用量低、药效好、杀虫谱广、毒性小等优点，目前广泛用于防治农业及卫生害虫。拟除虫菊酯在化学结构上具有共同的特点是其分子结构中含有数个不对称碳原子，由多个光学和立体异构体组成。这些异构体具有不同的生物活性，杀虫效果也大不相同。因此在拟除虫菊酯农药的生产、质量控制、药效检验以及施药后的生物代谢农药残留调查中，都要求提供准确、快速地测定样品中的总酯和最具生物活性的异构体含量的方法。拟除虫菊酯类农药能影响细胞色素 C 和电子传递系统，使感觉神经不断传入向心性冲动，导致肌肉持续性收缩，引起震颤与抽搐；还可直接作用于神经末梢和肾上腺髓质，使血糖、乳酸和肾上腺素水平升高。

3. 农药的污染途径及污染特点

（1）农药的污染途径：农药的污染主要有以下三种途径。

a）环境对药材的农药污染：药材生长环境中接触的土壤、水源、大气等是一些高残留性农药污染的主要途径，如六六六、DDT 早在 20 世纪 70 年代就被禁用并停止生产，但现在从许多样品中都有检出这些化合物的存在，这都是药材植株从环境中摄取的。事实表明，中药受环境中农药的污染较为普遍。

b）中药栽培中的农药污染：在中药的生长过程中为了杀虫、杀菌、除草和调节植物生长而直接喷洒到植株上的农药或残存土壤中的农药，通过根、叶等器官吸收进入药用植物体内。其产生原因主要是农药使用时间不合理、不科学和大量滥用造成。

c）采收、加工、贮存、运输过程中的农药污染：中药在后期加工过程中如用农药、化肥的包装袋包装药材；使用未彻底清洁的农药化肥运输车辆运输药材；为防止生虫变质用农药对库存药材进行熏蒸；药材炮制过程中辅料引入的农药污染；在中成药生产过程中由环境污染造成的农药残留等均会对中药造成农药污染。

（2）农药的污染特点：近年来，人们生活水平逐步提高，绿色食品、绿色中药材的生产已成共识。随着我国加入 WTO 以及中药现代化项目的不断实施，中药材农药残留污染问题得到普遍关注，相关研究也日益增多。中药材及其制剂的农药污染具有以下特点：

a）中药材农药残留污染具有普遍性，几乎在所有样品中都有检出：六六六和 DDT 在刚刚投放市场的时候，只注重杀虫效果，未充分了解负面影响，其半衰期长达 60 年，不易降解，且可以通过食物链在动物体内蓄积，这样在土壤、水源、空气，甚至人体内都可检出其残留，这种大量滥用造成全世界范围内六六六和 DDT 的残留。

b）种植药材中农药残留量较高，而野生药材中仅有痕量检出：这与耕作区土壤中农药残留本底较高或药材种植时施入农药有关。

c）中成药农药残留量一般较低：中成药在生产过程中一般是用水提取药材，农药大多留在药渣里，所以成药中的农药残留就很少。

d）农药在药用植物中的分布随产地、药用部位及农药种类的不同而异：就有机氯农药而言，不同部位残留量也有差异，如人参须根高于主根；薄荷叶高于茎和根茎；动物类中药普遍高于植物药。同一地区的同种药材、同一药材的不同部位农药残留量也有较大的差异。在鲜人参样品的芦头、皮、干中的六六六相对含量分别是 1.0，1.5，0.02μg/g；板蓝根中百菌清农药在植株各部位中的残留量依次为叶 > 花 > 果 > 根、根茎。六六六易溶于水，在根中被吸收富集并易转移至茎或叶部；DDT 则被植物组织吸收较少，且不易向茎叶转移。

e）不易发生急性中毒事件：中药材的相对摄入量少于粮食和蔬菜，且从收获到服用需经过的环节和时间较多，易引起急性中毒的有机磷农药多被降解，残留量不足以引起急性中毒，但慢性蓄积中毒却不可忽视。

f）有机磷和氨基甲酸酯类农药检出率较低，残留量也低：按照日本现行的残留农药分析法采用 13 种有机磷农药标准品为对照，检测金银花，摩罗丹等中药材及中成药，结果显示所测中药均未检出 13 种有机磷农药残留。另测定西洋参、三七、白芍中氯氰菊酯、氰戊菊酯、溴氰菊酯的残留量，结果也只有微量检出。

g）药材炮制前后农药残留量无显著差异：对山药、白芍、半夏、柴胡、当归等 10 余种药材炮制前后的有机氯农药残留进行测定，结果显示炮制前后农药残留量无显著差异。这可能是由于有机氯农药稳定，在炮制过程中不宜降解；而在炮制过程中采用的酒、醋、米糠等辅料的农药残留引入，反而使部分样品炮制后农药残留升高。

4. 中药中残留农药的提取与纯化

（1）中药中残留农药的提取方法：中药中残留农药提取的目的是将样品中的痕量农药从其他干扰物质中分离提取。常用的方法有漂洗法、振荡法、组织捣碎法、冷浸法、索氏提取法、超声法、固相萃取法、超临界萃取法等。针对农药的理化性质的不同，提取残留农药的方法也不同。目前最为常见的是振荡法和超声法，而固相萃取法和超临界萃取法因快速、简便、所需样品量少等特点也得到日趋广泛的应用。

残留农药提取溶剂的选择主要考虑：①提取溶剂的纯度，农药残留分析中应用的提取溶剂必须保证在色谱条件下检验不含杂质峰，通常采用重蒸法提高溶剂的纯度。②提取溶剂的极性，采用相似相溶原理来选择溶剂。通常情况下，极性小的农药应选择低极性提取溶剂，如六六六、DDT 等应选用石油醚、正己烷等；极性较强的农药如有机磷、拟除虫菊酯类农药应选择二氯甲烷、乙酸乙酯、丙酮等极性较大的溶剂，可以采用单一或混合溶剂进行残留农药提取。

索氏提取法：采用连续回流装置索氏提取器，将适量的中药粉装入滤纸筒，选择合适的溶剂，水浴加热回流提取。该法提取效率较高，但提取液受热时间长，热不稳定化合物不适合采用。

固相萃取技术：固相萃取技术与液液萃取相比可以节约提取时间和溶剂，减少杂质的引入，避免乳化现象的产生。固相萃取根据柱填料可分3种类型：吸附型（如硅胶、大孔吸附树脂等）、分配型（C_8、C_{18}、苯基柱等）和离子交换型。根据待测农药性质、种类等选用合适的萃取柱、洗脱剂及优化条件，可使萃取、富集、纯化一步完成。固相萃取技术的另一优点是容易实现自动化，通过柱切换技术与高效液相色谱联用可实现多种农药的在线分析。

固相微萃取是固相萃取技术中的新方法，1989 年由加拿大的 Belar 等首先开发细石英纤维（$170\mu m$）上涂布一层固定相（吸附剂），将纤维插入样品水溶液内，水中分析物被分配到固定相上，取出纤维插入气相色谱仪即可进行分析。固相微萃取的机制是吸附和热解吸，取样、提取、浓缩、进样等全过程无需溶剂，具有简单、高效、快捷的特点。进样不用溶剂，改善了色谱分离效率，纤维可重复使用，十分经济。常用的固定相为聚二甲基硅氧烷，涂布厚度 $100\mu m$，用于提取非极性有机物；聚丙烯酸酯，涂布厚度 $85\mu m$，用于提取极性有机物。目前，固相微萃取已有现成的商品化装置供应。

微波辅助提取法：微波能是一种非离子辐射，能使分子中的离子发生位移和偶极矩的变化。有机物受微波辐射，分子先排列成行，又迅速恢复到无序状态，这种反复进行的分子运动，使样品迅速加热。微波穿透力强，能深入基体内部，辐射能迅速传遍整个样品，使样品受热均匀。内部的分子运动使溶剂与分析物充分接触作用，可以加速提取过程。自 1986 年首次报道用微波能提取被污染土壤中的有机物以来，微波加热提取法就受到广泛的注意。MSP - 100 型微波提取器（CEM 公司）可同时容纳 12 个样品，样品提取仓内衬聚四氟乙烯，容量 100ml，样品和溶剂置于此密封加压仓内，用微波加热，一般用 30 ~ 40ml 溶剂提取 5 ~ 10 分钟，加压时提取温度会高于溶剂的沸点，提取完成后，冷却至室温（约 30 分钟），提取液需纯化后分析。微波提取法的准确性取决于待测农药、提取温度和溶剂。与其他溶剂提取法相比，减少取样量并不降低方法的精密度，并且在相同条件下可提取多个样品，从而增加样品的流通量。在微波提取法的提取条件下，磷胺（phosphamidon）、敌百虫（trichofon）、二溴磷（naled）、久效磷（monocrotophos）、内吸磷（demeton）等农药可能被分解。因此，选择微波辅助提取法时应予以注意。

吹扫蒸馏技术：吹扫蒸馏技术实际上是一种动态顶空技术。在较高温度下，利用惰性气体（如 N_2）进行吹扫蒸馏，使农药或其他有机物质挥发，将动物油脂或植物提取物保留在分馏管的玻璃珠上，从而达到分离纯化。挥发的农药可被收集管中的弗罗里硅土吸附，用溶剂洗脱下来，经浓缩后可用于测定。

超临界流体提取技术：超临界流体提取技术是利用处于临界温度以上的高密度气体，既具有气体黏度小、扩散速度快、渗透力强的特点，又具有液体对样品溶解性能好，可在较高温度下操作的特点。

有文献报道超临界流体萃取结合气相色谱 - 电子捕获检测器和质谱定性定量分析中草药中 13 种有机氯类农药的方法。样品与硅酸镁吸附剂混合后用超临界 CO_2 提取，最优化的萃取条件为：纯净 CO_2、25Mpa、50℃、5 分钟静态萃取、20 分钟动态萃取。样品平均回收率为 78% ~ 120%，重现性 RSD 为 5%。本法简便快速，可用于中草药中有机氯类农药残留的常规分析。

（2）中药中残留农药的纯化方法：中药中残留农药纯化的目的是样品提取富集后除去

干扰物质。纯化方法通常有化学方法（如磺化法）、液液萃取法、固相萃取法、薄层色谱法、低温冷冻法等。

Stienwandter 方法：称取生药样品（已干燥，过 5 号筛）2.0g 置于 100ml 具塞锥形瓶中，加入 20ml 蒸馏水浸泡过夜。精密加入 40ml 丙酮，称重，超声 30 分钟，补足重量；再加 6g 氯化钠及精密加入 30ml 石油醚，称重，超声 15 分钟，补足重量；静置使水相与有机相完全分离，将有机相移入装有适量无水硫酸钠的 100ml 具塞锥形瓶中，脱水 4 小时。精密吸取 35ml 上述有机相于旋转蒸发瓶中，40℃水浴减压浓缩近干，加少量石油醚反复除尽丙酮等溶剂残留，再用石油醚溶解残渣转移到 10ml 具塞刻度试管中，精密稀释至 5ml，向试管中小心加入 1ml 硫酸，振摇 1 分钟，离心（3000r/min）10 分钟；精密吸取 2.0ml 上清液至 K－D 瓶中，40℃或氮气下将溶液浓缩定容至 1.0ml 即得供试品溶液。

磺化法：是在 Stienwandter 方法的基础上，采用 60% 丙酮水溶液超声提取，加入氯化钠和石油醚（或二氯甲烷），利用盐析原理使有机相和水层分层，农药进入有机相，取部分有机相净化，简化提取和净化操作。本操作基本能适用于耐硫酸处理的有机氯类农药等进行样品检测前的纯化预处理。

Florisil 小柱法：

预装 Florisil 小柱：长 20cm、内径 1cm 的玻璃小柱，柱底垫少量玻璃棉，将含水 3% 的 Florisil 硅土 5.0g 干法装柱。柱床高 10cm，硅土上下各有 1~1.5cm 高的无水硫酸钠层，用 20ml 石油醚预洗。

称量 20g 样品按上述合适萃取法操作，直至有机相浓缩蒸干。残渣用少量石油醚溶解并转移至 Florisil 小柱上，以二氯甲烷－石油醚（3:7）洗脱，收集 40ml 流出液，于 40℃下旋转蒸发瓶中浓缩，用少量石油醚三次替换，再用色谱纯石油醚溶解并转移至 K－D 瓶中，调整液体体积为 1.0ml，即为供试液。

Florisil 小柱法由于色谱柱净化条件温和，可以处理对硫酸敏感的农药。但对不同药材，由于干扰物不同，需调整洗脱溶剂配比，有时需几次过柱或在柱上加少量活性炭才能除去色素及其他干扰物。

5. 残留农药的分析方法　农药的残留性是指随着农药的使用，其中的物质及其转化产物残留于农作物和土壤中的情况。药材中农药的残留对药材的应用和产品的开发造成较大的影响。因此，当检测药材中农药的残留量时，不仅要考虑农药的相关成分，而且也要考虑农药成分在植物体内经转化生成的所有相关物质。多数农药的残留期短，但有机氯类及少量有机磷能长期残留，需要严格控制。对于农药残留不明的中药样品，一般可采用测定总有机氯量和总有机磷量的方法；使用过已知农药的中药样品，农药的残留量的测定主要依赖于色谱方法。前者简便易行，适用于基层；后者灵敏度高，专属性强。

（1）总氯量的测定：取供试品细粉适量，加约 10 倍量的乙腈－水（65:35），高速搅拌后过滤，取滤液用石油醚（30~60℃）萃取出农药，浓缩萃取液后滴加于不含氯元素的滤纸上，待溶剂挥干，照氧瓶燃烧法燃烧破坏。取吸收液，加入硫氰酸汞试液，再加入硫酸铁铵溶液，于 460nm 波长处测吸收度，计算总氯量。化学反应式为：

$$2Cl^- + Hg(SCN)_2 \rightarrow HgCl_2 + 2SCN^-$$

$$6SCN^- + Fe^{3+} \rightarrow [Fe(SCN)_6]^{3-}$$

从总有机氯量测定法操作步骤来看，供试品用乙腈－水提取，目的是使植物药中的纤维、蛋白质、糖、淀粉、脂肪等不能被提出；农药多为脂溶性，再用石油醚萃取出农药，极性和中等极性的有机杂质等可进一步除去；氧瓶燃烧破坏后有机氯可转化为无机氯，并吸收入水中；吸收液加硫氰酸汞试液，定量生成难解离的氯化汞，并置换出相当量的硫氰酸根离子，再加入硫酸铁铵溶液，生成红色硫氰酸铁配位离子，于460nm波长处有最大吸收，吸收度与氯离子量呈线性关系，可用硫氰酸汞比色法测定总氯量。

（2）薄层色谱法：中药样品经适当前处理后点样于薄层板上，薄层展开依据 R_f 值定性分析；也可在薄层扫描仪上进行定量检测。薄层色谱法具有操作简便、分析快速的特点，但灵敏度较低，一般用于现场筛查。

例2-6 采用薄层半微量法对中药材中有机氯农药残留进行检测

应用普通硅胶 G 和氧化铝制备层析板，5g 原药材粉末（过40目筛），加入正己烷 - 丙酮（8:2）混合，浸渍16～18小时，取上清液10ml，浓缩至1ml备用。浸膏或胶类中药经粉碎加水16ml溶解，滴加16ml丙酮，再加15ml正己烷和14%硫酸钠水溶液30ml提取3次，合并正己烷提取液，浓缩至1ml备用。以上两种中药提取液再经纯化为供试液，正己烷展开一次，正己烷 - 氯仿两次展开，喷显色剂，紫外光灯照射至斑点显色，灵敏度为0.01～0.1mg。

例2-7 应用薄层酶抑制法测定常用有机磷农药敌百虫在中药中的残留

酶抑制法多用于粮食农药残留量分析，它是利用某些有机磷农药对胆碱酯酶具有抑制作用，且酶的基质（β - 醋酸萘酯）水解产物能与特定显色剂（固兰 B 盐）结合呈紫色反应原理，在已有农药展层的薄层板上，其农药斑点部位因酶的活性被抑制，基质不被水解，不引起呈色反应，能在薄层板上衬出无色斑点，根据斑点大小，经薄层扫描测定残留量。薄层酶抑制法的最小检出量为 0.008μg，灵敏度高、专属性强。

（3）气相色谱法：气相色谱法分离效能好，有灵敏度高、专属性强的特点，是对残留农药进行定性和定量分析的最常用的方法。气相色谱柱多以硅氧烷类为固定液，如 OV - 17、OV - 21、SE - 30、OV - 1701、SE - 54、PB - 701 等，毛细管柱长度 25～30m，口径 0.25～0.32mm，氮气为载气。气相色谱法测定有机氯农药时，使用电子捕获检测器（ECD）；测定有机磷农药时，使用火焰光度检测器（FPD）。

电子捕获检测器是一种专属型检测器，它是目前分析痕量电负性有机化合物最有效的检测器，对含卤素、硫、氧、硝基、羰基、氰基、共轭双键体系、有机金属化合物等均有很高的检测响应值，但对烷烃、烯烃和炔烃等的响应值很低。火焰光度检测器是测定硫、磷化合物的专用检测器，当含磷化合物在富氢火焰中燃烧时，产生的 HPO 将发射 526nm 的特征光，可专属性地检测磷。

《中国药典》（2020 年版）四部中收载有机氯类农药残留量测定法：

色谱条件与系统适用性试验：SE - 54（30m × 0.32mm × 0.25μgm）或 DB - 1701，^{63}Ni - ECD 电子捕获检测器。进样口温度：230℃；检测器温度：300℃；不分流进样；程序升温：初始 100℃，每分钟 10℃ 升至 220℃，每分钟 8℃ 升至 250℃，保持 10 分钟。理论塔板数按 α - BHC 峰计算，不低于 10^6，分离度应大于 1.5。

混合对照品溶液：BHC（α、β、γ、δ - BHC），DDT（PP′ - DDE、PP′ - DDD、OP′ - DDT、PP′ - DDT），五氯硝基苯（PCNB），溶剂为石油醚（60～90℃）。

供试品溶液制备：药材、中药制剂按要求用非极性有机溶剂萃取出残留农药，并选择合适方法进一步纯化，制备气相色谱分离分析供试品溶液。

分析操作：供试品溶液进样量 1μl，按外标法计算 9 种农药残留量。

分析实例：

a）西洋参中有机氯农药残留量的气相色谱分析方法：样品以丙酮提取，在 NaCl 存在下，以二氯甲烷进行液液分配，提取液以浓 H_2SO_4 净化，采用 SE－54 弹性石英毛细管柱、GC－ECD 检测有机氯农药的残留量，最低检测浓度为 3.2×10^{-2}ng/g、4ng/g，添加回收率为 80% ~133.18%。采用建立的气相色谱分析方法对北京及东北产西洋参药材进行实际残留量测定，发现六六六、DDT 在不同产地的药材中均有检出，其中东北产西洋参中六六六残留总量为 1969.35ng/g，DDT 残留总量为 170.54ng/g，远远高于国家有关人参中六六六及DDT 的残留限量，如六六六 <0.1μg/g、DDT≤0.07μg/g。

b）采用气相色谱－电子捕获检测（GC－ECD）法对红花、延胡索、大青叶、板蓝根、桔梗五种中药材中农药（六六六、DDT）进行分析，发现均含有微量六六六、DDT。虽然栽培过程中并未施加这类农药，但植物体对土壤中原有的残留量具有一定的吸收能力，红花对六六六、DDT 较敏感，其残留量显著高于其他品种。为提高药材质量，建议大面积栽培时先测定土壤中的农药残留量。

（4）高效液相色谱法：高效液相色谱法常用于分析高沸点和热不稳定的农残分析，一般采用 C_{18} 或 C_8 的填充柱，以甲醇、乙腈等水溶性溶剂作流动相，采用的紫外检测器可对多种农药残留量进行定量分析。

农药残留问题是影响中药现代化和影响中药出口的重要问题，建立灵敏、可靠、规范的检测标准已势在必行。

a）为此，2020 年版《中国药典》四部（通则 2341）补充了质谱法（第四法）用于农药多残留测定，包括气相色谱－质谱联用法和液相色谱－质谱联用法。并且提供了详细的农药及内标对照品的保留时间、监测离子对、碰撞电压与检出限参考值。其中，气相色谱－质谱联用法提供了 91 种农药及内标对照品的检测方法，液相色谱－质谱联用法则提供了526 种农药及内标对照品的检测方法。

b）中药材的种植基地应选择农药污染少的地带；种植期间应合理施用农药；药材炮制、贮存过程也应规范管理，防止农药进一步污染。选择高效、低毒、低残留的农药品种，合理使用农药，把农药使用量压到最低水平，使中药材及其加工品中的农药残留量低于FAO、WHO 或我国规定的允许标准。开展中药材无污染新技术的研究，加速绿色中药材（即无污染、安全、优质的中药材）的生产，是提高中药质量的重要环节。

c）农药残留检测标准应早日科学化、仪器化、与国际接轨，为中药及其制剂的出口创造方便条件。

（四）二氧化硫残留量测定

1. 中药中二氧化硫的来源　中药材用硫黄熏蒸虽是传统加工方法，但现代研究表明，采用硫黄熏蒸会使中药材残留大量的 SO_2、As、Hg 等重金属及有害元素。2005 年版《中国药典》即已取消了山药、葛根等药材的硫黄熏蒸加工方法。为防止中药材粗加工过程中滥用或过度使用硫黄熏蒸，2011 年 6 月，国家食品药品监管局组织制定了《中药材及其饮片二氧化硫残留限量标准》，确定了中药材及饮片中二氧化硫残留量限度值：对《中国药典》收载的山药、牛膝、粉葛、甘遂、天冬、天麻、天花粉、白及、白芍、白术、党参等 11 味药材及其饮片品种项下增加"二氧化硫残留量"检查项目，限度为"二氧化硫残留量不得超过 400mg/kg"；对其他中药材及饮片，在《中国药典》"药材和饮片检定通则"中增加了"除另有规定，中药材及饮片二氧化硫残留量不得超过 150mg/kg"。

2. 二氧化硫的检测方法 检测二氧化硫的方法和研究有很多报道，由于样品种类不同，检测方法也有所不同。特别是近年来，随着分析技术的提高，新的方法也不断被采用。美国 FDA 采用 Monier – Williams 法、日本标准采用通氮蒸馏 – 滴定法和盐酸副玫瑰苯胺比色法，我国标准 GB/T 5009.34 规定用盐酸副玫瑰苯胺比色法。《中国药典》（2020 年版）通则收载酸碱滴定法为中药中二氧化硫残留量测定方法之一。

（1）原理：硫磺熏制过程中产生的二氧化硫，吸附在药材上，与水反应后以亚硫酸及亚硫酸盐如亚硫酸钠或亚硫酸钾形式存在，可与盐酸反应生成二氧化硫，经蒸馏、水吸收后，用氢氧化钠滴定液直接滴定，甲基红乙醇溶液做指示剂，同时作空白校正，以下式计算结果。

$$L = \frac{(A - B) \times C \times 0.032 \times 10^6}{W} \qquad (2-91)$$

式中，L 为供试品中二氧化硫残留量（μg/g）；A 为供试品消耗氢氧化钠滴定液的体积（ml）；B 为空白消耗氢氧化钠滴定液的体积（ml）；C 为氢氧化钠滴定液浓度（0.01mol/L）；W 为供试品的重量（g）；0.032 为每 1ml 氢氧化钠滴定液（1mol/L）相当于二氧化硫的重量（g）。

（2）仪器装置：如图 2 – 37 所示。

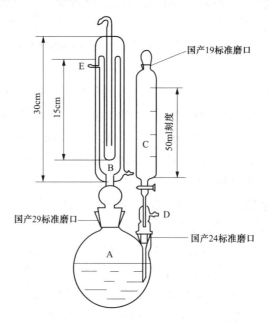

图 2 – 37 二氧化硫残留量测定仪器装置

A. 1000ml 两颈圆底烧瓶；B. 竖式回流冷凝管；C.（带刻度）分液漏斗；

D. 连接氮气流入口；E. 二氧化硫气体导出口。另配磁力搅拌器及电热套

（3）测定方法：取药材或饮片细粉约 10g，精密称定，置两颈圆底烧瓶中，加水 300 ~ 400ml。打开回流冷凝管开关给水，将冷凝管的上端 E 口处连接一橡胶导气管置于 100ml 锥形瓶底部。锥形瓶内加入 3% 过氧化氢溶液 50ml 作为吸收液。使用前，在吸收液中加入 3 滴甲基红乙醇溶液指示剂（2.5mg/ml），并用 0.01mol/L 氢氧化钠滴定液滴定至黄色（即终点）。开通氮气，使用流量计调节气体流量至约 0.2L/min；打开分液漏斗 C 的活塞，使盐酸溶液（6mol/L）10ml 流入蒸馏瓶，立即加热两颈烧瓶内的溶液至沸，并保持微沸；烧瓶内的水沸腾 1.5 小时后，停止加热。吸收液放冷后，置于磁力搅拌器上不断搅拌，用氢氧化钠滴定液（0.01mol/L）滴定，至黄色持续时间 20 秒不褪，并将滴定的结果用空白实验

校正。

（五）有机溶剂残留物测定法

为了保证临床用药及其生产、实验的安全，《中国药典》自 1995 年版开始增设对残留溶剂检查内容，后来又进行较大的修订。2010 年版《中国药典》就已规定：制备工艺使用有机溶剂的均检查有机溶剂残留，并全面禁用苯作为溶剂。

常见残留溶剂的控制种类和限度，按毒性程度分为三类：第一类溶剂，毒性较大，具有致癌性并对环境有害，应该避免使用；第二类溶剂，对人有一定毒性，应该限制使用；第三类溶剂，对人的健康危害性较小，故推荐使用，但药品生产质量管理规范（GMP）或其他质量要求限制使用。其所控制的第一、第二、第三类溶剂的种类与残留限度见表 2-16。对于其他溶剂，应根据生产工艺的特点，制定相应的限度，使其符合 GMP 或其他基本的质量要求。

表 2-16　药品中常见的残留溶剂及限度

溶剂种类及名称	限度（%）	溶剂种类及名称	限度（%）	溶剂种类及名称	限度（%）
第一类溶剂		第三类溶剂		第四类溶剂	-
苯	0.0002	甲苯	0.089	1,1-二乙氧基丙烷	-
四氯化碳	0.0004	1,1,2-三氯乙烯	0.008	1,1-二甲氧基甲烷	-
1,2-二氯乙烷	0.0005	二甲苯	0.217	2,2-二甲氧基丙烷	-
1,1-二氯乙烷	0.0008	醋酸	0.5	异辛烷	-
1,1,1-三氯乙烷	0.15	丙酮	0.5	异丙醚	-
第二类溶剂	0.041	甲氧基苯	0.5	甲基异丙基酮	-
乙腈	0.036	正丁醇	0.5	甲基四氢呋喃	-
氯苯	0.006	仲丁醇	0.5	石油醚	-
三氯甲烷	0.388	乙酸丁酯	0.5	三氯醋酸	-
环己烷	0.187	叔丁基甲基醚	0.5	三氟醋酸	-
1,2-二氯乙烯	0.06	异丙基苯	0.5		
二氯甲烷	0.01	二甲亚砜	0.5		
1,2-二甲氧基乙烷	0.109	乙醇	0.5		
N,N-二甲基乙酰胺	0.088	乙酸乙酯	0.5		
N,N-二甲基甲酰胺	0.038	乙醚	0.5		
二氧六环	0.016	甲酸乙酯	0.5		
2-乙氧基乙醇	0.062	甲酸	0.5		
乙二醇	0.022	正庚烷	0.5		
甲酰胺	0.029	乙酸异丁酯	0.5		
正己烷	0.3	乙酸异丙酯	0.5		
甲醇	0.005	乙酸甲酯	0.5		
2-甲氧基乙醇	0.005	3-甲基-1-丁醇	0.5		
甲基丁基酮	0.118	丁酮	0.5		
甲基环己烷	0.053	甲基异丁基酮	0.5		
N-甲基吡咯烷酮	0.005	异丁醇	0.5		
硝基甲烷	0.02	正戊烷	0.5		
吡啶	0.016	正戊醇	0.5		
四氢噻吩	0.01	正丙醇	0.5		
四氢化萘	0.072	异丙醇	0.5		
四氢呋喃		乙酸丙酯	0.5		

有机溶剂残留量的检查采用气相色谱法。一般填充柱采用溶液直接进样法测定，毛细管柱采用顶空进样法测定。《中国药典》（2020年版）收载有三种方法。

1. 毛细管柱顶空进样等温法　本法适用于被检查的有机溶剂数量不多，且极性差异较小的情况。

色谱条件：柱温一般为 40～100℃；常以氮气为载气，流速为每分钟 1.0～2.0ml；以水为溶剂时顶空瓶平衡温度为 70～85℃，顶空瓶平衡时间为 30～60 分钟；进样口温度为 200℃；如采用 FID 检测器，温度为 250℃。

测定：取对照品溶液和供试品溶液，分别连续进样不少于 2 次，测定待测峰的峰面积。

气相色谱静态顶空进样法是将样品溶液密封在一个样品不充满的容器中，在一定温度下加热一段时间，使气液两相达到平衡，然后取气相部分进入气相色谱系统进行分析，以测定样品蒸气中的组分在原样品中的含量。一般由气相色谱仪加顶空进样装置组成，进样方式有手动进样和自动进样两种。

2. 毛细管柱顶空进样系统程序升温法　本法适用于被检查的有机溶剂数量较多，且极性差异较大的情况。

色谱条件：柱温一般先在 40℃维持 8 分钟，再以 8℃/min 的升温速率升至 120℃，维持 10 分钟；以氮气为载气，流速为 2.0ml/min；以水为溶剂时顶空瓶平衡温度 70～85℃，顶空瓶平衡时间 30～60 分钟；进样口温度为 200℃，如采用 FID 检测器，进样口温度为 250℃。具体到某个品种的残留溶剂检查时，可根据该品种项下的残留溶剂组成，调整程序升温程序。

测定：取对照品溶液和供试品溶液，分别连续进样不少于 2 次，测定待测峰的峰面积。

3. 溶液直接进样法　采用填充柱，亦可采用适宜极性的毛细管柱。取对照品溶液和供试品溶液，分别连续进样 2～3 次，测定待测峰的峰面积。

（六）大孔树脂残留物测定法

大孔吸附树脂又称全多孔树脂，是一类以吸附为特点，对有机物具有浓缩、分离作用的高分子聚合物。大孔树脂由聚合单体和交联剂、致孔剂、分散剂等添加剂经聚合反应制备而成。聚合物形成后，致孔剂被除去，在树脂中留下大大小小、形状各异、互相贯通的孔穴。因此大孔树脂在干燥状态下内部具有较高的孔隙率，且孔径较大，在 100～1000nm 之间，故称为大孔吸附树脂。由于可能存在未聚合的单体以及残余的致孔剂等有害物残留，因此采用大孔树脂工艺处理的中药，必须对其残留物进行检测。

1. 测定方法　大孔树脂有机残留物的测定方法主要为气相色谱法。

在一些中药制备工艺中采用大孔吸附树脂处理，该树脂为苯乙烯骨架型树脂，致孔剂为烷烃类，其残留物和裂解产物苯、甲苯、二甲苯、苯乙烯、二乙烯苯、烷烃等对人体都有不同程度的伤害，为了保证用药的安全，故对其残留物和裂解产物进行限量检查。

色谱条件及系统适用性试验：毛细管柱 HPFFAP（25m×0.25mm×0.25μm）；柱温采用程序升温：自 40℃恒定 1 分钟，以 7℃/min 升温速率升至 90℃；FID 检测器；温度为 220℃；进样口温度 180℃；进样量 1μl；氮气为载气，压力为 24psi；顶空温度 75℃，顶空时间 20 分钟，进样针温度 80℃。

内标溶液的制备：取氯苯，加 2% 二甲基亚砜水溶液制成每 1ml 约 20μg 的溶液，作为内标溶液。

对照品溶液的制备：取甲苯、二甲苯、苯乙烯和 1,2 - 二乙基苯对照品，加内标溶液制成每 1ml 约含 20μg 的混合溶液，吸取 0.5ml 置 25ml 顶空瓶中，密封瓶口，作为对照品溶液。

供试品溶液的制备：取供试品约 500mg，精密称定，置 25ml 顶空瓶中，加内标溶液 0.5ml，密封瓶口，摇匀，作为供试品溶液。

测定法：分别吸取供试品溶液和对照品溶液各 1μl，顶空进样注入气相色谱仪，记录色谱峰面积值，按内标法计算，应符合相关规定。

2. 应用示例

例 2 - 8 贯叶连翘提取物中的大孔吸附树脂残留物限量检查研究

色谱条件：色谱柱为聚二甲基硅氧烷（SPB - 1）毛细管柱（60m × 0.32mm × 0.25μm）。柱温为程序升温：45℃保持 7 分钟后每分钟升温 5℃，160℃保持 1 分钟。检测器温度 250℃；进样口温度 200℃。分流比为 10：1，柱流速 1.0ml/min。顶空取样瓶在 85℃预平衡 20 分钟。

对照品溶液的制备：精密称取苯、甲苯、二甲苯、苯乙烯、二乙烯苯、正己烷、甲基环己烷各适量，分别加 50% 甲醇制成每 1ml 中含苯 0.4μg，甲苯、二甲苯、苯乙烯、二乙烯苯、正己烷、甲基环己烷各 4.0μg 的混合溶液，即得。对照品溶液的气相色谱图见图 2 - 38。

供试品溶液的制备：取贯叶连翘提取物 1g，精密称定，置容积为 10ml 的顶空取样瓶中，精密加入 50% 甲醇 5ml，加盖密封，振摇并超声处理 10 分钟使溶解，摇匀，即得。

样品测定：精密量取上述混合对照品溶液 5ml，置于 10ml 的顶空取样瓶中，加盖密封，将上述对照品溶液及供试品溶液的顶空取样在 85℃加热 20 分钟，抽取各顶空气 10ml，分别注入气相色谱仪，测定，即得。

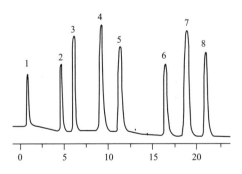

图 2 - 38 对照品溶液的气相色谱图

1. 正己烷；2. 苯；3. 甲苯；4.5 二甲苯；

6. 苯乙烯；7. 甲基环己烷；8. 二乙烯苯

重点小结

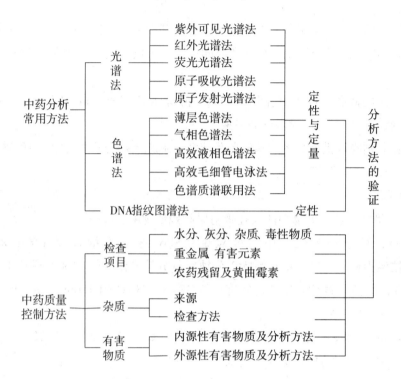

（许翔鸿　辛贵忠）

第三章　中药成分分析

📖 **学习目标**

1. **掌握**　常用中药中各类成分的定性定量分析方法。
2. **熟悉**　中药中各类成分的结构特征及理化性质。
3. **了解**　各种新分析技术在中药各类成分分析中的应用。

第一节　生物碱类成分分析

扫码"学一学"

一、结构类型与分布

生物碱（alkaloids）是来源于生物界的一类含氮有机化合物的总称，大多具有复杂的环状结构，多具有生物活性，如黄连中的抗菌消炎成分小檗碱（berberine）、麻黄中的平喘成分麻黄碱（ephedrine）、颠茄的解痉成分阿托品（atropine）、长春花的抗癌成分长春新碱（vincristine）等。

生物碱在植物中广泛存在，以双子叶植物，如罂粟科、豆科、防己科、毛茛科、夹竹桃科、茄科中分布最多，在单子叶植物和裸子植物中也有少量发现。

生物碱的种类很多，按其结构大致可分为十二类（表 3 - 1），但具有重要生理活性的大多集中在异喹啉、吲哚、莨菪烷等衍生物类，对这几类生物碱的研究，文献报道较多，其他类生物碱则较少。

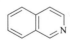　　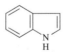　　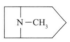

异喹啉类生物碱　　　　　　吲哚类生物碱　　　　　　莨菪烷类生物碱

表 3 - 1　生物碱类型及其基本结构

序号	类型	基本结构	活性成分举例
1	吡咯类衍生物		益母草中的水苏碱（stachydrine），新疆党参中的党参碱（codonopsine），山莨菪中的红古豆碱（cuscohygrine）
2	吡啶衍生物类		烟草中的烟碱（nicotine），八角枫中的毒藜碱（anabasine），蓖麻中的蓖麻碱（ricinine）
3	喹啉衍生物类		金鸡纳中的奎宁（quinine），喜树中的喜树碱（camptothecine），白鲜皮中的白鲜碱（dictamnine）

续表

序号	类型	基本结构	活性成分举例
4	异喹啉衍生物类		黄连中的小檗碱（berberine），罂粟中的吗啡（morphine），延胡索中的延胡索乙素（tetracydropalmatine）
5	吲哚衍生物类		番木鳖中的士的宁（strychnine），麦角中的麦角新碱（ergometrine），萝芙木中的利血平（reserpine）
6	咪唑衍生物类		毛果芸香中的毛果芸香碱（pilocarpine）
7	喹唑酮衍生物类		常山中的常山碱乙（β-dichroine）
8	嘌呤衍生物类		茶叶中的咖啡因（caffeine），冬虫夏草中的虫草素（cordycepin），香菇中的香菇嘌呤（lentinacin）
9	甾体生物碱类		龙葵中的茄碱（solanine），浙贝母中的贝母碱（peimine），藜芦中的藜芦胺（veratramine）
10	莨菪烷衍生物类		颠茄中的莨菪碱（hyoscyamine），洋金花中的东莨菪碱（scopolamine），古柯中的古柯碱（cocaine）
11	有机胺类生物碱类		麻黄中的麻黄碱（ephedrine），秋水仙中的秋水仙碱（colchiamine）
12	萜类生物碱		乌头中的乌头碱（aconitine），黄花乌头中的关附甲素（guan-fu base A），龙胆中的龙胆碱（gentianine）

二、理化性质

生物碱的种类很多，目前已发现的超过两万多种，其性质差异较大，现仅介绍其通性。

1. **物理性质**　大多数生物碱为结晶形固体，少数是非结晶形粉末，如乌头原碱（aconine）。还有一些是液体，如毒藜碱（anabasine）、烟碱（nicotine）、毒芹碱（coniine）等，液体生物碱通常不含氧原子，具挥发性，常压下可以用水蒸气蒸馏获取。

生物碱味苦。一般无色，少数有色，如小檗碱、木兰花碱（mangnoflorine）等为黄色，血根碱（sanguinarine）则是红色。

2. **旋光性**　多数生物碱分子中具有手性碳原子，所以具有旋光性，且多为左旋。

3. **酸碱性**　大多数生物碱结构中都含有一个或一个以上的氮原子，使其具有碱性。

生物碱的碱性强弱与分子结构有很大关系。如果把生物碱看成是胺类，胺类又是氨（NH$_3$）的烃基衍生物，胺类碱性的强弱与取代氢的烃基种类和数量有关，其强度顺序为：叔胺 ＞ 仲胺 ＞ 伯胺 ＞ 氨。但是，烃基数目如果再加多，会产生空间障碍，反而使碱性减弱（如三甲胺的碱性小于二甲胺）；生物碱的碱性强弱还与其他如取代基的种类（羧基、酚羟基）及多少有关。

4. 溶解度　游离生物碱极性较小，不溶或难溶于水，能溶于乙醇、氯仿、丙酮、乙醚等有机溶剂中。生物碱的盐类极性较大，大多易溶于水及醇，不溶或难溶于苯、氯仿、乙醚等。生物碱的溶解性与其盐类恰是相反的，这种性质可以用于生物碱的提取、分离与精制。但要注意的是，季胺碱、酰胺型碱和一些含极性基团较多的游离生物碱则能溶于水。

5. 沉淀反应　生物碱在酸性水溶液或酸性稀醇（＜50%）中能与生物碱沉淀试剂生成难溶性沉淀。这种沉淀反应提示生物碱存在的可能性，也可用于精制生物碱。沉淀反应的阳性结果，往往并不可靠，但阴性反应，却可以证实其不含生物碱。检查时常需用 3 种以上灵敏的沉淀试剂对照观察。

生物碱沉淀剂一般都是试剂分子的阴离子，与生物碱阳离子形成难溶性盐而产生沉淀。常用的生物碱沉淀试剂有：碘 – 碘化钾（Wagner 试剂）、碘化铋钾（Dragendorff 试剂）、碘化汞钾（Mayer 试剂）、硅钨酸（Bertrand 试剂）等。

6. 显色反应　生物碱能与某些试剂，如 Mandelin 试剂（为 1% 钒酸铵的浓硫酸溶液）、Frohde 试剂（1% 钼酸钠或 5% 钼酸铵的浓硫酸溶液）及 Macrquis 试剂（30% 甲醛溶液0.2ml 与 10ml 浓硫酸混合）产生不同颜色，可借以区别不同生物碱。但由于容易受杂质干扰（如蛋白质等），因此结果不太可靠。

三、定性分析

（一）化学定性分析

1. 沉淀反应　中药样品细粉用水或稀酸溶液温浸，滤液滴加下列沉淀试剂，应有 3 种以上试剂显阳性反应。如《中国药典》收载的"牛黄蛇胆川贝液"中生物碱的鉴别：取本品 20ml，加稀盐酸 1~2ml，加三氯甲烷振摇提取 2 次，每次 15ml，弃去三氯甲烷液，水液用氨试液调至碱性，加三氯甲烷振摇提取 2 次，每次 15ml，合并三氯甲烷液，蒸干，残渣加稀盐酸 2ml 使溶解，滤过，分置三支试管中，一管加入碘化铋钾试液 1~2 滴，生成红棕色沉淀；一管中加碘化汞钾试液 1~2 滴，生成白色沉淀；另一管中加入硅钨酸试液 1~2滴，生成白色沉淀。

氨基酸和蛋白质在此沉淀反应条件下常有干扰，必要时通过薄层分离或将滤液碱化后，氯仿或乙醚提取，提取物溶于稀酸溶液进一步实验，应显阳性反应。常用的沉淀试剂有：

（1）碘化汞钾试剂（Mayer 试剂），生成白色或黄色沉淀。

（2）碘化铋钾试剂（Dragendorff 试剂），生成红色或橙色沉淀。

（3）碘 – 碘化钾试剂（Wagner 试剂），生成褐色至暗褐色沉淀。

（4）磷钼酸试剂，酸性溶液中生成白色或黄色沉淀，加入氨水变成蓝色。

（5）苦味酸试剂，微酸性溶液中生成黄色沉淀。

此外，还有硅钨酸、鞣酸、氧化铂、氯化金、碘试液等试剂也较常用。

2. 特殊反应

（1）对 – 二甲氨基苯甲酸试剂：吲哚类生物碱显蓝色。

（2）小檗碱反应：盐酸和过氧化氢试液显红紫色反应。

（3）Vitali 反应：用于托烷类生物碱。样品经提取得总生物碱，蒸去溶剂，加发烟硝酸，蒸干后得黄色残渣，放冷，加乙醇湿润，再加固体氢氧化钠一小粒，显深紫色。

（4）Marguis 反应：鸦片生物碱类的显色反应，样品提取液中加入福尔马林硫酸试液显红紫色。

（5）Labat 反应：小檗碱的次甲二氧基反应。样品甲醇提取液中加没食子酸乙醇试液，蒸干，再加硫酸数滴，显绿色。

（6）Thalleioquine 反应：喹啉类生物碱反应。样品经提取得生物碱，加入溴水及氨水，显绿色。

（7）双缩脲反应：麻黄生物碱反应。样品经提取后，溶于酸水，加硫酸铜试液及氢氧化钠试液，显紫色。

（二）薄层色谱定性分析

将样品用适当溶剂提取后，浓缩至小体积作为点样液，选择适宜的展开系统，在薄层板上进行层析后，挥尽溶剂，喷显色剂使斑点显色，根据斑点位置、检视颜色与相关对照品比对进行鉴别。

1. 展开剂 生物碱展开剂的选择，根据生物碱的结构及化学性质而定。生物碱在苯、乙醚、氯仿、醇类等有机溶剂中均有一定的溶解度，可以选用这些溶剂为展开剂。首先试用单一的溶剂，再试用混合溶剂为展开剂，根据分离的情况改变展开剂的极性和成分，以得到较好的分离。

2. 吸附剂 脂溶性生物碱可采用吸附薄层法，用活度较大的吸附剂如硅胶、氧化铝及极性较小的溶剂进行层析。水溶性生物碱则用硅藻土、纤维素等支持剂及极性较大的溶剂进行分配层析；也可在支持剂上涂布极性溶剂如甲酰胺等作固定相，采用极性小的溶剂为展开剂进行层析，根据生物碱在固定相与流动相之间的分配系数的不同而得到分离。

吸附剂本身的酸碱性也可影响生物碱的分离。硅胶本身略带酸性，对生物碱的吸附力较强，用中性溶剂展开时 R_f 值很小，有时斑点出现拖尾，若用碱性展开剂，则可得到集中的斑点。因此，用硅胶为吸附剂分离生物碱时，可在中性展开剂中加入少量碱如二乙胺或氢氧化铵等；也可在涂铺硅胶薄层时用稀碱溶液使其成为碱性硅胶薄层，用中性展开剂分离生物碱。

碱性氧化铝因本身带碱性，故用中性展开剂即可使生物碱很好的分离。

3. 显色剂 某些生物碱如小檗碱、巴马汀等由于本身为黄色，故层析后在可见光下即可观察到其斑点。麦角生物碱、萝芙木生物碱及金鸡纳生物碱等在紫外光下能显出荧光而观察到其斑点，但大部分生物碱无色亦不见荧光，需喷显色剂。

最常用的显色剂是改良碘化铋钾试剂或碘－碘化钾试剂的混合液（1:1）。在用此试剂时，如展开剂中含有挥发性碱，必须将薄层置于 $60 \sim 120$℃加热，将碱除去后再喷。此外如碘铂酸、碘蒸气、硫酸铈－浓硫酸也是常用而灵敏的显色剂。

4. 应用实例 华山参薄层色谱鉴别：取华山参中粉1g，加浓氨试液－乙醇（1:1）溶液 2ml 湿润，再加三氯甲烷20ml，加热回流1小时，滤过，滤液小心蒸干，并加三氯甲烷1ml 使溶解，作为供试品溶液。另取硫酸阿托品对照品、氢溴酸东莨菪碱对照品、氢溴酸山莨菪碱对照品和东莨菪内酯对照品，加乙醇制成每1ml 各含1mg 的混合溶液，作为对照品溶液。吸取上述两种溶液各5μl，分别点于同一硅胶 G 薄层板上，以乙酸乙酯－甲醇－浓氨试液（17:2:1）为展开剂，展开，取出，晾干，置紫外光灯（365nm）下检视。供试品色谱中，在与对照品色谱相应的位置上，显相同的蓝白色荧光主斑点（东莨菪内酯）。再依次喷以碘化铋钾试液和亚硝酸钠乙醇试液。供试品色谱中，在与对照品色谱相应的位置上，显相同的四个棕色斑点。

四、定量分析

生物碱的定量分析方法很多，有的是根据它含有的 N 原子理化性质而设计的，如重量法和容量法；有的是基于生物碱结构中的共轭结构设计的，如紫外分光光度法；有的是根据生物碱的颜色、官能团与特定试剂发生反应产生的颜色设计的，如可见分光光度法或比色法。以上均属测定总碱的常用方法，但如果想对特定的生物碱成分进行定性和定量，高效液相色谱法会是更合适的选择。

（一）紫外 - 可见分光光度法

1. 应用特点 不少生物碱及其衍生物，在分子结构中都含有不同数量的不饱和双键结构，因而都在紫外区域的一个或几个波长处有吸收，可按紫外分光光度法于特定波长处测定结构相似的总碱含量。如果生物碱类成分紫外吸收不明显，可加入亚硝酸钠乙醇试剂等，生成有色溶液后，在可见光区测定吸收度进行定量。

生物碱在酸性条件下，与酸性染料（如溴麝香草酚蓝、溴甲酚绿等）产生定量反应，生成稳定的有色离子对，可用有机溶剂如三氯甲烷提取出来，在适合的波长处测定吸收度，以计算生物碱的总量，该法也称为酸性染料比色法。

2. 应用实例

（1）"止咳宝片"中吗啡的含量测定方法：以无水吗啡为对照品，在对样品片剂中的生物碱类成分进行提取纯化处理后，分别加入新制的亚硝酸钠乙醇试液和氨试液，反应后在 420nm 处测定吸收度，以计算无水吗啡的含量。

（2）平贝母中总生物碱含量的测定方法：以贝母乙素对照品加三氯甲烷配制成梯度浓度的对照品溶液。分别在对照品溶液中加入邻苯二甲酸氢钾缓冲溶液、溴百里香酚蓝试液，加三氯甲烷稀释后，剧烈振摇反应。45 分钟后，取三氯甲烷液层，照紫外 - 可见分光光度法在 412nm 的波长处测定吸光度，并绘制标准曲线。平贝母粉末经氨水碱化后用三氯甲烷 - 甲醇（4:1）混合溶液回流提取，提取液蒸干后用三氯甲烷溶解，加入邻苯二甲酸氢钾缓冲溶液、溴百里香酚蓝试液后，与对照品溶液同法处理，在 412nm 的波长处测定吸光度，以计算平贝母中总生物碱的含量。

（二）高效液相色谱法

1. 反相 HPLC

（1）应用特点：反相色谱在生物碱的 HPLC 分析方面的应用最广。反相色谱所用流动相通常是由水和有机溶剂组成，有机溶剂常为甲醇或乙腈。固定相则采用非极性化学键合固定相，如十八烷基键合硅胶、辛烷基键合硅胶，由于这种固定相是采用硅烷化剂对硅胶进行化学修饰，覆盖和修饰得不完全，会使硅胶表面仍存有游离的硅醇基。而硅醇基极性较大，生物碱类成分可与其牢固结合，导致保留时间延长、峰形变宽，并产生色谱峰拖尾现象。为了克服这种拖尾现象，通常在流动相中加入碱，如碳酸铵、醋酸钠、磷酸钠等，又称离子抑制剂；在流动相中加入低浓度的长链胺，如三乙胺、己胺等也可使所分析的碱性化合物的色谱峰变得对称。

（2）应用实例：川乌中乌头碱、次乌头碱和新乌头碱的含量测定方法：以十八烷基硅烷键合硅胶为色谱柱固定相，以乙腈－四氢呋喃（25：15）为流动相 A，以 0.1mol/L 醋酸铵溶液为流动相 B，进行梯度洗脱，235nm 处进行紫外检测。根据色谱峰面积积分定量结果，川乌干燥品中的三种待测生物碱的总量应为 0.050% ~ 0.17%。

2. 正相 HPLC

（1）应用特点：硅胶是常用的正相色谱固定相，由于硅胶上弱酸性的硅醇基的存在，常需在溶剂中加入碱性改善剂，如氨、二乙胺、三乙胺等，但是在碱性条件下硅胶 G 的稳定性较差，限制了硅胶 G 作固定相的 HPLC 在分析生物碱方面的应用。所以正相色谱在生物碱类成分分析中，常用的固定相为极性化学键合相，如氰基键合相、氨基键合相；常用的流动相为二氯甲烷（或三氯甲烷、四氢呋喃、乙酸乙酯）－甲醇（或异丙醇）－氨水等。

（2）应用实例：山豆根中苦参碱和氧化苦参碱的含量测定：以氨基键合硅胶为固定相，乙腈－异丙醇－3% 磷酸溶液（80：5：15）为流动相，紫外检测器的检测波长为 210nm。以苦参碱和氧化苦参碱为对照品配制对照品溶液。山豆根样品粉末经三氯甲烷－甲醇－浓氨试液（40：10：1）混合溶液超声提取，甲醇定容，过滤后注入液相色谱仪测定。

3. 离子交换 HPLC

（1）应用特点：离子交换 HPLC 所使用的固定相通常为键合在硅胶上的离子化基团，如烷磺酸基团。烷磺酸基团极易解离而呈阴离子状态，具有较强的阳离子交换性能。并且由于苯环的存在，吸附剂还具有非极性，能与化合物发生非极性相互作用，适合碱性化合物的分离。

（2）应用实例：槟榔中槟榔碱的含量测定：采用强阳离子交换键合硅胶为固定相（SCX－强阳离子交换树脂柱）；以乙腈－硫酸溶液（2→1000，浓氨试液调节 pH 值至 3.8）（55：45）为流动相，紫外检测器 215nm 处进行定量检测。

4. 离子对 HPLC

离子对 HPLC 是在流动相中加入与呈解离状态的待测组分离子电荷相反的离子对试剂，使之与待测组分离子形成离子对，增加待测组分在非极性固定相中的分配，从而改善其色谱保留与分离行为。常用的离子对试剂为烷基磺酸盐阴离子对试剂，另外，高氯酸、三氟乙酸等也可与生物碱形成离子对。

（三）容量法

1. 应用特点 生物碱类成分的碱性使其可用酸碱滴定法进行定量分析。根据生物碱分析结构中所含氮原子的碱性不同，选用水溶液酸碱滴定和非水溶液酸碱滴定法进行含量测定。

2. 应用实例 附子中总生物碱的测定：取附子中粉 10g，精密称定，置具塞锥形瓶中，加乙醚－三氯甲烷（3：1）混合溶液 50ml 与氨试液 4ml，密塞，摇匀，放置过夜，滤过，药渣加乙醚－三氯甲烷（3：1）混合溶液 50ml，振摇 1 小时，滤过，药渣再用乙醚－三氯甲烷（3：1）混合溶液洗涤 3 ~ 4 次，每次 15ml，滤过，洗液与滤液合并，低温蒸干，残渣加乙醇 5ml 使溶解，精密加入硫酸滴定液（0.01mol/L）15ml、水 15ml 与甲基红指示剂 3 滴，用氢氧化钠滴定液（0.02mol/L）滴定至黄色。每 1ml 硫酸滴定液（0.01mol/L）相当于 12.9mg 的乌头碱（$C_{34}H_{47}NO_{11}$）。

（四）重量法

1. **应用特点**　重量法是根据生物碱盐类和游离生物碱在水和与水不相混溶的有机溶剂中溶解度不同的性质来进行的，具体为：以生物碱提取方法提取总碱，按酸碱法处理精制，将精制后生物碱的提取液置已知重量的容器中，除去溶剂，经适宜的温度干燥后，称定重量，计算生物碱或总碱含量。当所得生物碱为多种成分混合物或总碱（包括一些未知生物碱在内），而且分子量差别很大，不能按容量法或其他方法计算或得不到可靠的结果时，可采用重量法测定。

2. **应用实例**　"昆明山海棠片"中总生物碱的测定：将样品研细并与硅藻土混匀后，用乙醇加热回流。再依次使用盐酸提取、氨水碱化、乙醚萃取的手段精制总生物碱。低温蒸去乙醚后，称定残渣的重量，即可计算出总生物碱的量。

五、含生物碱常用中药分析

（一）防己中生物碱类成分分析

防己（Stephaniae Tetrandrae Radix）为防己科植物粉防己 *Stephania tetrandra* S. Moore 的干燥根。具祛风止痛，利水消肿之功效。防己主含异喹啉类生物碱，如粉防己碱、防己诺林碱等。

粉防己碱 R=OMe
防己诺林碱 R=OH

1. **定性鉴别**　薄层色谱法对防己生物碱进行定性分析。

取本品粉末 1g，加乙醇 15ml，加热回流 1 小时，放冷，滤过，滤液蒸干，残渣加乙醇 5ml 使溶解，作为供试品溶液。另取粉防己碱对照品、防己诺林碱对照品，加三氯甲烷制成每 1ml 各含 1mg 的混合溶液，作为对照品溶液。照薄层色谱法试验，吸取上述两种溶液各 5μl，分别点于同一硅胶 G 薄层板上，以三氯甲烷 – 丙酮 – 甲醇 –5% 浓氨试液（6：1：1：0.1）为展开剂，展开，取出，晾干，喷以稀碘化铋钾试液。供试品色谱中，在与对照品色谱相应的位置上，显相同颜色的斑点。

2. **定量分析**　高效液相色谱法测定防己中粉防己碱和防己诺林碱的含量。

色谱条件与系统适用性试验：以十八烷基硅烷键合硅胶为固定相；以乙腈 – 甲醇 – 水 – 冰醋酸（40：30：30：1）（每 100ml 含十二烷基磺酸钠 0.41g）为流动相；检测波长为 280nm。理论板数按粉防己碱峰计算应不低于 4000。

对照品溶液的制备：取粉防己碱对照品、防己诺林碱对照品适量，精密称定，加甲醇分别制成每 1ml 含粉防己碱 0.1mg、防己诺林碱 0.05mg 的混合溶液，即得。

供试品溶液的制备：取本品粉末（过三号筛）约 0.5g，精密称定，精密加入 2% 盐酸甲醇溶液 25ml，称定重量，加热回流 30 分钟，放冷，再称定重量，用 2% 盐酸甲醇溶液补足减失的重量，摇匀，滤过，精密量取续滤液 5ml，置 10ml 量瓶中，加流动相至刻度，摇匀，即得。

测定法：分别精密吸取对照品溶液与供试品溶液各 10μl，注入液相色谱仪，测定，即得。色谱图见图 3-1。

本品按干燥品计算，含粉防己碱（$C_{38}H_{42}N_2O_6$）和防己诺林碱（$C_{37}H_{40}N_2O_6$）的总量不得少于 1.6%。

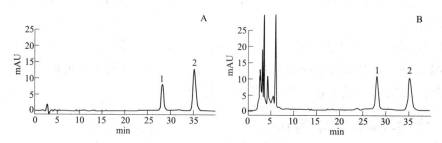

图 3-1 防己生物碱对照品（A）及防己样品（B）高效液相色谱图

1. 防己诺林碱；2. 粉防己碱

（二）槟榔中生物碱类成分分析

槟榔（Arecae Semen）为棕榈科植物槟榔 *Areca catechu* L. 的干燥成熟种子。具有杀虫，消积，行气，利水，截疟等功效。槟榔主含吡啶类生物碱，如槟榔碱。

槟榔碱

1. 定性鉴别 薄层色谱法对槟榔生物碱进行定性分析。

取本品粉末 1g，加乙醚 50ml，再加碳酸盐缓冲液（取碳酸钠 1.91g 和碳酸氢钠 0.56g，加水使溶解成 100ml，即得）5ml，放置 30 分钟，时时振摇，加热回流 30 分钟，分取乙醚液，挥干，残渣加甲醇 1ml 使溶解，置具塞离心管中，静置 1 小时，离心，取上清液作为供试品溶液。另取槟榔对照药材 1g，同法制成对照药材溶液。再取氢溴酸槟榔碱对照品，加甲醇制成每 1ml 含 1.5mg 的溶液，作为对照品溶液。照薄层色谱法试验，吸取上述三种溶液各 5μl，分别点于同一硅胶 G 薄层板上，以环己烷-乙酸乙酯-浓氨试液（7.5：7.5：0.2）为展开剂，置氨蒸气预饱和的展开缸内，展开，取出，晾干，置碘蒸气中熏至斑点清晰。供试品色谱中，在与对照药材色谱和对照品色谱相应的位置上，显相同颜色的斑点。

2. 含量测定 高效液相色谱法测定槟榔中槟榔碱的含量。

色谱条件与系统适用性试验：以强阳离子交换键合硅胶为固定相（SCX-强阳离子交换树脂柱）；以乙腈-磷酸溶液（2→1000，浓氨试液调节 pH 值至 3.8）（55：45）为流动相；检测波长为 215nm。理论板数按槟榔碱峰计算应不低于 3000。

对照品溶液的制备：取氢溴酸槟榔碱对照品适量，精密称定，加流动相制成每 1ml 含 0.1mg 的溶液，即得（槟榔碱重量＝氢溴酸槟榔碱重量/1.5214）。

供试品溶液的制备：取本品粉末（过五号筛）约 0.3g，精密称定，置具塞锥形瓶中，加乙醚 50ml，再加碳酸盐缓冲液（取碳酸钠 1.91g 和碳酸氢钠 0.56g，加水使溶解成 100ml，即得）3ml，放置 30 分钟，时时振摇；加热回流 30 分钟，分取乙醚液，加入盛有磷酸溶液（5→1000）1ml 的蒸发皿中；残渣加乙醚加热回流提取 2 次（30ml、20ml），每次 15 分钟，合并乙醚液置同一蒸发皿中，挥去乙醚，残渣加 50% 乙腈溶液溶解，转移至 25ml 量瓶中，加 50% 乙腈至刻度；摇匀，滤过，取续滤液，即得。

测定法：分别精密吸取对照品溶液与供试品溶液各 10μl，注入液相色谱仪，测定，即得。色谱图见图 3－2。

本品按干燥品计算，含槟榔碱（$C_8H_{13}NO_2$）不得少于 0.20%。

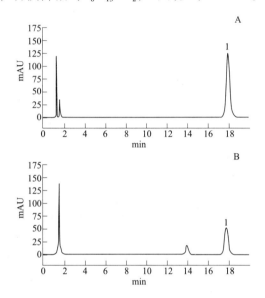

图 3－2 槟榔碱对照品（A）及槟榔样品（B）高效液相色谱图
1. 氢溴酸槟榔碱

第二节 黄酮类成分分析

一、结构类型与分布

黄酮是中药中的一大类活性成分，具有抗氧化、抗菌、消炎等多种生物活性。绝大多数陆生植物体内都含有黄酮类成分，这种成分可以保护植物免受紫外线的伤害，对植物的生长发育具有重要意义。黄酮类成分的生理活性多样，如槲皮素（quercetin）、芦丁（rutin）等具有抗氧化活性；黄芩素（baicalein）、汉黄芩素（wogonin）具有抗肿瘤、抗流感病毒活性。黄酮的基本母核可以被认为是 α－苯基色原酮，由结构中间的 C_3 连接 A 环的 C_6 和 B 环的 C_6 组成，凡具 C_6－C_3－C_6 结构的成分被广义称为黄酮类成分（表 3－2）。

黄酮基本结构

黄酮类成分普遍存在于植物界，藻类、菌类中很少发现，苔藓植物大都含有，蕨类植物比较普遍存在，裸子植物也含有但类型较少。黄酮类成分最集中存在于被子植物，类型最全，结构最复杂，含量也高。其中豆科、蔷薇科、芸香科、伞形科、杜鹃花科、报春花科、苦苣苔科、唇形科、玄参科、马鞭草科、菊科、蓼科、鼠李科、冬青科、桃金娘科、桑科、大戟科、鸢尾科、兰科、莎草科及姜科尤为富集。

表 3 – 2　黄酮类成分的分类与分布举例

名称与结构	活性成分举例
黄酮（flavones）	黄芩中的黄芩素（baicalein）、汉黄芩素（wogonin）、黄芩苷（baicalin），芫花中的芹莱素（apigenin）、芫花素（genkwanin），金银花中的刺槐黄素（acacetin）
黄酮醇（flavanols）	高良姜中的高良姜素（galangin），鼠李、八角等中的山奈酚（kaempferol），槐米、问荆等中的槲皮素（quercetin），杜鹃花中的杜鹃素（farrerol），番泻叶、蒲黄、银杏叶等中的异鼠李素（isorhamnetin），栀子中的栀子素（gardenin），泽兰中的泽兰醇素（eupatin）
双黄酮（bioflavones）	银杏叶中的银杏素（ginkgetin）、异银杏素（isoginkgetin）、白果素（bilobetin），侧柏叶中的扁柏双黄酮（hinokiflavone）
异黄酮（isoflavones）	大豆、葛根中的大豆素（daidzein），广豆根中的金雀异黄素（genistein），射干、鸢尾中的鸢尾素（tectorigenin）、鸢尾苷（tectoridin）
二氢黄酮（dihydroflavones）	草豆蔻中的山姜素（alpinetin），松属植物中的球松素（pinostrobin），甘草中的甘草素（liquiritigenin），枳壳中的柑橘素（narnagenin），陈皮中的橙皮素（hesperetin）、橙皮苷（hesperidin），满山红中的法尔杜鹃素（farrerol）
二氢黄酮醇（flavanonols）	水飞蓟中的水飞蓟素（silymarin）、异水飞蓟素（silydianin）
查耳酮（chaecones）	补骨脂中的补骨脂乙素（corylifolinin），甘草中的异甘草素（isoliquiritigenin），红花中的红花苷（carthamin）、红花醌苷（carthamone）
噢哢（aurones）	黄花波斯菊花中的硫黄菊素（sulphuretin）

续表

名称与结构	活性成分举例
花青素（anthocyanidins）	玉米花、天竺葵中的天竺葵苷（pelargonin），玫瑰花中的矢车菊素（cyanidin）及其苷，芍药花、牵牛花中的芍药花苷（peonin）
黄烷（flavanes）	儿茶中的儿茶素（catechin），花生米中的花生儿茶精（arachidochin）

二、理化性质

（一）通性

黄酮类成分大多具有完好的结晶形状，少数为无定形粉末，如花青素类。

黄酮苷元难溶于水，较易溶于甲醇、乙醇、乙酸乙酯、乙醚等有机溶剂。黄酮苷类极性较大，具有一定的水溶性，可溶于强极性及中等极性的溶剂中，如热水、甲醇、乙醇、乙酸乙酯，难溶或不溶于弱极性有机溶剂中，如乙醚、氯仿、苯等。黄酮类化合物多具有酚羟基的结构而呈现一定的酸性，可溶于碱性水溶液和碱性有机溶剂。花青素类结构中具有 1 位氧原子，因有未共用电子对而表现出微弱的碱性，可与强酸成盐。

黄酮类成分的颜色随共轭体系的增加及助色团（—OH、—OMe 等）的数量的增多而加深。黄酮的部分结构色原酮是无色的，当吡酮环上第 2 位引入苯基后，就形成了色原酮与芳香环共轭的体系，构成了生色团的基本结构，所以大多数黄酮类成分呈黄色，尤其是黄酮、黄酮醇、查耳酮、噢哢等类成分呈现黄色比较典型。花青素类及其苷常因 pH 不同而呈现不同颜色，一般在酸性条件下呈红色；pH8 左右呈紫色；碱性条件（pH11 以上）呈蓝色。

（二）显色反应

1. 与金属离子的络合　黄酮类成分能与金属离子如 Al^{3+}、Pb^{2+}、Mg^{2+}、Zr^{4+}、Sr^{3+}、Be^{2+} 等产生络合作用。产生络合作用的条件是黄酮类成分必须具备下述条件之一，即 5-羟基、3-羟基、邻二羟基。5-羟基、3-羟基都是羟基与 4 位羰基共同与金属离子形成络合物的。

形成的络合物有的产生荧光或颜色加深（如 Al^{3+}、Zr^{4+}），有的产生沉淀（如 Pb^{2+}）。这些性质有的可用来作黄酮类成分的定性、定量，有的可用于它们的结构测定。由于铝盐和锆盐能与大多数黄酮类化合物产生黄绿色的荧光，所以三氯化铝和三氯氧锆的醇溶液常作为黄酮类成分的重要定性试剂及薄层色谱法的显色剂。

5-羟基　　　3-羟基　　　邻二羟基

铅盐能与黄酮类化合物产生不溶于水的络合物。通常中性醋酸铅能与黄酮醇及带有邻二羟基的黄酮生成沉淀；而碱式醋酸铅能与大多数黄酮化合物生成沉淀。这一性质常被用于黄酮类成分的分离。

醋酸镁的甲醇溶液能与黄酮类化合物形成络合物，在紫外光灯下观察呈不同颜色荧光。二氢黄酮和二氢黄酮醇的镁络合物显天蓝色荧光；黄酮、黄酮醇的镁络合物显黄绿色荧光，可作定性区别。

2. 还原反应 黄酮类化合物可与盐酸－镁粉、盐酸－锌粉、四氢硼钠（钾）反应，而产生不同的颜色变化，该反应可用于区别不同结构的黄酮。

3. 其他显色反应 因大多数黄酮化合物含有酚羟基，因此与酚类成分显色的试剂大都能与黄酮类化合物显色，如三氯化铁、4－氨基安替匹林、重氮化试剂、Gibb 试剂等；黄酮类成分遇碱性溶剂如 Na_2CO_3、NH_4OH 等常可出现一定颜色的变化，在紫外光灯下尤为明显；黄酮及黄酮醇遇浓硫酸呈亮黄色并伴有荧光，双氢黄酮、查耳酮遇硫酸呈橙～深红色。

（三）紫外吸收

黄酮类成分具有 α－苯基色原酮基本结构，在紫外区有特定的吸收峰，该吸收峰常随一些溶剂的加入而发生位移，对该类成分的定性定量分析及结构测定具重要意义。

黄酮类成分有两个比较强的吸收峰，第 1 吸收峰位于 300～400nm，称为 I 带，它是由 B 环的肉桂酰基所引起的。第 2 吸收峰位于 240～285nm，称之为 II 带，它是由 A 环的苯甲酰基所引起的。

苯甲酰基　　　　　　　　　　　　　　　　　　　　肉桂酰基

黄酮、黄酮醇 I 带分别为 330～350nm；II 带很类似，均在 250～270nm。双氢黄酮 I 带吸收较弱，在 310～330nm，II 带在 275～290nm。异黄酮无 I 带吸收，II 带在 250～270nm。查耳酮 I 带为 360～390nm，II 带吸收较弱，在 240～260nm。

三、定性分析

（一）化学定性分析

1. 应用特点 黄酮类成分可以与多种试剂发生显色反应，呈色后观察以判断样品中是否含有黄酮类化合物，这种方法简便快捷，对药材的鉴别较为实用，但要注意假阳性问题；另外在复方制剂中由于干扰因素较多，不能将单味药材的化学鉴别方法简单地套用于制剂分析。

2. 应用实例

（1）莲房中黄酮类成分的鉴别反应：取本品粉末 0.5g，加乙醇 5ml，温热浸泡数分钟，滤过，滤液加镁粉少量与盐酸 1～2 滴，溶液渐变为红色。

（2）"大山楂丸"中的黄酮类成分的鉴别反应：取本品 9g，剪碎，加乙醇 40ml，加热回流 10 分钟，滤过，滤液蒸干，残渣加水 10ml，加热使溶解，用正丁醇 15ml 振摇提取，分取正丁醇液，蒸干，残渣加甲醇 5ml 使溶解，滤过。取滤液 1ml，加少量镁粉与盐酸，2～4 分钟后即显橙红色。

（二）薄层色谱定性分析

黄酮类成分的薄层定性，一般采用吸附薄层，常用的吸附剂有硅胶与聚酰胺，也有用纤维素、硅酸镁、氧化镁。一般来说，硅胶薄层分离弱极性化合物较好；聚酰胺薄层分离含游离酚羟基的黄酮及其苷较好；纤维素薄层则适合于分离多糖苷混合物；硅酸镁、氧化镁薄层分离效果不够满意，目前使用不多。

黄酮类成分的醇提取液经薄层色谱分离后，紫外光灯下观察荧光，黄酮醇类常显亮黄色或黄绿色，但 C_3-OH 如被取代，只呈暗淡棕色，C_3-位无羟基，也显棕色，异黄酮类多呈紫色。喷三氯化铝溶剂，日光下黄酮醇类无色，查耳酮类显黄色或黄橙色。但在紫外光灯下，荧光均加强，黄酮醇类为黄或绿色荧光，异黄酮类为黄色荧光，查耳酮显橙色荧光。

1. 硅胶薄层

（1）应用特点：用硅胶分离黄酮成分遵循正相色谱规律，化合物极性越强，所需溶剂的极性越大。其 R_f 值顺序如下：

$$RMe > RH > ROMe > R-O-糖 > ROH$$

黄酮类成分特点之一是分子中往往含有多个酚羟基，成分的极性应首先从未稠合的苯环 B 上的羟基数目、位置与烷基化情况来考虑，环 B 上羟基数目愈多，R_f 值越小；羟基如烷基化，由于极性降低，R_f 值显著提高。

分子中两个羟基的相互位置对 R_f 值也有影响，如邻位羟基可以形成氢键，吸附活性减低，R_f 值较间位羟基的大。同理 C_5 上羟基与邻位吡喃酮形成氢键，R_f 值增加。

另外薄层色谱行为还与立体结构有关，平面结构的黄酮醇的吸附力大于非平面结构的二氢黄酮醇，所以前者 R_f 值小于后者。

（2）应用实例：银杏叶中黄酮类成分的鉴别：取本品粉末 1g，加 40% 乙醇 10ml，加热回流 10 分钟，放冷，滤过，取滤液作为供试品溶液。另取银杏叶对照药材 1g，同法制成对照药材溶液。照薄层色谱法试验，吸取上述两种溶液各 6μl，分别点于同一含 4% 醋酸钠的羧甲基纤维素钠溶液为黏合剂制备的硅胶 G 薄层板上，以乙酸乙酯-丁酮-甲酸-水（5：3：1：1）为展开剂，展开，取出，晾干，喷以 3% 三氯化铝乙醇溶液，热风吹干，置紫外光灯（365nm）下检视。供试品色谱中，在与对照药材色谱相应的位置上，显相同颜色的荧光主斑点。

2. 聚酰胺薄层

（1）应用特点：聚酰胺薄层用于分离含游离酚羟基的黄酮苷与苷元较好。黄酮类成分中含有酚羟基，而聚酰胺分子中含有酰胺基，两者形成氢键。由于各种黄酮类成分取代基团的性质、多少和位置的不同，与聚酰胺形成氢键的能力有所差异而得到分离。

聚酰胺对黄酮类成分的吸附力较强，因而展开剂需要较强的极性。一般说来，展开剂中大多含有醇、酸或水，或兼有两者。

黄酮类化合物在聚酰胺薄层上的色谱行为大致可以总结出以下规律：①黄酮类苷元用亲脂性溶剂分离效果较好。在使用亲脂性溶剂中，分子中游离酚羟基愈多，吸附愈强。②黄酮类苷与相应的苷元相比较，因苷比相应苷元的酚羟基少，聚酰胺对它的吸附性小于苷元，所以一般苷较相应苷元的 R_f 值大。③分子中酚羟基位置对吸附也有影响，聚酰胺对间位或对位羟基吸附较邻位羟基强。④分子中芳香核、共轭双键多则吸附力强，反之则吸附力弱。⑤分子中若没有游离酚羟基，其 R_f 值的大小主要由所连接糖的性质而定。这样的成分一般不易保留，容易洗脱。糖数目愈多 R_f 值愈大。

（2）应用实例：野菊花中黄酮类成分的鉴别：取本品粉末 0.3g，加甲醇 15ml，超声处理 30 分钟，放冷，滤过，取滤液作为供试品溶液。另取野菊花对照药材 0.3g，同法制成对照药材溶液。再取蒙花苷对照品，加甲醇制成每 1ml 含 0.2mg 的溶液，作为对照品溶液。照薄层色谱法试验，吸取上述三种溶液各 3μl，分别点于同一聚酰胺薄膜上，以乙酸乙酯 –丁酮 – 三氯甲烷 – 甲酸 – 水（15∶15∶6∶4∶1）为展开剂，展开，取出，晾干，喷以 2% 三氯化铝溶液，热风吹干，置紫外光灯（365nm）下检视。供试品色谱中，在与对照药材色谱和对照品色谱相应的位置上，显相同颜色的荧光斑点。

四、定量分析

黄酮类化合物在药材和中药制剂中常作为药效学指标性成分进行研究。黄酮类成分因化学结构特征，决定了大多数化合物在可见光下呈现颜色（或加适当显色剂后呈色），在紫外光区也有较强的吸收，因而可应用多种分析方法加以分析。

（一）比色法

1. 应用特点 比色法一般用于样品中总黄酮类成分的含量测定。黄酮化合物母核中某些位置上的 H（如 3、5 位上）被羟基所取代时常常能与金属离子形成络合物，在 B 环上有相邻的两个羟基存在时同样也会产生络合作用，这些络合作用在光谱上产生明显变化，黄酮与金属离子的这种作用不但可用于鉴别这类成分羟基的位置，亦可作为定量测定的基础。

2. 应用实例 槐花中总黄酮类成分的含量测定。

对照品溶液的制备：精密称取在 120℃减压干燥至恒重的芦丁对照品 200mg，置 100ml 量瓶中，加甲醇 70ml，置水浴上微热使溶解，放冷，加甲醇至刻度，摇匀。精密吸取 10ml，置 100ml 量瓶中，加水至刻度，摇匀，即得（每 1ml 中含无水芦丁 0.2mg）。

标准曲线的制备：精密量取对照品溶液 0ml、1.0ml、2.0ml、3.0ml、4.0ml、5.0ml 与 6.0ml，分别置 25ml 量瓶中，各加水至 6ml，加 5% 亚硝酸钠溶液 1ml，使混匀，放置 6 分钟，加 10% 硝酸铝溶液 1ml，摇匀，放置 6 分钟，加氢氧化钠试液 10ml，再加水至刻度，摇匀，放置 15 分钟，照紫外 – 可见分光光度法，在 500nm 的波长处测定吸收度，以吸收度为纵坐标，浓度为横坐标，绘制标准曲线。

测定法：取槐花粗粉约 1g，于 60℃干燥 6 小时，精密称定，置索氏提取器中，加乙醚 120ml，加热回流至提取液无色，放冷，弃去乙醚液。再加甲醇 90ml，加热回流至提取液无色，移至 100ml 量瓶中，用甲醇少量洗涤容器，洗液并入量瓶中，加甲醇至刻度，摇匀。精密量取 10ml，置 100ml 量瓶中，加水至刻度，摇匀。精密量取 3ml，置 25ml 量瓶中，照标准曲线制备项下的方法，自"加水至 6ml"起依法测定吸收度，从标准曲线上读出供试品溶液中芦丁的重量（μg），计算，即得。

（二）紫外分光光度法

1. 应用特点 黄酮化合物均具 α – 苯基色原酮基本结构，羰基与 2 个芳香环形成两个较强的共轭系统吸收，对紫外光相应有两个区域特征吸收，吸收带 I 处于长波段为 B 环共轭所支配；吸收带 II 在较短波长处为 A 环共轭支配，最大吸收波长范围随各类型化合物不同而异。

化合物共轭程度增加和羟基数目增加使吸收带向长波移动，在某些试剂中也能发生吸收峰一定程度位移，如黄酮醇类化合物在中性乙醇介质中与 Al^{3+} 络合使吸收带向长波移动；黄酮化合物在醋酸钠乙醇溶液中，而使带 II 向长波移动 8~20nm，此外，乙醇钠溶液、硼酸钠溶液皆可使黄酮类化合物发生位移。

2. 应用实例　淫羊藿中总黄酮类成分的含量测定：取淫羊藿叶片粉末约 0.2g，精密称定，置 50ml 具塞锥形瓶中，精密加入稀乙醇 20ml，密塞，称定重量，超声处理 1 小时，再称定重量，用稀乙醇补足减失的重量，摇匀，滤过，精密量取 0.5ml 续滤液，置 50ml 量瓶中，加甲醇至刻度，摇匀，作为供试品溶液。另取淫羊藿苷对照品，精密称定，加甲醇制成每 1ml 含 10μg 的溶液，作为对照品溶液。分别取供试品溶液和对照品溶液，以相应试剂为空白，照紫外 - 可见分光光度法，在 270nm 处测定吸收度，计算，即得。

（三）高效液相色谱法

1. 应用特点　该方法适合分离成分复杂的中药样品。因薄层色谱分离度所限而不能测定的一些黄酮成分，用该方法都能得到满意的结果。定量方法有外标法和内标法。因中药成分复杂，内标物不易插入也不易找到，所以，通常采用外标法进行定量。

黄酮类成分的 HPLC 条件分为正相与反相色谱条件。

正相色谱条件，多用于没有羟基的黄酮类成分或乙酰化黄酮类成分，固定相为硅胶，流动相可以套用薄层色谱条件，但极性要相对小一点。—CN 键合相色谱不但适用乙酰化黄酮成分而且也适用带有一个羟基的黄酮类成分，流动相为己烷 - 氯仿。含 2 个以上羟基的可选用—NH_2 键合相，流动相可选二氧六环 - 二氯甲烷（1∶9）。

反相色谱条件多用 C_{18} 键合相作为固定相，流动相多以乙腈 - 水、甲醇 - 水等组成的系统较好。

2. 应用实例　骨碎补中柚皮苷的含量测定。

色谱条件与系统适用性试验：用十八烷基硅烷键合硅胶为固定相；甲醇 - 醋酸 - 水（35∶4∶65）为流动相；检测波长为 283nm。理论板数按柚皮苷峰计算应不低于 3000。

对照品溶液的制备：取柚皮苷对照品适量，精密称定，加甲醇制成每 1ml 中含柚皮苷 60μg 的溶液。

供试品溶液的制备：取骨碎补粗粉约 0.25g，精密称定，置锥形瓶中，加甲醇 30ml，加热回流 3 小时，放冷，滤过，滤液置 50ml 量瓶中，用少量甲醇分数次洗涤容器，洗液滤入同一量瓶中，加甲醇至刻度，摇匀，即得。

（四）超临界流体色谱法

1. 应用特点　超临界流体（supercritical fluid, SF）是处于临界压力和临界温度时的一种物质状态，如超临界气体二氧化碳（$scCO_2$），它兼具气体的低黏度和液体的高密度两种特性，同时又具有介于气、液体之间的高扩散系数。超临界流体色谱（supercritical fluid chromatography, SFC）是一种以超临界流体作为流动相的色谱方法，可与不同的检测器联用，具有高分离效率、高移动相速率，以及生态友好等特性，已广泛应用于各类中药成分的定性、定量分析过程。

2. **应用实例** 如图 3-3 所示，采用超临界流体色谱法分离中药中常见的黄酮类成分，通过对温度、背压、流动相组成等色谱条件的优化，SFC 可在 18 分钟内基线分离 12 种黄酮，而常规的 RP-HPLC 色谱条件获得相似的分离效果需要耗时 55 分钟。另外，由于 SFC 和 RP-HPLC 的固定相和分离机制不同，黄酮样品的出柱顺序差异也较大。

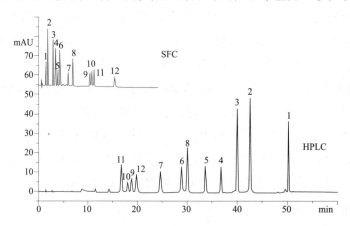

图 3-3　SFC 和 HPLC 两种模式对 12 种黄酮类化合物的分离

HPLC：色谱柱为 ZORBAX SB-C18（150mm×4.6mm，5μm）；流动相：（A）H$_2$O［含有 0.1% 甲酸（V/V）］，（B）MeOH；梯度洗脱；流速：1.0ml/min；柱温：40℃。

SFC：色谱柱为 ZORBAX RX-SIL（150mm×4.6mm，5μm）；柱温：40℃；背压：20bar；流速：3ml/min；梯度洗脱。

黄酮样品：1. 山奈素；2. 黄芩素；3. 山奈酚；4. 木樨草素；5. 槲皮素；6. 桑色素；7. 杨梅素；8. 黄芩苷；9. 金丝桃苷；10. 木樨草苷；11. 杨梅苷；12. 蒙花苷 H

五、含黄酮常用中药分析

（一）柴胡地上部分黄酮类成分分析

柴胡（Bupleuri Radix）为伞形科植物柴胡 *Bupleurum chinense* DC. 或狭叶柴胡 *Bupleurum scorzonerifolium* Willd. 的干燥根。按性状不同，分别习称"北柴胡"和"南柴胡"。柴胡根部的主要活性成分为柴胡皂苷类成分，具有疏散退热、疏肝解郁、升举阳气的功能。柴胡植株的地上部分也含有丰富的活性成分，如黄酮、皂苷、木脂素、挥发油等，特别是黄酮类成分的含量较高，对柴胡中含有的黄酮类成分进行定性和定量研究，将有利于柴胡资源的合理利用和再开发。

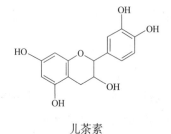

儿茶素

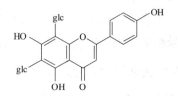

5，7，4′-三羟基-芹黄素-6，8-二-碳-β-D-吡喃葡萄糖苷

7 - 羟基 - 2，5 - 二甲基 - 色原酮

异鼠李素

金合欢素 - 7 - 氧 - β - D - 吡喃葡萄
糖基（1→4）- α - L - 吡喃鼠李糖苷

槲皮素 R_1 = H
槲皮素 - 3 - 氧 - α - D - 呋喃阿拉伯糖苷 R_1 = D - ara
槲皮素 - 3 - 氧 - α - L - 吡喃鼠李糖苷 R_1 = L - rham
槲皮素 - 3 - 氧 - β - D - 吡喃葡萄糖基（6→1）-
α - L - 吡喃鼠李糖苷（芦丁）R_1 = D - glc - O - L - rham

山柰素 R_1 = H，R_2 = H
山柰素 - 7 - 氧 - α - L - 吡喃鼠李糖苷 R_1 = H，R_2 = L - rham
山柰素 - 3，7 - 二 - 氧 - α - L - 吡喃鼠李糖苷 R_1 = L - rham，
R_2 = L - rham

定量分析：高效液相色谱法测定柴胡地上部分槲皮素、芦丁、山柰素、异鼠李素等 12 个黄酮成分的含量。

色谱条件与系统适用性实验：以十八烷基硅烷键合硅胶为固定相；以乙腈 - 0.1% 甲酸水溶液梯度洗脱，洗脱程序见表 3 - 3，流速 0.8ml/min。柱温 30℃，检测波长 254nm。理论板数按芦丁计应不低于 5000。

表 3 - 3 柴胡中黄酮类成分的梯度洗脱程序

时间（min）	乙腈（%）	0.1% 甲酸水溶液（pH = 2.6）
0	10	90
10	20	80
20	20	80
25	30	70
35	33	67
40	40	60
60	60	40

对照品溶液的制备：精密称取 12 种黄酮对照品各 5mg，分别用甲醇定容于 5ml 量瓶中，制备成对照品溶液，即得。

供试品溶液的制备：精密称取干燥至恒重的柴胡地上部分药材 1g，置 250ml 锥形瓶中，

加入 100ml 甲醇超声 0.5 小时，滤去药渣，溶液浓缩至干。加入甲醇溶解残渣，并转移至 10ml 量瓶中，加甲醇定容至刻度，摇匀，滤过，取续滤液，即得。

测定法：分别精密吸取对照品溶液与供试品溶液各 10μl，注入液相色谱仪，测定供试品中所含 12 种黄酮对照品的含量。色谱分离结果见图 3 - 4 和图 3 - 5。

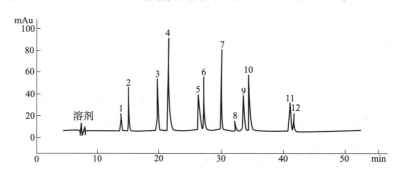

图 3 - 4 黄酮对照品色谱分离图

1. 儿茶素；2. 5，7，4′ - 三羟基 - 芹黄素 - 6，8 - 二 - 碳 - β - D - 吡喃葡萄糖苷；3. 槲皮素 - 3 - 氧 - β - D - 吡喃葡萄糖基（6→1） - α - L - 吡喃鼠李糖苷（芦丁）；4. 山奈素 - 3，7 - 二 - 氧 - α - L - 吡喃鼠李糖苷；5. 槲皮素 - 3 - 氧 - α - D - 呋喃阿拉伯糖苷；6. 槲皮素 - 3 - 氧 - α - L - 吡喃鼠李糖苷；7. 7 - 羟基 - 2，5 - 二 - 甲基 - 色原酮；8. 金合欢素 - 7 - 氧 - β - D - 葡萄吡喃糖基（1→4） - α - L - 吡喃鼠李糖苷；9. 山奈素 - 7 - 氧 - α - L - 吡喃鼠李糖苷；10. 槲皮素；11. 山奈素；12. 异鼠李素

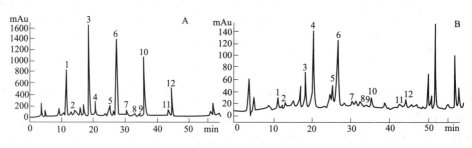

图 3 - 5 柴胡样品 1（A）和柴胡样品 2（B）的色谱分离图

（二）黄芪中黄酮类成分分析

黄芪为豆科植物膜荚黄芪 *Astragalus membranaceus*（Fisch.）Bge.、蒙古黄芪 *A. membranaceus*（Fisch.）Bge. var. *mongholicus*（Bge.）Hsiao 的根。具补气固表、托毒排脓之功效。黄芪中的主要化学成分有皂苷类、黄酮类、多糖类等。

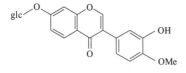

毛蕊异黄酮葡萄糖苷

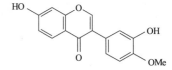

毛蕊异黄酮

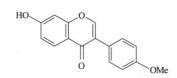

芒柄花苷

芒柄花素

定量分析：高效液相色谱法测定黄芪中毛蕊异黄酮葡萄糖苷、毛蕊异黄酮、芒柄花苷等6个黄酮成分的含量。

色谱条件与系统适用性实验：以十八烷基硅烷键合硅胶为固定相；以乙腈-0.05%的磷酸水溶液梯度洗脱，流速1ml/min。柱温30℃，检测波长260nm。理论板数按芦丁计应不低于5000。

对照品溶液的制备：取毛蕊异黄酮葡萄糖苷、毛蕊异黄酮、芒柄花苷、槲皮素、芒柄花素、山奈素对照品适量，精密称定，加甲醇为溶剂，分别配制成毛蕊异黄酮葡萄糖苷50μg/ml、毛蕊异黄酮50μg/ml、芒柄花苷50μg/ml、芒柄花素50μg/ml、槲皮素10μg/ml、山奈素5μg/ml的混合溶液，即得。

供试品溶液的制备：取黄芪药材粉末约1g，精密称定，加入50ml的甲醇超声30分钟，过滤，滤液使用减压法回收溶剂，残渣加甲醇溶解，定容于10ml容量瓶中，摇匀，即得。

测定法：分别精密吸取对照品溶液与供试品溶液各20μl，注入液相色谱仪，测定供试品中所含6种黄酮对照品的含量。色谱分离结果见图3-6。

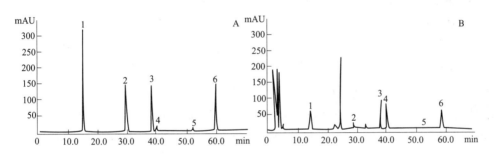

图3-6　黄芪黄酮对照品（A）及黄芪样品（B）高效液相色谱图

1. 毛蕊异黄酮葡萄糖苷；2. 芒柄花苷；3. 毛蕊异黄酮；4. 槲皮素；5. 山奈素；6. 芒柄花素

第三节　皂苷类成分分析

一、结构类型与分布

皂苷（saponins）是一类比较复杂的苷类化合物，其水溶液易引起肥皂样泡沫，且具有溶血和与胆固醇形成复合物等特征，皂苷的这些物理及生物学性质，构成了皂苷的经典含义。皂苷类成分广泛存在于植物中，具有重要的生理活性，如人参皂苷（ginsenoside）具有抗肿瘤和免疫调节的作用；三七皂苷（notoginsenoside）具有降血压、抗心肌缺血等心血管系统保护活性；柴胡皂苷（saikoside）具有保肝和抗病毒活性。

皂苷是由皂苷元（sapogenins）和糖、糖醛酸或其他有机酸组成。皂苷按其皂苷元结构，可分成甾体皂苷（steroidal saponins）和三萜皂苷（triterpenoidal saponins）两大类。

（一）甾体皂苷

甾体皂苷的皂苷元由27个碳原子组成。基本骨架为螺旋甾烷（spirostane）或其异构体异螺旋甾烷（isospirostane），通式如下：

螺旋甾烷（spirostane）

甾体皂苷类成分大部分集中在单子叶植物的百合科、薯蓣科、龙舌兰科、延龄草科、菝葜科（后两科在有的分类系统中也归于广义的百合科中）；双子叶植物仅在毛茛科、玄参科、茄科、豆科、蒺藜科、苦木科、菊科少数科属中有分布。含有甾体皂苷的常用中药有穿山龙、绵萆薢、粉萆薢、重楼、土茯苓、知母、麦冬、天冬等。

（二）三萜皂苷

三萜皂苷由六个异戊二烯以头尾相接或尾尾相接而组成，一般由 30 个碳原子组成。按其皂苷元的结构，可将三萜皂苷分为如下两类：

1. 五环三萜类

（1）齐墩果烷（oleanane）型，也称 β - 香树脂醇型（β - amyrin）：其基本骨架为齐墩果烷。环的构型为 A - B 环反式，B - C 环反式，C - D 环反式，而 D - E 环顺式。母核上有 8 个—CH_3，其中 C_8、C_7、C_{10} 上的甲基为 β - 型，C_{14} 上的甲基为 α - 型，C - OH 多为 β - 型。如甘草中的甘草次酸（glyeyrrhetinicacid）、柴胡中的柴胡皂苷元（saikogenin）、商陆中的商陆皂苷元（phytolaccagenin）、桔梗中的桔梗皂苷元（platycodigenin）、威灵仙中的常春藤皂苷元（hederagenin）、远志中的远志皂苷元（presenegenin）等。

（2）乌苏烷（ursane）型，也称 α - 香树脂醇型（α - myrin）：其分子结构与齐墩果烷不同点是 E 环上两个甲基位置不同，即 C_{20} 位的—CH_3 移到 C_{19} 位上。如蒲公英中的蒲公英醇（taraxasterol）、地榆中的地榆皂苷元（sanguisorbigenin）、款冬花中的款冬二醇（faradiol）、积雪草中的积雪草酸（asiaticacid）等。

（3）羽扇豆烷（lupane）型，也称白桦脂醇（betulin）型：与齐墩果烷型不同点是 D 环和 E 环反式，有 $\Delta^{20(29)}$ 双键，C_{21} 与 C_{19} 连成五元环 E。如槐米中的白桦脂醇、酸枣仁及柿蒂中的白桦脂酸（betulinicacid）、海州常山中的桐酮醇（clerodolone）、白头翁中的白头翁皂苷元（anemosaepogenin）等。

（4）木栓烷（friedelane）型：其皂苷元系木栓酮的衍生物，是由木栓的蜡质中分离出的一种结晶形三萜，在 C_4、C_5 位上有角甲基，C_6 有个 H 原子。如紫菀、萱草中的木栓酮及羟基木栓酮等。

（5）异 β - 香树脂醇（iso - β - amyrin）型：它是异齐墩果烷的衍生物。基本骨架与齐墩果烷相同，只是 C_{14} 上没有甲基，C_{13} 上有角甲基。如蒲公英属及桑科榕属中的蒲公英萜醇（taraxerol）等。

（6）羊齿烷（fernane）和异羊齿烷（isofernane）型：也可视为羽扇豆醇型的异构体。E 环上的取代基在 C_{22}，C_8 上的角甲基转位到 C_{13} 上。如骨碎补中的骨碎补酸（davallicacid）、白茅中的白茅素（cylindrin）等。

（7）何帕烷（hopane）和异何帕烷（isohopane）型：为羊齿烷的异构体，C_{14} 和 C_{18} 有

角甲基。如粗茎鳞毛蕨、石韦等中的里白烯（diploptene）。

2. 四环三萜类　组成四环三萜的除含有 C_{30} 外，也有 C_{31} 或 C_{32} 的衍生物。大多具有环戊烷骈多氢菲的基本母核，侧链上有 8 个碳原子，母核上有 5 个甲基，C_{19} 为角甲基。

（1）达玛烷（dammarane）型：其特点是在 C_8 上有角甲基，且为 β 型，C_{13} 上有 β – H，如人参中的人参二醇（panaxadiol）及人参三醇（panaxatriol）、酸枣仁中的酸枣仁皂苷元（jujubogenin）等。

原萜烷（protostane）是达玛烷的异构体，其中 C_8 – CH_3 为 α 型，C_{14} – CH_3 为 β 型，如泽泻中的泽泻醇（alisol）。

（2）羊毛脂烷（lanostane）型：其特点是 A – B 环反式，侧链的构象为 10β、13β、14α、17β。如猪苓中的猪苓酸（polyporenicacid）、茯苓中的茯苓酸（achymicacid）、大戟属植物中的环阿尔廷醇（cycloartenol）等。

（3）大戟烷（euphane）型：是羊毛脂醇的立体异构体，仅 C_{13}、C_{14}、C_{17} 的取代基的构象不同。多存在于种子植物的乳汁和树脂中，如大戟属中的大戟醇（cuphol）及甘遂醇（kanziol）、乳香中的乳香二烯酮酸（masticadienonicacid）等。

（4）葫芦烷（cucurbitane）型：A – B 环上的取代基和羊毛脂烷型不同，C_8 – H、C_9 – CH_3 为 β 型，C_{10} – H 为 α 型，并有 $\Delta^{5、(6)}$，其余与羊毛脂烷一样。

三萜皂苷在植物界有较广泛的分布，其中在双子叶植物分布较为普遍，含三萜皂苷的植物较多的科有五加科、伞形科、夹竹桃科、萝藦科、菊科、石竹科、葫芦科、大戟科、豆科、桃金娘科、远志科、毛茛科、蔷薇科、茜草科等；单子叶植物含三萜皂苷植物较少见，仅见于禾本科少数属；裸子植物及低等植物也较少含有这类皂苷。许多常用的中药含有三萜皂苷，如人参、三七、甘草、地榆、款冬花、酸枣仁、紫菀、桔梗、柴胡、远志、黄芪、威灵仙、商陆、白头翁等。

卡莫皂苷元

薯蓣皂苷元

丝兰皂苷元

门诺皂苷元

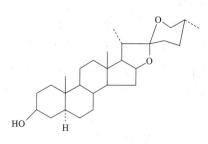

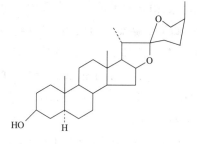

提果皂苷元　　　　　　　　　　　　菝葜皂苷元

二、理化性质

（一）通性

皂苷分子量较大，不易结晶，大多为无色或乳白色无定形粉末，但也有一些皂苷经提纯后可得到完好的晶形；而皂苷元大多有完好的结晶。皂苷多数具有苦而辛辣味，其粉末对人体黏膜，尤其是鼻内黏膜，有强烈的刺激性；大多具有吸湿性。

（二）溶解度

大多数皂苷极性较大，易溶于水、热甲醇和乙醇，难溶于丙酮、乙醚，在含水丁醇中有较大的溶解度，所以丁醇常作为提取皂苷的溶剂。水解后的次级苷在水中溶解度降低，易溶于醇、丙酮、乙酸乙酯中。皂苷元则不溶于水，而溶于石油醚、苯、乙醚、氯仿等低极性溶剂中。

（三）显色反应

1. **醋酐－硫酸反应（Libermann－Burchard 反应）**　将皂苷样品溶解于醋酐中，加入浓硫酸－醋酐（1：20）数滴，能产生颜色变化，一般三萜皂苷由黄色转为红色、紫色或蓝色，而甾体皂苷的颜色在发生上述类同的变化后，最后呈现绿色。皂苷与浓硫酸显色的机制是由于分子内发生脱水、脱羧、氧化、缩合、双键位移及形成多烯阳碳离子而呈色。

2. **三氯醋酸反应（Rosen－Heimer 反应）**　将皂苷溶液滴在滤纸上，喷三氯醋酸试剂，加热，生成红色渐变紫色。由于三氯醋酸较浓硫酸温和，故可用于纸色谱显色。甾体皂苷加热到 60℃ 即发生颜色变化，而三萜皂苷必须加热至 100℃ 才能显色。

3. **氯仿－浓硫酸反应（Salkowski 反应）**　样品溶于氯仿，沿管壁滴加浓硫酸后，在氯仿层呈现红色或蓝色，硫酸层有绿色荧光出现。此项反应并非对所有皂苷都能显色，皂苷必须有共轭双键或在一定条件下能生成共轭系统的不饱和双键的皂苷才能显色。而只有孤立双键的皂苷呈色反应很慢。因三萜皂苷酯环上甲基取代基多，呈色反应较甾体皂苷慢。

4. **冰醋酸－乙酰氯反应（Tschugaev 反应）**　样品溶于冰醋酸中，加入乙酰氯数滴及氯化锌结晶数粒，稍加热，则呈现淡红色或紫红色。

5. **五氯化锑反应（Kahlenberg 反应）**　皂苷与五氯化锑的氯仿溶液反应呈蓝紫色。五氯化锑属于 Lewis 酸类试剂，与五烯阳碳离子成盐而显色。

6. **与苯肼反应**　含羰基的皂苷元可以与 2,4－二硝基苯肼生成红棕色沉淀。

7. **芳香醛－硫酸或高氯酸反应**　在使用芳香醛作为显色剂的反应中，以使用香草醛最为普遍，因其显色灵敏，试剂的空白溶液色浅，常用作人参皂苷、甘草皂苷、柴胡皂苷等三萜皂苷的显色剂，也常用作甾体皂苷的显色剂，另外还可用对二甲氨基苯甲醛。

（四）其他与鉴别相关的理化性质

（1）皂苷有降低水溶液表面张力的作用，它的水溶液经强烈振摇能产生持久性泡沫。

（2）皂苷的水溶液大多能破坏红细胞而有溶血作用。

（3）有的皂苷呈中性，称为中性皂苷，大多数甾体皂苷属于中性皂苷。某些三萜皂苷中有羧基等酸性基团，称为酸性皂苷。

（4）皂苷的水溶液可以和一些金属盐类，如铅盐、钡盐、铜盐等产生沉淀。酸性皂苷的水溶液加入硫酸铵、醋酸铅或其他中性盐类即产生沉淀。中性皂苷的水溶液则需加入碱式醋酸铅等碱性盐或氢氧化钡等才能产生沉淀。由此可用于皂苷的提取和分离。

三、定性分析

（一）化学定性分析

1. 显色反应　皂苷类化合物常见的显色反应有醋酐－硫酸反应、三氯醋酸反应、氯仿－浓硫酸反应、冰醋酸－乙酰氯反应、苯肼反应、芳香醛－硫酸或高氯酸反应等。

2. 泡沫反应　取含皂苷类成分中药粉末 1g，加水 10ml，煮沸 10 分钟后过滤，将滤液于试管内强烈振摇，如产生持久性泡沫（15 分钟以上）即为阳性反应。

3. 溶血反应　取药材粉末 1g 加水煮沸，过滤得水浸液，取 1ml，加 2% 血细胞悬浮液 5ml 及生理盐水 5ml，如放置 5 分钟后溶液变透明（溶血），提示可能有皂苷存在。

（二）色谱定性分析

薄层色谱是皂苷类化合物定性的常用方法，鉴定时可利用被检测的皂苷类成分对照品或标准药材作为阳性对照，比较被分析样品与对照品的 R_f 值。

（三）应用实例

1. 猪牙皂中皂苷类成分的鉴别　取猪牙皂粉末 1g，加乙醇 8ml，加热回流 5 分钟，放冷，滤过。取滤液 0.5ml，置小瓷皿中，蒸干，放冷，加醋酐 3 滴，搅匀，沿皿壁加硫酸 2 滴，渐显红紫色。

2. 三七中皂苷类分的鉴定　取三七粉末 0.5g，加水约 5 滴，搅匀，再加以水饱和的正丁醇 5ml，密塞，振摇约 10 分钟，放置 2 小时，离心，取上清液，加 3 倍量以正丁醇饱和的水，摇匀，放置使分层，取正丁醇层，置蒸发皿中，蒸干，残渣加甲醇 1ml 使溶解，作为供试品溶液。另取人参皂苷 Rb_1、人参皂苷 Re、人参皂苷 Rg_1 及三七皂苷 R_1 对照品，加甲醇制成每 1ml 各含 0.5mg 的混合溶液，作为对照品溶液。照薄层色谱法（通则 0520）实验，吸取上述两种溶液各 1μl，分别点于同一硅胶 G 薄层板上，以氯仿－乙酸乙酯－甲醇－水（15：40：22：10）10℃以下放置的上层溶液为展开剂，展开，取出，晾干，喷以硫酸溶液（1→10），于 105℃加热至斑点显色清晰。供试品色谱中，在与对照品色谱相应的位置上，显相同颜色的斑点；置紫外光灯（365nm）下检视，显相同的荧光斑点。

四、定量分析

皂苷类成分由于结构中一般没有共轭体系，而且多为大极性化合物，通常需水或醇提取，水溶性杂质多，给其定量分析带来一定的困难。

皂苷类成分含量测定的常用方法有薄层色谱扫描法、比色法、高效液相色谱法。

（一）比色法

1. 应用特点 皂苷类成分加入适当的显色剂，使其呈色，可在可见光区进行测定，这种测定方法可测定样品中总皂苷或总皂苷元的含量。所用显色剂多为强氧化性的强酸试剂，皂苷与这些强酸试剂发生氧化、脱水、脱羧、缩合等一系列化学反应，生成具多烯键结构的缩合物而显色。常用的显色剂有浓硫酸、高氯酸、醋酐 – 硫酸、芳香醛 – 硫酸等。

2. 应用实例 麦冬中总皂苷的含量测定：以鲁斯可皂苷元作为对照品，加甲醇制成每1ml 含 50μg 的对照品溶液。麦冬细粉以甲醇加热回流提取，后用水饱和正丁醇萃取提取液中的皂苷类成分。在对照品溶液和总皂苷提取液中，分别加入高氯酸，热水中保温 15 分钟显色，冷却后以相应的试剂为空白，照紫外 – 可见分光光度法在 397nm 波长处测定吸光度，计算，即得。本品按干燥品计算，含麦冬总皂苷以鲁斯可皂苷元（$C_{27}H_{42}O_4$）计不得少于 0.12%。

（二）高效液相色谱法

1. 应用特点 高效液相色谱法常用于皂苷类成分的定量分析。由于皂苷类成分的结构中一般无共轭体系，紫外光区常无明显的特征吸收，所以通常利用末端吸收为测定波长进行测定。皂苷类成分测定常用的流动相有乙腈、甲醇、蒸馏水等，由于测定波长通常为末端吸收，所以对流动相溶剂的纯度要求较高，最好是色谱纯级。

蒸发光散射检测器（ELSD）的应用使得皂苷类成分的分析更为便利。ELSD 是一种通用型检测器，流动相由热气流使之汽化，再进入加热管，溶剂在此挥发。所得分析检测的物质颗粒通过一狭窄光束散射光，由光电倍增管收集散射信号。ELSD 的响应取决于被分析物质颗粒的数量和大小。由于 ELSD 仅对不挥发被分析物质产生响应，即使是在梯度洗脱时也能提供平稳的基线。ELSD 已成功用于皂苷、生物碱、萜类内酯、氨基酸和糖类等分析，是分析无紫外吸收及紫外吸收弱的成分的有力工具。

2. 应用实例 人参中皂苷的含量测定：以十八烷基硅烷键合硅胶色谱柱为固定相，以乙腈 – 水的混合溶液为流动相进行梯度洗脱，检测波长为 203nm。精密称取人参皂苷 Rg_1 对照品、人参皂苷 Re 对照品及人参皂苷 Rb_1 对照品，加甲醇制成每 1ml 各含 0.2mg 的混合溶液，摇匀，即得对照品溶液。人参样品粉末置索氏提取器中，加三氯甲烷加热回流 3 小时，弃去三氯甲烷液，药渣挥干溶剂，连同滤纸筒移入 100ml 锥形瓶中，精密加水饱和正丁醇 50ml，密塞，放置过夜，超声处理 30 分钟，滤过，弃去初滤液，精密量取续滤液 25ml，置蒸发皿中蒸干，残渣加甲醇溶解并转移至 5ml 量瓶中，加甲醇稀释至刻度，摇匀，滤过，取续滤液，即得样品溶液。本品按干燥品计算，含人参皂苷 Rg_1（$C_{42}H_{72}O_{14}$）和人参皂苷 Re（$C_{48}H_{82}O_{18}$）的总量不得少于 0.30%，人参皂苷 Rb_1（$C_{54}H_{92}O_{23}$）不得少于 0.20%。

（三）超临界流体色谱法

1. 应用特点 由于大多数皂苷类成分紫外吸收较弱，所以 ELSD 和 MS 检测器成为超临界流体色谱分析此类成分时最常联用的检测器。在色谱柱固定相的选择方面，硅胶、氰基、酰胺、苯基及咪唑柱均在皂苷类成分的分离应用中获得较好的效果。在分离中等或较大极性的皂苷类成分时，由于流动相 $scCO_2$ 对这类成分的溶解度较差，常需加入不同浓度的甲醇作为改性剂，以获得理想的分离度和保留时间；此外，低浓度的甲酸、三氟乙酸、乙酸铵和水等作为流动相的添加剂，也可在分离皂苷类成分时，发挥改善峰形、防止拖尾的作用。

2. 应用实例 SFC – MS 测定西洋参中皂苷类成分：以高纯硅胶为色谱柱固定相，以 scCO$_2$ 和甲醇（含 5% 水和 0.05% 甲酸）作为流动相进行梯度洗脱，背压 160bar，单四级杆质谱检测器正离子模式检测，可在 10 分钟内使西洋参中的 11 种皂苷类成分获得基线分离，柱效和分离度均达到定量要求。

五、含皂苷常用中药分析

（一）人参中皂苷类成分分析

本品为五加科植物人参 *Panax ginseng* C. A. Mey. 的干燥根和根茎。具有大补元气，复脉固脱，补脾益肺，生津养血，安神益智的功效。主要活性成分为人参皂苷，如人参皂苷 Rb$_1$、人参皂苷 Re、人参皂 Rg$_1$、人参皂苷 Rc 等。

人参皂苷 Rb$_1$　　R = glc
人参皂苷 Rc　　R = ara

人参皂苷 Rg$_1$　　R$_1$ = R$_2$ = glc，R$_3$ = H
人参皂苷 Re　　R$_1$ = glc – rham，R$_2$ = glc，R$_3$ = H

定性分析： 薄层色谱法鉴别人参中的皂苷类成分。

取本品粉末 1g，加三氯甲烷 40ml，加热回流 1 小时，弃去三氯甲烷液，药渣挥干溶剂，加水 0.5ml 搅拌湿润，加水饱和正丁醇 10ml，超声处理 30 分钟，吸取上清液加 3 倍量氨试液，摇匀，放置分层，取上层液蒸干，残渣加甲醇 1ml 使溶解，作为供试品溶液。另取人参对照药材 1g，同法制成对照药材溶液。再取人参皂苷 Rb$_1$ 对照品、人参皂苷 Re 对照品、人参皂苷 Rf 对照品及人参皂苷 Rg$_1$ 对照品，加甲醇制成每 1ml 各含 2mg 的混合溶液，作为对照品溶液。照薄层色谱法试验，吸取上述三种溶液各 1~2μl，分别点于同一硅胶 G 薄层板上，以三氯甲烷 – 乙酸乙酯 – 甲醇 – 水（15:40:22:10）10℃ 以下放置的下层溶液为展开剂，展开，取出，晾干，喷以 10% 硫酸乙醇溶液，在 105℃ 加热至斑点显色清晰，分别置日光和紫外光灯（365nm）下检视。供试品色谱中，在与对照药材色谱和对照品色谱相应位置上，分别显相同颜色的斑点或荧光斑点。

定量分析： 超临界流体色谱法（SFC）– 质谱（MS）联用测定人参中人参皂苷的含量。

色谱条件与系统适用性试验：硅胶色谱柱，以甲醇为改性剂，梯度洗脱。BPR 压力 160bar，BPR 温度 60℃，检测波长为 220nm，柱温 25℃，流速为 3ml/min。质谱检测器 MSD 模式，选择 SIM，极性为正；碰撞诱导解离电压 150V；干燥器流速为 3.0L/min；雾化器压力为 35psi；干燥器温度为 300℃。

对照品溶液的制备：取人参皂苷 Re、人参皂苷 Rg$_1$、人参皂苷 Rc 对照品适量，精密称定，加乙醇制成每 1ml 含 1mg 的溶液，即得。

供试品溶液的制备：取本品粉末约 6.00g，精密称定，置具塞锥形瓶中，精密加入乙醇 – 水（80：20）30ml，称定重量，超声处理 30 分钟，取出，放冷，再称定重量，用乙醇 – 水（80：20）补足减失的重量，摇匀。滤过，取续滤液，即得。

测定法：分别精密吸取对照品溶液和供试品溶液各 3μl，注入液相色谱仪，测定，即得。色谱分离图见图 3 – 7。

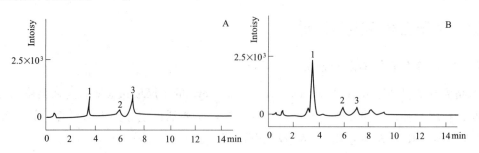

图 3 – 7　人参皂苷对照品（A）及人参样品（B）高效液相色谱图
1. 人参皂苷 Rg₁；2. 人参皂苷 Re；3. 人参皂苷 Rc

（二）知母中皂苷类成分分析

知母为百合科植物知母 *Anemarrhena asphodeloides* Bge. 的干燥根茎。具有清热泻火、滋阴润燥的功效。知母皂苷是知母中的主要皂苷类成分。

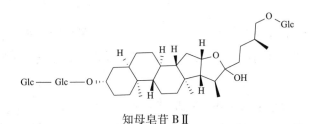

知母皂苷 BⅡ

定性分析：薄层色谱法鉴别知母中的知母皂苷类成分。

取本品粉末 0.2g，加 30% 丙酮 10ml，超声处理 20 分钟，取上清液作为供试品溶液。另取知母皂苷 BⅡ 对照品，加 30% 丙酮制成每 1ml 含 1mg 的溶液，作为对照品溶液。照薄层色谱法试验，吸取上述两种溶液各 4μl，分别点于同一硅胶 G 薄层板上，以正丁醇 – 冰醋酸 – 水（4：1：5）的上层溶液为展开剂，展开，取出，晾干，喷以香草醛硫酸试液，在 105℃ 加热至斑点显色清晰。供试品色谱中，在与对照品色谱相应的位置上，显相同颜色的斑点。

定量分析：高效液相色谱法测定知母中知母皂苷 BⅡ 的含量。

色谱条件与系统适用性试验：以辛烷基硅烷键合硅胶为填充剂；以乙腈 – 水（25：75）为流动相；蒸发光散射检测器检测。理论板数按知母皂苷 BⅡ 峰计算应不低于 10000。

对照品溶液的制备：取知母皂苷 BⅡ 对照品适量，精密称定，加 30% 丙酮制成每 1ml 含 0.50mg 的溶液，即得。

供试品溶液的制备：取本品粉末（过三号筛）约 0.15g，精密称定，置具塞锥形瓶中，精密加入 30% 丙酮 25ml，称定重量，超声处理 30 分钟，取出，放冷，再称定重量，用 30% 丙酮补足减失的重量，摇匀。滤过，取续滤液，即得。

测定法：分别精密吸取对照品溶液 5μl、10μl，供试品溶液 5 ~ 10μl，注入液相色谱仪，测定，用外标两点法对数方程计算，即得。

　　本品按干燥品计算，含知母皂苷 B II （ $C_{45}H_{76}O_{19}$ ）不得少于 3.0% 。色谱分离图见图3 - 8。

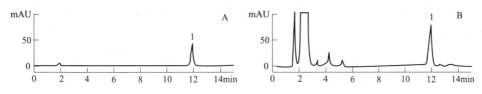

图 3 - 8　知母皂苷对照品（A）及知母样品（B）的色谱分离图

1. 知母皂苷 B II

第四节　挥发油类成分分析

一、结构类型与分布

（一）结构类型

　　挥发油（volatile oils），又称精油（essential oils），是存在于植物体中一类可随水蒸气蒸馏得到的与水不相混溶的油状液体。它们在常温下能挥发，大部分具有香气。挥发油中所含的化学成分都比较复杂，一种中药挥发油常含有几十种到一二百种成分，按化学结构可分为脂肪族、芳香族、萜类以及它们的含氧衍生物，如醇、酚、醚、醛、酮、羧酸、酯和内酯等。

　　1. 脂肪族化合物　较常见的有正庚烷、辛烯、甲戊酮、乙酸乙酯、乙酸戊酯等。如鱼腥草、黄柏果实及芸香挥发油中的甲基正壬酮（methylnonyl - ketone）、松节油中正庚烷（ n - keptane）。

$$CH_3CO（CH_2）_8CH_3 \qquad\qquad CH_3（CH_2）_5CH_3$$
　　　　　甲基正壬酮　　　　　　　　　　正庚烷

　　2. 芳香族化合物　除一般的芳香族含氧衍生物，如苯乙醇、水杨酸甲酯、水杨酸等以外，大多数为苯丙素的衍生物。如石菖蒲挥发油的成分主要是由顺式甲基异丁香酚、α - 细辛醚及 β - 细辛醚、欧细辛醚等苯丙素类衍生物组成。

　　3. 萜类化合物　单萜、倍半萜及它们的含氧衍生物是组成挥发油的主要成分，其中含氧的衍生物大多生物活性较强，并具有芳香气味。

（二）分布

　　挥发油类成分在植物界分布极为广泛，主要存在于植物的花蕾、茎叶及根茎中，如植物的腺毛、腺鳞、油管、油室、油腔、油细胞、分泌细胞或树脂道中。

　　在植物中含有挥发油较丰富的有木兰科（其中有常用中药辛夷、厚朴、八角茴香、五味子）、樟科（如肉桂、樟、乌药）、芸香科（如橙、橘、吴茱萸、降香、花椒）、伞形科（如防风、白芷、川芎、当归、独活、小茴香、前胡、柴胡、蛇床）、唇形科（如薄荷、藿香、紫苏、荆芥、广藿香、香薷）、姜科（如姜、莪术、郁金、姜黄、山奈、砂仁、豆蔻、高良姜、草豆蔻），此外，松科、菊科、马鞭草科、败酱科、禾本科、胡椒科、杜鹃花科、木犀科、瑞香科、蔷薇科等植物中也富含挥发油类成分。

中药中含挥发油的量一般在1%以下，也有少数含油量高达10%以上的，如丁香含挥发油可高达14%～21%。

同一品种植物因生长环境或采收季节不同，挥发油的含量和品质均可能有显著的差异。全草类药材一般以开花前期或含苞待放之时含油量最高，如薄荷、荆芥、紫苏等；而根和根茎类药材则以秋天成熟后，挥发油含量高，如当归、白术、苍术。

同一植物的不同部位挥发油的含量也不相同。如荆芥的全草、紫苏的叶、檀香的树干、桂树的皮、当归的根、姜的根茎、茴香的果实、白豆蔻的种子等部位含油量均较高。

有的同一植物的药用部位不同，所含的挥发油的组分有差异，如樟科樟属植物的树皮挥发油中多含桂皮醛，叶中则主要含丁香酚，而根和木部含樟脑多。有些植物由于采集时间不同，同一药用部分所含的挥发油成分也不完全相同。

以上因素在进行化学成分鉴定和质量分析时都应加以考虑和重视。

二、理化性质

（一）性状

1. **状态** 大多为无色或淡黄色的油状液体，少数具有颜色，如麝香草油显红色，洋甘菊油显蓝色等。挥发油在常温下为透明液体，低温时某些挥发油中含量高的主要成分可析出结晶，这种析出物称为"脑"，如薄荷脑、樟脑等。滤除脑的油称之为"脱脑油"。

2. **挥发性** 常温下可挥发不留痕迹，这是挥发油与脂肪油的本质区别。

3. **气味** 大多数挥发油具有强烈的香气和辛辣味，少数有其他特殊的气味，如鱼腥草油有腥气味，土荆芥油有臭气。

（二）溶解度

挥发油易溶于石油醚、乙醚、氯仿、苯和二硫化碳等有机溶剂中，挥发油在乙醇中的溶解度随乙醇浓度的增高而增大。挥发油难溶于水，在水中只能溶解极少量，溶解的部分主要是含氧化合物。

（三）理化常数

挥发油由多种成分组成，无确定的沸点和凝固点，通常沸点在70～300℃；挥发油多数比水轻，也有的比水重，如丁香油、桂皮油等，相对密度在0.85～1.065；挥发油几乎均有光学活性，比旋度在+97°～+117°；挥发油具有强折光性，折光率在1.43～1.61之间。

（四）稳定性

挥发油对光、空气和热均比较敏感，挥发油与空气、光线长期接触会逐渐氧化变质使其相对密度增加，颜色变深、失去原有的香气，并逐渐聚合成树脂样物质，不能再随水蒸气蒸馏，故挥发油宜贮存在密闭棕色瓶中，装满并在低温处保存。

三、提取与定性分析

（一）挥发油的提取

挥发油的提取方法有水蒸气蒸馏法、浸取法、吸收法、冷压法及超临界流体色谱法。从中药中提取得到的挥发油是一个混合物，若想得到单一组分必须进一步加以分离，常用的分离方法有冷冻处理法、化学分离法、分馏法和色谱法。

（二）理化常数的测定

指示挥发油质量的重要理化指标有酸值、酯值、皂化值、相对密度、凝点、旋光度、折光率、馏程等。

如《中国药典》规定八角茴香油的相对密度为 0.975 ~ 0.988（25℃）；凝点应不低于 15℃；旋光度为 −2°至 +1°；折光率为 1.553 ~ 1.560。松节油的相对密度为 0.850 ~ 0.870，馏程照馏程测定法测定，在 154 ~ 165℃馏出的数量不得少于 90.0%；折光率为1.466 ~ 1.477。

（三）定性分析

1. 化学定性分析

（1）显色反应：挥发油中含有的不同类别的成分，均因所含官能基团不同而表现不同的化学特征。

酚类：将挥发油溶于乙醇中，加入三氯化铁的乙醇溶液，如产生蓝色、蓝紫或绿色反应，表明挥发油中有酚类物质存在。

羰基化合物：用硝酸银的氨溶液检查挥发油，如发生银镜反应，表示有醛类等还原性物质存在，如用苯肼及苯肼衍生物、氨基脲、羟胺等试剂与挥发油反应，如产生结晶的衍生物，表示有碳基化合物存在。

不饱和化合物和薁类衍生物：于挥发油的氯仿溶液中滴加溴的氯仿溶液，如红色褪去表示油中含不饱和化合物，继续滴加溴的氯仿溶液，如产生蓝色、紫色或绿色反应，则表明含薁类化合物。

内酯类化合物：于挥发油的吡啶溶液中，加入亚硝酸铁氰化钠试剂及氢氧化钠溶液，如出现红色并逐渐消失，表明油中含有内酯类化合物。

例 3 – 1　薄荷的鉴别

取薄荷叶的粉末少量，经微量升华得油状物，加硫酸 2 滴及香草醛结晶少许，初显黄色至橙黄色，再加水 1 滴，即变紫红色。

例 3 – 2　八角茴香的鉴别

取八角茴香粗粉 1g，加石油醚（60 ~ 90℃）– 乙醚（1：1）混合液 15ml，密塞，振摇 15 分钟，滤过，滤液于热水浴上挥干，残渣加无水乙醇 2ml 使溶解，作为供试品溶液。吸取供试品溶液 2μl，点于以羧甲基纤维素钠为黏合剂的硅胶 G 薄层板上，挥干，再点加间苯三酚盐酸试液约 2μl，即显粉红色至紫红色的圆环。

（2）紫外吸收：部分挥发油在紫外光区有特征吸收，可通过最大吸收波长的检测达到真伪鉴别的目的。

例 3 – 3　莪术的吸收度检查

精密称取莪术中粉 30mg，加氯仿 10ml，超声处理 40 分钟或浸泡 24 小时，滤过，滤液转移至 10ml 量瓶中，加氯仿至刻度，摇匀，照分光光度法测定，在 242nm 波长处有最大吸收，吸收度不得低于 0.45。

例 3 – 4　八角茴香的吸收度检查

取八角茴香粗粉 1g，加石油醚（60 ~ 90℃）– 乙醚（1：1）混合液 15ml，密塞，振摇 15 分钟，滤过，滤液于热水浴上挥干，残渣加无水乙醇 2ml 使溶解，作为供试品溶液。精密吸取供试品溶液 10μl，置 10ml 量瓶中，加无水乙醇至刻度，摇匀，照分光光度法测定，在 259nm 波长处有最大吸收。

（3）显微化学定性分析

例 3 – 5　丁香

切片滴加 3 滴氢氧化钠的氯化钠饱和溶液，置显微镜下观察，油室内有针状丁香酚钠析出。

例 3 – 6　肉桂

粉末加氯仿 2 ~ 3 滴，略浸渍，速加 2% 盐酸苯肼 1 滴，置显微镜下观察，可见黄色针状或杆状结晶，提示桂皮醛反应。

例 3 – 7　薄荷

升华物置显微镜下观察，可见无色针簇状薄荷脑结晶，加浓硫酸 2 滴及香荚兰醛结晶少许，显橙黄色，再加蒸馏水 1 滴即变紫红色。

2．色谱定性分析

（1）薄层色谱定性分析：20 世纪 50 年代挥发油的分离和鉴定多用薄层色谱，而 60 年代开始逐步被气相色谱所取代，然而薄层色谱需要的仪器设备简单，操作方便，因此，薄层色谱在挥发油的定性分析中仍占有它应有的地位。

①应用特点：挥发油薄层色谱的条件主要是根据其极性大小加以分离的。油中所含各类化合物的极性大小顺序：

烃（萜）＜醚＜酯＜醛、酮＜醇、酚＜酸

因此，可选择不同的固定相及不同极性的展开剂把各类化合物互相分开。

挥发油的薄层色谱除硅胶、氧化铝薄层外，也可采用硝酸银薄层，因为萜类化合物可依据其双键数目和位置不同，和硝酸银形成 π 络合物难易及稳定性的差别，而得到分离，硝酸银在吸附剂中的含量以 2.5% 为宜。还可采用连续二次展开及不同展开剂单向二次展开，分离效果较好。

最常用的挥发油展开剂是正己烷和石油醚，它们的极性较小，适于分离极性小的挥发油成分。在正己烷或石油醚中加百分之几的乙酸乙酯，增大极性，用以分离极性较大的成分。此外，也可试用其他展开剂，如乙醚、四氯化碳、氯仿、乙酸乙酯以及不同比例的混合展开剂。

初步鉴定挥发油成分的薄层显色剂有：

茴香醛 – 浓硫酸试剂：喷后 105℃ 加热，挥发油中各成分显不同颜色。

2% 高锰酸钾水溶液：在粉红色背景上产生黄色斑点表明含不饱和化合物。

荧光素 – 溴试剂：在紫外灯下观察，如薄层的斑点显黄色荧光，则表明含乙烯基化合物。

碘化钾 – 冰醋酸 – 淀粉试剂：斑点显蓝色则为过氧化物。

对二甲氨基苯甲醛试剂：奠在室温下显深蓝色，前体（proazulene）在 80℃ 加热 10 分钟才显蓝色。

异羟肟酸铁试剂：斑点显淡红色，可能是酯和内酯。

2，4 – 二硝基苯肼试剂：如产生荧色斑点，则表明含醛或酮类化合物。

0.3% 邻联二茴香胺（O – dianisidine）冰醋酸溶液：醛和酮化合物显各种颜色。

三氯化铁试剂：斑点显绿色或蓝色，可能是酚性化合物。

溴甲酚绿试剂：斑点显黄色表明含有机酸。

根据显色情况，可初步推测该斑点是哪一类化合物。但必须注意，鉴定某一官能团的专属性显色剂不多，可能出现假阳性，所以显色结果仅是初步推测，对该成分的最后确证，还要借助其他理化方法。

②应用实例

例3-8 砂仁的薄层色谱定性分析

取本品粉末（过三号筛）约1g，置具塞锥形瓶中，加入无水乙醇25ml，超声处理（功率300W，频率40kHz）30分钟，放冷，加乙醇制成每1ml含20μl的溶液，作为供试品溶液。另取乙酸龙脑酯对照品，加乙醇制成每1ml含10μl的溶液，作为对照品溶液。吸取上述两种溶液各1μl，分别点于同一硅胶G薄层板上，以环己烷－乙酸乙酯（22:1）为展开剂，展开，取出，晾干，喷以5%香草醛硫酸溶液，加热至斑点显色清晰。供试品色谱中，在与对照品色谱相应的位置上，显相同的紫红色斑点。

例3-9 薄荷的薄层色谱定性分析

取本品粉末0.5g，加石油醚（60~90℃）5ml，密塞，振摇数分钟，放置30分钟，滤过，滤液作为供试品溶液。另取薄荷脑对照品，加石油醚制成每1ml含2mg的溶液，作为对照品溶液。

吸取上述供试品溶液10~20μl、对照品溶液10μl，分别点于同一硅胶G薄层板上，以甲苯－乙酸乙酯（19:1）为展开剂，展开，取出，晾干，喷以香草醛硫酸试液－乙醇（1:4）的混合溶液，在100℃加热至斑点显色清晰。供试品色谱中，在与对照品色谱相应的位置上，显相同颜色的斑点。

（2）气相色谱定性分析：挥发油含有多种化合物，且具有挥发性，这使气相色谱法广泛的应用于挥发油类成分的分析，特别是气质联用，使挥发油类成分的鉴别变得方便、快速。

例3-10 气质联用鉴定砂仁中挥发油类成分

砂仁为姜科植物阳春砂 *Amomum villosum* Lour.、海南砂 *A. longiligulare* T. L. Wu、缩砂蜜 *Amomum villosum* Lour. var. *xanthioides*（Wall. ex Bak.）T. L. Wu et Senjen 的干燥果实。种子含挥发油2.5%~3.9%，油中主要含乙酸龙脑酯、樟脑、樟烯、柠檬烯、β-蒎烯、苦橙油醇。

仪器及实验条件：Finigan MAT 4501 GC/MS/DS，气相色谱条件：SE-54毛细管柱，柱温80~250℃，程序升温3~6℃/min，载气为He，检测器及检测器温度260℃，进样口温度260℃，进样量0.1μl。质谱条件：离子源采用电子轰击源（EI），电子能量70eV，扫描速度1s/dec，发射电流200μA。

提取方法：果实去壳，捣碎，过20目筛，精确称量50g，放入圆底烧瓶，加水400ml，连接挥发油测定器，加热沸腾，回流5小时，静置，精确读取挥发油量。

气-质联用分析：取适量挥发油进行分析，分析结果见表3-4。

表3-4 砂仁种子挥发油 GC-MS 分析结果

序号	扫描次数	分子式	分子量	化合物名	相对含量（%）
1	189	$C_{10}H_{16}$	136	反-2-烯（trans-2-carene）	0.02
2	200	$C_{10}H_{16}$	136	α-蒎烯（α-pinene）	0.14
3	222	$C_{10}H_{16}$	136	香叶烯（myrcene）	0.17
4	236	$C_{10}H_{16}$	136	β-蒎烯（β-pinene）	

续表

序号	扫描次数	分子式	分子量	化合物名	相对含量（%）
5	261	$C_{10}H_{16}$	136	柠檬烯（limonene）	0.64
6	490	$C_{10}H_{16}O$	152	樟脑（camphor）	3.08
7	584	$C_{10}H_{18}O$	154	龙脑（borneol）	0.55
8	1053	$C_{12}H_{20}O_2$	196	乙酸龙脑酯（bomeolacctate）	85.30
9	1063	$C_{10}H_{16}$	136	顺式－罗勒烯（cis－ocimene）	0.08
10	1074	$C_{15}H_{24}$	204	γ－榄烯（γ－elemene）	0.45
11	1080	$C_{15}H_{24}$	204	依兰烯（ylangene）	0.07
12	1124	$C_{15}H_{24}$	204	α－胡椒烯（α－copaene）	0.87
13	1145	$C_{15}H_{24}$	204	β－榄烯（elemene）	0.48
14	1181	$C_{15}H_{24}$	204	檀香烯（santalene）	0.50
15	1199	$C_{15}H_{24}$	204	α－佛手烯（α－bergamotene）	0.28
16	1208	$C_{15}H_{24}$	204	白菖烯（calarene）	0.04
17	1211	$C_{15}H_{24}$	204	表－β－檀香烯（epi－β－santalene）	0.07
18	1225	$C_{15}H_{24}$	204	反－β－金合欢烯（trans－β－famesene）	0.21
19	1268	$C_{15}H_{24}$	204	γ－依兰油烯（γ－muurolene）	0.38
20	1300	$C_{15}H_{24}$	204	β－甜没药烯（β－bisaboiene）	0.30
21	1328	$C_{15}H_{24}$	204	α－依兰油烯（α－muurolene）	0.52
22	1332	$C_{15}H_{24}$	204	α－广藿香烯（α－patchoulene）	0.11
23	1375	$C_{15}H_{26}O$	222	橙花叔醇（nerolidol）	0.05
24	1381	$C_{15}H_{26}O$	222	喇叭茶醇（ledol）	0.04
25	1408	$C_{15}H_{26}O$	222	桧烯（juniper camphor）	0.06
26	1418	$C_{15}H_{26}O$	222	β－桉叶油醇（β－cudesnol）	0.05
27	1452	$C_{15}H_{26}O$	222	金合欢醇（farnesol）	0.04
28	1476	$C_{15}H_{26}O$	222	榧叶醇（torreyol）	0.10
29	1493	$C_{15}H_{24}O$	220	α－杜松醇（α－cadinol）	0.17
30	1511	$C_{15}H_{24}O$	220	檀香醇（santalol）	0.03
31	1520	$C_{15}H_{24}O_2$	220	δ－杜松醇（δ－cadinol）	0.17
32	1579	$C_{15}H_{24}O$	220	α－檀香醇（α－santalol）	0.19
33	1802	$C_{16}H_{22}O_2$	256	棕榈酸（palmitic acid）	0.12
34	2026	$C_{22}H_{28}$	184	2，4－二甲基十一烷（2，4—dimethylundecane）	0.02

四、定量分析

由于中药中所含的挥发油均为混合物，常由十几种乃至上百种化合物组成，在进行定量、定性分析时分离是关键，所以色谱法理所当然成为挥发油分析的主要方法，尤其是气相色谱法。

(一) 气相色谱法

1. 应用特点　气相色谱由于分离效率和灵敏度都很高，加之气相色谱要求所分析的样品在使用温度下能够气化，而挥发油正完全符合这一条件，故气相色谱已成为研究挥发油类成分的重要手段之一，现已广泛用于挥发油成分的分离鉴定和含量测定。

(1) 供试品的制备：原材料的预处理较简单，含挥发油成分的中药粉碎后，可直接用水蒸气蒸馏提取，也可用适当的有机溶剂浸出提取。

(2) 色谱条件的选择

色谱柱的选择：色谱柱多用毛细管色谱柱。

适合于挥发油的固定相有非极性的饱和烃润滑油类，如角鲨烷、阿皮松、硅酮类、甲基硅油等。它们是依各类成分沸点的差异来进行分离的，但单萜类成分的沸点往往很接近，所以用非极性固定相进行分离效果较差。

现在多采用极性固定相来分离挥发油成分，如聚酯类、聚乙二醇类等。但聚酯类的弱点是操作温度不高，一般只能达到200℃左右。聚乙二醇也有类似缺点。故在聚酯类中现在多采用FFAP和HI－HFF－8BP，它们的操作温度可达250℃以上；而在聚乙二醇类中目前有一种聚乙二醇的高聚体 (carbowax high polymer)，最高使用温度可达280℃。所以单萜烃类既可用极性固定相也可用非极性固定相分离，而倍半萜成分则用极性固定相分离效果较好。例如，使用聚乙二醇类 PEG Garbowax，即使在130℃或更低的操作温度下也能使倍半萜类成分按沸点的差异、双键的数目和位置差别，以及分子结构不同所表现出的极性不同得到分离。至于含氧的萜类衍生物，包括醇、酮、酯以及酚类成分等也以极性固定相的分离效果较好。

检测器的选择：自20世纪70年代起，挥发油类成分分析时检测器基本是用氢焰离子化检测器 (FID) 或质谱检测器 (MS)。

柱温的选择：在挥发油气相色谱中，柱温选择也很重要。例如，单烃类可在130℃或低于130℃的柱温下进行色谱分离；倍半萜烃类在170～180℃或更高一些温度下才能得到较好的分离；而含氧萜烃类一般要求柱温在130～190℃。因此，目前多采用程序升温气相色谱分析挥发油中的组分。

(3) 质量分析：挥发油的定性分析常用相对保留时间进行对照或采用加大峰面积的方法作为对已知化合物的定性鉴别，也可用保留指数对化合物进行定性，由于保留指数仅与固定相的性质与柱温有关，准确性和重现性都很好，将计算值与文献值进行比较即可定性。

定量分析则因为挥发油化学成分多，而且经常是若干化合物沸点很接近，或者是同分异构体，同时有些成分又是未知的，因此不宜使用内标法、外标法。通常采用归一法。当然，如挥发油中主要成分含量高，分离度好，也可使用内标法或外标法进行定量分析。气相色谱－质谱联用方法 (GC－MS) 在挥发油研究中已日趋普遍。

2. 应用实例　气相色谱－质谱联用分析薄荷中挥发油的气相色谱分析：薄荷为唇形科植物薄荷 *Mentha haplocalyx* Briq. 的干燥地上部分。全草含挥发油1%以上。薄荷油为无色或淡黄色液体，有强烈的薄荷香气，可溶于乙醇、乙醚、氯仿等有机溶剂中，薄荷油的化学组成很复杂，主要含 L－薄荷醇 (薄荷脑，L－menthol) 77%～87%，L－薄荷酮 (L－menthone) 约10%，乙酸薄荷酯1%～6%，此外尚有柠檬烯、异薄荷酮、新薄荷酮、番薄荷酮、辣薄荷酮、桉油精、α－及β－蒎烯、樟烯等。

薄荷油质量的优劣主要依据其中薄荷醇含量的高低而定。薄荷醇是薄荷油经冷冻析脑，离心分离得到的白色块状或针状结晶。薄荷醇微溶于水，易溶于乙醇、氯仿、乙醚及石油醚等。

薄荷醇　　　　　新薄荷醇　　　　　薄荷酮　　　　　异薄荷酮

辣薄荷酮　　　　　　番薄荷酮　　　　　　乙酸薄荷酮

毛细管气相色谱分析条件：HP-5880A 气相色谱仪，检测器 FID，SE-52 石英毛细管柱，50m×0.2mm，柱温 60℃，保持 1 分钟后以 60℃/min 程序升温至 240℃，进样温度 250℃；载气 N_2，柱前压 200kPa。

气相色谱-质谱联用分析条件：QR-1000 色谱-质谱仪，载气 He，柱前压 200kPa，质谱分析离子源为电子轰击源（EI），电子能量为 70eV，扫描周期 2 秒。

样品分析：取薄荷油不经任何处理，直接进样分析。各分离组分通过标准已知化合物进行气相色谱-质谱分析后制得标准图谱及保留时间相核定，鉴定出 11 种主要成分，用归一法计算百分含量。

测定结果：薄荷油中薄荷醇的含量为 66.85%（头刀）和 82.12%（二刀）；薄荷酮 14.28% 和 7.42%；异薄荷酮 1.47% 和 1.15%；番薄荷酮 6.13% 和 0.16%。

（二）其他定量分析方法

其他挥发油测定方法还有挥发油总量的测定（蒸馏法）、化学法、紫外分光光度法、高效液相色谱法等。

1. 挥发油总量测定（蒸馏法）

（1）测定比重在 1.0 以下的挥发油：取样品适量（相当于挥发油 0.5~1.0ml），称定重量（准确至 0.01g），置烧瓶中，加 300~500ml 蒸馏水与玻璃珠数粒，振摇混合后，连接挥发油测定器与回流冷凝管。自冷凝管上端添加蒸馏水使充满挥发油测定器的刻度部分，并溢流入烧瓶时为止。用油浴或电热浴缓缓加热至烧瓶内容物沸腾，并保持微沸约 5 小时，至测定器中油量不再增加，停止加热，放置片刻，开启测定器下端的活塞，将水缓缓放出，至油层上端到达刻度上面 5mm 为止。放置 1 小时以上，再开启活塞使油层下降至其上端恰于 0 度线平齐，读取挥发油量并换算成样品中含有的百分数。

（2）测定比重在 1.0 以上的挥发油：取约 300ml 蒸馏水与玻璃珠数粒，置烧瓶中，连接挥发油测定器。自测定器上端添加蒸馏水使充满刻度部分，并溢流入烧杯为止，再用移液管加入 1ml 二甲苯，然后连接冷凝管，将烧瓶内容物加热至沸腾，并连续蒸馏，其速率以保持在冷凝管中呈冷却状态为度。30 分钟后停止加热，放置 15 分钟以上，读取二甲苯的体积。然后将称定重量的样品加入烧瓶中照上法进行蒸馏。自油层中减去二甲苯量，即为挥发油量，再改算成样品中含有的百分数即可。

（3）常用中药中挥发油含量：按以上方法测定，常用中药中挥发油含量应不得少于以下数值（ml/g）。八角茴香 4.0%，小茴香 1.5%，石菖蒲 1.0%，肉豆蔻 6.0%，红豆蔻 0.4%，豆蔻（原豆蔻仁 5.0%、印尼白蔻仁 4.0%），辛夷 1.0%，砂仁（阳春砂、绿壳砂 3.0%，海南砂 3.0%），羌活 2.8%，草豆蔻 1.0%，草果 1.4%，益智 1.0%，薄荷 0.8%、檀香 3.0%。

2. 高效液相色谱法

（1）牡丹皮中丹皮酚的含量测定

色谱条件与系统适用性试验：以十八烷基硅烷键合硅胶为填充剂；以甲醇－水（45：55）为流动相；检测波长为 274nm。理论板数按丹皮酚峰计算应不低于 5000。

对照品溶液的制备：取丹皮酚对照品适量，精密称定，加甲醇制成每 1ml 含 20μg 的溶液，即得。

供试品溶液的制备：取本品粗粉约 0.5g，精密称定，置具塞锥形瓶中，精密加入甲醇 50ml，密塞，称定重量，超声处理（功率 300W，频率 50kHz）30 分钟，放冷，再称定重量，用甲醇补足减失的重量，摇匀，滤过，精密量取续滤液 1ml，置 10ml 量瓶中，加甲醇稀释至刻度，摇匀，即得。所得色谱图见图 3 - 9。

测定法：分别精密吸取对照品溶液与供试品溶液各 10μl，注入液相色谱仪，测定，即得。

本品按干燥品计算，含丹皮酚（$C_9H_{10}O_3$）不得少于 1.2%。

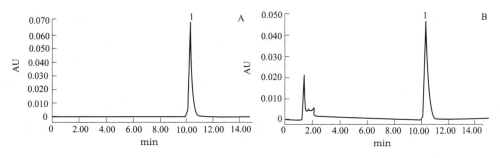

图 3 - 9　牡丹皮挥发油对照品（A）及牡丹皮样品（B）高效液相色谱图
1. 丹皮酚

3. 化学法

根据挥发油中主要成分的官能团性质，利用化学方法进行测定，其含量常与质量密切相关。例如，大多数挥发油含有少量有机酸，在陈化时特别是当储存不当或含有醛类成分时，能被氧化而使酸性含量增加，同样挥发油主要成分含有酯、醛、酚基等，其含量多少与质量有关。因此，利用其官能团表现的特性，可用化学方法测定。

4. 紫外分光光度法

（1）挥发油多无紫外吸收，但可加入适量的显色剂，反应后在紫外光区测定：如薄荷油的测定。取薄荷油样品 1～2mg，用四氯化碳 5ml 和 Beckmann 试剂（重铬酸钾 60g、浓硫酸 80g 和水 270g）5ml 处理，使薄荷醇转化为薄荷酮。使样品液和 0.1% 2，4 - 二硝基苯肼的 2mol/L 盐酸溶液 25ml 反应 12 小时，得到苯腙溶液，经浓缩后加到氧化铝柱中，用乙酸乙酯洗脱，在波长 362.5nm 测量洗脱液的吸收度。

（2）如挥发油中成分有紫外吸收，则可直接测定：如芸香油中的胡椒酮测定，取挥发油精密称定，加乙醇制成每 1ml 中约含 5μg 的溶液，在 234nm ± 1nm 波长处测定吸收度，按胡椒酮的吸收系数（$E_{1cm}^{1\%}$）为 884 计算，即得。

五、含挥发油常用中药分析

(一) 八角茴香的质量分析

本品为木兰科植物八角茴香 *Illicium verum* Hook. f. 的干燥成熟果实。秋、冬两季果实由绿变黄时采摘，置沸水中略烫后干燥或直接干燥。具有温阳散寒，理气止痛之功效。用于寒疝腹痛，肾虚腰痛，胃寒呕吐，脘腹冷痛。

其含有挥发油、黄酮、倍半萜内酯等多类化学成分，其中含有挥发油不少于 4%，八角茴香油主要成分为反式茴香脑，其次是茴香醛，还有少量的桉树脑、柠檬烯等。

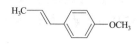

反式茴香脑

1. 定性分析

（1）化学定性分析：取本品粉末 1g，加石油醚（60～90℃）－乙醚（1:1）混合溶液 15ml，密塞，振摇 15 分钟，滤过，滤液挥干，残渣加无水乙醇 2ml 使溶解，作为供试品溶液。吸取供试品溶液 2μl，点于硅胶 G 薄层板上，挥干，再点加间苯三酚盐酸试液 2μl，即显粉红色至紫红色的圆环。

（2）紫外－可见分光光度法：精密吸取（1）项下的供试品溶液 10μl，置 10ml 量瓶中，加无水乙醇至刻度，摇匀，照紫外－可见分光光度法测定，在 259nm 波长处有最大吸收。

（3）薄层色谱法：取八角茴香对照药材 1g，照（1）项下的供试品溶液制备方法，制成对照药材溶液。另取茴香醛对照品，加无水乙醇制成每 1ml 含 10μl 的溶液，作为对照品溶液。照薄层色谱法试验，吸取（1）项下的供试品溶液及上述两种对照溶液各 5～10μl，分别点于同一硅胶 G 薄层板上，以石油醚（30～60℃）－丙酮－乙酸乙酯（19:1:1）为展开剂，展开，取出，晾干，喷以间苯三酚盐酸试液。供试品色谱中，在与对照药材色谱相应的位置上，显相同颜色的斑点；在与对照品色谱相应的位置上，显相同的橙色至橙红色斑点。

2. 定量分析
色谱条件与系统适用性试验：聚乙二醇 20000（PEG－20M）毛细管柱（柱长为 30m，内径为 0.32mm，膜厚度为 0.25μm）；程序升温：初始温度 100℃，以每分钟 5℃ 的速率升温至 200℃，保持 8 分钟；进样口温度 200℃，检测器温度 200℃。理论板数按反式茴香脑峰计算应不低于 30000。

对照品溶液的制备：取反式茴香脑对照品适量，精密称定，加乙醇制成每 1ml 含 0.4mg 的溶液，即得。

供试品溶液的制备：取本品粉末（过三号筛）约 0.5g，精密称定，精密加入乙醇 25ml，称定重量，超声处理（功率 600W，频率 40kHz）30 分钟，放冷，再称定重量，用乙醇补足减失的重量，摇匀，滤过，取续滤液，即得。

测定法：分别精密吸取对照品溶液与供试品溶液各 2μl，注入气相色谱仪，测定，即得。

本品含反式茴香脑（$C_{10}H_{12}O$）不得少于 4.0%。

(二) 丁香的质量分析

丁香为桃金娘科植物丁香 *Eugenia caryophyllata* Thunb. 的干燥花蕾。具温中降逆、补肾助阳之功效。

花蕾中含挥发油即丁香油 16% ~ 18%，油中主要含丁香酚（eugenol），占 70% ~ 85%，乙酰丁香酚（acetyleugenol）占 7% ~ 17%。

$$
\begin{array}{c}
\text{OH} \\
\text{——OMe} \\
\text{H}_2\text{C——C==CH}_2 \\
\text{H}
\end{array}
$$

丁香酚

1. 定性分析 取丁香粉末 0.5g，加乙醚 5ml，振摇数分钟，滤过，滤液作为供试品溶液。另取丁香酚对照品，加乙醚制成每 1ml 含 16μl 的溶液，作为对照品溶液。

吸取上述两种溶液各 5μl，分别点于同一硅胶 G 薄层板上，以石油醚（60 ~ 90℃）－乙酸乙酯（9：1）为展开剂，展开，取出，晾干，喷以 5% 香草醛硫酸溶液，在 105℃ 加热至斑点显色清晰。供试品色谱中，在与对照品色谱相应的位置上，显相同颜色的斑点。

2. 定量分析 气相色谱法。

色谱条件与系统适用性试验：以聚乙二醇（PEG）－20M 为固定相，涂布浓度为 10%；柱温 190℃。理论板数按丁香酚峰计算应不低于 1500。

对照品溶液的制备：取丁香酚对照品适量，精密称定，加正己烷制成每 1ml 含 2mg 的溶液，即得。

供试品溶液的制备：取丁香粉末约 0.3g，精密称定，精密加入正己烷 20ml，称定重量，超声处理 15 分钟，放置至室温，再称定重量，用正己烷补足减失的重量，摇匀，滤过，即得。

测定法：分别精密吸取对照品溶液与供试品溶液各 1μl，注入气相色谱仪，测定，即得。

本品含丁香酚（$C_{10}H_{12}O_2$）不得少于 11.0%。

第五节 其他类化学成分分析

中药的品种繁多，所含的化学成分更是丰富多彩。随着人们对客观世界认识的不断深化，新的具有生理活性的天然成分被不断地发现。另外，过去被人们视为无效的化学成分也在被不断地重新认识，活性成分的队伍日趋庞大。

扫码"学一学"

除上述已介绍的四类化学成分外，其他类化学成分的研究也在广泛地开展，如醌类、香豆素类、氨基酸、蛋白质、鞣质、有机酸、多糖、强心苷、色素、氰苷、硫苷、木脂素、内酯、酚类、环酮、酶等，对于这些成分的分析研究，也是中药分析的一个重要组成部分。

限于篇幅，蛋白质和多糖的分析可参见本书中动物药分析部分，以下仅介绍蒽醌、香豆素、有机酸、木脂素及萜类化合物的分析。

一、蒽醌类成分的分析

（一）蒽醌类成分的结构类型、分布及理化性质

1. 蒽醌类成分的结构类型及分布 凡具如下基本结构的成分称蒽醌类。

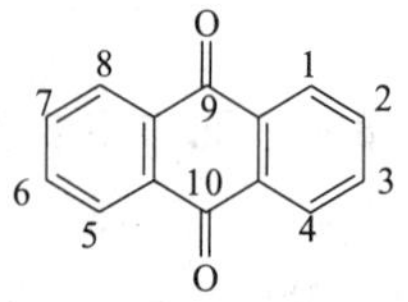

中药中存在的蒽醌衍生物都是羟基蒽醌和它们的苷。大多数的蒽醌苷是蒽醌的羟基与糖缩合而成。同时还有其他类型的蒽醌衍生物，如氧化蒽酚（oxanthranol）、蒽酚（anthranol）、蒽酮（anthrone）、二蒽酮（dianthrone）、二蒽醌等，其中二蒽酮类存在于蓼科大黄属 *Rheum*、荞麦属 *Fagopyrum*、豆科决明属 *Cassia*、金丝桃科金丝桃属 *Hypericum* 等中，二蒽醌类仅存于豆科决明属 *Cassia*。常用含蒽醌类成分的中药，首推大黄，其次为芦荟、鼠李、决明、茜草、虎杖、何首乌、拳参、番泻叶等。

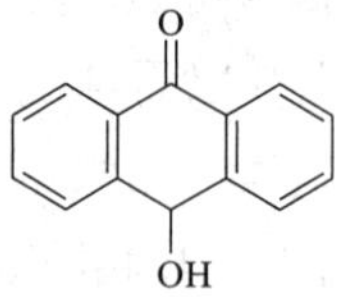

氧化蒽酚 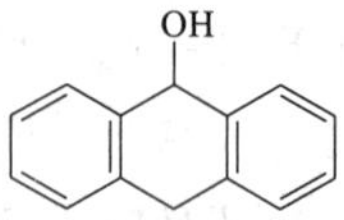　　　　　　蒽酮 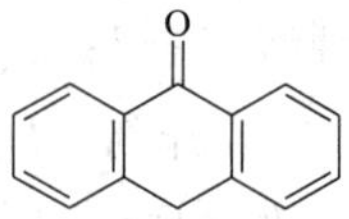　　　　　　蒽酚

2. 蒽醌类成分的理化性质

（1）通性：蒽醌类成分具升华性，常压下加热即可升华，其还原型产物在加热升华过程中易氧化成相应的蒽醌类成分。

游离蒽醌及其还原型蒽醌可溶于丙酮、甲醇、乙醇；微溶于苯、乙醚、氯仿；难溶于水。

结合蒽醌（含还原型）易溶于甲醇、乙醇（稀＞浓）、丙酮、醋酸乙酯；也溶于冷水；几乎不溶于苯、乙醚、氯仿等。

（2）酸性：游离蒽醌与结合蒽醌因都含酚羟基，所以具一定酸性，能与不同的碱形成类盐物，所以在碱性溶液中比在中性的有机溶媒中溶解度大得多。

但酸性大小可随酚羟基的数目及位置不同而不同，酸性由强到弱的顺序是：

—COOH ＞ 2个以上 β – 酚羟基 ＞ 1个 β – 酚羟基 ＞2个以上 α – 酚羟基 ＞1个 α – 酚羟基
（溶于 NaHCO₃溶液）（溶于 Na₂CO₃）（溶于 1% NaOH）　　　　（溶于 5% NaOH 溶液）

（3）显色反应：蒽醌类成分遇碱显红色或紫红色，称 Borntrager 反应。蒽酮、蒽酚、二蒽酮类必须被氧化成蒽醌后才会呈阳性反应。由于游离蒽醌羟基的位置不同，产生的颜色不同，例如有两个互为邻位的酚羟基的 1，2 – 二羟基蒽醌显紫色，1，2，4 – 三羟基蒽醌显紫红色等。可利用上述性质来定性和定量分析。常见的显色剂有氨气、10% 氢氧化钾甲醇溶液、3% 氢氧化钠溶液或碳酸钠溶液、50% 哌啶（piperidine）的苯溶液、饱和碳酸锂溶液等。一些常用蒽醌类的显色情况见表 3 – 5。

表 3 – 5　蒽醌类的显色情况

	可见光下	紫外灯光	氢氧化钾			氨气	
			可见光下	100℃5min	紫外光下	可见光下	紫外光下
蒽醌苷元	黄	红	红	红	—	紫	
蒽醌单糖、双糖苷	黄	红	深黄 红紫	—	—	淡黄	—

续表

	可见光下	紫外灯光	氢氧化钾			氨气	
			可见光下	100℃5min	紫外光下	可见光下	紫外光下
二蒽酮	黄	—	黄	紫	—	—	—
二蒽酮苷	黄	褐	红	—	—	亮黄	
芦荟苷	黄	暗黄	深红	—	亮蓝	—	—
番泻苷 A – D	黄	棕	黄→棕	—	—	深黄	棕
欧鼠李苷 A、B	黄	淡红	—	—	—	—	—

蒽醌成分可以和醋酸镁的甲醇溶液反应生成橙红色、紫红色或紫红色络合物，羟基的位置不同，产生的颜色也不同，见表 3 –6。

表 3 – 6　不同羟基蒽醌衍生物与醋酸镁醇液的显色反应

蒽醌类成分取代基的位置	显色变化
邻位酚羟基	紫 ~ 蓝紫色
对位二酚羟基	紫红 ~ 紫色
每个环上各有一个 α – 酚羟基，或还有间位酚羟基	橙红 ~ 红色
母核上只有一个 α – 或一个 β – 酚羟基，或有两个 β – 酚羟基但不在同环上	黄橙 ~ 橙色

羟基蒽酮类尤其是 1，8 – 二羟基蒽酮衍生物，当 9 或 10 位未取代时，能与 0.1% 的对亚硝基二甲基苯胺的吡啶溶液反应而呈色。由于蒽酮成分羰基对位的次甲基上的活泼氢，易与对亚硝基二甲基苯胺上的亚硝基氧原子脱去一分子水，缩合成共轭体系较长的有色成分。其颜色可为紫红、绿、蓝以及灰、亮红、紫等，随分子结构而不同。此反应不但可用于蒽酮类化合物的定性检查，而且还可用于含量测定。该反应不受蒽醌类、黄酮类、香豆素、糖类及酚类成分的干扰。

（二）常用分析方法

1. 定性分析

（1）化学定性分析：有些蒽醌类化合物可以升华；含蒽醌的中药提取物或升华物加氢氧化钠或氨水试液显橙红色、红色至蓝色，如大黄、决明子、茜草等。或可利用蒽醌类成分与醋酸镁的反应鉴别蒽醌类化合物。中药提取物或升华物，滴加或喷醋酸镁甲醇饱和溶液，显橙色、橙红至蓝紫色，其颜色可初步推断羟基的位置。

例 3 – 11　大黄的鉴别

取大黄粉末少量，进行微量升华，可见菱状针晶或羽状结晶。

例 3 – 12　决明子的鉴别

取决明子粉末 0.5g，加稀硫酸 20ml 与氯仿 10ml，微沸回流 15 分钟，放冷后，移至分液漏斗中，分取氯仿层，加氢氧化钠试液 10ml，振摇，放置，碱液层显红色。如显棕色，则分取碱液层加过氧化氢试液 1 ~ 2 滴，再置水浴中加热 4 分钟，即显红色。

扫码"看一看"

（2）薄层色谱定性分析：吸附剂多用硅胶。展开剂多为混合溶剂，而且大多数含水或甲醇。水或甲醇的加入以增大展开剂的极性以及蒽醌及其苷的溶解度。不含水或甲醇的混合溶媒则适合于分离蒽醌苷元。显色剂多用碱液显色，如可喷氢氧化钾溶液，氨气熏；或置于紫外灯下观察。

例 3 - 13 虎杖的薄层鉴别

取虎杖粉末 0.1g，加甲醇 10ml，超声处理 15 分钟，滤过，滤液蒸干，残渣加 2.5mol/L 硫酸溶液 5ml，加热水解 30 分钟，放冷，用氯仿提取 2 次，每次 5ml，合并氯仿液，蒸干，残渣加氯仿 1ml 使溶解，作为供试品溶液。另取大黄素和大黄素甲醚对照品，分别加甲醇制成每 1ml 含 1mg 的溶液，作为对照品溶液。

吸取供试品溶液 4μl、对照品溶液各 1μl，分别点于同一硅胶 G 薄层板上，以石油醚（30～60℃）– 甲酸乙酯 – 甲酸（15：5：1）的上层溶液为展开剂，展开，取出，晾干，置紫外光灯（365nm）下检视。供试品色谱中，在与对照品色谱相应的位置上，显相同的橙黄色荧光斑点；置氨蒸气中熏后，日光下检视，斑点变为红色。

2．定量分析 蒽醌类成分的生物活性首推泻下作用。但蒽醌及其衍生物的泻下作用差别很大，作用最强的是还原型的苷，即蒽酚苷和蒽酮苷，氧化型的苷即蒽醌苷的作用较弱，而游离蒽醌衍生物几无作用。所以在分析含蒽衍生物的中药时，不仅需要测定总蒽衍生物，还需要分别测定结合蒽衍生物和游离蒽衍生物、氧化型蒽衍生物（即蒽醌）和还原型蒽衍生物（即蒽酮、蒽酚、二蒽酮）、酸性蒽衍生物（即大黄酸类成分）等。测定这些类型的蒽衍生物最常用的是比色法，即使蒽醌与显色液反应，显色后用比色法分析，或用高效液相色谱法测定。

（1）比色法：该方法是依据蒽醌类成分与碱液或醋酸镁试液生成红色，于 500～550nm 处有最大吸收，进行比色法测定。

蒽醌类化合物具有多种结构，根据其是否接糖分为苷元（游离蒽醌）及苷类（结合蒽醌），或根据其氧化程度分为氧化型蒽醌及还原型蒽醌（蒽酚、蒽酮、二蒽酮），不同类型的蒽醌在一定的条件下能发生相互转化，如图 3 - 10 所示。

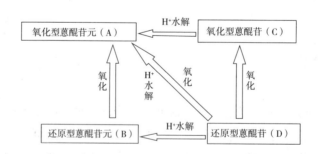

图 3 - 10 不同类型的蒽醌在一定的条件下能发生相互转化

因此，样品进过适当的处理，能够分别测定出游离蒽醌、结合型蒽醌或氧化型蒽醌、还原型蒽醌的含量。

例 3 - 14 大黄中氧化型蒽醌苷元及苷、还原型蒽醌苷元及苷的测定

大黄中含有多种蒽醌类化合物，包括氧化型苷元（游离蒽醌）及其糖苷（结合蒽醌）、还原型苷元（蒽酮、二蒽酮）及糖苷等。蒽酮苷元还可以被 $FeCl_3$ 氧化成蒽醌苷元，同样蒽酮也可以被氧化成蒽醌，蒽醌苷、蒽酮苷可以被酸水解成相应的苷元。

氧化型蒽醌苷元及还原型蒽醌苷元的测定：称取药材粉末（40目）0.1~0.2g，在索氏提取器中以氯仿回流提取至无色。氯仿提取液分为两部分，一部分按照测定方法项下进行测定，得到其吸收度为 A_1，由标准曲线计算出含量即得氧化型蒽醌苷元的含量。另一部分加入 $FeCl_3$ 溶液，加热回流20分钟，使还原型蒽醌苷元转化为氧化型蒽醌苷元得到总蒽醌的氯仿提取液，同法测定，得到其吸收度为 A_2，由标准曲线计算出含量即得总蒽醌苷元的含量。还原型蒽醌苷元的含量等于总蒽醌苷元的含量减去氧化型蒽醌苷元的含量。

氧化型蒽醌苷及还原型蒽醌苷的测定：称取药材粉末（40目）0.1~1g，加水或甲醇回流提取，提取液加2.5mol/L硫酸溶液30ml于100ml三角瓶中，回流水解2小时，所得溶液分为两部分，一部分直接加入氯仿萃取，除去杂质，取氯仿层回收至干，定容，按照测定方法项下进行测定，得到其吸收度为 A_3，由标准曲线计算出含量即得总氧化型蒽醌的含量。氧化型蒽醌苷的含量等于总氧化型蒽醌的含量减去氧化型蒽醌苷元的含量。另一部分加入 $FeCl_3$ 溶液，加热回流20分钟，使还原型蒽醌转化为氧化型蒽醌，加入氯仿萃取，除去杂质，取氯仿层回收至干，定容，按照测定方法项下进行测定，得到其吸收度为 A_4，由标准曲线计算出含量即得总蒽醌的含量。还原型蒽醌苷的含量等于总蒽醌的含量减去总氧化型蒽醌的含量再减去还原型蒽醌苷元的含量。

大黄酸类化合物的测定：将总蒽醌的氯仿提取液用5%碳酸氢钠溶液分次振摇，直至碳酸氢钠溶液无色为止。合并提取液，加稀盐酸酸化，再用乙醚分次提取至乙醚层无色。合并乙醚液，按照测定方法项下进行测定，得到其吸收度为 A_5，由标准曲线计算出含量即得大黄酸类蒽醌的含量。

对照品溶液及标准曲线：精密称取1，8-二羧基蒽醌2.5mg于25ml容量瓶中，加氯仿溶解并加至刻度，精密吸取对照品溶液0.5ml、1ml、2ml、3ml、4ml，分别置于25ml容量瓶中，蒸去氯仿，加0.5%醋酸镁甲醇溶液至刻度，摇匀。以甲醇为空白，在515nm处测定，以吸收度为纵坐标，浓度（μg/ml）为横坐标，绘图。

供试品溶液的测定：精密吸取10ml各方法所得提取液，蒸干，放冷，精密加入0.5%醋酸镁甲醇溶液10ml，摇匀。以甲醇为空白，在515nm处测定吸收值，由标准曲线计算含量。

（2）高效液相色谱法：对于蒽醌的含量测定，HPLC法因具有强大的分离功能，广泛地应用于蒽醌的含量测定。对于蒽醌类成分的色谱柱，多选用以十八烷基硅烷键合硅胶为填充剂的色谱柱。

流动相可以为甲醇-水或乙腈-水，由于蒽醌类化合物多具有酚羟基，为了改善色谱峰型多在流动相中加入酸，如0.1%磷酸，0.5%甲酸或乙酸等。

由于蒽醌类化合物具有良好的紫外吸收，用紫外检测器即可达到很好的检测效果。同时，也可选用质谱检测器。

（三）含蒽醌常用中药分析

大黄的质量分析 大黄为蓼科植物掌叶大黄 *Rheum palmatum* L. 、唐古特大黄 *R. tanguticum* Maxam. ex Balf. 或药用大黄 *R. officinale* Baill. 的干燥根及根茎。具泻热通肠、凉血解毒、逐瘀通经之功效。

大黄的化学成分分为蒽醌类、鞣质、多糖类。其主要成分为蒽醌衍生物，含量为3%~5%。大部分为葡萄糖结合苷，游离苷元等。大黄中蒽衍生物比较复杂，含游离的蒽醌苷元及其葡萄糖苷（单糖苷和双糖苷），还含这些苷元和苷的相应蒽酮和二蒽酮衍生物。因此，大黄中苷元和苷可分为：

氧化型苷元－蒽醌：大黄酸、大黄素、芦荟大黄素、大黄酚、大黄素甲醚等 5 种。

还原型苷元－蒽酮（包括蒽酮、二蒽酮、杂二蒽酮）：芦荟大黄素蒽酮、大黄素蒽酮等 5 个；番泻苷元 A、B、C、D 等 6 种。共计苷元约 16 个。

苷：相应于上述各类的单糖苷和双糖苷，仅单糖苷而言：蒽醌苷 5 种，蒽酮苷 5 种，二蒽酮苷 6 种，共计 16 种。

所以大黄中共计约 30 余种蒽衍生物。

	C_1	C_2	C_3	C_4	C_5	C_6	C_7	C_8
大黄酸	OH	H	COOH	H	H	H	H	OH
大黄素	OH	H	OH	H	H	CH_3	H	OH
芦荟大黄素	OH	H	CH_2OH	H	H	H	H	OH
大黄酚	OH	H	CH_3	H	H	H	H	OH
大黄素甲醚	OH	H	CH_3	H	H	OCH_3	H	OH

（1）定性分析：取大黄粉末 0.1g，加甲醇 20ml 浸渍 1h，滤过，取滤液 5ml，蒸干，加水 10ml 使溶解，再加盐酸 1ml，置水浴上加热 30min，立即冷却，用乙醚分 2 次提取，每次 20ml，合并乙醚液，蒸干，残渣加氯仿 1ml 使溶解，作为供试品溶液。另取大黄对照药材，同法制成对照药材溶液。再取大黄酸对照品，加甲醇制成每 1ml 含 1mg 的溶液，作为对照品溶液。

吸取上述三种溶液各 4μl，分别点于同一以羧甲基纤维素钠为黏合剂的硅胶 H 薄层板上，以石油醚（30～60℃）－甲酸乙酯－甲酸（15：5：1）的上层溶液为展开剂，展开，取出，晾干，置紫外灯（365nm）下检视。供试品色谱中，在与对照药材色谱相应的位置上，显相同的五个橙黄色荧光主斑点；在与对照品色谱相应的位置上，显相同的橙黄色荧光斑点，置氨气中熏后，日光下检视，斑点变为红色。

（2）定量分析：色谱条件与系统适用性试验：以十八烷基硅烷键合硅胶为填充剂；以甲醇－0.1% 磷酸溶液（85：15）为流动相；检测波长为 254nm。理论板数按大黄素峰计算应不低于 3000。

对照品溶液的制备：精密称取芦荟大黄素对照品、大黄酸对照品、大黄素对照品、大黄酚对照品、大黄素甲醚对照品适量，加甲醇分别制成每 1ml 含芦荟大黄素、大黄酸、大黄素、大黄酚各 80μg，大黄素甲醚 40μg 的溶液；分别精密量取上述对照品溶液各 2ml，混匀，即得（每 1ml 中含芦荟大黄素、大黄酸、大黄素、大黄酚各 16μg，含大黄素甲醚 8μg）。

供试品溶液的制备：取本品粉末（过四号筛）约 0.15g，精密称定，置具塞锥形瓶中，精密加入甲醇 25ml，称定重量，加热回流 1 小时，放冷，再称定重量，用甲醇补足减失的重量，摇匀，滤过。精密量取续滤液 5ml，置烧瓶中，挥去溶剂，加 8% 盐酸溶液 10ml，超声处理 2 分钟，再加三氯甲烷 10ml，加热回流 1 小时，放冷，置分液漏斗中，用少量三氯甲烷洗涤容器，并入分液漏斗中，分取三氯甲烷层，酸液再用三氯甲烷提取 3 次，每次 10ml，合并三氯甲烷液，减压回收溶剂至干，残渣加甲醇使溶解，转移至 10ml 量瓶中，加甲醇至刻度，摇匀，滤过，取续滤液，即得。

测定法：分别精密吸取对照品溶液与供试品溶液各 10μl，注入液相色谱仪，测定，即得。所得色谱图见图 3－11。

本品按干燥品计算，含芦荟大黄素（$C_{15}H_{10}O_5$）、大黄酸（$C_{15}H_8O_6$）、大黄素（$C_{15}H_{10}O_5$）、大黄酚（$C_{15}H_{10}O_4$）和大黄素甲醚（$C_{16}H_{12}O_5$）的总量不得少于 1.5%。

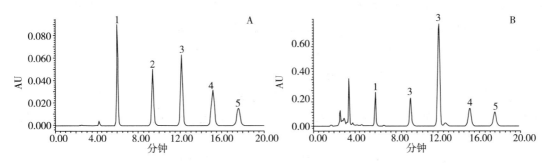

图 3－11　大黄蒽醌对照品（A）及大黄样品（B）高效液相色谱图
1. 芦荟大黄素；2. 大黄酸；3. 大黄酚；4. 大黄素；5. 大黄素甲醚

（四）萘醌、菲醌分析

中药中所的醌类化合物除蒽醌外，还有萘醌、菲醌、苯醌类化合物。

天然存在的萘醌类化合物多数是 1，4－二萘醌的衍生物，为橙色或橙红色结晶，少数呈紫色。中药紫草中含有多种萘醌色素，且多数是以结合成酯的形式存在。

天然的菲醌类化合物包括邻醌及对醌两种类型。中药丹参中就含有多种菲醌衍生物。

以下介绍紫草、丹参的质量分析方法。

1. 紫草的质量分析　紫草为紫草科植物紫草 *Lithospermum erythrorhizon* Sieb. et Zucc.、新疆紫草 *Arnebia euchroma*（Royle）Johnst. 的根。前者习称"硬紫草"，后者习称"软紫草"。具凉血活血、解毒透疹之功效。

萘醌类为紫草中主要脂溶性有效成分，有两种光学异构体，一种为 R－型，命名为紫草素或紫草宁（shikonin）；一种为 S－型，命名为阿卡宁（alkannin），它们互为对映异构体。

软紫草含左旋紫草素（d－alkannin，shikonin）、乙酰紫草素（acetylshikonin）、β－，β－二甲基丙烯酰紫草素（β－，β－dimethyl－acryshikonin）、异丁酰紫草素（isobutylshikonin）、紫草醇（arnebinol）、紫草醌（arnebinone）等。

硬紫草含乙酰紫草素（acetylshikonin）、β－羟基异戊酰紫草素（β－hydroxyisovalerylshikonin）、紫草素（shikonin）、β，β'－二甲基丙烯酰紫草素（β，β'－dimethylacrylshikonin）等。

左旋紫草素	R = H
乙酰紫草素	R = $COCH_3$
异丁酰紫草素	R = $COCH_2CH(CH_3)_2$
β，β'－二甲基丙烯酰紫草素	R = $COCH=C(CH_3)_2$

（1）定性分析：取紫草粉末0.5g，取本品粉末0.5g，置试管中，将试管底部加热，生成红色气体，并于试管壁凝结成红褐色油滴。

取本品粉末0.5g，加石油醚（60~90℃）20ml，超声处理20分钟，滤过，滤液浓缩至1ml，作为供试品溶液。另取紫草对照药材0.5g，同法制成对照药材溶液。吸取两种溶液各4μl，分别点于同一硅胶G薄层板上，以环己烷－甲苯－乙酸乙酯－甲酸（5∶5∶0.5∶0.1）为展开剂，展开，取出，晾干。供试品色谱中，在与对照药材色谱相应的位置上，显相同的紫红色斑点；再喷以10%氢氧化钾甲醇溶液，斑点变为蓝色。

（2）定量分析：高效液相色谱法。

色谱条件与系统适用性试验：用十八烷基硅烷键合硅胶为填充剂；乙腈－水－甲酸（700∶300∶0.5）为流动相；检测波长为275nm。理论板数按β，β′－二甲基丙烯酰阿卡宁峰计算应不低于2000。

对照品溶液的制备：精密称取β，β′－二甲基丙烯酰阿卡宁对照品适量，加乙醇制成每1ml含0.10mg的溶液，即得。

供试品溶液的制备：取紫草粉末约0.5g，精密称定，置具塞锥形瓶中，精密加入石油醚（60~90℃）25ml，称定重量，超声处理30分钟，放冷，再称定重量，用石油醚（60~90℃）补足减失的重量，摇匀，滤过。精密量取续滤液10ml，蒸干，残渣用流动相溶解并转移至10ml量瓶中，加流动相至刻度，摇匀，即得。

测定法：分别精密吸取对照品溶液与供试品溶液各10μl，注入液相色谱仪，测定，即得。

本品按干燥品计算，含β，β′－二甲基丙烯酰阿卡宁（$C_{21}H_{22}O_6$）不得少于0.30%。

2. 丹参的质量分析　　丹参为唇形科植物丹参 Salvia miltiorrhiza Bge. 的根及根茎。具祛瘀止痛、活血通经、清心除烦之功效。

根含脂溶性的菲醌类成分和水溶性的酚类成分。

醌类成分有丹参酮ⅡA（tanshinone ⅡA）、丹参酮ⅡB、丹参酮Ⅰ、丹参酮Ⅲ、隐丹参酮（cryptotanshinone）、丹参新酮（miltirone）、丹参酸甲酯（methyltanshinonate）、羟基丹参酮ⅡA（hydroxytanshinone ⅡA）等。

酚类成分有原儿茶醛（protocatechuic aldehyde）、丹参素（danshensu）、丹参酚酸A、B、C（salvianolic acid A、B、C）等。

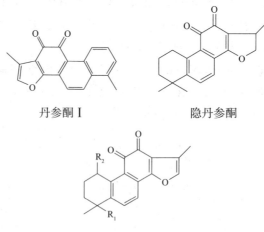

丹参酮Ⅰ　　　　　　　　　　隐丹参酮

丹参酮ⅡA	$R_1 = CH_3$，$R_2 = H$
丹参酮ⅡB	$R_1 = CH_2OH$，$R_2 = H$
丹参酸甲酯	$R_1 = COOCH_3$，$R_2 = H$
羟基丹参酮ⅡA	$R_1 = CH_3$，$R_2 = OH$

（1）定性分析：取丹参粉末5g，加水50ml，煎煮15～20分钟，放冷，滤过。滤液置水浴上浓缩至黏稠状，放冷后，加乙醇3～5ml使溶解，滤过，取滤液数滴，点于滤纸条上，干后，置紫外光灯（365nm）下观察，显亮蓝灰色荧光。将滤纸条悬挂在浓氨溶液瓶中（不接触液面），20分钟后取出，置紫外光灯（365nm）下观察，显淡亮蓝绿色荧光。

取上述滤液0.5ml，加三氯化铁试液1～2滴，显污绿色。

取本品粉末1g，加乙醚5ml，振摇，放置1小时，滤过，滤液挥干，残渣加乙酸乙酯1ml使溶解，作为供试品溶液。另取丹参对照药材1g，同法制成对照药材溶液。再取丹参酮ⅡA对照品，加乙酸乙酯制成每1ml含2mg的溶液，作为对照品溶液。吸取上述三种溶液各5μl，分别点于同一硅胶G薄层板上，以石油醚（60～90℃）－乙酸乙酯（4∶1）为展开剂，展开，取出，晾干。供试品色谱中，在与对照药材色谱相应的位置上，显相同颜色的斑点；在与对照品色谱相应的位置上，显相同的暗红色斑点

（2）定量分析：高效液相色谱法。

色谱条件与系统适用性试验：用十八烷基硅烷键合硅胶为填充剂；乙腈（A）－0.02%磷酸水（B）为流动相，梯度如下：0～6分钟，A 61%；20分钟，A 90%；20.5分钟，A 61%；25分钟，A 61%；检测波长为270nm。理论板数按丹参酮ⅡA峰计算应不低于60000。

对照品溶液的制备：取丹参酮ⅡA对照品适量，精密称取，置棕色量瓶中，加甲醇制成每1ml中含丹参酮ⅡA 20μg的对照品溶液，即得。

供试品溶液的制备：取丹参粉末0.3g，精密称定，置具塞锥形瓶中，精密加入甲醇50ml，密塞，称定重量，超声处理30分钟，放冷，密塞，称定重量，用甲醇补足减失的重量，摇匀，滤过，取续滤液，即得。

测定法：分别精密吸取对照品溶液与供试品溶液各10μl，注入液相色谱仪，测定；以丹参酮ⅡA对照品为参照，以其相应的峰为S峰，计算丹参酮Ⅰ和隐丹参酮的相对保留时间，其相对保留时间应在规定值的3%之内，相对保留时间及相对保留因子见表3－7。

表3－7　丹参酮ⅡA（$C_{19}H_{18}O_3$）、丹参酮Ⅰ（$C_{18}H_{12}O_3$）和隐丹参酮的相对保留时间及校正因子

待测成分（峰）	相对保留时间	校正因子
隐丹参酮	0.75	1.18
丹参酮Ⅰ	0.79	1.31
丹参酮ⅡA	1.00	1.00

以丹参酮ⅡA的峰面积为对照，分别乘以校正因子，计算丹参酮Ⅰ、隐丹参酮、丹参酮ⅡA的含量。

本品含丹参酮ⅡA（$C_{19}H_{18}O_3$）、丹参酮Ⅰ（$C_{18}H_{12}O_3$）和隐丹参酮（$C_{19}H_{20}O_3$）总量不得少于0.25%。

附　丹参酚酸的高效液相色谱法测定

色谱条件与系统适用性试验：用十八烷基硅烷键合硅胶为填充剂；乙腈－0.1%磷酸水（22∶78）为流动相；检测波长为286nm。理论板数按丹酚酸B峰计算应不低于6000。

对照品溶液的制备：精密称取丹酚酸B对照品适量，加80%甲醇制成每1ml含0.14mg的溶液，即得。

供试品溶液的制备：取丹参粉末约0.2g，精密称定，置具塞锥形瓶中，精密加入80%

甲醇 50ml，称定重量，加热回流 1 小时，取出，放冷，再称定重量，用 80％甲醇补足减失的重量，摇匀，滤过，取续滤液，即得。

测定法：分别精密吸取对照品溶液与供试品溶液各 10μl，注入液相色谱仪，测定，即得。

本品按干燥品计算，含丹酚酸 B（$C_{36}H_{30}O_{16}$）不得少于 3.0％。

二、香豆素类成分的分析

（一）香豆素类成分的结构类型、分布及理化性质

1. **香豆素类成分的结构类型及分布**　香豆素是一类内酯衍生物，基本母核如下：

分子中苯核或 α－吡喃酮环上常有取代基存在，如羟基、烷氧基、苯基、异戊烯基等。按其基本的环状结构形式，可将香豆素分为四类，简单香豆素类、呋喃香豆素类、吡喃香豆素类、其他香豆素类。

香豆素及其衍生物是中药中的主要成分之一，具有多种生理活性，临床上用于止咳、利尿、抗菌、抗放射、抗凝血等。

香豆素类成分广泛分布于植物界，如伞形科、夹竹桃科、萝藦科、菊科、十字花科、杜鹃花科、豆科、唇形科、兰科、禾本科、芸香科、蔷薇科、茄科、无患子科、瑞香科等植物中均有较多分布。

含有香豆素类化合物的常用中药有白芷、秦皮、独活、前胡、阿魏、当归、补骨脂、茵陈蒿、川芎、防风、蛇床子等。

2. **香豆素类成分的理化性质**　游离香豆素化合物是结晶形状的固体。有一定的熔点，多具芳香气，能随水蒸气挥发或升华。不溶于水或难溶于水，可溶于石油醚、苯、乙醚、三氯甲烷或乙醇等溶剂中，多用三氯甲烷和乙醇来提取。

香豆素具有 α、β 不饱和 δ 内酯的结构，在稀碱溶液中可渐渐水解开环生成顺式邻羟基桂皮酸的盐，但它不稳定，一经酸化又可复原。但时间较长，或有氧化汞存在，则形成反式邻羟基桂皮酸，不易再复原。利用这种性质来处理复杂的植物提取物，可使香豆素类和中性、酸性、酚性的其他成分分离开。

该类化合物在紫外光的照射下显蓝色荧光，不但作为定性鉴别而且作为定量测定依据。羟基香豆素在紫外光下有强的荧光；呋喃香豆素较弱，但也能在紫外光下显示蓝、紫、棕、绿、黄等色。必要时可喷 10％ KOH 醇液，或 20％ $SbCl_3$ 三氯甲烷液以显色。另外，香豆素类化合物羟基和芳环形成的共轭体系具较强的紫外特征吸收，不同的香豆素化合物在不同 pH 条件下表现不同的光谱特性，对该类成分的分析具重要意义。

此外，根据香豆素所含的官能团，香豆素类化合物能和多种试剂发生显色反应，这些反应也常用于香豆素类化合物的定性分析。

异羟基肟酸铁反应：因香豆素具有内酯环，所以能与异羟基肟酸铁反应，产生紫红色，可被用来鉴别和比色测定，其反应如下：

酚类试剂反应：因该类化合物多具酚羟基，能和常规酚类试剂反应，如三氯化铁、硝酸银的氨溶液、三氯化铁－铁氰化钾。

如果香豆素化合物的 C_6 位上（即酚羟基的对位）没有取代基，则能和 Emerson 试剂反应显橙～红色；Emerson 反应是将香豆素类化合物溶于碱性溶液中，加入 2% 4－氨基安替比林溶液数滴及 8% 铁氰化钾溶液 2～3 滴即可显色，其反应如下：

（二）常用分析方法

1. 定性分析 含香豆素类化合物中药的定性分析，可根据该类化合物的理化性质来进行。鉴别方法有化学定性分析、色谱定性分析等。

（1）化学定性分析：利用香豆素具有荧光或其能与某些显色剂发生反应来进行定性分析。

例 3－15 白芷的鉴别

取白芷粉末 0.5g，加水 3ml，振摇，滤过。取滤液 2 滴，点于滤纸上，置紫外灯（365nm）下观察，显蓝色荧光。

例 3－16 蛇床子的鉴别

取蛇床子粉末 2g，加乙醇 20ml，加热回流 30 分钟，滤过。取滤液数滴，点于白瓷板上，置紫外光灯（365nm）下观察，显蓝紫色荧光；另取滤液 2ml，加等量的 3% 碳酸钠溶液，加热 5 分钟，放冷，再加新制的重氮对硝基苯胺试液 1～2 滴，即显樱红色。

（2）薄层色谱定性分析：薄层色谱法可用于含多类成分的中药的鉴别，可用标准品或标准药材对照，再与上述荧光反应、颜色反应配合，即可方便、快速鉴别含香豆素类化合物的中药。

香豆素类成分固定相多为硅胶，硅胶薄层色谱常用的展开系统有：氯仿；含 1.5% 乙醇氯仿；乙醚－苯（1:1）；乙醚－苯－10% 乙酸（1:1:1）等。植物体中的香豆素偶尔以结合成苷的形式存在，此时，可用酸水解后释放苷元后展开。

因香豆素类成分大都具荧光，因此，香豆素类成分的显色只需在紫外灯下观察即可。

例 3－17 白芷的薄层定性分析

取白芷粉末 0.5g，加乙醚 10ml，浸泡 1 小时，时时振摇，滤过，滤液挥干乙醚，残渣加醋酸乙酯 1ml 使溶解，作为供试品溶液。另取欧前胡素、异欧前胡素对照品，加醋酸乙酯制成每 1ml 各含 1mg 的混合溶液，作为对照品溶液。吸取上述两种溶液各 4μl，分别点于同一以羧甲基纤维素钠为黏合剂的硅胶 G 薄层板上，以石油醚（30～60℃）－乙醚（3:2）为展开剂，在 25℃以下展开，取出，晾干，置紫外光灯（365nm）下检视。供试品色谱中，在与对照品色谱相对应的位置上，显相同颜色的斑点。

2. 定量分析 含香豆素成分的中药很多，该类成分的定量测定方法有比色法、荧光法、紫外分光光度法、高效液相色谱法、气相色谱法等。相比之下，因该类成分多具有较强的荧光，故可用荧光分光光度法进行定量分析；近年来又有了分离效率较高的高效液相色谱技术，对复杂的中药样品更为合适。

（1）荧光分光光度法：香豆素类化合物在紫外光的照射下显蓝色荧光，可用荧光分光光度法测定。如 7 - 羟基香豆素和香豆素混合物的测定，前者用 370nm 激发，在 450nm 测定，浓度为 1 ~ 10μg/ml 时荧光与浓度成线性失系。后者用 361nm 激发，在 491nm 测荧光。

如果香豆素 7 位上有乙氧基（代谢产物）可使其变为 7 - 羟基香豆素用 390nm 激发，440nm 测定。

例 3 - 18 柠檬挥发油中的香豆素分析

用硅胶 GF_{254} 板纯化，氯仿为展开剂，在板上转化为苦马酸，喷 10% 氢氧化钾溶液，用 360nm 激发，510nm 测定，10 ~ 70μg/ml 呈线性，对柠檬油中 5 - 牻牛儿氧基 - 7 - 甲氧基香豆素和 5，7 - 二甲氧基香豆素的分析也可用薄层荧光光度法测定。此方法是对中药中香豆素类成分分析的一快速准确方法。

（2）比色法：该方法基于香豆素类化合物的内酯环官能团和苯环上的羟基的性质，选择适当的显色剂反应产生颜色来进行比色的方法。如异羟肟酸铁、4 - 氨基安替比林或氨基比林、三氯化铁、三氯化铁 - 铁氰化钾、磷钼酸、磷钨酸等。如果酚羟基的对位或邻位未被取代，在碱性溶液中则能和重氮化的对氨基苯磺酸反应生成紫色或红色。若香豆素衍生物 C_6 位上没有取代基，则能与 Gibbs 试剂反应生成蓝色，进行测定。

这类化合物的测定是将生药用 10% 乙醇回流 30 分钟，过滤，用 10% 乙醇洗 2 次，滤液加 10% 醋酸铅溶液煮沸 3 分钟，再过滤，滤液用氯仿提，残渣用乙醇溶解，使成一定体积，然后取一定量加 0.1mol/L 氢氧化钾溶液 2ml，在 70 ~ 80℃ 水浴上加热 5 分钟，冷后加重氮化的对氨基苯磺酸 8ml，在 485nm 处测定，误差为 ±3.0。

若香豆素衍生物 C_6 位上没有取代基，则能与 Gibbs 试剂反应生成蓝色，进行测定。

（3）紫外分光光度法：香豆素类化合物羟基和芳环形成的共轭体系具较强的紫外特征吸收，不同的香豆素类化合物在不同 pH 条件下表现出不同的光谱特征，因此可用紫外 - 可见分光光度法测定生药中总香豆素的含量。

香豆素类衍生物的紫外吸收光谱一般表现为 λ_{min}244nm ± 4nm（logε3.26 ~ 3.54）；λ_{max}275nm ± 4nm（logε3.98 ~ 4.10）；λ_{min}300nm ± 5nm（logε3.52 ~ 3.8）；λ_{max}315nm ± 8nm（logε3.70 ~ 3.95）。

如果分子中有羟基存在，特别在 C_6 或 C_7 上，其主要最大吸收峰向红位移。

呋喃香豆素的吸收峰向紫位移，它的 λ_{max} 在 220 ~ 230nm 及 250nm。

在碱性溶液中香豆素的最大吸收峰位置较其在中性或酸性溶液中多数有显著地向红位移现象，且吸收系数也有所增大。例如伞形花内酯 λ_{max}325nm（logε4.15），但在碱性溶液中，其 λ_{max} 372nm（logε4.23）。

（4）高效液相色谱法：对于香豆素类成分的色谱柱，多选用以十八烷基硅烷键合硅胶为填充剂的色谱柱；流动相可以为甲醇－水或乙腈－水等。由于香豆素类化合物具有良好的紫外吸收，用紫外检测器即可达到很好的检测效果。同时由于香豆素类成分大多具有荧光，也可选用荧光检测器。

（三）含香豆素常用中药分析

秦皮的质量分析　秦皮为木犀科植物白蜡树 *Fraxinus chinensis* Roxb.、苦枥白蜡树 *F. rhynchophylla* Hance、尖叶白蜡树 *F. chinensis* Roxb. var. *acuminata* Lingelsh.、宿柱白蜡树 *F. stylosa* Ungelsh. 等的干燥树皮或干皮。具清热燥湿、收涩明目之功效。

主含香豆素类成分七叶树苷（aesculin，秦皮甲素）及其苷元七叶树内酯（aesculetin，秦皮乙素），并含白蜡树苷（fraxin）、白蜡树内酯（fraxetin）、紫丁香苷（syringin）等。

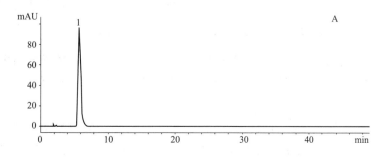

七叶树苷　　　　　　　　　　七叶树内酯　　　　　　　　　白蜡树苷

（1）定性分析：取本品粉末 1g，加甲醇 10ml，加热回流 10 分钟，放冷，滤过，取滤液作为供试品溶液。另取秦皮甲素对照品、秦皮乙素对照品及秦皮素对照品，加甲醇制成每 1ml 各含 2mg 的混合溶液，作为对照品溶液。

照薄层色谱法试验：吸取上述两种溶液各 10μl，分别点于同一硅胶 G 薄层板或 GF$_{254}$ 薄层板上，以三氯甲烷—甲醇—甲酸（6∶1∶0.5）为展开剂，展开，取出，晾干，硅胶 GF$_{254}$ 板置紫外光灯（254nm）下检视；硅胶 G 板置紫外光灯（365nm）下检视。供试品色谱中，在与对照品色谱相应的位置上，显相同颜色的斑点或荧光斑点；硅胶 GF$_{254}$ 板喷以三氯化铁试液－铁氰化钾试液（1∶1）的混合溶液，斑点变为蓝色。

（2）定量分析：HPLC 法测定秦皮中秦皮甲素及秦皮乙素的含量。

色谱条件与系统适用性试验：以十八烷基硅烷键合硅胶为填充剂；以乙腈－0.1% 磷酸溶液（8∶92）为流动相；检测波长为 334nm。理论板数按秦皮乙素峰计算应不低于 5000。

对照品溶液的制备：取秦皮甲素对照品、秦皮乙素对照品适量，精密称定，加甲醇制成每 1ml 含秦皮甲素 0.1mg、秦皮乙素 60μg 的混合溶液，即得。

供试品溶液的制备：取本品粉末（过三号筛）约 0.5g，精密称定，置具塞锥形瓶中，精密加入甲醇 50ml，密塞，称定重量，加热回流 1 小时，放冷，再称定重量，用甲醇补足减失的重量，摇匀，滤过，取续滤液，即得。

测定法：分别精密吸取对照品溶液与供试品溶液各 10μl，注入液相色谱仪，测定，即得。所得色谱图见图 3 - 12。

本品按干燥品计算，含秦皮甲素（C$_{15}$H$_{16}$O$_9$）和秦皮乙素（C$_9$H$_6$O$_4$）的总量，不得少于 1.0%。

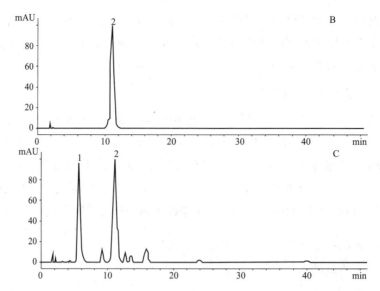

图 3 – 12　秦皮香豆素对照品（A、B）及秦皮样品（C）高效液相色谱图

1. 秦皮甲素；2. 秦皮乙素

三、有机酸类成分的分析

（一）有机酸类成分的分布与理化性质

1. 有机酸类成分的分布　有机酸类（organic acid）是分子结构中含有羧基（—COOH）的化合物，在植物的叶、根，特别是果实中广泛分布，如乌梅、五味子等。按其结构可分为芳香族有机酸、脂肪族有机酸、萜类有机酸等。它们以游离形式存在的不多，而多数是与钾、钠、钙等阳离子或生物碱结合成盐而存在。也有结合成酯而存在。

近年来发现许多有机酸都具有生理活性。例如，鸦胆子中的油酸有抗癌作用；地龙中的丁二酸具有止咳平喘作用；四季青中的原儿茶酸有抑菌作用；茵陈的利胆成分之一是绿原酸。含有机酸类成分的常用中药见表 3 – 8。

表 3 – 8　含有机酸类成分的常用中药

中药名称	有机酸	中药名称	有机酸
升麻	阿魏酸、异阿魏酸、咖啡酸	五味子	苹果酸、酒石酸、枸橼酸
玄参	桂皮酸	款冬花	酒石酸
玉米须	苹果酸、酒石酸、枸橼酸、草酸	山楂	枸橼酸
大黄	没食子酸	茵陈	绿原酸
五倍子	没食子酸	金银花	绿原酸、咖啡酰奎宁酸
川芎	阿魏酸	四季青	原儿茶酸
当归	阿魏酸	丹参	丹参酚酸、原儿茶酸
藁本	阿魏酸	菊花	绿原酸

2. 理化性质　有机酸具有一般羧酸的性质，可生成酯、酰氯、酰胺等衍生物。

8 个碳以下的低级脂肪酸及不饱和脂肪酸常温时多为液体，脂肪二羧酸、三羧酸和芳香酸等则为固体化合物。

有机酸的溶解度与其结构有关，低级脂肪酸比高级脂肪酸更易溶于水，含极性基团（如羧基、羟基等）越多，则在水中溶解度越大，故三羧酸、二羧酸比单羧酸在水中溶解度大，羧酸相应不含羟基的脂肪酸易溶于水。而芳香酸类难溶于水。一般有机酸能溶于乙醇或乙醚等有机溶剂，但难溶或不溶于石油醚。

有些有机酸具挥发性，能随水蒸气蒸馏而升华。

有机酸能与碱金属、碱土金属结合成盐。其一价金属盐都易溶于水，而二价或三价金属盐较难溶于水。

（二）有机酸类成分常用分析方法

1. 样品制备与定性分析

（1）样品制备：有机酸可用下列方法提取分离。

有机溶剂提取法：由于游离的有机酸易溶于有机溶剂而难溶于水，而有机酸的盐则易溶于水而难溶于有机溶剂，故一般可先酸化使有机酸游离，然后选用合适的有机溶剂提取。

离子交换法：可将中药的水提取液通过强酸性阳离子交换树脂；以除去碱性物质，而酸性和中性物质则通过树脂流出，再将流出液通过强碱性阴离子交换树脂，有机酸离子即被交换在树脂上，糖和其他中性物质可流经树脂而被除去，将树脂用水洗净后，用稀酸或稀碱溶液即可将有机酸从柱上洗下。

水蒸气蒸馏法：某些挥发性的低级脂肪酸或芳香酸可用此法直接提出。

提取分离后的样品再用适当的溶剂溶解后，制成供试品溶液，供定性或定量分析用。

（2）定性分析：有机酸定性分析的方法有化学显色法和薄层色谱法。

化学显色法的显色试剂有三氯化铁、溴甲酚绿、溴甲酚紫、溴酚蓝、磷钼酸试液等，但此法干扰因素大，鉴别结果难以确认，故现较少使用。

薄层色谱法为含有机酸类中药的最常用鉴别方法。展开系统中常加入少量的酸性试剂，以便于斑点的分离。显色方法可在紫外光灯下观察，或加显色剂显色。

五倍子的定性分析：取五倍子粉末 0.5g，加甲醇 5ml，超声处理 15 分钟，滤过，滤液作为供试品溶液。另取五倍子对照药材 0.5g，同法制成对照药材溶液。再取没食子酸对照品，加甲醇制成每 1ml 含 1mg 的溶液，作为对照品溶液。

吸取上述三种溶液各 2μl，分别点于同一硅胶 GF$_{254}$ 薄层板上，以氯仿 - 甲酸乙酯 - 甲酸（5:5:1）为展开剂，展开，取出，晾干，置紫外光灯（254nm）下检视。供试品色谱中，在与对照药材和对照品色谱相应的位置上，分别显相同颜色的斑点。

2. 定量分析

有机酸的定量分析方法主要有容量法、高效液相色谱法和毛细管电泳法，现结合分析实例加以介绍。

（1）容量法：有机酸类成分具有酸性，同时也容易电离，因此可以用酸碱滴定法或电位滴定法等方法测定药材中所含有机酸的总量。

酸碱滴定法测定山楂中的有机酸：取山楂细粉约 1g，精密称定，精密加水 100ml，室温下浸泡 4 小时，时时振摇，滤过，精密量取滤液 25ml，加水 50ml，加酚酞指示液 2 滴，用氢氧化钠滴定液（0.1mol/L）滴定，即得。每 1ml 的氢氧化钠滴定液（0.1mol/L）相当于 6.404mg 的枸橼酸。

本品含有机酸以枸橼酸（$C_6H_8O_7$）计，不得少于 5.0%。

（2）高效液相色谱法：高效液相色谱法广泛应用于有机酸的测定。通常根据离子抑制机制，以磷酸缓冲盐为流动相，在酸性条件下使有机酸分子呈分子状态，根据极性大小不同在反相色谱柱上依次分离。也可根据离子交换机制，运用离子交换色谱对有机酸进行分离，但该方法对仪器要求较高。

藁本中阿魏酸的测定如下：

色谱条件与系统适用性试验：用十八烷基硅烷键合硅胶为填充剂；甲醇－水（40:60）（用磷酸调节 pH 值至 3.5）为流动相；检测波长为 320nm。理论板数按阿魏酸峰计算应不低于 2500。

对照品溶液的制备：精密称取阿魏酸对照品适量，加甲醇制成每 1ml 含 0.15mg 的溶液，即得。

供试品溶液的制备：取藁本粗粉约 0.1g，精密称定，置 10ml 具塞离心管中，精密加入甲醇 5ml，称定重量，冷浸过夜，超声处理 20 分钟，再称定重量，用甲醇补足减失的重量，离心，吸取上清液，以微孔滤膜（0.45μm）滤过，即得。

测定法：精密吸取对照品溶液与供试品溶液各 10μl，注入液相色谱仪，测定，即得。

本品含阿魏酸（$C_{10}H_{10}O_4$）不得少于 0.050%。

（3）毛细管电泳法：高效毛细管电泳是近几年发展很快的一种分析技术，具有柱效高、分离时间短、消耗溶剂少等特点，已被广泛用于样品中有机酸的分析，其中以毛细管区带电泳及胶束电动毛细管色谱最为常用。

（三）含有机酸常用中药分析

1. 金银花中有机酸的分析　金银花为忍冬科植物忍冬 *Lonicera japonica* Thunb 的干燥花蕾或待、初开的花。具清热解毒、凉散风热之功效。

含有机酸、黄酮、挥发油。

有机酸为绿原酸（chlorogenic acid）、异绿原酸（isochlorogenic acid），现研究表明异绿原酸是 3，4－二咖啡酰奎宁酸、3，5－二咖啡酰奎宁酸和 4，5－二咖啡酰奎宁酸的混合物。

黄酮类化合物有木犀草素、木犀草素－7－葡萄糖苷。

挥发油主要含芳樟醇、双花醇等。

绿原酸　　　　　　　　异绿原酸

（1）定性分析：取本品粉末 0.2g，加甲醇 5ml，放置 12 小时，滤过，滤液作为供试品溶液。另取绿原酸对照品，加甲醇制成每 1ml 含 1mg 的溶液，作为对照品溶液。

吸取供试品溶液 10～20μl，对照品溶液 10μl，分别点于同一以羧甲基纤维素钠为黏合剂的硅胶 H 薄层板上，以乙酸丁酯－甲酸－水（7:2.5:2.5）的上层溶液为展开剂，展开，取出，晾干，置紫外光灯（365nm）下检视。供试品色谱中，在与对照品色谱相应的位置上，显相同颜色的荧光斑点。

（2）定量分析：高效液相色谱法。

色谱条件与系统适用性试验：用十八烷基硅烷键合硅胶为填充剂；乙腈－0.4%磷酸溶液（13:87）为流动相；检测波长为 327nm。理论板数按绿原酸峰计算不低于 1000。

对照品溶液的制备：精密称取绿原酸对照品适量，置棕色量瓶中，加 50%甲醇制成每

1ml 含 40μg 的溶液，即得（10℃以下保存）。

供试品溶液的制备：取本品粉末约 0.5g，精密称定，置具塞锥形瓶中，精密加 50% 甲醇 50ml，称定重量，超声处理 30 分钟，放冷，再称定重量，用 50% 甲醇补足减失的重量，摇匀，滤过，精密量取续滤液 5ml，置 25ml 棕色量瓶中，加 50% 甲醇至刻度，摇匀，即得。

测定法：分别精密吸取对照品溶液与供试品溶液各 5～10μl，注入液相色谱仪，测定，即得。所得色谱图见图 3－13。

本品含绿原酸（$C_{16}H_{18}O_9$）不得少于 1.5%。

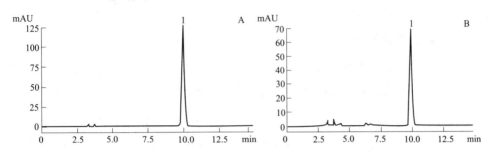

图 3－13　金银花有机酸对照品（A）及金银花样品（B）高效液相色谱图

1. 绿原酸

四、木脂素类成分的分析

（一）木脂素类成分的分布与理化性质

1. 分布　木脂素（lignan）是一类天然的二聚化合物，由两个苯丙素（C_6－C_3）聚合而成，多数游离，少数与糖结合成苷。

木脂素类化合物在裸子植物、被子植物中分布较广，往往存在于植物的木部和树脂中。常用中药五味子、厚朴、刺五加、细辛都含有木脂素类成分。

此外，紫杉科紫杉属 *Taxus*、小檗科鬼臼属 *Podophyllum* 及八角莲属 *Dysosma* 植物中所含有木脂素类成分因具有显著的抗肿瘤活性，日益受到人们的重视。

2. 理化性质　木脂素多为无色结晶，具光学活性，在酸、碱中易异构化，少数具升华性，难溶于水，易溶于乙醇等有机溶剂，而其苷类可在醇及水中溶解。

木脂素分子结构中常具有醇羟基、酚羟基、甲氧基、亚甲二氧基、羧基和内酯环，因此木脂素类成分也具有这些功能基团的化学性质。

（二）木脂素类成分常用的分析方法

1. 定性分析

（1）一般理化定性分析：可利用木脂素类分子中的功能基团具有的颜色反应来检识。如木脂素结构中的酚羟基可与一些酚性试剂，如三氯化铁、重氮化试剂反应；结构中的亚甲二氧基有 Labat 反应和 Ecgrine（变色酸试剂）反应，但要注意干扰。

（2）薄层色谱定性分析：木脂素类成分一般具有较强的亲脂性，采用吸附色谱法可获得较好的分离效果。

薄层色谱常用的展开剂有氯仿－甲醇（9:1）、氯仿－乙酸乙酯（9:11）等；常用的显色剂有茴香醛浓硫酸、5%～10% 磷钼酸乙醇液等。

2. 定量分析

（1）总木脂素类成分定量分析：总木脂素类成分测定可采用变色酸比色法等。

变色酸比色法是根据某些木脂素类成分结构中的亚甲二氧基，与变色酸－浓硫酸试剂反应产生颜色，进行比色测定，本方法要求供试液纯度较高。如五味子中总木脂素类成分的测定。

（2）单体木脂素类成分定量分析：由于木脂素类成分均有紫外吸收，故可直接用紫外光谱测定吸收度。含量测定现多用高效液相色谱法，常用十八烷基硅烷键合硅胶为填充剂，乙腈－水或甲醇－水系统为流动相的反相色谱法，多用紫外检测器测定。

其他含量测定的方法有薄层色谱扫描法、薄层－比色法、分光光度法等。

（三）含木脂素常用中药分析

1. 五味子中木脂素类成分的分析　五味子为木兰科植物五味子 *Schisandrn chinensis* (Turcz.) Baill. 的果实。具收敛固涩、益气生津、补肾宁心之功效。

	R	R$_1$	R$_2$	R$_3$
五味子素	CH$_3$	CH$_3$	CH$_3$	CH$_3$
五味子甲素	CH$_3$	CH$_3$	CH$_3$	H
五味子醇	H	CH$_3$	H	OH
当归酰戈米辛	H		CH$_3$	CHO

五味子含木脂素类成分，主要有五味子素（cschixandrin）、五味子乙素（γ–schixandrin）、五味子甲素（去氧五味子素，deoxyschicandrin）、五味子醇（schisandrol）、戈米辛（gomisin）A、B、C、E、F、G、H、K、K1、K2、K3、L1、L2、M1、M2、N、O、R、S、T，异五味子素（isoschisadrin）、当归酰戈米辛（amgeloylgomism）H、O、P、Q，前戈米辛（pregomisin）等。其中五味子素又称为五味子醇甲。戈米辛A称五味子醇乙、戈米辛K3称五味子酚（sehianheno1）、戈米辛N称五味子丙素。

（1）定性分析

薄层色谱法：取五味子粉末1g，加氯仿20ml，加热回流30分钟，滤过，滤液蒸干，残渣加氯仿1ml使溶解，作为供试品溶液。另取五味子对照药材1g，同法制成对照药材溶液。再取五味子甲素对照品，加氯仿制成每1ml含1mg的溶液，作为对照品溶液。

吸取上述三种溶液各2μl，分别点于同一硅胶GF$_{254}$薄层板上，以石油醚(30~60℃)－甲酸乙酯－甲酸（15∶5∶1）的上层溶液为展开剂，展开，取出，晾干，置紫外光灯（254nm）下检视。供试品色谱中，在与对照药材和对照品色谱相应的位置上，显相同颜色的斑点。

化学法：取本品粗粉约1g，加水10ml，浸渍10分钟，时时振摇，滤过，滤液浓缩至2~3ml，加5倍量的乙醇，强烈振摇5分钟，滤过，滤液挥去乙醇，加水稀释至10ml，加活性炭少量，振摇后滤过。取滤液2ml，加氢氧化钠试液中和后，加硫酸汞试液1滴，煮沸，滤过，滤液加高锰酸钾试液1滴，紫红色即消失，并产生白色沉淀。

（2）定量分析：高效液相色谱法。

色谱条件与系统适用性试验：用十八烷基硅烷键合硅胶为填充剂；甲醇－水（13∶7）为流动相；检测波长为250nm。理论板数按五味子素峰计算应不低于2000。

对照品溶液的制备：取五味子素对照品 15mg，精密称定，置 50ml 量瓶中，用甲醇溶解并稀释至刻度，摇匀，即得（每 1ml 含五味子素 0.3mg）。

供试品溶液的制备：取本品粉末约 0.25g，精密称定，置 20ml 量瓶中，加甲醇约 18ml，超声处理（功率 250W，频率 20kHz）20 分钟，取出，加甲醇至刻度，摇匀，滤过，即得。

测定法：分别精密吸取对照品溶液与供试品溶液各 10μl，注入液相色谱仪，测定，即得。所得色谱图见图 3-14。

本品含五味子素（$C_{24}H_{32}O_7$）不得少于 0.40%。

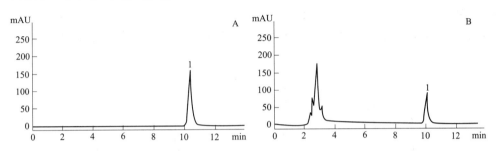

图 3-14　五味子木脂素对照品（A）及五味子样品（B）高效液相色谱图
1. 五味子素

2. 厚朴中木脂素类成分的分析　厚朴为木兰科植物厚朴 *Magnolia officinalis* Rehd. et Wils. 及其变种凹叶厚朴 var. *biloba* Rehd. et Wils. 的干皮。具燥湿消痰、下气除满之功效。

含有木脂素类成分厚朴酚（magnolol）、和厚朴酚（honokiol）、四氢厚朴酚、异厚朴酚等，另含 β-桉油醇、木兰箭毒碱（magnocurarine）。

（1）定性分析

薄层色谱法：取厚朴粉末 0.5g，加甲醇 5ml，密塞，振摇 30 分钟，滤过，滤液作为供试品溶液，另取厚朴酚与和厚朴酚对照品，加甲醇制成每 1ml 各含 1mg 的混合溶液，作为对照品溶液。吸取上述两种溶液各 5μl，分别点于同一硅胶 G 薄层板上，以甲苯-甲醇（17:1）为展开剂，展开，取出，晾干，喷以 1% 香草醛硫酸溶液，在 100℃加热至斑点显色清晰。供试品色谱中，在与对照品色谱相应的位置上，显相同颜色的斑点。

厚朴酚　$R_1 = OH, R_2 = H$
和厚朴酚　$R_1 = H, R_2 = OH$

化学法：取厚朴粗粉 1.5g，加氯仿 15ml，回流 3 小时，滤过。蒸去氯仿，残渣加 95% 乙醇 10ml 溶解，滤过，分别取滤液各 1ml，加 5% 三氯化铁水溶液 1 滴，显蓝黑色（厚朴酚类的酚羟基反应）；加 Millon 试剂 1 滴，产生棕色沉淀（亦系酚羟基反应）；加间苯三酚盐酸溶液 5 滴，产生红色沉淀（厚朴酚类的烯丙基反应）。

（2）定量分析：高效液相色谱法。

色谱条件与系统适用性试验：用十八烷基硅烷键合硅胶为填充剂；甲醇-水（78:22）

为流动相；检测波长为294nm。理论板数按厚朴酚峰计算应不低于3800。

对照品溶液的制备：精密称取厚朴酚、和厚朴酚对照品适量，加甲醇分别制成每1ml含厚朴酚40μg、和厚朴酚24μg的溶液，即得。

供试品溶液的制备：取厚朴粉末0.2g，精密称定，置具塞锥形瓶中，精密加入甲醇25ml，摇匀，密塞，浸渍24小时，滤过，精密量取续滤液5ml，置25ml量瓶中，加甲醇至刻度，摇匀，即得。

测定法：分别精密吸取上述两种对照品溶液各4μl与供试品溶液3~5μl，注入液相色谱仪，测定，即得。所得色谱图见图3-15。

本品含厚朴酚（$C_{18}H_{18}O_2$）与和厚朴酚（$C_{18}H_{18}O_2$）的总量不得少于2.0%。

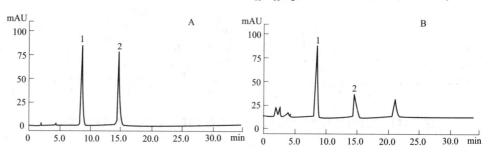

图3-15 厚朴木脂素对照品（A）及厚朴样品（B）高效液相色谱图

1. 和厚朴酚；2. 厚朴酚

五、萜类及其衍生物成分的分析

（一）分布及理化性质

萜类（terpenes）在自然界分布很广。根据萜类碳架的碳原子数分类，有半萜、单萜、倍半萜、二萜、二倍半萜、三萜、四萜和多萜等。其中单萜和倍半萜是挥发油中的主要成分，已在挥发油类成分分析一章中加以讲述，本节主要讨论有关环烯醚萜、单萜苷、倍半萜内酯类成分和二萜类成分的分析。

环烯醚萜（iridoid）类成分是由两个异戊二烯构成的含有10个碳原子的单萜类化合物，其母核都为环状，具有烯键和醚键，常与糖结合成苷。植物界常见的环烯醚萜苷主要是环烯醚萜葡萄糖苷和4-去甲基环烯醚萜葡萄糖苷。环烯醚萜苷存在于栀子、鸡矢藤、马钱子、肉苁蓉等中药中；而4-去甲基环烯醚萜苷则是地黄、玄参、车前等中药的主要成分。裂环烯醚萜（secoiridoid）类成分是环烯醚萜的开环衍生物，这类成分在龙胆科植物中发现最多，尤其是在龙胆属和獐芽菜属植物中存在更为普遍。环烯醚萜类化合物大多数为无色结晶，味苦。易溶于水、甲醇，可溶于乙醇、丙酮、正丁醇。对酸敏感，成苷后苷键易被酸水解断裂，苷元中C_1位的羟基和C_2位的氧是一个半缩醛结构，化学性质活泼，易发生进一步氧化聚合等反应，尤其是在酸碱的作用下或有共存酶存在时更易变化。玄参、地黄等炮制后变黑就是由于这类成分水解、聚合所致。

单萜类（monoterpenes）化合物按其结构中碳环数目，可将单萜类化合物分为无环单萜、单环单萜、双环单萜等。其中双环单萜中的蒎烷苷类成分多有镇静、镇痛和抗炎活性，如常用中药白芍、赤芍、牡丹皮中所含有的芍药苷、白芍苷、芍药新苷等都属于蒎烷单萜苦味苷类。

倍半萜类（sesquiterpenes）分子中含有15个碳原子，是挥发油的主要组成成分。倍半萜类化合物分布较广，在菊科、唇形科、樟科、豆科、桃金娘科、芸香科、檀香科、伞形科等植物中都有存在。近年来，在海洋动、植物中发现的倍半萜类化合物越来越多，主要存在于海藻、海绵和腔肠动物中。据估计，倍半萜类的结构类型约有 200 余种骨架，包括数千种化合物。倍半萜中有很多是内酯型结构，如常用中药木香中的木香烃内酯、去氢木香内酯，乌药中的乌药醚内酯等。

二萜类（diterpenes）化合物可以看成是由 4 分子异戊二烯聚合而成的衍生物，由于二萜类分子量较大，挥发性较差，故大多数不能随水蒸气蒸馏，很少在挥发油中发现，个别挥发油中发现的二萜类成分，也存在于高沸点馏分中。二萜类化合物在五加科、马兜铃科、菊科、橄榄科、杜鹃花科、大戟科、豆科、唇形科、防己科、茜草科等植物中有分布。二萜化合物多以树脂、内酯或苷等形式存在于自然界，如常用中药穿心莲中的穿心莲内酯、14 - 脱氧穿心莲内酯，银杏叶中的萜内酯，雷公藤中的雷公藤内酯等。

（二）常用分析方法

1. 定性分析　萜类化合物的鉴别可用理化显色反应和薄层色谱法。

理化显色反应常用的试剂同挥发油分析。对于环烯醚萜类，分析难度较大，但仍可根据其理化性质进行分析，如该类成分与氨基酸共同加热可显深红色或蓝色；或于其冰醋酸溶液各加少量铜盐显蓝色；与 Shear 试剂（浓盐酸与苯胺 1∶15 混合）反应显不同颜色。

薄层色谱法定性分析可用硅胶 G、硅胶 GF_{254} 薄层板等。由于萜类化合物极性较小，所以在薄层色谱法定性分析时，其展开剂多为极性较小的溶剂系统，如环己烷、氯仿、乙酸乙酯的不同组合；其含氧化合物或内酯类成分，极性稍有增加，可在以上溶剂系统少量增加甲醇或甲酸，以有利于这些成分的分离。显色剂有香草醛硫酸液、硫酸乙醇液、茴香醛 - 硫酸乙醇液、碘蒸气等；如所测成分有紫外吸收，可在紫外光灯下观察。

气相色谱法一般很少单独用于萜类化合物的定性分析，多在定量分析的同时附带进行。

2. 定量分析

（1）分光光度法：利用萜类成分与某些试剂的显色反应，于分光光度计上测定吸收度进行定量分析。如梓醇的薄层 - 分光光度法测定。

（2）高效液相色谱法：萜类含氧化合物或内酯类成分的熔点要高于其他挥发油类，对照品稳定性较好；加之结构中多有双键或共轭体系，使得采用高效液相色谱法对其进行定量分析成为可能，故近年来有关此方面的报道颇多，《中国药典》（2020 年版）对地黄、龙胆、白芍、赤芍、木香、穿心莲、银杏叶（萜内酯成分）均采用高效液相色谱法控制质量。

（三）含萜类及其衍生物常用中药分析

1. 地黄中环烯醚萜苷的分析　地黄为玄参科植物地黄 *Rehmannia glutimosa* Libosch 的新鲜或干燥块根，分别称为"鲜地黄"与"生地黄"，炮制后称为"熟地黄"。鲜地黄功效为清热生津、凉血止血；生地黄功效为清热凉血、养阴生津；熟地黄功效为滋阴补血、益精填髓。

含环烯醚萜苷类成分梓醇（catalpol）、二氢梓醇（dihycrocatalpol）、桃叶珊瑚苷（aucubim）、益母草苷（leonuride）、黄陵香苷（melittoside）、地黄苷（rehmannioside）A、B、C、D 等。

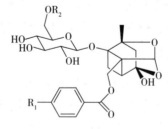

梓醇　　　 $R_1=R_2=H$
地黄苷 A　 $R_1=gal$，$R_2=H$
地黄苷 B　 $R_1=H$，$R_2=gal$

（1）定性分析

薄层色谱法：取地黄粉末2g，加甲醇20ml，加热回流1小时，放冷，滤过，滤液回收甲醇至5ml，作为供试品溶液。另取梓醇对照品加甲醇制成每1ml含0.5mg的溶液，作为对照品溶液。

吸取上述两种溶液各5μl，点于同一硅胶G薄层板上，以氯仿－甲醇－水（14∶6∶1）为展开剂，展开，取出，晾干，喷以茴香醛试液，105℃加热至斑点显色清晰。供试品色谱中，在与对照品色谱相应的位置上，显相同颜色的斑点。

（2）定量分析：高效液相色谱法。

色谱条件与系统适用性试验：用十八烷基硅烷键合硅胶为填充剂；甲醇－0.1%磷酸溶液（1∶99）为流动相；检测波长为210nm。理论板数按梓醇峰计算应不低于5000。

对照品溶液的制备：精密称取梓醇对照品适量，加流动相制成每1ml含50μg对照品的溶液，即得。

供试品溶液的制备：取生地黄切成约5mm的小块，经80℃减压干燥24小时后，磨成粗粉约0.4g，精密称定，置具塞锥形瓶中，精密加入甲醇25ml，称定重量，加热回流提取1.5小时，放冷，再称定重量，用甲醇补足减失的重量，摇匀，滤过。精密量取续滤液10ml，浓缩至近干，残渣用流动相溶解，转移至10ml量瓶中，并用流动相稀释至刻度，摇匀，滤过，取续滤液，即得。

测定法：分别精密吸取对照品溶液与供试品溶液各10μl，注入液相色谱仪，测定，即得。

生地黄按干燥品计算，含梓醇（$C_{15}H_{22}O_{10}$）不得少于0.20%。

2. 白芍中单萜苷的分析　白芍为毛茛科植物芍药 *Paeonia lactiflora* Pall. 的根，采挖后，除去头尾和细根，置沸水中煮后除去外皮或去皮后再煮，晒干。具平肝止痛、养血调经、敛阴止汗之功效。

含单萜苷类成分芍药苷（paeoniflorin）、氧化芍药苷（oxypaeoniflorin）、苯甲酰芍药苷（benzoylpaeoniflorin）、白芍苷（albiflorin）、苯甲酰氧化芍药苷（benzoyloxypaeoniflorin）等。

芍药苷　　　　 $R_1=H$，$R_2=H$

氧化芍药苷　　 $R_1=OH$，$R_2=H$

（1）定性分析：取白芍粉末5g，加乙醚50ml，加热回流10分钟，滤过。取滤液10ml，蒸干，加醋酐1ml与硫酸4～5滴，先显黄色，渐变成红色、紫色，最后呈绿色。

取白芍粉末0.5g，加乙醇10ml，振摇5分钟，滤过，滤液蒸干，残渣加乙醇1ml使溶解，作为供试品溶液。另取芍药苷对照品，加乙醇制成每 1ml 含 1mg 溶液，作为对照品溶液。吸取上述两种溶液各 10μl，分别点于同一硅胶 G 薄层板上，以氯仿 - 乙酸乙酯 - 甲醇 - 甲酸（40∶5∶10∶0.2）为展开剂，展开，晾干，喷以 5% 香草醛硫酸溶液，加热至斑点显色清晰，供试品色谱与对照品色谱相应位置处显相同颜色斑点。

（2）定量分析：高效液相色谱法。

色谱条件与系统适用性试验：以十八烷基硅烷键合硅胶为填充剂；以乙腈 - 0.1% 磷酸溶液（14∶86）为流动相；检测波长为 230nm。理论板数按芍药苷峰计算应不低于 2000。

对照品溶液的制备：取芍药苷对照品适量，精密称定，加甲醇制成每 1ml 含 60μg 的溶液，即得。

供试品溶液的制备：取本品中粉约 0.1g，精密称定，置 50ml 量瓶中，加稀乙醇 35ml，超声处理（功率 240W，频率 45kHz）30 分钟，放冷，加稀乙醇至刻度，摇匀，滤过，取续滤液，即得。

测定法：分别精密吸取对照品溶液与供试品溶液各 10μl，注入液相色谱仪，测定，即得。

本品按干燥品计算，含芍药苷（$C_{23}H_{28}O_{11}$）不得少于 1.2%。所得色谱图见图 3 - 16。

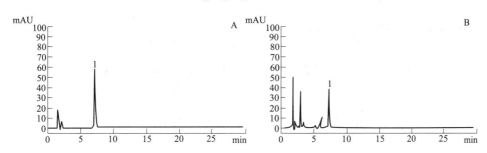

图 3 - 16　白芍单萜苷类对照品（A）及白芍样品（B）高效液相色谱图
1. 芍药苷

另外赤芍（芍药或川赤芍的根）中的芍药苷也用此法测定，《中国药典》规定其含量不得少于 1.6%。

3. 木香中倍半萜内酯的分析　木香为菊科植物木香 *Aucklandia lappa* Decne. 的干燥根。具行气止痛、健脾消食之功效。

含倍半萜内酯成分，其中主要为木香烃内酯（costunolide）和去氢木香内酯（dehydrocostus lactone）等。

木香烃内酯　　　　　　　　　　　　去氢木香内酯

（1）定性分析：取本品粉末 0.5g，加甲醇 10ml，超声处理 30 分钟，滤过，取滤液作为供试品溶液。另取去氢木香内酯对照品、木香烃内酯对照品，加甲醇分别制成每 1ml 含 0.5mg 的溶液，作为对照品溶液。

吸取上述三种溶液各 5μl，分别点于同一硅胶 G 薄层板上，以环己烷 - 甲酸乙酯 - 甲酸

（15：5：1）的上层溶液为展开剂，展开，取出，晾干，喷以 1% 香草醛硫酸溶液，加热至斑点显色清晰。供试品色谱中，在与对照品色谱相应的位置上，显相同颜色的斑点。

（2）定量分析：高效液相色谱法。

色谱条件与系统适用性试验：以十八烷基硅烷键合硅胶为填充剂；以甲醇 – 水（65：35）为流动相；检测波长为 225nm。理论板数按木香烃内酯峰计算应不低于 3000。

对照品溶液的制备：取木香烃内酯对照品、去氢木香内酯对照品适量，精密称定，加甲醇制成每 1ml 各含 0.1mg 的混合溶液，即得。

供试品溶液的制备取本品粉末（过四号筛）约 0.3g，精密称定，置具塞锥形瓶中，精密加入甲醇 50ml，密塞，称定重量，放置过夜，超声处理（功率 250W，频率 50kHz）30 分钟，放冷，再称定重量，用甲醇补足减失的重量，摇匀，滤过，取续滤液，即得。所得色谱图见图 3 – 17。

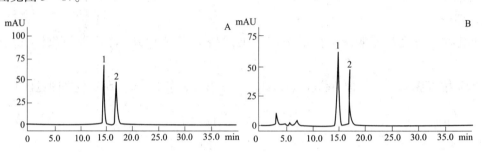

图 3 – 17 木香倍半萜内酯对照品（A）及木香样品（B）高效液相色谱图
1. 木香烃内酯；2. 去氢木香内酯

测定法：分别精密吸取对照品溶液与供试品溶液各 10μl，注入液相色谱仪，测定，即得。

本品按干燥品计算，含木香烃内酯（$C_{15}H_{20}O_2$）和去氢木香内酯（$C_{15}H_{18}O_2$）的总量不得少于 1.8%。

4. 穿心莲中二萜内酯的分析 穿心莲为爵床科植物穿心莲 *Andrographis paniculata*（Burm. F.）Nees 的地上部分。具清热解毒、凉血消肿之功效。

含化学成分主要为二萜类，如穿心莲内酯（andrographolide）、新穿心莲内酯（neoandrographolide）、14 – 脱氧穿心莲内酯（14 – deoxyandrographolide）、脱水穿心莲内酯（14 – deoxy – 11，12 – dehydroandrographolide）、穿心莲内酯苷（androgra phoside）等。

穿心莲内酯   新穿心莲内脂   14 – 脱氧穿心莲内酯

（1）定性分析：取本品粉末 0.5g，精密称定，加乙醇 30ml，浸泡 30 分钟，超声处理 30 分钟，滤过，残渣用适量乙醇洗涤 3 次，洗液并入滤液中，蒸干，残渣加无水乙醇使溶解，转移至 5ml 量瓶中，加无水乙醇至刻度，摇匀，作为供试品溶液。另取穿心莲对照药材 0.5g，加乙醇 30ml，超声处理 30 分钟，滤过，滤液浓缩至约 5ml，作为对照药材溶液。

再取脱水穿心莲内酯、穿心莲内酯对照品，加无水乙醇制成每1ml各含1mg的混合溶液，作为对照品溶液。

吸取供试品溶液与对照药材溶液各6μl、对照品溶液4μl，分别点于同一以羧甲基纤维素钠为黏合剂的硅胶GF$_{254}$薄层板上，以氯仿－乙酸乙酯－甲醇（4:3:0.4）为展开剂，展开，取出，晾干，置紫外光灯（254nm）下检视。供试品色谱中，在与对照药材色谱和对照品色谱相应的位置上，分别显相同颜色的斑点；喷以2% 3，5－二硝基苯甲酸乙醇溶液与2mol/L氢氧化钾溶液的等量混合液（临用时配制），立即在日光下观察，供试品色谱中，在与对照药材色谱和对照品色谱中相应的位置上，分别显相同颜色的斑点。

（2）定量分析：高效液相色谱法。

色谱条件与系统适用性试验：以十八烷基硅烷键合硅胶为填充剂，甲酸－水（52:48）为流动相；穿心莲内酯检测波长为225nm，脱水穿心莲内酯检测波长为254nm。理论板数按穿心莲内酯和脱水穿心莲内酯峰计算均应不低于2000。

对照品溶液的制备：精密称取穿心莲内酯对照品、脱水穿心莲内酯对照品适量，加甲醇制成每1ml各含0.1mg的溶液，即得。

供试品溶液的制备：取穿心莲粉末约0.5g，精密称定，精密加入40%甲醇25ml，称定重量，浸泡1小时，超声处理30分钟，用40%甲醇补足减失的重量，摇匀，滤过。精密量取续滤液10ml，置中性氧化铝柱（200~300目，5g，内径1.5cm）上，用甲醇15ml洗脱，收集洗脱液，置50ml量瓶中，加甲醇稀释至刻度，摇匀，即得。

测定法：分别精密吸取对照品溶液与供试品溶液各5μl，注入液相色谱仪，测定，即得。

本品按干燥品计算，含穿心莲内酯（$C_{20}H_{30}O_5$）和脱水穿心莲内酯（$C_{20}H_{28}O_4$）的总量不得少于0.80%。

第六节　多成分的同时定量分析

中药具有多成分、多靶点的作用特点。随着人们对中药认识的日益深入，对中药的质量评价已从单一成分的含量测定模式逐渐过渡到多成分的同时定量。如黄连中虽然小檗碱的含量最高，但小檗碱、黄连碱、巴马亭等生物碱均有抑菌作用；丹参改善心血管的活性是丹参酮类化合物和丹酚酸类化合物同时作用的结果；银杏叶提取物的抗动脉粥样活性，也是银杏内酯类化合物及银杏黄酮类化合物协同作用的结果。因此，中药的质量评价需要对中药中所含的多种化学成分或多类化学成分进行定量分析。

一、采用替代对照品法实现多成分同时定量

在对中药成分进行含量测定时，常需以纯度高的化合物对照品作为参照，但制备、标定和按时供应数量巨大的中药化学对照品难度极大，一些不稳定对照品高昂的运输和贮存成本给检测机构带来了巨大的经济压力，为解决这一难题，替代对照品法应运而生。

替代对照品法，指使用一个对照品，借助该成分与供试品中另一个或其他多个成分间恒定的响应关系，进行含量测定的方法。替代对照品可以是化学单体或对照提取物，根据替代对照品使用的数量可分为一测多评法、双标多测法和多替代对照品法，实际使用的替代对照品种类和数量需根据具体的情况而定，以一测多评法在中药多成分定量中最为常用。

（1）定量原理：替代法发源于使用校正因子的内标法，并在化学药物和有关物质的检查中得以应用和发展，逐渐形成了以相对校正因子定量、以相对保留时间法定性的形式，之后又被用于天然植物药和中药中多指标含量测定分析。如以下方程所示：式（3-1）适用于气相色谱法（火焰离子化检测器）、高效液相色谱法（紫外-可见检测器），式（3-2）适用于紫外-可见检测器定量。

$$f_{rt} = \frac{f_r}{f_t} = \frac{1}{k_{rt}} = \frac{k_t}{k_r} = \frac{W_r A_t}{W_t A_r} \qquad (3-1)$$

$$f_{rt} = \frac{f_r}{f_t} = \frac{1}{k_{rt}} = \frac{k_t}{k_r} = \frac{W_r A_t}{W_t A_r} = \frac{M_t \varepsilon_t}{M_t \varepsilon_r} = \frac{E_t}{E_r} \qquad (3-2)$$

式中，f_r、f_t、k_r、k_t，W_r、W_t，A_r、A_t，M_r、M_t，ε_r、ε_t，E_r、E_t分别为参照成分和待测成分的绝对校正因子、线性方程斜率、质量、峰面积、相对分子质量、摩尔吸光系数和百分吸光系数，f_{rt}、k_{rt}为相对校正因子及相对斜率（参照成分和待测成分的线性方程斜率比值）。使用定量对照提取物的定量原理为量值传递。

（二）定量方法

（1）多浓度平均值法：配制一系列浓度的参照成分及待测成分的对照品溶液，注入高效液相色谱仪或气相色谱仪，照式（3-1）计算相应数值，再求得相对校正因子的算术平均值，很多替代法研究均采用本法。

（2）相对斜率法：配制一系列浓度的参照成分及待测成分的对照品溶液，注入高效液相色谱仪或气相色谱仪，用最小二乘法以质量或浓度对峰面积进行线性回归，照式（3-1）计算线性方程斜率比值的倒数，即相对校正因子值，本法在中药多成分定量中应用广泛。

（3）量值传递法：该法不计算相对校正因子，而是提供已标定各成分含量的对照提取物，以此代替多个化学对照品进行定量。

（三）适用范围

与外标法相比，替代对照品法的定量可能引入更多误差，定性的简便性和准确度也稍低，因此采用该法应尽量满足以下条件：①待测成分提取分离困难且难以合成，或稳定性差等。②待测成分以同类成分为宜，当最大吸收波长、相对校正因子和色谱保留性质应较为接近时，定量、定性误差较小。③待测成分的数量不宜过多。④待测成分含量差异过大时，应采用标准曲线法测定。⑤应考察15批以上的不同来源供试品，以确保方法的适用性。

（四）应用实例——一测多评法

《中国药典》采用一测多评法（QAMS）测定黄连中小檗碱、表小檗碱、黄连碱、巴马汀的含量，即利用中药有效成分内在的函数关系和比例关系，只测定一个成分（对照品易得者），来实现多个成分（对照品难以得到或难供应）的同步测定。具体方法如下：以十八烷基硅烷键合硅胶为固定相，乙腈-0.05mol/L磷酸二氢钾溶液（50：50）为流动相，使用紫外检测器，检测波长345nm。以盐酸小檗碱为对照品配制对照品溶液。样品粉末使用甲醇-盐酸（100：1）的混合溶液超声提取30分钟后，过滤后注入液相色谱仪。用待测成分色谱峰与盐酸小檗碱色谱峰的相对保留时间定性，相对保留时间分别为：表小檗碱（0.71）、黄连碱（0.78）、巴马汀（0.91）、小檗碱（1.00）。以盐酸小檗碱对照品的峰面积为对照，分别计算小檗碱、表小檗碱、黄连碱和巴马汀的含量，色谱分离图谱见图 3 – 18。

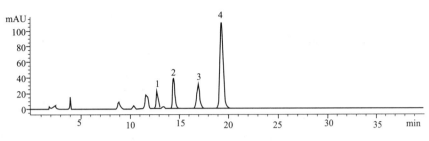

图 3 – 18　黄连样品高效液相色谱图

1. 表小檗碱；　2. 黄连碱；　3. 巴马汀；　4. 小檗碱

二、采用通用性检测器或 HPLC – DAD 测定中药中多种成分

（一）测定原理

HPLC – UV 由于只能在单一波长处进行测定，限制了其对于不同检测波长的化学成分的定量。此时，可采用通用型检测器，如 HPLC – ELSD 或 HPLC – MS 对不同成分进行含量测定。MS 为高灵敏度的通用型检测器，已较广泛的应用于中药多成分的含量测定。同时，HPLC – DAD 可以进行全波长检测，实现了不同检测波长化学成分的同时定量。

（二）应用实例

HPLC – DAD 法同时测定翻白草中黄酮和三萜类成分的含量　翻白草为蔷薇科植物翻白草的干燥全草。夏、秋二季开花前采挖。具有止血止痢、清热解毒、利尿消肿之功效，主要用于湿热泻痢，痈肿疮毒，吐血、便血、崩漏等。翻白草中主要含有三萜类和黄酮类成分等。为了全面控制翻白草药材的质量，建立起黄酮类化合物和三萜类化合物的同时测定方法是非常必要的。HPLC – DAD 可以同时在不同的波长测定不同的化合物含量。因此，HPLC – DAD 有望实现黄酮和三萜类化合物的同时测定。

色谱条件：Shimpack C_{18}柱（150 ×4.6 mm id，5μm）；柱温：30°C；流速：1.0ml/min；进样量：10μl。检测波长：210nm、360nm。流动相：0.1% 甲酸水（A）– 乙腈（B）；梯度洗脱程序如下：0 分钟 15% B；30 分钟 45% B；60 分钟 90% B；70 分钟 90% B。

供试品溶液的制备：取药材粉末 1g，精密称定，置于锥形瓶中，精密加入 90% 甲醇 30.0ml，称重，超声 30 分钟，放冷，补足原重，过滤，滤液回收，定容至 5ml，用 0.45μm 的微孔滤膜，即得供试品溶液。

对照品溶液的制备：5 个黄酮类成分及 4 个三萜类成分分别为：芦丁（rutin，1）、槲皮素 – 3 – O – β – D – 葡萄糖苷（quercetin – 3 – O – β – D – glucoside，2）、山奈酚 – 3 – O – β – D – 葡萄糖苷（kaempferol – 3 – O – β – D – glucoside，3）、芹菜素 – 7 – O – β – D – 葡萄糖（apigenin – 7 – O – β – D – glucoside，4）、翻白叶苷 A potengriffioside A，5）、蔷薇酸（euscaphic acid，6），2α – 羟基乌苏酸（corosolic acid，7），2α，3α，19α，23 – 四羟基 – 12 – 烯 – 28 – 乌苏酸（myrianthic acid，8）、2α，3β，23 – 三羟基 – 12 – 烯 – 28 – 齐墩果酸（arjunolic acid，9）。精密称取各对照品适量，溶解在甲醇中，配成混合对照品的母液。

样品测定：取供试液进样 10μl，测定 9 个化合物的峰面积，以回归方程计算出各个化合物的百分含量，色谱图见图3-19。

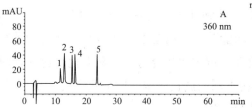
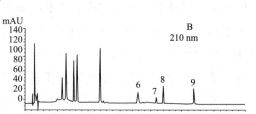

1. rutin $R_1 = OH$ $R_2 = H$ $R_3 = -O-Glc-Rha$ 5. potengriffioside A
2. quercetin - 3 - O - β - D - glucoside $R_1 = OH$ $R_2 = H$ $R_3 = -O-Glc$
3. kaempferol - 3 - O - β - D - glucoside $R_1 = H$ $R_2 = H$ $R_3 = -O-Glc$
4. apigenin - 7 - O - β - D - glucoside $R_1 = H$ $R_2 = Glc$ $R_3 = H$

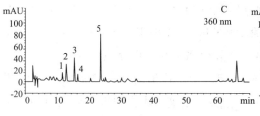
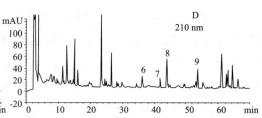

6. euscaphic acid $R_1 = OH$ $R_2 = CH_3$ 9. arjunolic acid

7. corosolic acid $R_1 = H$ $R_2 = CH_3$

8. myrianthic acid $R_1 = OH$ $R_2 = CH_2OH$

图 3 - 19   黄酮类化合物在 **360nm** 处（**A**）和三萜类标准品在 **210nm**（**B**）的高效液相色谱图及药材在 **360nm**（**C**）和 **210nm** 处（**D**）的色谱图

1. rutin；2. quercetin - 3 - O - β - D - glucopyranoside；3. kaempferol - 3 - O - β - D - glucopyranoside；

4. apigenin - 7 - O - β - D - glucopyranoside；5. potengriffioside A；6. myrianthic acid；

7. arjunolic acid；8. euscaphic acid；9. corosolic acid

三、采用检测器联用技术测定中药中多种成分

（一）测定原理

UV 为液相中应用最广泛的检测器，然而，中药中还存在大量无紫外吸收或紫外弱吸收

的化合物，如三萜、皂苷类成分等。UV 对于这类成分检测困难。此时，可采用 UV – ELSD 联用的方法，实现中药中有紫外吸收的化合物同无紫外吸收或紫外弱吸收物质的同时定量。

（二）应用实例

HPLC – UV – ELSD 联用同时测定海南冬青中有机酸、黄酮及三萜类成分的含量 海南冬青为冬青属植物海南冬青（*Ilex hainanensis* Merr.）的干燥叶，主产于广西、海南，具有悠久的民间药用历史，多泡茶饮，具有清肝明目、利咽解毒的功效，用于高血压病、口疮、咽痛、痈疖肿痛的治疗。市场上已有以海南冬青为主要原料的制剂用于高血压的治疗，如山绿茶降压片，被收录于《中国药典》（2020 年版）中。化学及药理研究表明，海南冬青中含有大量酚酸、黄酮及三萜类成分。为更好地保证海南冬青的疗效及安全，采用 HPLC – UV – ELSD，建立了海南冬青中有机酸类成分、黄酮类成分及三萜类成分的含量测定方法。

色谱条件：Shimpack C18 柱（150mm×4.6mm id，5μm）；柱温：30℃；流速：1.0ml/min；进样量：10μl。检测波长：360nm。流动相 A：0.1% 甲酸 – 水（含 5% B）；B：甲醇：乙腈（5：1）。梯度洗脱程序如下：0 分钟 0% B；10 分钟 15% B；30 分钟 20% B；45 分钟 35% B；75 分钟 70% B；90 分钟 95% B；110 分钟 95% B；蒸发光散射检测器的漂移管温度为 110℃，氮气流速为 2.8L/min。

供试品溶液的制备：精密称取药材粉末 0.5g，置 50ml 锥形瓶中，加入 25ml 70% 甲醇混悬，称重，超声 30 分钟，补足失重。用 0.45μm 微孔滤膜过滤，取续滤液，即得。

对照品溶液的制备：采用的对照品分别为绿原酸（chlorogenic acid，1）、芦丁（rutin，2）、槲皮素（quercetin，3）、冬青素 A（ilexgenin A，4）、熊果酸（ursolic acid，5）。精密称取各对照品约 5mg，用甲醇溶解并定容于 5ml 量瓶中，制备成对照品储备液溶液，备用。

样品测定：取供试液进样 10μl，测定 5 个化合物的峰面积，以回归方程计算出各个化合物的百分含量，色谱图见 3 – 20。

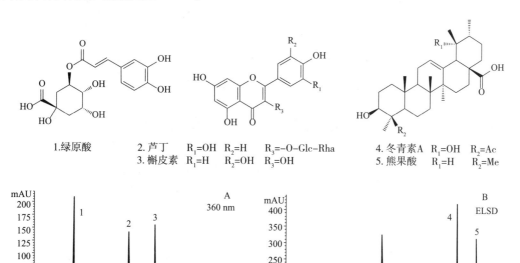

1.绿原酸　　2.芦丁　　R_1=OH　R_2=H　R_3=-O-Glc-Rha　　4.冬青素A　R_1=OH　R_2=Ac
3.槲皮素　R_1=H　R_2=OH　R_3=OH　　5.熊果酸　R_1=H　R_2=Me

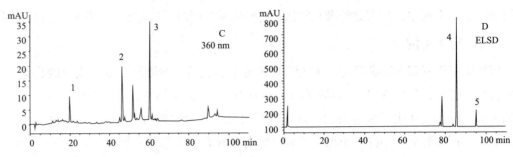

图 3 - 20　绿原酸、芦丁、槲皮素标准品在 360nm（A）、三萜类成分冬青素 A 和熊果酸 ELSD（B）的高效液相色谱图及药材在 360nm 处（C）和 ELSD（D）的色谱图

1. 绿原酸；2. 芦丁；3. 槲皮素；4. 冬青素 A；5. 熊果酸；

扫码"练一练"

重点小结

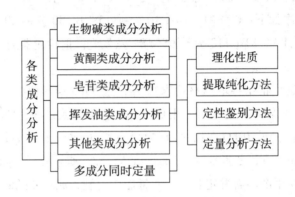

（杨杰　张婷婷）

第四章　动物药分析

扫码"学一学"

第一节　概　述

动物类中药在我国有着十分悠久的应用历史，早在三千多年前，我国就开始了蜜蜂的利用，鹿茸、麝香、阿胶、蕲蛇等在我国的应用也有两三千年之久，且珍珠、牡蛎的养殖也始于我国。历代本草对动物药多有记载，《神农本草经》载有动物药 65 种，其中，鹿茸、麝香、牛黄等仍为现今中医药学所应用。《新修本草》载有 128 种，《本草纲目》载有 461 种，《本草纲目拾遗》载有 160 种。近代的《中药大辞典》收载动物药达 740 种。值得注意的是，本草记载是以药味为主，不是以药用动物种类来计算。1995 年出版的《中国中药资源志要》一书记载，中国有药用动物 1574 种，分属 414 科。2013 年出版的《中国药用动物志》（第 2 版，套装上中下册）收载药用动物 13 门 36 纲 151 目 426 科 2341 种（亚种），其中正文记述 1717 种，对每种药用动物分类、生态环境与分布、濒危情况、药用部位、采集加工、药材性状、化学药理、分子生药及临床应用作了系统阐述。一个国家应用如此众多的药用动物来防病治病，在全世界是少有的，动物类中药也是世界医药学中的一个重要宝库。2020 年版《中国药典》收载动物药 51 种，分属哺乳类（16 种）、昆虫类（13 种）、爬行类（7 种）、软体类（7 种）、两栖类（3 种）、节肢类（2 种）、环节类（2 种）和鸟类（1 种）动物。

一、动物药的主要药理作用

高等动物药中所含的化学成分有的常与人体中某些物质相似，因而可直接用于改善和调节人体的生理功能，具有较强的生理活性。如具有强心作用的动物药有蟾酥、鹿茸、牛黄、麝香等，具有降压作用的动物药物有地龙、蜈蚣、全蝎、白花蛇等；具有镇静、抗惊厥作用的动物药物有僵蚕、全蝎、蜈蚣、羚羊角、熊胆、牛黄、蝉蜕等；具有抗菌作用的动物药有蚯蚓、全蝎、五倍子、九香虫、五灵脂、斑蝥等；具有兴奋子宫作用的动物药有蜂王浆、蛤蟆油、海龙、麝香等；具有抗肿瘤作用的动物药有斑蝥、蝮蛇、蟾酥等。近 20 年来分子生物学研究证明大多数中药对细胞代谢具有慢速调节作用，而一些动物药则具有快速调节作用，如麝香、蟾酥、鹿茸、水牛角等。影响免疫功能的动物药，如蜂毒、鳖甲、龟板、阿胶、鹿茸、牡蛎等，阿胶、血余炭、蚕砂有止血作用，水蛭具有抗凝血作用，乌贼骨可作制酸药，蛤蚧、海龙、海马具有雌性激素作用。近年从药用动物中发现了一些疗效显著的物质，如蝮蛇毒中的抗栓酶已用于治疗脑血管疾病；蟾酥中的脂蟾毒配基（蟾力苏）兼有升压、强心、兴奋呼吸作用，已用于呼吸、循环衰竭和失血性低血压休克，华蟾素则用于肿瘤的治疗；甲壳纲动物及昆虫中含丰富的甲壳质（chitin），可作为药物的良好载体，并有降低胆固醇、血脂作用；鹿茸中多胺类化合物是刺激核酸和蛋白质合成的有效成分；地龙的解热作用与其游离氨基酸含量成正比；中华大蟾蜍的糖蛋白具有强心利尿作用；乌贼中的黑色素，是吲哚 - 5,6 - 醌与 2 - 羧基 - 吲哚 - 5,6 - 醌（4:1）的共聚物，有止血作用等。常用动物药的药理作用见表 4 - 1。

表 4 - 1　常用动物药的药理作用与功效成分

药理作用	主要功效成分	药材
中枢系统作用	牛黄酸 多肽 多肽，神经营养因子 胶原蛋白 蟾毒配基类 氨基酸	牛黄、珍珠、珍珠母 海马、鹿角、水牛角、全蝎 羚羊角、鹿茸 阿胶 蟾酥 地龙
心血管系统作用	甾体化合物 十八碳二烯酸 麝香酮 核苷类 总生物碱 蕲蛇酶 酶类、多肽 蟾毒配基类和蟾蜍毒类 组胺样物质、溶血性蛋白 水蛭素	牛黄、猪胆粉、海龙 海马 麝香 冬虫夏草 土鳖虫 蕲蛇 金银白花蛇、全蝎、地龙 蟾酥 蜈蚣 水蛭
消化系统作用	脱氧胆酸、牛磺酸 多肽、多糖 糖类 脂肪醇 碳酸钙 多糖、酶类	牛黄、猪胆粉 羚羊角、鹿角、鹿角胶、鹿茸 蜂房、蜂蜜、蜂胶 蜂蜡、虫白蜡 石决明、瓦楞子、海螵蛸、珍珠、珍珠母、蛤壳 鸡内金
呼吸系统作用	胆酸类 甘露醇 次黄嘌呤、琥珀酸 麝香酮	牛黄 冬虫夏草 地龙 麝香
泌尿系统作用	黄酮类 水蛭素	蜂房 水蛭
生殖系统作用	性激素类 斑蝥素 多糖 蚯蚓总碱	紫河车、麝香、羚羊角、海龙、蛤蟆油 斑蝥 冬虫夏草 地龙
血液系统作用	钠、钾、钙、铁、铜、锌等元素 凝血酶 多肽 水蛭素	血余炭 蕲蛇 全蝎 水蛭
内分泌系统作用	蛋白	僵蚕
免疫系统作用	牛黄酸，牛黄鹅去氧胆酸 细胞因子、蛋白、肽类 胶原蛋白 斑蝥素 多糖 氨基酸	牛黄 紫河车、羚羊角、鹿茸、鹿角、全蝎 阿胶 斑蝥 冬虫夏草 龟甲、龟甲胶、珍珠、珍珠母、蜈蚣

续表

药理作用	主要功效成分	药材
抗炎作用	牛黄酸，牛黄鹅去氧胆酸 甘氨猪胆酸 尚不明确 多肽 不明确	牛黄 猪胆粉 麝香 羚羊角、水牛角、水牛角浓缩粉、乌梢蛇 蜂房、蜂胶、蜂蜡、蝉蜕、珍珠、珍珠母、蛤壳、蜈蚣
抗肿瘤作用	牛黄酸、胆酸类 多肽 斑蝥素 多糖、虫草素 蟾蜍灵、华蟾毒精、脂蟾毒配基	牛黄、猪胆粉 鹿茸、鹿角 斑蝥 冬虫夏草 蟾酥
抗氧化作用	单宁酸、没食子酸 酚酸、黄酮类	五倍子 蜂蜜、蜂胶
抗衰老、抗疲劳	不明确	海马、紫河车、海龙、阿胶、鹿茸、鹿角、冬虫夏草、鳖甲、蛤蟆油、蛤蚧、蜈蚣
皮肤作用	不明确	紫河车、蜂胶、珍珠、地龙
骨作用	蛋白、多肽 碳酸钙、磷酸钙	鹿角胶、鹿茸、鹿角 海螵蛸

二、动物药的主要化学成分

近年来随着动物药，特别是海洋药物日益被重视，不少新的有生理活性的成分不断被发现。从棘皮动物门的刺参中分离出刺参黏多糖，经十多年的临床证明，它具有抗凝血、抗肿瘤、抗氧化作用。海参的活性成分除黏多糖外，主要是海参皂苷类，如海参素 A、B（holothurin A、B）等均具有明显的生理活性，特别是抗肿瘤和抗真菌活性。动物药的化学成分，主要可分成以下几类。

1. 蛋白质及其水解产物　蛋白及其水解产物如酶、多肽和氨基酸等是动物类药物的主要成分，蛇毒、蜂毒、水蛭毒已试用于临床，眼镜蛇毒主要用于晚期转移癌痛、神经痛等症；腹蛇毒中的抗栓酶已用于脑血管疾病；蜂毒明肽是蜂毒治疗风湿性关节炎的有效成分之一。

2. 糖类　糖类化合物广泛存在于生物体内，对细胞间及生物大分子间的相互识别起着复杂的生物学作用，如参与生物体内的免疫、细胞分化、衰老和胚胎的发育等复杂的生理过程，糖类已被认为是目前药物发现的重要先导化合物之一，如肝素、低分子肝素、透明质酸、硫酸软骨素等黏多糖类化合物，是开发最早、临床应用广泛的多糖类药物。肝素是一种来源于猪肠黏膜的硫酸化糖胺聚糖，具有抗凝血活性，在心血管疾病的防治方面具有广泛的用途；透明质酸是一种高分子非硫酸化糖胺聚糖，临床用作滴眼液和骨科用关节滑液；硫酸软骨素是一种来自动物软骨组织的硫酸化糖胺聚糖，临床用于消炎与治疗骨关节炎。

3. 甾类化合物　甾体化合物有性激素、胆汁酸、蟾毒、蜕皮激素及甾体皂苷。如从动物胆汁中已发现胆汁酸近百种，其中熊去氧胆酸（ursodeoxycholic acid）、鹅去氧胆酸（chenodeoxycholic acid）有溶解胆石作用，已用于临床；从蟾酥中分离出20余种蟾毒配基，其中不少有强心或局部麻醉作用。

4. 生物碱类　动物来源的生物碱有吡咯烷类、吡啶类、吲哚类等多种类型。如河豚毒素（tetrodotoxin）阻滞神经轴突传导的效果是可卡因的 16 万倍；沙海葵毒素是已知最毒的生物碱，也是最强的冠状动脉收缩剂，作用与强心苷相似，但活性较强心苷强 100 倍以上，并具有抗癌活性。

5. 酮类、酸类成分　麝香中的麝香酮（muscone）、灵猫香中的灵猫香酮（civestone），不仅可供药用，也是高级香料；蜂王浆中的王浆酸（royal jelly acid）有延缓衰老、抗肿瘤作用。

此外，还有萜类、核苷类、无机化合物等化学成分。关于动物药活性成分的研究近几十年有一定进展，但由于动物药化学成分种类繁多，结构复杂，有很多是大分子化合物，分离、分析难度较大，研究的人较少，空白很多，还需要做大量深入的研究工作。

第二节　动物类中药主要活性成分分析

鉴定动物类中药，应具有动物学的分类和解剖的基础知识。其方法与植物药一样，对于药材是完整的动物体，可根据其形态特征，进行动物分类学鉴定，确定其品种，如蜈蚣、土鳖虫、金钱白花蛇等；对于药材是动物体的某一部分，如羚羊角、龟甲、骨类（赛龙骨等）和贝壳类（石决明、牡蛎等）药材等，鉴定时主要靠性状鉴定以辨别真伪优劣，必要时可进行显微磨片观察；对去皮蛇类药材可进行脊椎骨或鳞片的形态和组织切片观察；对海狗肾类药材，除一般形状鉴定外，还可采用 X 线拍片，观察阴茎骨的形状和大小加以鉴别；对有些采自动物体的分泌物和生理、病理产物的药材，如麝香、牛黄、蟾酥等，除一般性状鉴定外，主要靠显微和理化分析，以防伪充或掺假。鉴定牛黄除用传统经验鉴别方法外，还要用显微观察或红外光谱等来考察纯度防止掺伪，同时要做主要成分胆酸、胆红素的定性定量分析；对有的动物产物，如蜂蜡、虫白蜡等，还应测定其熔点、溶解度或酸值、皂化值，必要时可利用 DNA 条形码技术等以控制药材质量。

值得指出的是，动物类药材的主要成分不同于植物类药材，含有大量的蛋白质及其水解产物，主要包括氨基酸、动物肽毒、酶及糖蛋白等，许多都是动物药的主要有效成分。现已有大量报道，利用它们含蛋白质、氨基酸的组成和性质的不同，用聚丙烯酰胺凝胶蛋白电泳法可成功地把动物药材与类似品、伪品区别开来，如对阿胶的鉴别。

一、动物药中蛋白质及其水解产物分析

蛋白质及其水解产物是多数动物药的共性成分，具有明显的药理活性，其定性定量分析对于动物药的鉴别与质量控制具有重要意义。除取样与数据分析外，样品预处理（提取、净化和富集）和定性定量分析是中药分析的两个重要环节。

（一）蛋白质提取

动物药干燥药材应洗净，除去杂质（如除去虫类药物残留泥土，鹿角残血、残存组织）等，一般应用物理方法碎为粉末后再行提取蛋白质。如为动物药鲜药，需要将新采集的动物材料置 −20℃冷冻保存，以抑制酶和微生物的作用，降低化学反应速度。有些材料经速冻，细胞内形成微小冰晶，破坏细胞结构，有利于细胞内物质的提取，另外经冷冻的材料，还有利于机械破碎。在某些情况下，材料也可预先用有机溶剂除去水分，延长保存时间。

提取是将破碎的细胞或组织置于一定条件下和溶剂中，使被提取的蛋白质以溶解状态

充分地释放出来，并尽可能保持原来的天然状态，不丢失生物活性的过程。影响提取的因素主要是被提取物质在提取的溶液中溶解度的大小及由固相扩散到液相的难易程度。某一物质在溶剂中溶解度大小与该物质的分子结构及溶剂理化性质有关，一般遵守"相似相溶"的原则。扩散作用对蛋白质的提取有一定的影响。减小溶剂的黏度、搅拌和延长提取时间可提高其扩散速度，增加提取效果，提取的原则是"少量多次"，即对于等量的提取溶液，分多次提取比一次提取效果好得多。

1. **以肌肉组织、器官等为主的动物药**　如紫河车、蛇类等，蛋白质多可溶于水、稀盐、稀酸或稀碱溶液，可采用相应溶剂直接提取蛋白质。稀盐和缓冲系统的水溶液对蛋白质稳定性好，溶解度大，是提取蛋白质最常用的溶剂，通常用量是原材料体积的 1～5 倍，提取时需要均匀搅拌，以利于蛋白质的溶解。提取的温度视有效成分的性质而定。一方面，多数蛋白质的溶解度随着温度的升高而增大，因此，温度有利于溶解，可缩短提取时间。但另一方面，温度升高会使蛋白质变性失活。因此，提取蛋白质时一般采用低温（5℃以下）操作。另外，为避免蛋白质提取过程中的降解，可加入蛋白水解酶抑制剂（如二异丙基氟磷酸、碘乙酸等）。

2. **以角、甲、胶类等为主的动物药**　如虫类（九香虫、斑蝥、土鳖虫、蜈蚣、全蝎等）、动物壳蜕类（蝉蜕、蛇蜕等）、角甲类（鹿角、龟甲、鳖甲、羚羊角、水牛角、鹿茸等）主要含角蛋白、胶原蛋白等硬蛋白，不溶于水、盐、稀酸或稀碱。胶原蛋白一般需进行热处理才能有效提取，常用45℃以上加热水提取。化学预处理可破坏非共价键而重组蛋白质结构，引起足够的膨胀和加溶性。胶原蛋白转化为明胶的程度与处理（pH、温度、时间等）烈度相关。角蛋白提取一般有机械法和化学法。

（1）机械法：主要是通过加热、加压使角蛋白分子间甚至分子内的二硫键断裂、水解，从而使角蛋白结构改变而溶解。

（2）化学法：主要有酸碱水解法、化学还原法和化学氧化法等。在进行化学法提取角蛋白时，常加入一定量的变性剂、表面活性剂等，以破坏分子间作用力、氢键等，增大角蛋白分子的溶解性。①酸碱法提取角蛋白，通常是先用酸、碱溶胀材料，然后在一定温度下水解，制得可溶性角蛋白。为提高溶解效率，通常需和还原剂配合使用。酸碱浓度、反应温度等会影响角蛋白的分子量和产率。②化学还原法提取角蛋白是利用还原剂将角蛋白分子中的二硫键还原成巯基，而不使肽链断裂，从而得到可溶性角蛋白。常用的还原剂有巯基乙醇、亚硫酸盐、硫代硫酸盐、硼氢化钠等。③化学氧化法提取角蛋白则是利用氧化剂将角蛋白中的二硫键打断并氧化成磺酸基，使之成为可溶性蛋白。常用氧化剂包括过乙酸、过氧化氢、过甲酸等过氧化物。

3. **蜈蚣蛋白质不同提取方法比较**

（1）对照品溶液制备：取牛血清白蛋白对照品，加水溶解并制成终浓度 1mg/ml 的溶液。

（2）供试品溶液制备：各药材粉碎成粗粉。①蜈蚣粉末 3 份，每份约 0.4g，分别加水 50ml 煎提 15、30、45 分钟，各定容至 25ml，共制备 3 份供试液。②蜈蚣粉末 3 份，每份约 0.4g，分别加水 25ml 超声提取 15、30、45 分钟，各定容至 25ml，共制备 3 份供试液。

（3）总蛋白含量测定：精密量取对照品溶液 0.0、0.01、0.02、0.04、0.06、0.08、0.1ml，分别置具塞试管中，各加水至 0.1ml，再分别加入酸性染色液 5.0ml，立即混匀，在595nm 波长处测定吸光度，同时以 0 号管作为空白。以对照品溶液浓度与其相对应的吸光度计算线性回归方程，样品于相同条件下测定，吸光度代入线性回归方程计算含量。

（4）分子量分布的测定：取上述蛋白样品各 50μl，加入 2×上样缓冲液 50μl，置沸水浴中加热 5 分钟后，取 100μl 点样于浓缩胶质量分数为 5%、分离胶质量分数为 12% 凝胶的点样槽中。开始用 120V 恒电压，待溴酚蓝示踪剂进入分离胶后改用 200V 恒电压电泳，当示踪剂迁移到凝胶下沿约 1cm 处停止电泳。

（5）结果：水煎法及超声法提取蜈蚣 30 分钟，其蛋白质含量均高于 15 分钟及 45 分钟，且超声法各时间点提取量均约为水煎法相应时间点的 2 倍。蜈蚣的蛋白质分布范围在 10～100kDa，蜈蚣药材超声法提取液的蛋白质凝胶电泳特征谱带灰度值要明显高于相应时间点的水煎提取值（图 4－1），说明提取方法对动物药蜈蚣总蛋白质含量及凝胶电泳谱带影响较大。

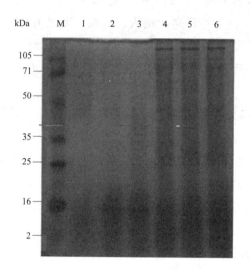

图 4－1　蜈蚣不同处理方法的蛋白凝胶电泳图

M. 标准分子量蛋白质；1. 水煎 15 分钟；2. 水煎 30 分钟；
3. 水煎 45 分钟；4. 超声 15 分钟；5. 超声 30 分钟；6. 超声 45 分钟

（二）蛋白质分离与表征

动物药中丰富的蛋白质分子因受遗传基因控制而各具特点，蛋白质的分离和表征对于动物药的鉴定具有重要意义。蛋白质及其水解产物（如多肽）的分离原理与方法主要有：①根据分子形状和大小不同进行分离，如差速离心与超速离心法、膜分离（透析、电渗析与超滤法）、凝胶过滤法。②根据分子电离性质（带电性）的差异进行分离，如离子交换法、电泳法、等电聚焦法。③根据分子极性大小及溶解度不同进行分离，如溶剂提取法、逆流分配法、分配层析法、盐析法、等电点沉淀法及有机溶剂分级沉淀法。④根据吸附性质的不同进行分离，如吸附层析法。⑤根据配体特异性进行分离，如亲和层析法。为达到良好分离目的，常根据蛋白质理化性质和生物学特性，将以上各种分离方法组合应用。

1. 凝胶渗透色谱法测定蚕蛹糖蛋白分子量　凝胶渗透色谱（gel permeation chromatography，GPC），也称分子排阻色谱（size exclusion chromatography，SEC）或凝胶过滤色谱（gel filtration chromatography，GFC），是根据分子大小分离蛋白质混合物最有效的方法之一，最常用的分离材料有葡聚糖凝胶（sephadex gel）和琼脂糖凝胶（agarose gel）等。

在理想的 GPC 条件下，支持介质不与溶质分子相互作用，形状相同的蛋白质分子量的对数与洗脱体积之间呈直线关系。因此，用几种已知分子量的蛋白质标准进行色谱分析，绘制出分子量的对数与洗脱体积关系的标准曲线。然后在同样的条件下对未知蛋白质进行色谱分析，根据洗脱体积，从标准曲线上即可求出未知蛋白质对应的分子量。凝胶渗透色谱法测定蛋白质相对分子量，具有操作方便、设备简单、周期短、重复性好、样品用量少、条件温和、一般不引起生物活性物质变化等优点。需要注意的是用凝胶渗透色谱法测定蛋白质分子量时，决定蛋白质洗脱体积的是溶质分子的大小，而非分子量。所以用球蛋白质标准所作的校准曲线不能用于其他形状蛋白质的分子量测定。因此，用凝胶渗透色谱法所测得的相对分子质量，要与其他方法测定结果相对照，才能得出比较可靠的结论。

（1）样品制备：蚕蛹糖蛋白溶解于适量水中，经 $0.2\mu m$ 滤膜过滤后注入凝胶渗透色谱进行分析。

（2）色谱条件：Summit HPLC 系统（美国 Dionex 公司），色谱柱：Shodex OH - 802.5 HQ 柱（日本昭和电工公司）。流动相为含有 0.3mol/L NaCl 的 50mmol/L 磷酸盐缓冲液（pH 7.0），流速 0.5ml/min，检测波长 280nm。对照品是分子量分别为 3.49kDa、5.734kDa、14.2kDa 和 17kDa 的胰岛素 B 链、胰岛素、乳清蛋白和肌红蛋白。

（3）样品测定：由蚕蛹糖蛋白洗脱体积（图 4-2）和分子量对照品所得标准曲线计算可得，蚕蛹糖蛋白的分子量为 6.5kDa。

标准分子量对照品是胰岛素 B 链（3.49kDa）、胰岛素（5.734kDa）、乳清蛋白（14.2kDa）和肌红蛋白（17kDa）

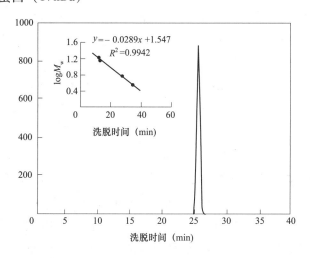

图 4-2 凝胶渗透色谱法测定蚕蛹糖蛋白分子量（M_w）

2. 凝胶电泳法测定海龙蛋白 S2 纯度和分子量 电泳法（electrophoresis）是在一定 pH 条件下，利用不同荷质比（电荷与质量之比）蛋白质分子在电场中迁移率差异而实现分离的方法。SDS - PAGE（十二烷基硫酸钠聚丙烯酰胺凝胶电泳）是蛋白质分析中最常用的凝胶电泳系统，广泛用于蛋白质混合物的定性分析、纯度检查和分子量测定。聚丙烯酰胺凝胶由丙烯酰胺单体、亚甲基双丙烯酰胺交联剂在引发剂四甲基乙二胺和催化剂的存在下室温聚合而成。调整丙烯酰胺浓度和交联度可以有效地改变凝胶的孔径，从而对大多数大分子颗粒起分子筛效应。在外加电场进行电泳时，蛋白质分子在电场中的泳动速度取决于它所带的净电荷多少、颗粒的大小及形状。

用 SDS - PAGE 测定蛋白质相对分子量时，蛋白质需要经过样品溶解液处理。在样品溶解液中含有巯基乙醇（或二硫苏糖醇）及 SDS，蛋白质样品在巯基乙醇的作用下完全变性形成单链，再进一步与 SDS 结合成带大量负电荷的 SDS - 蛋白质复合物。在 SDS - PAGE

中，蛋白质分子在电场中的迁移率不再受蛋白质原有电荷和形状的影响，而只由蛋白质相对分子量决定。选择合适的聚丙烯酰胺凝胶孔径，在凝胶中将未知蛋白质和一系列分子量标准蛋白质进行电泳，测量每种标准蛋白在凝胶中的迁移距离，根据标准蛋白质分子量的对数与迁移率之间的关系曲线，测量未知蛋白质的迁移率，从而计算出相应的分子量。

必须注意，在 SDS - PAGE 中分子量的对数和相对迁移率的线性关系仅仅在蛋白质结合有恒定量的 SDS 比率时才是正确的。因此，分析电泳结果时要注意，一般至少用两种方法测定，相互验证。

对于 SDS - PAGE 的结果可以采用以下几种方法处理：①将未知蛋白质与标准蛋白质的相对位置进行比较，得到未知蛋白质的近似相对分子量。②利用相对迁移率的计算，得到未知蛋白质的相对分子量。方法是电泳后在凝胶上测量出标准蛋白质和前沿指示剂的迁移距离，计算出标准蛋白质的相对迁移率（m_R），以标准蛋白质的相对迁移率对标准蛋白质相对分子量的对数作图，可获得一条 m_R - $\lg M$ 标准曲线，根据未知蛋白质的相对迁移率即可在标准曲线上查得其相对分子量。③用凝胶扫描仪，将凝胶图谱扫描输入计算机中并进行处理，得到未知蛋白质的相对分子量。

（1）样品制备：海龙蛋白 S2 溶于适量 SDS - PAGE 样品溶解液。

（2）SDS - PAGE：SDS - PAGE 在 Mini - Gel 系统中进行（VE -180 垂直电泳槽），样品分析应用 5% 浓缩胶和 12% 分离胶。结果由 GIS 2010 凝胶成像系统记录。

（3）样品测定：SDS - PAGE 图（图 4 - 3）显示海龙蛋白 S2 为单一条带，根据分子量（14.4 ~ 116.0kDa）对照品标准曲线计算得海龙蛋白 S2 相对分子量为 67kDa，MALDI - TOF - MS 测得其分子量为 67.3kDa。

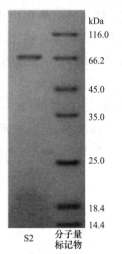

图 4 - 3　海龙蛋白 S2 的
SDS - PAGE 图

3. 质谱法鉴别阿胶等不同胶类药材　20 世纪 80 年代中期出现两种电离技术，即电喷雾电离（electro - spray ionization）和基质辅助激光解吸电离（matrix - assisted laser desorption ionization）使得质谱法检测相对分子量高达几十万道尔顿的生物大分子成为可能，从而解决了极性大、热不稳定的蛋白质和多肽分子的离子化和大分子量的测定问题。目前，质谱技术在蛋白质领域中的应用日益广泛。除分子量测定外，电喷雾和基质辅助激光解吸离子源后连接串联质谱可检测离子结构碎片的质荷比，能够提供离子的结构信息，可应用于多肽、核酸的测序及蛋白质的鉴定。

（1）样品制备：阿胶、牛皮胶、猪皮胶、鹿角胶、龟甲胶各 100mg，分别溶解在 50ml 1% NH_4HCO_3 溶液（pH 8.0）中，过 0.22μm 滤膜过滤，取其中 100μl，加入 10μl 胰蛋白酶溶液（1mg/ml，溶于 1% NH_4HCO_3 溶液中，pH 8.0）。将混合物在 37℃ 下孵育 12 小时。

（2）色谱条件：Agilent G6320 系列液相色谱离子阱质谱联用系统（Agilent 公司），包括 Agilent 1200 高分离度快速液相色谱仪（RRLC）、二元泵、真空脱气机、自动进样器、柱温箱和二极管阵列检测器。色谱柱：Agilent Zorbax SB - C8（100mm×2.1mm，1.8μm），流动相由溶剂 A（0.1% 甲酸）和溶剂 B（乙腈）组成。RRLC 洗脱条件：0 ~ 25 分钟，5% ~ 20% B；25 ~ 40 分钟，20% ~ 50% B；40 ~ 41 分钟，50% ~ 99% B；41 ~ 45 分钟，99% B。流速：300μl/min，柱温：40℃，进样器温度：10℃，进样量：5μl。

（3）质谱条件：ESI 电离源，正离子模式。蒸发温度，干燥气温度均为 350℃。干燥气流速，6L/min；雾化气压力，60psi；毛细管电压，3.5×10³V；质荷比检测范围，50~2200m/z；双电荷选择离子检测模式（DC－SIM），数据处理为 Agilent ChemStation 软件。

（4）样品测定：图 4-4 显示，阿胶、牛皮胶、猪皮胶、龟甲胶和鹿角胶分别具有质荷比 m/z 为 765.8、641.8、924.5、758.8 和 732.8 的特征肽段，可用于鉴别不同来源的胶类药材。

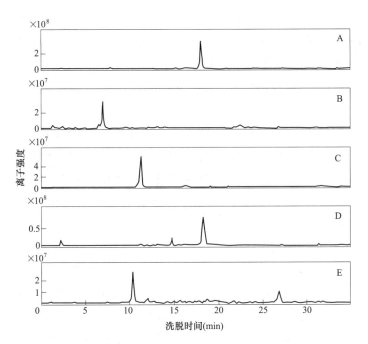

图 4-4　不同胶类药材的双电荷选择离子图

A. 阿胶；B. 牛皮胶；C. 猪皮胶；D. 龟甲胶；E. 鹿角胶

4. 阿胶特征肽的 UPLC/Q－TOF－MS 序列分析　氨基酸排列顺序即蛋白质一级结构是蛋白质的基本结构特征，具有高度特异性，因此，测定蛋白质氨基酸序列对于蛋白质定性和结构功能研究具有非常重要意义。目前，肽和蛋白质测序有三种策略：①根据基因测序结果，从 cDNA 演绎肽和蛋白质序列；②直接测序策略，包括 N－端序列分析（Edman 降解）和 C 端序列分析；③质谱分析与生物信息学搜索相结合策略。从已有蛋白质数据库来看，约一半来自 cDNA 法，一半来自直接测序法。常规公认：不太可能有两种不同蛋白质在 N 端的 15 个氨基酸序列是相同的，因此 N 端 15 个氨基酸序列测定，对于蛋白质定性鉴别具有很高的可信性，如再辅以高分辨质谱精确测定蛋白质分子量，则可靠性更高。

（1）样品制备：阿胶、牛皮胶、猪皮胶、鹿角胶、玳瑁壳胶样品在 110℃下水溶液中煎煮制备 2 小时，并在 100℃下浓缩至固体。分别取上述处理后的样品 100mg，溶于 50ml 1% NH₄HCO₃ 溶液（pH 8.0）中，0.22μm 滤膜过滤，取滤液 100μl 加入 10μl 胰蛋白酶溶液（1mg/ml，溶于 1% NH₄HCO₃，pH 8.0），混合物在 37℃下孵育 12 小时，备用。

（2）色谱条件：WatersAcquity UPLC 液相色谱系统，色谱柱为 ACQUITY UPLC BEH C₁₈ 柱（100mm×2.1mm，1.7μm），柱温 45℃。流动相为 0.1% 甲酸溶液（A，V/V）和乙腈（B），梯度洗脱：0~25 分钟，5%~20% B；25~40 分钟，20%~50% B；40~41 分钟，50%~99% B；41~45 分钟，99% B。流速为 0.3ml/min，自动进样器 10℃，进样量为 5μl。

（3）质谱条件：沃特斯 Xevo Q－TOF，扫描范围：50~2000m/z。ESI 正离子模式，毛细管和锥电压分别为 3.0kV 和 30V。去溶剂化气体为 600L/h，温度：450℃，锥气体流速为 50L/h，离子源温度为 150℃，MCP 电压：2200V。连续数据采集速率为 0.1 秒，延迟 0.1 秒。交替利用低能量（4V 碰撞池能量）和高能量（20～30V 碰撞池能量），以分别获得母离子（MS）和它们的碎片数据（MSE）。数据采集和分析使用沃特斯 MassLynx V4.1 软件。

（4）序列检索：序列检索使用 Swiss - Prot 数据库（http：//www.expasy.org）。

（5）样品测定：结果发现，阿胶的特征肽片段序列是 GEAGPAGPAGPIGPVGAR，m/z 765.8556；牛皮胶为 GEAGPSGPGPTGAR，m/z 641.3065；猪皮胶 GEPGPTGVQGPPGPAGEE-GK，m/z 925.4326；玳瑁壳胶和鹿角胶肽片段序列未知，m/z 分别为 758.3530 和 732.8282。

5. 红鹿 Cervuselaphus 角蛋白组分析 蛋白质组（proteome）一词最早由 Marc Wilkins 于 1994 年提出，取自 "PROTEin" 与 "genOME"，意指 "一种基因组所表达的全套蛋白质"。一般细胞含有数千种乃至上万种蛋白质，因此，蛋白质组研究是个复杂的工程。大规模蛋白质组分析过程包括样品制备、蛋白质分离和定性鉴定/定量比较，其核心技术主要包括大规模蛋白质分离技术和高通量蛋白质鉴定技术，前者主要有二维凝胶电泳技术、二维液相色谱 - 质谱联用技术和同位素标记 - 亲和色谱 - 质谱联用技术，后者主要为质谱技术，常用的质谱仪有带 MALDI 源的四极杆 - 飞行时间质谱仪（MALDI - QTOF）和 MALDI - TOF - TOF 质谱仪等。

（1）样品制备：鹿角组织加入含蛋白酶抑制剂的缓冲液 A（50mmol/L Tris - HCl，pH 7.0，100mmol/L 氯化钾和 20% 甘油），在液氮条件下粉碎。匀浆经超声处理后在 47℃ 下高速离心（100000×g）1 小时，离心除去聚集物后，加入 ISO 缓冲液（9mol/L 尿素、4% CHAPS、35mmol/L Tris - HCl 和 65mmol/L DTT，pH 7.0），以三氟乙酸（TFA）沉淀、浓缩蛋白质，然后用尿素 - CHAPS 缓冲液（7mol/L 尿素、0.5% CHAPS、10mmol/L Tris - HCl 和 2mol/L 硫脲，pH 7.0）复溶，供二维凝胶电泳分析。

（2）二维电泳（2 - DE）分析：第一维 IEF 采用 IPG 胶条（13cm，pH 3～10 线性梯度）在 MultiphorII 系统（英国 Amersham 公司）下分析。胶条（含 800mg 样品）用复水化试剂（8mol/L 尿素、2mol/L 硫脲、2% CHAPS、18mmol/L DTT、2% IEF 缓冲液和溴酚蓝）处理 17 小时。IEF 采用三相梯度电泳：①500V，2mA，5W，1 分钟；②3500V，2mA，5W，1.5 小时；③3500V，2mA，5W，12 小时。IEF 分析后，胶条在平衡缓冲液（6mol/L 尿素、30% 甘油、2% SDS、50mmol/L Tris - HCl 和 1% DTT，pH 8.8）中孵育。第二维 SDS - PAGE 以 40mA 恒定电流在 12% 凝胶中进行。电泳后，凝胶用银染色，然后扫描图像。

（3）蛋白点切除和胶上胰蛋白酶消化：蛋白斑点用干净刀片手动切除，凝胶上的银以消除液（30mmol/L 铁氰化钾，100mmol/L 硫代硫酸钠，200mmol/L 碳酸氢铵和乙腈）孵育去除，高速真空中干燥后以胰蛋白酶消化。每个蛋白点加 200ng 胰蛋白酶（溶于 50mmol/L 碳酸氢铵）37℃ 孵育过夜，加入 20ml 5% TFA - 50% 乙腈溶液，再将样品高速真空干燥。

（4）MALDI - TOF 分析与蛋白质鉴定：胰蛋白酶消化后干燥肽段样品复溶于 10ml 0.1% TFA，加入 ZipTip（U - C18，美国 Millipore 公司）微量色谱柱，洗脱收集的肽干燥后，溶于含 50% 乙腈 - 0.1% TFA 的饱和 CHCA 溶液，采用 Voyager - DESTRMALDI - TOF 质谱仪（美国 PerSeptive Biosystems 公司）进行分析，延迟提取，反射模式操作。蛋白质初步鉴定数据库选用 PeptIdent（www.expasy.org）和 MS - Fit（www.prospector.ucsf.edu）数据库，数据库搜索限制为哺乳动物范围，检索参数：分子量 5200kDa；胰蛋白酶消化，允许 1 个裂解遗漏；质量允许偏差为 50ppm。未能在公共数据库匹配鉴定的蛋白质采用

PRISMPMF 程序（韩国 CBSsoft 公司开发）协助下搜索角类 cDNA 数据库（初版）。

（5）样品测定：图 4 - 5 为红鹿角蛋白质二维凝胶电泳图，经 PDQuest 分析，超过 290 个蛋白点从凝胶切出，经胶上胰蛋白酶消化、MALDI - TOFMS 分析和数据库检索，鉴定出 104 个蛋白质（120 个蛋白点）。

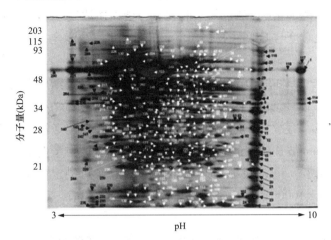

图 4 - 5　红鹿角蛋白质二维凝胶电泳图（银染）

（三）蛋白质定量分析

1. 凯氏定氮法　蛋白质定量测定的方法很多，其中凯氏定氮法是最早的经典方法。由于蛋白质的含氮量基本恒定（14% ~ 16%），此方法是首先将一定量的蛋白质用浓硫酸消化分解，使其中的氮变成铵盐，再与浓 NaOH 作用，放出的氨气用标准酸液吸收，最后用反滴定法滴定残余的酸，或用硼酸吸收后，再用标准酸直接滴定，最后根据得到的含氮量计算样品中的蛋白质含量，目前常用微量凯氏定氮法（micro - Kjeldahl method）。

凯氏定氮法适用范围为 0.2 ~ 1.0mg/ml 氮，已知蛋白质平均含氮量为 16%，由凯氏定氮法测出含氮量后，再乘以系数 6.25，即得蛋白质含量。需要注意的是，含氮化合物对此测定有干扰，可使结果偏高。

2. 紫外分光光度法　由于蛋白质中芳香族氨基酸（色氨酸和酪氨酸）存在，蛋白质在 280nm 左右有吸收高峰，因此，可利用 280nm 光吸收值测定溶液中的蛋白质含量。最简单的方法是按 280nm 光吸收为 1 时，蛋白质量等于 1mg/ml 计算。这样简单的处理，在准确性上明显存在不足，但其测定时间短，样品用量极少，并且不消耗样品。为避免蛋白质样品中可能含有的少量核酸类杂质影响，可采用 280nm 和 260nm 光吸收值以下式计算：

$$蛋白质浓度（mg/ml）= 1.45A_{280nm} - 0.74A_{260nm} \tag{4-1}$$

3. Folin - 酚法（Lowry 法）　Lowry 法是当前生化实验室常用的蛋白质定量测定方法之一。2014 年，其以 30.5 万次高居 *Science* 杂志公布的百年来最高被引用论文之首。Lowry 法测定试剂由甲、乙两组试剂组成，甲试剂有碳酸钠、氢氧化钠、硫酸铜及酒石酸钾钠，使蛋白质中的肽键在碱性条件下与酒石酸钾钠 - 铜盐溶液作用，生成铜 - 蛋白质络合物；乙试剂由磷钼酸、磷钨酸、硫酸、溴等组成，在碱性条件下易被蛋白质中酪氨酸的酚基还原呈蓝色，其颜色深浅与蛋白质含量（25 ~ 250μg/ml）成正比。

Lowry 法具有操作简便、迅速，不需要特殊仪器设备，灵敏度较高（较紫外吸收法灵敏 10 ~ 20 倍），但反应易受多种因素（如去垢剂）干扰，测定之前应排除干扰因素或做空白试验消除。

4. 2,2'联喹啉-4,4'二羧酸法（BCA法）　1985年Smith等报道了用BCA（bicinchoninic acid，4，4'-二羧基-2，2'-二喹啉）测定蛋白质的方法，此法灵敏度和重复性均佳，受干扰少。此法原理是利用在碱性条件下，蛋白质分子中的肽键与Cu^{2+}生成络合物，同时将Cu^{2+}还原成Cu^+，后者可敏感、特异地与BCA结合生成一个在562nm处具有最大光吸收的紫色复合物，且复合物的光吸收强度与蛋白质浓度（$10\sim1200\mu g/ml$）成正比。BCA法操作简单，灵敏度与Folin-酚法相似，但其试剂十分稳定，抗干扰能力强，对不同种类蛋白质变异系数小。

5. 考马斯亮蓝法（Bradford法）　考马斯亮蓝法也称考马斯蓝染色法（Coomassie brilliant blue staining）又称Bradford法，与Lowry法和BCA法并称传统测量蛋白质三种方法。该法是1976年Bradford建立，其原理是在酸性条件，蛋白质与考马斯亮蓝结合，颜色从棕色变为蓝色，在595nm波长处有最大光吸收，且其光吸收值与蛋白质含量成正比，因此可用于蛋白质的定量测定。该法灵敏度比Lowry法高4倍，可测定微克级蛋白质含量，测定蛋白质浓度范围为$0\sim1000\mu g/ml$，最小可测$2.5\mu g/ml$蛋白质，是一种常用的微量蛋白质快速测定方法。

考马斯亮蓝有G250和R250两种。其中考马斯亮蓝G250由于与蛋白质的结合反应十分迅速，在2min左右时间内可达到平衡，结合物在室温下1小时内保持稳定，常用于蛋白质含量测定。考马斯亮蓝R250与蛋白质反应虽然比较缓慢，但是可以被洗脱下去，可用于电泳条带染色。

注意：考马斯亮蓝和皮肤中蛋白质通过范德华力结合，反应快速，并且稳定，无法用普通试剂洗掉。待一两周左右，皮屑细胞自然衰老脱落即可无碍。

6. 同位素编码亲和标签（ICAT）法　同位素编码亲和标签（isotope coded affinity tag）技术属于体外标记的定量蛋白质组方法，于1999年由R. Aebersold实验室Gygi等人设计，其主要原理是对含有半胱氨酸的有差异的两种蛋白质，用氘标记和未氘标记的ICAT试剂分别与相应有差异的两种蛋白质反应，然后将两者反应产物进行等量混合、酶解，再利用抗生物素蛋白（avidin）与带生物素标签的多肽的亲和作用，纯化多肽，最后进行质谱分析，定量地测定带8个氘的多肽和不带标记的多肽。

ICAT试剂由三部分组成，即起亲和标签作用的生物素（biotin），能与半胱氨酸的巯基相互作用形成化学键的带碘活性基团，又称反应基团和用来将亲和标签部分与反应基团彼此进行衔接的连接子（中间部分）。ICAT试剂的结构见图4-6，图中带"*"号的碳原子表示它上面的两个氢原子可以用氘来取代，如此就形成带氘标记或未标记的两种ICAT试剂。ICAT利用对标记试剂的巧妙设计，不仅可以实现对不同条件处理的细胞差异蛋白质的定量分析，而且可大大简化样品分离的复杂程度，为比较蛋白质组学研究中差异蛋白质分离与鉴定提供十分有用的技术。该方法的不足之处在于无法分析和鉴定不含半胱氨酸的蛋白质。

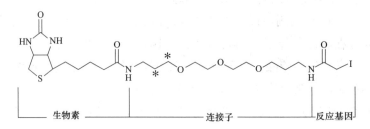

图4-6　ICAT试剂的结构

二、动物药中糖类成分分析

随着动物类药材研究的日益繁荣，在动物机体内的一些内源性多糖被证明具有多种生物活性，如肝素以其抗凝血、改善微循环作用，已用于治疗各种心脑血管疾病。透明质酸和壳多糖除具有抗肿瘤、降血压、降血糖和降血脂等作用外，由于其良好的生物相容性和几乎无毒副作用，已被广泛地用作药物辅料、药物载体。近年来由于人们对海洋药物的重视，从海洋动物中提取的多糖也显示出多种多样的生物活性，如具有调节免疫功能、抗肿瘤、抗病毒、抗衰老、抗凝血、降血糖和降血脂作用等。

动物多糖存在和分布极为广泛，几乎所有动物组织器官均不同程度地含有多糖。许多海洋动物，如棘皮动物（海星、刺参）、软体动物（乌贼）、甲壳类动物（虾、蟹等）、哺乳动物（鲸）以及鱼类（鲨鱼、大西洋鹦鱼）等的某些组织（皮、软骨、分泌腺、细胞壁等）都有多糖的存在，表4-2列出了从动物药中提取分离出的一些生物活性多糖。

表4-2　一些动物药来源的糖类成分及主要活性

多糖	来源	结构	主要活性
虫草多糖	冬虫夏草或人工虫草菌粉		抗肿瘤、降血糖、肝和肾功能保护作用、免疫调节作用
蚕蛹多糖	蚕蛹		增强细胞免疫和体液免疫功能
鹿茸酸性多糖	鹿	氨基半乳糖、糖醛酸	镇静、抗溃疡、加速创伤愈合、促进免疫抗体产生等
林蛙皮多糖	中国林蛙	为透明质酸，由葡萄醛酸和氨基葡萄糖组成	强保湿性
林蛙头多糖	中国林蛙	类肝素物质，由氨基己糖、己糖醛酸和硫酸根组成	抗凝血
中华鳖多糖	中华鳖	己糖醛酸和硫酸根等	
蜈蚣多糖	蜈蚣		对 Hela 细胞有抑制作用

动物来源的糖类成分非常丰富，有单糖如葡萄糖和果糖（蜂蜜等）、双糖如蔗糖（蜂蜜）和海藻糖（冬虫夏草），以及寡糖和多糖如糖原（glycogen）、甲壳素（chitin）、肝素（heparin）、硫酸软骨素（chondroitin sulfate）、透明质酸（hyaluronic acid）、硫酸角质素（keratan sulfate）等。

（一）糖类成分提取

单糖、双糖和寡糖常既可溶于水又能溶于醇类（如甲醇、乙醇或一定比例的水醇溶液），其提取方法与小分子化合物相似，以下主要讨论多糖的提取。常用的多糖提取方法有浸提法（热水、稀碱或稀酸）、酶辅助提取法、微波辅助提取法、超声辅助提取法和加压溶剂提取法等。一般地，在多糖提取前，首先要根据多糖的存在形式和提取部位的不同，决定在提取前是否要作预处理。动物和微生物组织细胞多有脂质包围，一般需先加入醇或醚进行回流脱脂，然后依多糖性质（如酸碱性、胞内或胞壁多糖）再将脱脂后的残渣采用以水为主体的溶剂（水、稀盐水、稀碱水或稀酸水）提取，溶剂性质、浸提温度和时间等均会影响提取效果。动物多糖早期提取是经水、氯化钠、醋酸钠或三氯醋酸溶液提取，再除去蛋白质醇沉后得到粗制物。近年来大都采用碱提取法或蛋白酶水解法，以尽可能在多糖不被显著降解的条件下去除结合的蛋白质。由于蛋白酶作用的肽键范围广泛，条件温和，使蛋白质水解充分，因此，蛋白酶水解法是提取动物多糖的理想方法，常用的有胃蛋白酶、胰蛋白酶、木瓜蛋白酶和链霉菌蛋白酶。

1. **浸提法** 浸提法是最为常用的多糖提取方法，多以水为溶剂（如水、盐水、稀碱水、稀酸水等）在不同条件下进行加热浸提。当用碱性或酸性溶剂提取时，需要在低温条件下进行，避免多糖发生降解。例如，采用石油醚以及70%乙醇去除冬虫夏草中的脂类和小极性化合物后，再以水加热浸提冬虫夏草，冬虫夏草粗多糖提取率可达3.8%。稀碱水常用于酸性多糖的提取，如低浓度 NaOH 或 KOH 水溶液提取海参多糖。

热浸提法操作简便，但提取温度一般较高，不利于提取糖蛋白类成分，并且能耗大，提取时间长，提取效率较低。近年来，超声辅助提取、微波辅助提取、加压提取以及酶法辅助提取均已成功用于多糖类的提取制备，提高提取效率及降低能耗。

2. **超声辅助提取法** 超声辅助提取法在多糖提取中越来越受到关注，如文蛤多糖、梅花鹿茸多糖等的提取。超声辅助提取法主要利用超声波具有的机械效应、空化效应和热效应，对样品细胞壁及整个生物体造成破裂，加速多糖的溶出和释放。与常规热浸提法相比，超声辅助提取法具有提取时间短、提取率高、提取温度低，以及能耗少等特点。值得注意的是，超声辅助提取的时间不宜过长，以防止引起多糖的糖苷键断裂，影响多糖的结构特征与生物活性。鉴于超声波辅助提取法存在的不足，近年来，超声波辅助酶法提取可更高效提取多糖。由于酶的加入，使超声提取时间进一步缩短，减少超声对多糖分子量及结构的破坏，并使多糖得以充分释放。

3. **微波辅助提取法** 微波辅助提取法是利用微波能的加热效应来加速提取溶剂对物料中目标组分的溶解，提高萃取率。微波提取过程中，微波辐射能导致细胞内的极性物质，特别是水分子，产生大量热量，使得细胞内温度迅速上升，产生的压力将细胞膜和细胞壁冲破，形成微小孔洞，有利于多糖充分释放并溶解在溶剂中。微波加热效率高，升温快速均匀。例如，采用微波辅助提取孔鳐软骨多糖7分钟，多糖得率可达13.8%。与热浸提方法相比较，微波辅助提取法具有提取时间短、提取率高、溶剂消耗少、能耗低等优点，比超声辅助提取法提取时间更短，但微波对多糖结构如糖苷键有何影响，值得研究。

4. **酶辅助提取法** 酶辅助提取法是通过蛋白酶水解，加速与蛋白结合的糖类成分释放和溶出，并选择适宜条件影响提取的杂质去除，提高糖类成分的提取率，常用于动物多糖的提取。为提高效率，通常将两种或两种以上酶合并使用，如辅以超声波处理则可进一步提高提取效率。与热浸提法相比较，酶辅助提取法具有条件温和、易去除杂质、提取率高等优点。但该方法需要消耗大量的生物酶制剂，并且提取时间相对较长。

（二）糖类成分分离与表征

糖类化合物的分离，除广泛采用色谱法，如薄层色谱法、气相色谱法、液相色谱法，电泳法，如凝胶电泳、毛细管电泳进行分离外，还可以根据其溶解性、分子量和带电性等，分别采用分级沉淀，超滤、超速离心或分子筛以及离子交换色谱等方法。

1. **薄层色谱法** 薄层色谱法是利用样品中各组分在固定相和展开剂之间的分配系数不同，随着展开剂的移动得到各组分彼此互相分离，常用于分析单糖、双糖、低聚糖和多糖水解产物。分离糖的薄层色谱固定相主要有硅胶、纤维素、硅藻土及氧化铝等，通过改变流动相的极性可改变被分离糖的 R_f 值，从而实现分离，随后再采用不同显色剂对糖类成分进行显色。常用糖类显色试剂有苯胺 – 二苯胺、苯胺 – 邻苯二甲酸、α – 萘酚、间苯三酚、间苯二酚、对甲氧基苯胺等。其中苯胺 – 二苯胺遇醛糖可呈现蓝、蓝紫或绿蓝色，遇酮糖呈现棕色，对 1,4 – 键结合的双糖显鲜蓝色，具有特殊的鉴定意义；苯胺 – 邻苯二甲酸遇戊醛糖呈现鲜红色，遇己醛糖及糖醛酸显棕色，而遇酮糖如果糖、蔗糖和棉籽糖不易显色；

α－萘酚遇醛糖不显色，而遇酮糖显色，如遇果糖、蔗糖和棉籽糖显紫色；间苯三酚遇酮糖显橙黄色，遇戊醛糖显紫红色，而遇己醛糖不显色。因此，利用不同显色剂对各种糖的显色反应，可以初步判断糖的类型。然而，由于糖显色与样品量、加热温度及时间等有关，有些颜色不稳定，应同时与对照品进行比较鉴别。

薄层色谱法因其设备简单、操作方便、显色灵敏度高、可多个样品同时分析等特点，已被广泛用于单糖、双糖、低聚糖分析和多糖（中性多糖、酸性多糖以及氨基多糖）的组成糖分析。

（1）薄层色谱法分析9种单糖：取半乳糖、葡萄糖、甘露糖、阿拉伯糖、核糖、木糖、鼠李糖、半乳糖醛酸和葡萄糖醛酸适量，溶于95%（V/V）乙醇中，配成各单糖终浓度分别为1mg/ml的样品溶液。

采用Nano－Durasil－20高效薄层板（德国Macherey－Nagel公司），点样量1μl，以氯仿－正丁醇－甲醇－水－醋酸为展开剂，溶剂前沿展开至离原点90mm处，取出，晾干。喷苯胺－二苯胺试剂，于130℃加热10分钟显色。结果见图4－7，不同单糖呈现不同颜色特征，利于单糖的定性鉴别。

（2）薄层色谱法分析低聚果糖：取低聚果糖样品溶于60%（V/V）乙醇中，制得终浓度为1.5mg/ml的样品溶液。

采用Silica Gel 60薄层板（德国默克公司），点样量为5μl，以正丁醇－异丙醇－醋酸－水为展开剂，溶剂前沿展开至离原点90mm处，取出，晾干，再次用同法展开。取出，干后喷苯胺－二苯胺，加热显色。结果表明：薄层色谱法可分离聚合度高达15以上的果寡糖（图4－7）。

（3）薄层色谱法分析冬虫夏草多糖水解产物：取冬虫夏草粗多糖0.5mg，加入三氟乙酸至终浓度为0.5mol/L，置于80℃恒温水解5小时，反应结束后样品干燥，随后加入100μl甲醇（60%，V/V）溶解样品，得样品溶液。

采用Silica Gel 60薄层板（德国默克公司），以正丁醇－异丙醇－醋酸－水为展开剂，溶剂前沿展开至离原点90mm处，取出，晾干，再次展开。取出，喷苯胺－二苯胺，加热显色。结果表明：不同产地冬虫夏草多糖部分酸水解产物基本一致（图4－7）。

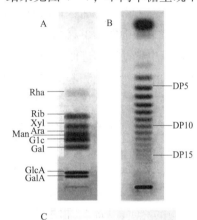

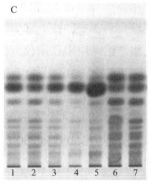

图4－7　薄层色谱法分析糖类成分

A. 单糖分析；B. 低聚果糖分析；C. 不同产地冬虫夏草多糖部分酸水解产物分析　Rha，鼠李糖；Rib，核糖；Xyl，木糖；Ara，阿拉伯糖；Man，甘露糖；Glc，葡萄糖；Gal，半乳糖；GlcA，葡萄糖醛酸；GalA，半乳糖醛酸

2. 气相色谱法　气相色谱法是挥发性成分分离分析的常规方法，广泛应用于单糖或多糖完全酸水解后组成糖的定性定量分析。由于糖类化合物本身没有足够的挥发性，因此应用气相色谱分析糖类化合物，必须先作衍生化处理，使糖类化合物转化成易挥发、对热较稳定的衍生物。目前，糖类化合物气相色谱分析常用的挥发性衍生物有三甲基硅醚衍生物、糖肟三甲基硅醚衍生物、糖腈乙酸酯衍生物、糖醇乙酸酯衍生物以及三氟乙酸酯衍生物等，其中，糖腈乙酸酯衍生化与糖醇乙酸酯衍生化最为常用，其反应机制见图4－8。

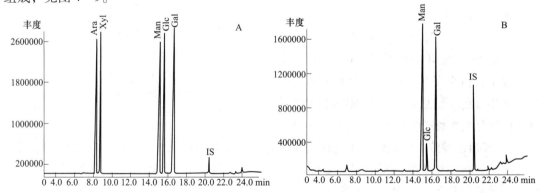

图 4-8　糖腈乙酸酯（A）和糖醇乙酸酯（B）衍生化反应式

糖腈乙酸酯衍生化可使不同类型醛糖的衍生物得到单一色谱峰，但不适用于酮糖的衍生化。酮糖衍生化多采用三甲基硅醚化或糖肟三甲基硅醚化，得到的异构产物为非单一色谱峰，给定量分析带来一定困难。采用气相色谱法测定糖醛酸则比较复杂，首先需要用碳酸钠将可能存在的内酯水解，并使糖醛酸成盐；随后加入硼氢化钠使其还原成醛糖酸盐；醛糖酸盐加热变为内酯，加入正丙胺生成酰胺，最后再乙酰化。

气相色谱法分析多糖组成糖时需先对多糖作完全酸水解，再根据多糖性质对水解产物进行选择性衍生化处理，进而将所得样品作气相色谱分析。如要获得准确的多糖组成糖摩尔比，多糖的酸水解完全和避免水解产生的单糖破坏至关重要。

气相色谱法分析冬虫夏草多糖的组成糖：取冬虫夏草多糖 3.0mg，加 2.0mol/L 三氟乙酸 3ml，置于 95℃ 恒温反应 12 小时后，样品除去溶剂，并以甲醇清洗水解产物 3 次，去除残留三氟乙酸后，再制备其糖腈乙酸酯衍生物，即向水解产物中加入 0.5ml 吡啶（含 10mg/ml 盐酸羟胺），90℃ 恒温反应 30 分钟，随后取出并冷却至室温，再加入 0.5ml 醋酸酐混匀，90℃ 继续恒温反应 30 分钟。衍生化产物经氮气吹干，以色谱级甲醇溶解，并加入 5μl 肌醇（10mg/ml）后作气相色谱分析。另取单糖对照品（木糖、阿拉伯糖、甘露糖、葡萄糖和半乳糖）各 1mg，按上述方法，制备相应的糖腈乙酸酯衍生物。

采用气相色谱 - 质谱联用仪（美国 Agilent 公司）分析冬虫夏草多糖的组成糖，色谱柱为含 5% 苯基甲基硅氧烷涂层的毛细管柱（30m×0.25mm，i.d.），程序升温：0~7 分钟，165℃；7~11 分钟，165~185℃；11~16 分钟，185℃；16~20 分钟，185~200℃；20~24 分钟，200~280℃；24~26 分钟，280℃。氢气流速为 1ml/min，分流比为 10:1，离子源和传输线温度分别为 150℃ 和 280℃。结果表明：冬虫夏草多糖由甘露糖、葡萄糖和半乳糖组成，见图 4-9。

图 4-9　气相色谱法分析冬虫夏草多糖的组成糖

A. 单糖对照品；B. 冬虫夏草多糖完全酸水解产物 Ara, 阿拉伯糖；Xyl，木糖；Man，甘露糖；

Glc，葡萄糖；Gal，半乳糖；IS，肌醇（内标）

3. 高效液相色谱法　高效液相色谱法被广泛用于糖类化合物的定性定量分析，根据色谱固定相分离原理的不同，高效液相色谱可分为吸附色谱、分配色谱、离子交换色谱和凝胶渗透色谱等。紫外－可见分光光度法是 HPLC 最常用的检测方法，由于糖类成分吸收波长较短（约为 190nm），在此波长下，流动相和杂质影响大，不适用于 HPLC 糖分析直接检测。为此，常选择适当的试剂与样品衍生反应，使之在紫外或可见波长产生吸收，或产生荧光，以增强检测的灵敏度和选择性。衍生法分柱前衍生法和柱后衍生法。柱前衍生法，由于目标化合物在进入分析柱之前衍生，试剂、反应时间、反应温度等条件，比柱后衍生法可以在较宽范围内选择，即使反应试剂被检测出来，只要能把试剂与目标化合物分离，就不会对分析产生影响，常用的柱前衍生化试剂有 2－氨基吡啶（AP）、1－苯基－3－甲基－5－吡唑啉酮（PMP）等。柱后衍生法中由于衍生试剂是连续地被加入流动相中，因此不能被检出。为保证良好峰形，反应时间要尽可能短。柱后衍生法具有良好的重现性和线性，适合于自动分析。糖醛酸（uronic acid）和唾液酸（sialic acid）的吸收波长在 200～210nm，可以采用紫外末端波长方法直接检测。对糖的直接检测往往是利用示差折光检测器（RID）来进行，但 RID 灵敏度较低且不能用于梯度洗脱。蒸发光散射检测器（ELSD）也可以直接对糖进行检测，且具有较高灵敏度和适用于梯度洗脱的优点。电喷雾检测器（charged aerosol detection，CAD）是近年出现的一种通用型检测器，其与 ELSD 都是基于雾化－气溶胶的 HPLC 检测器，其检测原理的第一步都是将液相洗脱液雾化蒸发后对溶质颗粒进行检测，两者的不同之处在于 ELSD 检测的是颗粒的散射光，而 CAD 检测带电粒子信号电流。与 ELSD 相比，CAD 的动态范围更宽，精密度更高，在较低浓度或者较小浓度范围内线性关系良好，更适用于梯度洗脱。此外，离子色谱法测定糖，不仅前处理简单，而且采用高灵敏度和高选择性的脉冲安培检测器，准确度高，重现性好。质谱检测器与色谱联用，不仅具有极高的灵敏度，还能提供糖结构信息，已广泛应用于糖生物学研究。糖分析常用方法见表 4－3。

表 4－3　糖分析常用方法

项目	方法
单糖分析	薄层色谱法、毛细管电泳法、高效液相色谱法、气相色谱法
寡糖分析	薄层色谱法、毛细管电泳法、凝胶电泳法、高效液相色谱法
多糖分析	
分子量测定	凝胶渗透色谱法（GPC）、光散射法、质谱法
单糖组成和比例	完全酸水解后，采取单糖分析法
吡/呋喃环形式	红外光谱
连接次序	选择性光谱法、糖苷酶顺序水解、核磁共振
α－，β－异头异构体	糖苷酶水解、核磁共振
羟基被取代情况	甲基化反应－气相色谱、过碘酸氧化、核磁共振

（1）反相高效液相色谱法分析 8 种单糖：由于糖类化合物的高极性以及无紫外吸收等特点，反相色谱极少用于对糖类化合物直接分析。通常，需要对糖类化合物作衍生化处理，以改善不同糖类成分的分离和提高检测灵敏度。常用的衍生化试剂有 2－氨基吡啶、2－氨基苯甲酰胺、2－氨基苯甲酸、1－苯基－3－甲基－5－吡唑啉酮等。

取鼠李糖、阿拉伯糖、木糖、甘露糖、葡萄糖、半乳糖、葡萄糖醛酸和半乳糖醛酸各 1mg，溶于 1ml 氨水中，随后加入 0.5mol/L PMP 甲醇溶液 200μl，将混合液置于 70℃反应 30 分钟，氮气吹干样品后，加入 2ml 氯仿水溶液（1∶1，V/V），混匀并去除氯仿层，水相采用 Agilent 1200 液相色谱联用紫外及质谱检测器（美国 Agilent 公司）分析，色谱柱为 Zorbax Eclipse XDB–C₁₈（150mm×4.6mm，3.5μm），流动相为 20mmol/L 醋酸铵（A）和乙腈（B），梯度洗脱：0～1 分钟，13%～15%B；1～40 分钟，16%B；流动相流速为 1ml/min。紫外检测波长为 245nm；质谱检测为正离子模式，扫描范围为 100～1500 m/z；氮气流速为 8L/min，干燥气体温度为 350℃，雾化器压力为 45psi。图 4–10 显示：反相高效液相色谱法可以高效分离不同单糖 PMP 衍生化产物，质谱检测器有利于不同单糖定性鉴别。

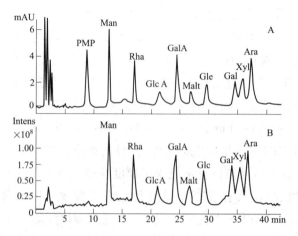

图 4–10 反相高效液相色谱联用紫外（A）和质谱（B）检测法对 8 种单糖分析

PMP，1–苯基–3–甲基–5–吡唑啉酮；Man，甘露糖；Rha，鼠李糖；GlcA，葡萄糖醛酸；

GalA，半乳糖醛酸；Malt，麦芽糖；Glc，葡萄糖；Gal，半乳糖；Xyl，木糖；Ara，阿拉伯糖

（2）正相高效液相色谱法分析低聚果糖：正相色谱中，氨基柱对糖有较高的分离效率，但由于自身的水解和固定相上氨基与糖的羰基易形成 Schiff 碱，影响柱寿命。近年发展的亲水作用色谱（HILIC）属于正相色谱的一种，亲水性越强的化合物被保留时间越长，极性小的糖先被洗脱，极性大糖的后被洗脱。

取不同聚合度（3～13）低聚果糖对照品各 20mg，溶于 1ml 乙醇（60%，W/V），再用 60% 乙醇稀释至适当浓度，采用 Ultimate 3000 液相色谱联用电喷雾检测器（Dionex 公司）分析。色谱柱为 Waters Amide（150mm×4.6mm，3.5μm），流动相为水（A）和乙腈（B），梯度洗脱：0～30 分钟，75%–45%B；30～32 分钟，45%～75%B；流动相流速为 1ml/min；电喷雾检测器的压力和响应范围分别设置为 35psi 和 0～100pA。图 4–11 显示：正相色谱在 25 分钟内实现低聚果糖（聚合度：3～13）的高效分离，并且电喷雾检测器为质量型检测器，相同浓度不同聚合度果寡糖的响应值基本一致，因此，被分析物无对照品定量时可采用替代法进行。

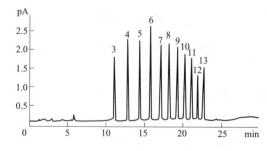

图 4–11 正相色谱联用电喷雾检测器分析低聚果糖

3～13，聚合度为 3～13 的低聚果糖

扫码"看一看"

（3）离子交换色谱法分析 16 种单糖：离子交换色谱法（high - performance anionex-change chromatography，HPAEC）分为阳离子交换色谱法和阴离子交换色谱法，其中高效阴离子交换色谱配以脉冲安培检测（pulsed amperometric detection，PAD）是目前分析糖类化合物最有效方法之一。HPAEC 利用糖类化合物在高 pH 条件下能离解为阴离子，使其在阴离子交换树脂柱上进行交换分配，从而达到快速分离。但 HPAEC 不能分离糖类的对映异构体，并且高盐体系的流动相，不能与质谱直接联用。

取果糖、鼠李糖、半乳糖胺、阿拉伯糖、葡萄糖胺、半乳糖、葡萄糖、甘露糖、木糖、N - 乙酰神经氨酸、N - 羟乙酰神经氨酸、半乳糖醛酸、葡萄糖醛酸和艾杜糖醛酸溶于水中，制成终浓度分别为 50μmol/L 的样品溶液；古洛糖醛酸和甘露糖醛酸则分别由聚古洛糖醛酸和聚甘露糖醛酸经三氟乙酸制备，即取聚古洛糖醛酸和聚甘露糖醛酸各 2.5mg，分别加入三氟乙酸至终浓度为 2mol/L，置于 100℃ 水解 5 小时，干燥后以水溶解。采用离子色谱仪（ICS3000，Dionex 公司）联用脉冲安培检测器（Dionex 公司）分析 16 种单糖类化合物，色谱柱为 Carbopac PA1 柱（250mm×4mm，i.d.，Dionex），柱温，30℃；流动相为 15mmol/L 氢氧化钠溶液等度洗脱 10 分钟，随后固定氢氧化钠溶液浓度（15mmol/L），以醋酸钠溶液作线性梯度洗脱 30 分钟；流速，1ml/min。图 4 - 12 显示：HPAEC - PAD 可在 40 分钟完成 16 种单糖类化合物（中性糖、氨基糖和酸性糖）的分离。

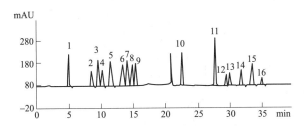

图 4 - 12　离子交换色谱法分析 16 种单糖

1，果糖；2，鼠李糖；3，半乳糖胺；4，阿拉伯糖；5，葡萄糖胺；6，半乳糖；
7，葡萄糖；8，甘露糖；9，木糖；10，N - 乙酰神经氨酸；11，N - 羟乙酰神经氨酸；
12，半乳糖醛酸；13，古洛糖醛酸；14，葡萄糖醛酸；15，甘露糖醛酸；16，艾杜糖醛酸

（4）高效凝胶色谱法分析冬虫夏草多糖：取冬虫夏草 0.2g，加入 10ml 去离子水，采用 100℃ 平行热回流提取 1 小时。提取液经减压浓缩后，加入 95% 乙醇至终浓度为 75%，置于 4℃ 静止 12 小时。沉淀用 60℃ 去离子水 2ml 复溶，随后采用截留分子量为 10kDa 膜超滤去除小分子化合物。最后根据苯酚硫酸法测得的截留液中多糖含量，调节制得糖浓度为 1.5mg/ml 的样品溶液。采用 Agilent 1100 液相色谱联用蒸发光散射检测器（Alltech ELSD 2000ES，Grace 公司）比较不同产地冬虫夏草多糖高效凝胶色谱图谱及分子量分布，色谱柱为 TSK G - 4000PWXL（300mm×7.8mm，i.d.，10μm），流动相为 20mmol/L 醋酸铵，流速为 0.6ml/min；紫外检测波长分别设为 260nm 和 280nm，蒸发光散射检测器的漂流管温度和雾化气流速分别为 110℃ 和 3.0L/min。图 4 - 13 显示：不同产地冬虫夏草多糖均含有两个主要色谱峰（FrA 和 FrB），其分子量分布也基本一致，其中 FrA 的分子量高于 410kDa，而 FrB 的分子量介于 5kDa 至 80kDa 之间，并且 FrA 与 FrB 均具有较弱的紫外吸收。

（5）高效凝胶色谱联用多角度光散射检测器表征多糖溶液构象：分子量及其分布和溶液链构象是聚合物分子的重要特征参数，应用高效凝胶色谱联用多角度光散射检测器，不但可以测定多糖的分子量及其分布等，还可以测定分子在溶液中的构象。由于键接方式、

支化结构、支化度、分子内氢键以及取代基团的静电排斥作用不同导致多糖分子在溶液中以不同形态存在，主要为球形链、无规线团、半柔顺链、单一和双螺旋、三螺旋构象等。采用高效凝胶色谱联用多角度光散射检测器可直接测定多糖分子量（M_w）和分子粒径，应用分子粒径对重均分子量作图，得到分子粒径 $= kM_w^v$ 关系式，其中指数 v 反映分子链构象，v 值为 0.33、0.5～0.6 和 1.0 时，分别表示高分子为球状、无规线团和刚性棒状链构象。由于激光光散射测定粒径的检测限为 10nm，对于粒径小于 10nm 的分子，其溶液链构象需采用黏度法测定。采用聚合物黏度（η）对重均分子量作图，可以得到 $\eta = kM_w^\alpha$ 关系式，其指数 α 反映分子链构象，α 值为 0.5、0.6～0.8、0.8～1.0 或大于 1.0 时，分别表示高分子在溶液中呈现球形、柔顺链和刚性链构象。然而，黏度法测定结果为理论值，分子构象需要进一步采用绝对方法，如激光光散射、透射电镜、原子力显微镜等确认。

取冬虫夏草多糖（比折光指数增量值即 $\mathrm{d}n/\mathrm{d}c$ 值测得为 0.1365ml/g）1mg，溶于 1.0ml 氯化钠水溶液（0.9%，W/V）制得样品溶液。采用 Agilent 1100 液相色谱仪联用示差折光检测器、低角度激光光散色检测器和黏度检测器（Malvern 公司）分析，色谱柱为 TSK G－4000PWXL（300mm×7.8mm，i.d.，7.8μm），流动相为 0.9%（W/V）氯化钠水溶液，流速为 0.5ml/min。采用 Omni SEC 软件（版本 4.7.0）采集和处理数据，结果测得冬虫夏草多糖与黏度与分子量关系指数 $\alpha = 0.42$，表明冬虫夏草多糖在溶液中呈现球形状。

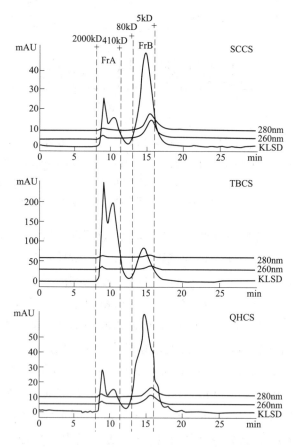

图 4-13　不同产地冬虫夏草多糖高效凝胶色谱图

四川（SCCS）、西藏（TBCS）和青海（QHCS）产冬虫夏草

4. 电泳法　用于糖分析的电泳法根据支持介质的不同可分为纸电泳、醋酸纤维薄膜电泳、琼脂糖凝胶电泳和聚丙烯酰胺凝胶电泳，常用的电泳缓冲液为硼酸盐、醋酸盐、巴比

妥缓冲液等。电泳法可直接用于酸性寡糖的分离，常用的染色剂为甲苯胺盐、茴香胺、高碘酸 Schiff 试剂、阿利新蓝等。由于中性糖不带电荷，通常需要进行衍生化处理，常用的衍生化试剂有 8 - 氨基萘 - 1,3,6 - 三磺酸（ANTS）、8 - 氨基芘 - 1,3,6 - 三磺酸（APTS）、2 - 氨基吖啶酮（AMAC）、2 - 氨基苯甲酸（2 - AA）等，通过胺化反应使寡糖带上电荷及发色基团，以利分离和检测。以弹性石英毛细管为分离通道的毛细管电泳具有分析速度快、柱效高、样品用量少等特点，如以激光诱导荧光检测器分析糖衍生化产物，灵敏度可达飞摩尔级至皮摩尔级。此外，毛细管电泳还可与质谱检测器联用，拓展其在糖生物学领域的应用范围。

（1）冬虫夏草多糖酶解产物凝胶电泳分析：取冬虫夏草多糖 20mg，溶于 10ml 去离子水中，置于截留分子量为 3000Da 的离心超滤管中离心超滤（4000 × g，25 分钟），重复上述过程以去除样品中分子量低于 3000Da 的化合物，再用苯酚 - 硫酸法测定总多糖含量。

取超滤处理后的多糖溶液 200μl（糖约 0.5mg）若干份，分别加入 β - 葡聚糖苷酶、α - 淀粉酶至终浓度为 2U/ml 和 20U/ml，随后将混合液置于 40℃保温 12 小时。反应结束后，将混合液置于 80℃保温 20 分钟，终止酶催化水解。采用高速离心去除变性后的酶蛋白，随后在 35℃条件下氮吹干燥上清液，得多糖酶解产物。另以不添加糖苷水解酶的多糖溶液为空白对照，并分别取燕麦葡聚糖、可溶性淀粉各 0.5mg，分别加入 β - 葡聚糖苷酶、α - 淀粉酶在上述相同条件下反应，得相应的酶水解产物作为阳性对照。向各产物中加入 50μl ANTS 和 50μl NaCNBH$_3$，置于 37℃保温 17 小时，得糖荧光衍生化产物。

采用垂直板凝胶电泳分离冬虫夏草多糖酶解产物，分离胶和浓缩胶分别为 0.1mol/L Tris - boric（pH8.2）配制的 30%（W/V）和 8%（W/V）聚丙烯酰胺凝胶，电泳缓冲液为 0.1mol/L Tris - boric（pH8.2）。首先采用 200V 进行电泳分离 20 分钟，随后采用 700V 进行电泳分离 45 分钟，分离后结果在 UV365nm 下成像。图 4 - 14 显示：不同产地天然冬虫夏草多糖的 α - 淀粉酶和 β - 葡聚糖苷酶水解产物均分别基本一致，说明不同产地天然冬虫夏草多糖均含有 α - 1，4 - 葡萄糖苷键和 β - 1，4 葡萄糖苷键。

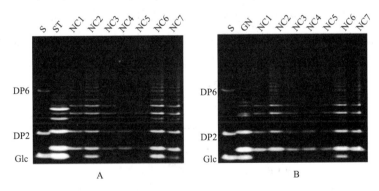

图 4 - 14　不同产地冬虫夏草多糖 α - 淀粉酶（A）和 β - 葡聚糖苷酶（B）水解产物凝胶电泳图

S，单糖和寡糖标准品；ST，淀粉；GN，燕麦葡聚糖；NC1 ~ NC7，不同产地冬虫夏草多糖酶解产物

（2）毛细管电泳法分析 9 种单糖和寡糖：取纤维五糖、纤维四糖、葡萄糖胺、核糖、岩藻糖、甘露糖、木糖、半乳糖和葡萄糖适量，配制成终浓度分别为 15mmol/L 的样品溶液。取 30μl 样品溶液，干燥后加入 200μl 衍生化试剂（0.2mol/L 2 - AA 含 1.0mol/L 氰基硼氢化钠），混匀并置于 65℃恒温反应 2 小时，冷却至室温，并用硼酸钠 - 磷酸缓冲液（pH7.0）稀释至适当浓度。采用熔融石英毛细管（60cm × 50μm，i.d.），缓冲液为硼酸钠 - 磷酸缓冲液（pH7.0），温度 25℃，分离电压 20kV，检测波长 214nm。进样分析前，毛

细管柱预先采用 0.2mol/L NaOH、水、缓冲液依次冲洗 2 分钟、2 分钟和 3 分钟。图 4 - 15 显示：毛细管电泳可以高效、快速地分离 9 种单糖和寡糖的 2 - AA 衍生化产物。

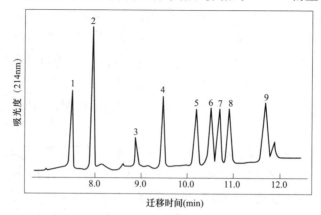

图 4 - 15　九种单糖和寡糖的毛细管电泳图谱

1，纤维五糖；2，纤维四糖；3，葡萄糖胺；4，核糖；

5，岩藻糖；6，甘露糖；7，木糖；8，半乳糖；9，葡萄糖

（三）糖类成分定量分析

糖类成分定量分析方法主要有：比色法和色谱法。

1. 比色法　多糖的比色定量方法根据被测糖类成分的性质，分为中性糖测定、氨基己糖测定和己糖醛酸测定。中性糖测定又按使用试剂不同，分为苯酚 - 硫酸法、蒽酮 - 硫酸法、地衣酚 - 硫酸法、间苯二酚 - 硫酸法等，其测定原理基本相同（图 4 - 16），即中性糖与浓硫酸反应脱水生成糠醛或羟甲基糠醛，随后可与苯酚、蒽酮、地衣酚或间苯二酚等生成有色物质，并且有色物质的颜色与糖含量呈线性关系，通过绘制标准曲线可测定样品中的糖含量。

（1）苯酚 - 硫酸法：苯酚 - 硫酸试剂可与游离糖或寡糖、多糖中的己糖、戊糖、糖醛酸反应，生产黄色产物，在 490nm（戊糖及糖醛酸在 480nm）处有最大吸收，吸收值与糖含量呈线性关系。该方法简单、快速、灵敏，但用葡萄糖作标准曲线测定其他类型多糖含量时误差较大，因此，测定多糖时，需要根据多糖的组成糖类型和比例，选择合适的混合糖为对照品作标准曲线。此外，对有颜色样品，此法测定结果易偏高。

图 4 - 16　中性糖比色测定原理

（2）蒽酮－硫酸法：糖类化合物与蒽酮－硫酸试剂反应呈蓝绿色，在620nm处有最大吸收。该方法操作较苯酚－硫酸繁琐，并且色氨酸含量较高的蛋白质对显色反应有一定干扰作用。

（3）地衣酚－硫酸法：糖类化合物遇地衣酚－硫酸试剂反应，生成有色物质，在505nm处有最大吸收值。该法操作较苯酚－硫酸法繁琐，并且氨基糖的存在或大量色氨酸存在均会导致误差，但测定中性糖结果可靠。

（4）氨基己糖的比色测定：蛋白聚糖或糖胺聚糖及糖蛋白中氨基己糖可通过盐酸水解成游离氨基己糖释放出来。随后，氨基己糖经碱性乙酰化反应后能与对二甲氨基苯甲醛生成有色物质，在535nm处有最大吸收值，且吸收值与糖含量呈线性关系。但样品水解过程中易致部分氨基己糖损失，导致测定结果偏低。因此，制备标准曲线的氨基己糖需要和样品进行平行一致的酸处理，以抵消酸水解破坏引起的偏差。

（5）N－乙酰氨基己糖的比色测定：蛋白聚糖或糖胺聚糖及糖蛋白中N－乙酰氨基己糖经过N－乙酰氨基己糖糖苷酶和糖胺聚糖裂解酶作用释放出的N－乙酰氨基己糖，与四硼酸钾反应，产物再与对二甲氨基苯甲醛生成有色物质，在585nm处有最大吸收，且吸收值与含量呈线性关系。该方法适合游离的和位于寡糖链还原端的N－乙酰氨基己糖的定量分析，在测定N－乙酰氨基半乳糖和N－乙酰氨基葡萄糖混合物时，需要根据混合物比例制备混合物的标准曲线，以校正N－乙酰氨基半乳糖和N－乙酰氨基葡萄糖显色产物吸收度响应明显差异造成的误差。

（6）咔唑－硫酸法：多糖或蛋白聚糖中的己糖醛酸经含有四硼酸钠的浓硫酸水解后，产物可进一步与咔唑反应，生成的有色物质在525nm处有最大吸收，并且吸收值与含量呈线性关系。该方法常用于糖醛酸含量测定，中性糖对显色结果有较大干扰，并且半胱氨酸以及大量蛋白质均会对测定结果有较大影响。

（7）间羟联苯法：多糖或蛋白聚糖中的己糖醛酸经含有四硼酸钠的浓硫酸水解后，可进一步与间羟联苯反应，生成有色物质，在520nm处有最大吸收值，吸收值与糖醛酸的浓度有良好线性关系。该方法与咔唑－硫酸法相比，灵敏度和专一性更好，显色结果不受中性糖干扰。但本法对不同类型糖醛酸的显色率有一定差异，可根据多糖中的醛酸类型，调节制定标准曲线的对照品组成。

2. 色谱法　用于糖类化合物分离的各种色谱法，如薄层色谱法、气相色谱法、液相色谱法，毛细管电泳法等，均可用于糖定量分析。影响糖类化合物色谱定量准确性的主要因素是对照品的选择，由于糖类化合物特别是多糖，通常难以得到相应的对照品，无法直接进行多糖含量测定，常以类似物如葡萄糖、葡聚糖等作参比，易引起定量结果偏差。目前，色谱法测定多糖含量的一般过程是：首先将多糖用酸完全水解为单糖，再以适当的色谱方法分离单糖，然后根据各单糖标准曲线测定相应单糖的含量。但此方法需防止多糖水解不完全和水解后的单糖破坏，以得到满意结果。

（1）气相色谱法测定冬虫夏草多糖含量：取冬虫夏草粗多糖3.0mg，加入2mol/L三氟乙酸1ml，置于90℃反应8小时，随后氮吹干燥水解产物，并加入0.5ml甲醇清洗水解产物，以去除残留的三氟乙酸，随后向干燥产物中加入0.5ml吡啶（含20mg/ml盐酸羟胺），置于90℃反应0.5小时，随后再加入0.5ml醋酸酐继续反应0.5小时，氮吹干燥，最后用1ml甲醇溶解样品，采用气相色谱－质谱联用仪（Agilent公司）分析，色谱柱为HP－5MS毛细管柱30m（0.25mm，i.d）涂有5%苯基甲基硅氧烷。程序升温：0~7分钟，175℃；

7～9 分钟，175～185℃；9～14 分钟，185℃；14～25 分钟，185～230℃。载气流速为 1.0ml/min，进样口温度和离子化温度分别为 250℃ 和 280℃。选择离子定量：鼠李糖为 m/z 129，果糖和山梨糖为 m/z 345，其他单糖和内标（肌醇）为 m/z 115。图 4-17 显示：不同产地冬虫夏草多糖主要由葡萄糖、甘露糖和半乳糖组成，其多糖含量为 3%～8%（三种单糖含量之和）。

（2）液相色谱法测定多糖含量：高效尺寸排阻色谱（HPSEC）联用多角度激光散射（MALLS）和示差检测器（RID）已被广泛用于多糖的比较和表征，多糖定量则是基于示差信号的响应与多糖量的线性关系。但是，多糖对照品获得困难，使其定量难于实现。理论上，折射率增量（dn/dc）是聚合物对 RID 响应的特征参数，可以根据其与聚合物浓度关系方程直接计算聚合物含量。因此，利用 HPSEC 分离、MALLS 分子量测定和 RID 信号响应和多糖通用 dn/dc 值（0.151）可以测定多糖不同分子量组分的含量，结果与用对照品标准曲线法检测一致性好，具有普适性。

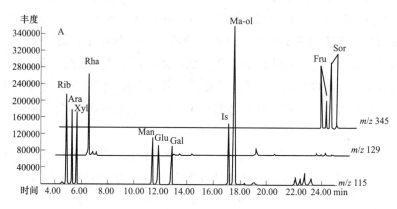

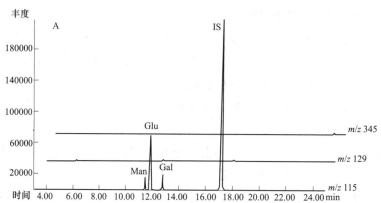

图 4-17　混合单糖（A）和冬虫夏草多糖（B）GC-MS 选择离子色谱图

Rha，鼠李糖；Rib，核糖；Ara，阿拉伯糖；Xyl，木糖；Man，甘露糖；Glu，葡萄糖；

Gal，半乳糖；Ma-ol，甘露醇；Fru，果糖；Sor，山梨糖；IS，内标（肌醇）

具体地，将多糖样品溶于流动相中，调节浓度制成浓度约 2.0mg/ml 溶液用于 HPSEC-MALLS-RID 分析，多糖溶液浓度可按式（4-2）计算：

$$C_i = \frac{\alpha\ (V_i - V_{i,\text{baseline}})}{\mathrm{d}n/\mathrm{d}c} \tag{4-2}$$

式中，C_i 为聚合物浓度，α 为示差检测器较正系数，V_i 和 $V_{i,\text{baseline}}$ 分别为样品和空白示差检测信号，dn/dc 为多糖特征参数，此处取值为 0.151。

三、动物药中胆汁酸类成分分析

（一）胆汁酸的结构特征及其在动物界的分布

天然胆汁酸是胆烷酸的衍生物，在动物胆汁中它们通常与甘氨酸或牛黄酸以肽键结合成甘氨胆汁酸或牛黄胆汁酸并以钠盐形式存在。

胆汁酸的异构现象主要是由分子中碳环和环上取代基在空间排列不同而引起的，B/C环以反式稠合，C/D环也几乎都是以反式稠合（强心苷和蟾毒配基例外），A/B环有顺反两种稠合方式，以顺式稠合者为正系，如胆酸；以反式稠合者为别系，如别胆酸。C_{10}、C_{13}位上的甲基及C_{17}位上的侧链均为β–构型，C_3位上的羟基和其他位置（如C_6、C_7、C_{12}）的羟基有α–及β–构型，但以α–构型居多。

胆汁酸的命名可以用普通命名法如鹅去氧胆酸、熊去氧胆酸。也有用系统命名法，如胆酸命名为3α，7α，12α–三羟基–5β–胆烷酸，牛黄胆酸命名为3α，7α，12α–三羟基–5β–胆烷酸–N–（α–乙砜）酰胺。

在高等动物胆汁中，通常发现的胆汁酸是含有24个碳原子的胆烷酸的衍生物，常见的有胆酸、去氧胆酸、鹅去氧胆酸、α–猪去氧胆酸及石胆酸等。

而在鱼类、两栖类和爬行类动物中发现的胆汁酸则含有27个碳原子或28个碳原子，这类胆汁酸是粪甾烷酸的羟基衍生物，而且通常是与牛黄酸相结合存在于动物胆汁中。

胆烷酸　　　　　　胆酸　　　　　　粪甾烷酸

主要胆汁酸见表4–4。

表4–4 主要胆汁酸在动物界的分布

名称	取代基位置	熔点（℃）	旋光（α）	分布
石胆酸	3α–OH	186	+35	牛、家兔、猪、胆结石
α–猪去氧胆酸	3α，6α–OH	197	+5	猪
β–猪去氧胆酸	3α，6α–OH	190	+5	猪，特别在结石
	3α，6β–OH	210	+37	猪
鹅去氧胆酸	3α，7α–OH	140	+11	鹅、牛、熊、鸡、猪
去氧胆酸	3α，12α–OH	177	+53	牛、兔、羊、猪
熊去氧胆酸	3α，7β–OH	203	+57	熊
胆酸	3α，7α，12α–OH	198	+37	牛、羊、狗、蛇、熊、鸟类
α–猪胆酸	3α，6α，7α–OH	189	+5	猪
3α–羟–12–酮胆烷酸	3α–OH，12C＝O	160	+112	牛
3α–羟–6–酮胆烷酸	3α–OH，6C＝O	194		猪
3α，12α–二羟–7–酮胆烷酸	3α，12α–OH，7C＝O	170～172	+1	无毒大蟒蛇、牛
7α，12α–二羟–3–酮胆烷酸	7α，12α–OH，3C＝O	181	+37.20	牛

续表

名称	取代基位置	熔点（℃）	旋光（α	分布
3α-羟-7,12-二酮胆烷酸	3α-OH,7,12C=O			牛
3α-羟-6-酮别胆烷酸	3α-OH,6C=O	190	-9	猪
三羟基-Δ²³-粪甾烯酸	3α,7α,12α	176~179	+29.13	蟾蜍
三羟基蟾蜍胆烷酸	3α,7α,12α	200~202		蟾蜍
三羟基蟾蜍胆烯酸	3α,7α,12α	160	-13.42	蟾蜍
三羟基异胆烯酸	3α,7α,12α	227	+46.95	蟾蜍

（二）胆汁酸的化学性质及鉴定方法

1. 胆汁酸的化学性质 一般是指胆汁酸中各功能基的反应，主要有以下几方面。

（1）末端羧基反应

成盐：游离的胆汁酸类在水中溶解度很小，形成盐后则易溶于水，如胆酸在20℃水中的溶解度为0.028%，而其钠盐为56%。

还原反应：胆汁酸在乙醚中与氢化锂铝作用，或者在乙醇中与金属钠作用。羟基被还原，C_{24}酸被还原成相应的C_{24}醇。

（2）环上羧基的乙酰化反应：甾环上的羟基可按常法乙酰化，乙酰化物容易结晶，有一定的熔点，有利于胆汁酸的纯化和精制。

（3）甾环上酮基的还原反应：除胆酸易于得到外，其他胆汁酸由于资源限制，大量制备用于临床有困难，目前一般是采用胆酸作原料来加工制备，如除去C_7位上的羟基，则变为去氧胆酸；除去C_{12}位羟基，则变为鹅去氧胆酸；除去C_7、C_{12}位上的羟基，则变为石胆酸。

方法是将甾环上的羟基氧化为酮基，再用还原法除去酮基，例如，先用硫酸-硝酸混合酸氧化胆酸，生成3α，12α-二羟基-7-酮基胆烷酸，再用Wolff-Kishner反应生成去氧胆酸。

2. 胆汁酸的鉴别方法

（1）化学法

Penkofer反应：原理是蔗糖经浓硫酸作用生成羟甲基糖醛，后者可与胆汁酸结合成紫色物质。取胆汁1滴，加蒸馏水4滴及10%蔗糖溶液1滴，摇匀，沿管壁加入浓硫酸5滴，置冷水中冷却，则在两液分界处呈现紫色环。

Gregory Pascoe反应：取1ml胆汁加45%硫酸6ml及0.3%糠醛1ml，塞紧振摇后，在65℃水浴中放置30分钟，胆汁存在的溶液显蓝色。此方法也可用于胆酸的定量分析。

（2）薄层色谱法：硅胶薄层色谱广泛用于动物胆汁中胆汁酸分离和鉴定。

分离游离胆汁酸的展开剂有：异辛烷-异戊醚-冰乙酸-正丁醇-水（10:5:5:3:1）；异辛烷-乙酸乙酯-乙酸（5:5:1）；甲苯-冰醋酸-水（10:10:1）；氯仿-甲酸-水（45:25:4）；异戊醇-冰醋酸-水（18:5:3）；异辛烷-异丙醇-醋酸（40:10:1）等。

分离结合胆汁酸的展开剂有：氯仿-异丙醇-醋酸-水（30:30:4:1）；正丁醇-醋酸-水（20:4:3）；乙酸乙酯-甲醇-醋酸-水（35:12:2:2）；正丁醇-水（20:3）；乙酸乙酯-甲醇-水（35:12:2）；正丁醇-吡啶-水（20:4:3）等。

显色剂有：30%硫酸试剂、10%磷钼酸乙醇试剂、苯甲酸试剂、茴香醛试剂、三氯化铁试剂、三氯化锑试剂、重铬酸钾饱和的80%硫酸试剂等。

3. 胆汁酸的含量测定

（1）紫外分光光度法：样品用甲醇–丙酮提取，用酶水解，使成游离胆酸类，作成乙醇溶液。取此液 10μl 点在硅胶 G 薄层板上，用异辛烷–乙酸乙酯–醋酸（10∶5∶2）展开后，喷 5% 磷钼酸试剂显色。刮下不喷显色剂的相应于去氧胆酸及鹅去氧胆酸位置的吸附剂，加 65% 硫酸溶液置 60℃ 水浴加热 60 分钟，离心 60 分钟，取上清液于 385nm、380nm 分别测去氧胆酸及鹅去氧胆酸的吸收度。

（2）气相色谱法：胆酸类样品作成乙酰基衍生物的甲酯，用气相色谱法测定。可测定石胆酸、猪去氧胆酸、熊去氧胆酸、去氧胆酸、鹅去氧胆酸及胆酸的含量。

（3）高效液相色谱法：样品用 10 倍量甲醇加热提取，提取液蒸发至干，残渣溶于甲醇，进行测定。可测定胆酸、去氧胆酸、熊去氧胆酸、鹅去氧胆酸、甘胆酸、甘去氧胆酸、甘熊去氧胆酸、甘鹅去氧胆酸、石胆酸及甘石胆酸的含量。

第三节　常用动物类中药分析

一、牛黄的质量分析

本品为牛科动物牛 *Bostaurus domesticus* Gmelin 的干燥胆结石。宰牛时，如发现有牛黄，即滤去胆汁，将牛黄取出，除去外部薄膜，阴干。具清心，豁痰，开窍，凉肝，息风，解毒的功效。用于热病神昏，中风痰迷，惊痫抽搐，癫痫发狂，咽喉肿痛，口舌生疮，痈肿疔疮。许多著名中成药，如安宫牛黄丸、牛黄解毒丸、牛黄消炎丸、牛黄清心丸、珠黄散等均含有牛黄。

牛黄中含有较多的胆汁酸，其中主要为胆酸（5%～11%）、去氧胆酸（约2%）、鹅去氧胆酸（0.6%～1.7%）及其盐类，并含 7% SMC（smooth muscle contractor，水溶性肽类化合物，具收缩平滑肌及降低血压作用）、胆红素（bilirubin）及其钙盐、胆甾醇、麦角甾醇、卵磷脂、脂肪酸、维生素 D、多种氨基酸（丙氨酸、甘氨酸、牛黄酸、精氨酸、天冬酰胺、亮氨酸、蛋氨酸）及铜、铁、镁、锌多种无机元素。

人工牛黄由牛胆粉、胆酸、猪去氧胆酸、牛黄酸、胆红素、胆固醇、微量元素等制成。

（一）定性分析

1. 显微法　取本品少许，用水合氯醛试液装片，不加热，置显微镜下观察：不规则团块由多数黄棕色或棕红色小颗粒集成，遇水合氯醛试液，色素迅速溶解，并显金黄色，久置后变绿色。

2. 薄层色谱法

（1）取牛黄粉末 10mg，加氯仿 20ml，超声处理 30 分钟，滤过，滤液蒸干，残渣加乙醇 1ml 使溶解，作为供试品溶液。另取胆酸、去氧胆酸对照品，加乙醇制成每 1ml 各含 2mg 的混合溶液，作为对照品溶液。照《中国药典》薄层色谱法，吸取上述两种溶液各 2μl，分别点于同一硅胶 G 薄层板上，以异辛烷–乙酸乙酯–冰醋酸（15∶7∶5）为展开剂，展开，取出，晾干，喷以 10% 硫酸乙醇溶液，在 105℃ 加热至斑点显色清晰，置紫外光灯（365nm）下检视。供试品色谱中，在与对照品色谱相应的位置上，显相同颜色的荧光斑点。

（2）取牛黄粉末 10mg，加氯仿–冰醋酸（4∶1）混合溶液 5ml，超声处理 5 分钟，滤过，取滤液作为供试品溶液。另取胆红素对照品，加氯仿–冰醋酸（4∶1）混合溶液制成每

1ml 含 0.5mg 的溶液，作为对照品溶液。照《中国药典》薄层色谱法，吸取上述两种溶液各 5μl，分别点于同一硅胶 G 薄层板上，以环己烷 – 乙酸乙酯 – 甲醇 – 冰醋酸（10:3:0.1:0.1）为展开剂，展开，取出，晾干。供试品色谱中，在与对照品色谱相应的位置上，显相同颜色的斑点。

（二）定量分析

1. **胆酸** 取牛黄细粉约 0.2g，精密称定，置具塞锥形瓶中，精密加入甲醇 50ml，密塞，称定重量，超声处理 30 分钟，放冷，再称定重量，用甲醇补足减失的重量，摇匀，滤过。精密量取续滤液 25ml，蒸干，残渣加 20% 氢氧化钠溶液 10ml，加热回流 2 小时，冷却，加稀盐酸 19ml，调节 pH 值至酸性，用乙酸乙酯提取 4 次（25ml、25ml、20ml、20ml），乙酸乙酯液均用同一铺有少量无水硫酸钠的脱脂棉滤过，滤液合并，回收溶剂至干，残渣加甲醇溶解，转移至 10ml 量瓶中，加甲醇至刻度，摇匀，作为供试品溶液。另取胆酸对照品适量，精密称定，加甲醇制成每 1ml 含 0.48mg 的溶液，作为对照品溶液。照《中国药典》薄层色谱法，精密吸取供试品溶液 2μl、对照品溶液 1μl 与 3μl，分别交叉点于同一硅胶 G 薄层板上，以异辛烷 – 乙酸丁酯 – 冰醋酸 – 甲酸（8:4:2:1）为展开剂，展至 14～17cm，取出，晾干，喷以 30% 硫酸乙醇溶液，在 105℃ 加热至斑点显色清晰，取出，在薄层板上覆盖同样大小的玻璃板，周围用胶布固定后进行扫描，波长：$\lambda_S = 380nm$，$\lambda_R = 650nm$，测量供试品吸光度积分值与对照品吸光度积分值，计算，即得。

本品按干燥品计算，含胆酸（$C_{24}H_{40}O_5$）不得少于 4.0%。

2. **胆红素** 照《中国药典》高效液相色谱法避光操作。

色谱条件与系统适用性试验：以十八烷基硅烷键合硅胶为填充剂；以乙腈 – 1% 冰醋酸溶液（95:5）为流动相；检测波长为 450nm。理论板数按胆红素峰计算应不低于 3000。

对照品溶液的制备：取胆红素对照品适量，精密称定，加二氯甲烷制成每 1ml 含 40μg 的溶液，即得。

供试品溶液的制备：取牛黄粉末（过六号筛）约 10mg，精密称定，置具塞锥形瓶中，加入 10% 草酸溶液 10ml，密塞，涡旋混匀，精密加入水饱和二氯甲烷 100ml，密塞，称定重量，充分振摇，涡旋混匀，超声处理（功率 500W，频率 53kHz，水温 25～35℃）40 分钟，放冷，再称定重量，用水饱和二氯甲烷补足减失的重量，摇匀，离心（转速为每分钟 4000 转），分取二氯甲烷液，滤过，取续滤液，即得。

测定法：分别精密吸取对照品溶液与供试品溶液各 5μl，注入液相色谱仪，测定，即得。

本品按干燥品计算，含胆红素（$C_{33}H_{36}N_4O_6$）不得少于 25.0%。

二、麝香的质量分析

麝香（moschus）是鹿科动物林麝 *Moschus berezovskii* Flerov、马麝 *M. sifanicus* Przewalski、原麝 *M. moschiferus* Linnaeus 成熟雄体香囊中的干燥分泌物。野麝多在冬季至次春猎取，猎获后，割取香囊，阴干，习称"毛壳麝香"；剖开香囊，除去囊壳，习称"麝香仁"。家麝直接从其香囊中取出麝香仁，阴干或用干燥器密闭干燥。具开窍醒神、活血通经、消肿止痛的功效，用于热病神昏，中风痰厥，气郁暴厥，中恶昏迷，经闭，癥瘕，难产死胎，胸痹心痛，心腹暴痛，跌扑伤痛，痹痛麻木，痈肿瘰疬，咽喉肿痛等。在百余种中成药中，麝香都是较重要的组成药物，如安宫牛黄丸、六神丸、苏合香丸、再造丸、醒消丸等。

麝香的化学成分复杂，目前已知的有：

1. 麝香酮（muscone）　含量 0.9%～3%，是天然麝香的主要有效成分之一，也是麝香的香味成分，有特异强烈的香气。对冠心病有如同硝酸甘油同样的作用。

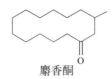

麝香酮

2. 麝香吡啶和羟基麝香吡啶 A、B　UVλ_{max}266nm。药理作用尚不明确。

3. 甾族化合物　含有 11 种雄甾烷（androstane）衍生物。如雄性酮（androsterone）、表雄酮（epiandrosterone）、胆甾醇等。麝香的雄性激素样作用与麝香所含的雄甾烷衍生物有密切关系，质量较佳的麝香，甾体雄性激素含量在 0.5%左右。

4. 多肽　MP（musk peptide fraction）是麝香中含有的一种分子量为 1000 的多肽，有很强的抗炎活性，至少是氢化可的松的 40 倍。另有一种分子量为 5000～6000 的多肽，抗炎活性为氢化可的松的 20 倍，水解后检出十五种氨基酸，其中主要是甘氨酸、丝氨酸、谷氨酸、缬氨酸和天冬氨酸。

5. 脂肪酸、胆甾醇酯　麝香中脂肪酸含量约为 5.16%，在麝香中可与胆甾酮或脂肪醇结合成酯。

人工麝香为人工制成品，其组分类同与天然麝香，已于 1993 年底批准使用。

（一）定性分析

1. 化学法　取麝香细粉，加五氯化锑共研，香气消失；再加少许氨水共研，香气恢复。

2. 气相色谱法　取麝香粉末 0.2g，加入无水乙醇 2ml，密塞，振摇，放置 1 小时，滤过，取续滤液 2μl，注入气相色谱仪［以苯基（50%）甲基硅酮（OV-17）为固定相，涂布浓度为 2%；柱温 200℃±10℃］供试品色谱中应呈现与麝香酮（1.5mg/ml）色谱峰保留时间一致的色谱峰。如气相色谱连接质谱检测器，则可进一步比对麝香酮与样品中相应保留时间色谱峰的质谱数据，进行确认。

（二）定量分析

照《中国药典》中气相色谱法测定。

色谱条件与系统适用性试验：以苯基（50%）甲基硅酮（OV-17）为固定相，涂布浓度为 2%；柱温 200℃±10℃。理论板数按麝香酮峰计算应不低于 1500。

对照品溶液的制备：取麝香酮对照品适量，精密称定，加无水乙醇制成每 1ml 含 1.5mg 的溶液，即得。

供试品溶液的制备：取"检查"项干燥失重项下所得干燥品约 0.2g，精密称定，精密加入无水乙醇 2ml，密塞，振摇，放置 1 小时，滤过，取续滤液，即得。

测定法：分别精密吸取对照品溶液与供试品溶液各 2μl，注入气相色谱仪，测定，即得。

本品按干燥品计算，含麝香酮（$C_{16}H_{30}O$）不得少于 2.0%。

三、蟾酥的质量分析

蟾酥为蟾蜍科动物中华大蟾蜍 *Bufo bufo* gargarizans Cantor 或黑眶蟾蜍 *B. melanostictus*

Schneider 的干燥分泌物。多于夏、秋两季捕捉蟾蜍，洗净，挤取耳后腺和皮肤腺的白色浆液，加工，干燥。具解毒、止痛、开窍醒神之功效，用于痈疽疔疮，咽喉肿痛，中暑神昏，痧胀腹痛吐泻等，是中成药六神丸、痧药丸、牛黄消炎丸等的组成药物之一。

蟾酥的化学成分复杂，主要成分有强心甾体类、吲哚碱类、甾醇类以及肾上腺素、多糖、蛋白质、氨基酸、有机酸等。

1. 强心甾体类

（1）六元内酯环型的强心甾类：基本结构为蟾酥二烯，具有 24 个碳原子，在 C_3 位上有 β–OH、C_{14} 位上有 β–OH 或 14β、15β–环氧，A/B 环为顺式，属粪甾烷型，B/C 环和其他天然甾体化合物相同为反式，C/D 环和强心甾烯相同为顺式。此外在 C_5、C_{11}、C_{16}、C_{19} 等位上有羟基、酮基、乙酰氧基等，天然产物的羟基在 C_5、C_6 位上以 β–构型存在，在 C_{11} 位以 α–构型、C_{12} 位上以 α 或 β–构型存在。

蟾酥的强心甾类化合物有游离型和结合型之分，游离型称蟾毒配基（bufogenin），已知有近 20 种，如华蟾毒配基（cinlbufogenin）、脂蟾毒配基（resibufogenin）、蟾毒灵（bufalin）、羟基华蟾毒基（cinobufotalin）、蟾毒配基（bufotalin）、远华蟾毒基（telocinobufagin）、海蟾蜍精（marino bufagin）、日蟾酥他灵（gamabufotalin）等，大多为干燥加工过程中的分解产物。

上述蟾毒配基在新鲜蟾酥浆中不是以苷的形式存在，而是在 C_3–羟基与辛二酰精氨酸等结合成酯。

（2）五元强心甾烯蟾毒类：如沙门苷元–3–辛二酸精氨酸酯、沙门苷元–3–硫酸酯、沙门苷元–3–半辛二酸酯等。

2. 吲哚碱类
主要有蟾酥碱（bufotenine）、蟾酥甲碱（bufotenidine）、去氢蟾酥碱（dehydro bufotenine）、蟾酥硫碱（bufothionine）、5–羟色胺（serotonin）等。

3. 甾醇类
有胆甾醇、7α–羟基胆甾醇、7β–羟基胆甾醇、麦角甾醇、菜油甾醇、β–谷甾醇等。

	R_1	R_2		R_1	R_2	R_3
华蟾毒配基	H	OAc	蟾毒灵	H	H	H
脂蟾毒配基	H	H	蟾毒配基	H	H	OAc

（一）定性分析

1. 化学法

（1）取蟾酥粉末约 0.1g，加甲醇 5ml，浸泡 1 小时，滤过，滤液中加对二甲氨基苯甲醛固体少量，滴加硫酸数滴，即显蓝紫色。

（2）取蟾酥粉末 0.1g，加三氯甲烷 5ml，浸泡 1 小时，滤过，滤液蒸干，残渣加醋酐少量使溶解，滴加硫酸，初显蓝紫色，渐变为蓝绿色。

2. 薄层色谱法　取蟾酥粉末 0.2g，加乙醇 10ml，加热回流 30 分钟，滤过，滤液置 10ml 量瓶中，加乙醇至刻度，摇匀，作为供试品溶液。另取蟾酥对照药材 0.2g，同法制成对照药材溶液。再取脂蟾毒配基对照品、华蟾毒配基对照品，加乙醇分别制成每 1ml 含 1mg 的溶液，作为对照品溶液。

《中国药典》中薄层色谱法试验：吸取上述四种溶液各 10μl，分别点于同一硅胶 G 薄层板上，以环己烷－三氯甲烷－丙酮（4∶3∶3）为展开剂，展开，取出，晾干，喷以 10% 硫酸乙醇溶液，加热至斑点显色清晰。供试品色谱中，在与对照药材色谱相应的位置上，显相同颜色的斑点；在与对照品色谱相应的位置上，显相同的一个绿色及一个红色斑点。

（二）定量分析

照《中国药典》中高效液相色谱法测定。

色谱条件与系统适用性试验：以十八烷基硅烷键合硅胶为填充剂；乙腈－0.5% 磷酸二氢钾溶液（50∶50）（用磷酸调节 pH 为 3.2）为流动相；检测波长为 296nm；柱温 40℃。理论板数按华蟾毒配基峰、脂蟾毒配基峰计算应分别不低于 4000。

对照品溶液的制备：取华蟾毒配基对照品、脂蟾毒配基对照品适量，精密称定，加甲醇分别制成每 1ml 各含华酥毒配基、脂蟾毒配基 50μg 的溶液，即得。

供试品溶液的制备：取蟾酥细粉约 25mg，精密称定，置具塞锥形瓶中，精密加入甲醇 20ml，称定重量，加热回流 1 小时，放冷，再称定重量，用甲醇补足减失的重量，摇匀，滤过，取续滤液，即得。

测定法：分别精密吸取上述两种对照品溶液与供试品溶液各 20μl，注入液相色谱仪，测定，即得。

本品按干燥品计算，含华蟾毒配基（$C_{26}H_{34}O_6$）和脂蟾毒配基（$C_{24}H_{32}O_4$）的总量不得少于 6.0%。

四、阿胶的质量分析

阿胶始载于《神农本草经》，列为上品。我国作为药物应用已经有数千年的历史，和人参、鹿茸一起并称为"中药三宝"，李时珍在《本草纲目》中称之为"圣药"。本品为马科动物驴 *Equus asinm* L. 的干燥皮或鲜皮经煎煮、浓缩制成的固体胶。通常由驴皮浸泡去毛，切块洗净，分次水煎，滤过，合并滤液，浓缩（可分别加入适量的黄酒、冰糖及豆油）至稠膏状，冷凝，切块，晾干制得。阿胶味甘，性平。归肺、肝、肾经。具有补血止血、滋阴润燥的功效。现代研究表明其主要由蛋白质、多肽、氨基酸和微量元素等构成。

（一）定性分析

1. 高效液相色谱－质谱法　照《中国药典》高效液相色谱－质谱法测定。

取本品粉末 0.1g，加 1% 碳酸氢铵溶液 50ml，超声处理 30 分钟，用微孔滤膜滤过，取续滤液 100μl，置微量进样瓶中，加胰蛋白酶溶液 10μl（取序列分析用胰蛋白酶，加 1% 碳酸氢铵溶液制成每 1ml 中含 1mg 的溶液，临用时配制），摇匀，37℃ 恒温酶解 12 小时，作为供试品溶液。另取阿胶对照药材 0.1g，同法制成对照药材溶液。照高效液相色谱－质谱法试验，以十八烷基硅烷键合硅胶为填充剂（色谱柱内径为 2.1mm）；以乙腈－0.1% 甲酸溶液为流动相，按规定进行梯度洗脱；流速为每分钟 0.3ml。采用质谱检测器，电喷雾正离子模式（ESI$^+$），进行多反应监测（MRM），选择 m/z539.8（双电荷）→612. 4 和 m/z 539.8（双电荷）→923.8 作为检测离子对。取阿胶对照药材溶液，进样按上述检测离子对测定的 MRM 色谱峰的信噪比均应大于 3：1。

吸取供试品溶液 5μl，注入高效液相色谱 - 质谱联用仪，测定。以 m/z 539.8（双电荷）→ 612. 4 和 m/z 539.8（双电荷）→ 923.8 离子对提取的供试品离子流色谱中，应同时呈现与对照药材色谱保留时间一致的色谱峰。

2. 阿胶原材料及其混伪品 DNA 条形码鉴定 阿胶近年来价格攀升迅猛，其原料驴皮一皮难求，加之，驴皮及其混伪品牛皮、马皮，骡子（马骡、驴骡）皮加工制成胶块后，给传统的外观性状和理化性质等鉴别方法带来一定的困难。CO I 为主的动物类药材物种 DNA 序列已被生命条码联盟（The Consortium for the Barcode of Life，CBOL）确立为动物条形码通用的序列，用于鉴定动物的基原，2020 年版《中国药典》四部通则中收载了 CO I 片段 DNA 扩增（PCR）的通用引物及通用的 PCR 反应条件。

（1）DNA 提取：药材样品用 75% 乙醇浸泡清洗表面，晾干至无醇味，刮去表面，取靠下层的材料约 35mg，置 2.0ml PE 管中，用灭菌剪刀剪碎，按 DNA 提取试剂盒说明书方法提取总 DNA，作为供试品 DNA 模板溶液，保存备用。

（2）PCR 扩增：选择优化的引物序列，对模板 DNA 进行 PCR 扩增。

（3）电泳检视：PCR 扩增产物通过琼脂凝胶电泳、紫外光检视验证质量，取条带清晰的 PCR 产物，进行测序。

（4）序列分析：样品测序结果利用 DNA Star 7. 1 软件去除引物区，用互联网上 NCBI 中 Blast 工具（https：//blast. ncbi. nlm. nih. gov/Blast. cgi）进行相似性检索比对，得到序列的物种结果。

（二）定量分析

照《中国药典》中高效液相色谱法测定。

色谱条件与系统适用性试验：以十八烷基硅烷键合硅胶为填充剂；以乙腈 - 0.1mol/L 醋酸钠溶液（用醋酸调节 pH 至 6.5）（7：93）为流动相 A，以乙腈 - 水（4：1）为流动相 B，按规定进行梯度洗脱，检测波长为 254nm；柱温为 43℃。理论板数按 L - 羟脯氨酸峰计算应不低于 4000。

对照品溶液的制备：取 L - 羟脯氨酸对照品、甘氨酸对照品、丙氨酸对照品、L - 脯氨酸对照品适量，精密称定，加 0.1mol/L 盐酸溶液制成每 1ml 分别含 L - 羟脯氨酸 80μg、甘氨酸 0.16mg、丙氨酸 70μg、L - 脯氨酸 0.12mg 的混合溶液，即得。

供试品溶液的制备：取本品粗粉约 0.25g，精密称定，置 25ml 量瓶中，加 0.1mol/L 盐酸溶液 20ml，超声处理（功率 500W，频率 40kHz）30 分钟，放冷，加 0.1mol/L 盐酸溶液至刻度，摇匀。精密量取 2ml，置 5ml 安瓿中，加盐酸 2ml，150℃ 水解 1 小时，放冷，移至蒸发皿中，用水 10ml 分次洗涤，洗液并入蒸发皿中，蒸干，残渣加 0.1mol/L 盐酸溶液溶解，转移至 25ml 量瓶中，加 0.1mol/L 盐酸溶液至刻度，摇匀，即得。

精密量取上述对照品溶液和供试品溶液各 5ml，分别置 25ml 量瓶中，各加 0.1mol/L 异硫氰酸苯酯（PITC）的乙腈溶液 2.5ml，1mol/L 三乙胺的乙腈溶液 2.5ml，摇匀，室温放置 1 小时后，加 50% 乙腈至刻度，摇匀。取 10ml，加正己烷 10ml，振摇，放置 10 分钟，取下层溶液，滤过，取续滤液，即得。

测定法：分别精密吸取衍生化后的对照品溶液与供试品溶液各 5μl，注入液相色谱仪，测定，即得。

本品按干燥品计算，含 L-羟脯氨酸不得少于8.0%，甘氨酸不得少于18.0%，丙氨酸不得少于7.0%，L-脯氨酸不得少于10.0%。

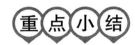

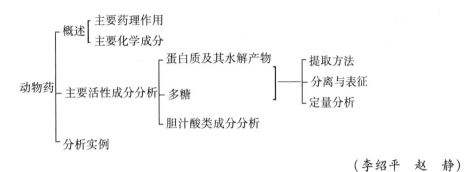

（李绍平　赵　静）

第五章 矿物药分析

> 📖 **学习目标**
>
> 1. **掌握** 矿物药常用的理化分析方法和含量测定方法。
> 2. **熟悉** 常用矿物药的质量分析。
> 3. **了解** 矿物药的分类和鉴别方法,矿物药样品前处理步骤。

第一节 概 述

中药中利用矿物药防治疾病有着悠久的历史。始载于《五十二病方》,历代本草《山海经》《神农本草经》《本草纲目》等均有记述。现在临床较常用的矿物药约有60余种。

矿物药的种类虽然比动、植物药少,但其在医疗上的价值却很重要,如琥珀、朱砂、磁石为安神镇静用药;炉甘石为眼科、皮肤科必备药;雄黄、轻粉、白矾等为外科常用药;石膏在清热降火药中起重要作用,以石膏为主的白虎汤用于急性传染性流脑、乙脑等引起的高热、惊厥有明显的效果。

矿物药中有毒性的药材也较多,如《中国药典》(2020年版)收载矿物药24种,约占收载药材的4%,但属于毒性中药的就有7种,约占3/10,而且一类剧毒中药均为矿物药。

从目前常用的矿物药中发现品种混乱现象也较严重,主要存在名实不符,即同名异物和同物异名的现象。同名异物是指同一药名不同的矿物基源,如自然铜、禹余粮等;同物异名是指同一矿物基源被叫不同药名,如云母既作云母石又作玄精石药用。有些矿物药如芒硝、玄明粉、石膏等也存在一定的质量问题。这些问题的存在直接影响人民用药的安全有效,所以对矿物药的分析有着重要的意义。

一、矿物药的特点

矿物药是矿物类药材的简称,多来自自然界产出的矿物或天然矿物的加工品。我国地大物博,矿产资源丰富,是矿物药资源的天然宝库。

矿物药包括可供药用的天然矿物、岩石、古化石、矿物加工品及化学制品等。其中多数为矿物和岩石,主要成分均为无机化合物,故又称为无机化合物类药材。矿物是自然界由于地质作用所形成的天然单质或化合物,它们具有相对固定的化学组成,大多数是无机化合物,以固态为主,具有确定的晶体结构;少数为液态(Hg)和有机矿物(琥珀$C_{20}H_{32}O_2$)。岩石是同种固态矿物组成的集合体。矿石是指不同种矿物组合在一起,并有一定的经济价值者。所以矿物是岩石与矿石的基本单元。它在一定的物理、化学条件下相对稳定,当外界条件变化到一定程度时,它也随之改变,组成在新条件下稳定的矿物,所以矿物不是固定不变的。如磁铁矿(Fe_3O_4)长期氧化,可变成赤铁矿(Fe_2O_3)或褐铁矿($mFe_2O_3 \cdot nH_2O$)。

矿物药的分析与动、植物药的分析有所不同,除了一些常用的分析方法外,还需要矿物学、晶体化学等地质学科的基础理论和技术。

二、矿物药的分类

矿物药的分类有很多种，可以根据矿物药的药效和功能分为清热解毒药、利水渗湿药、活血化瘀药等；可以根据矿物药所含主要化学元素或化合物的不同分为含砷的矿物药、含汞的矿物药、含铅的矿物药等；也可按照矿物药的理化性质或药理作用、药物毒性来分。目前最常用的分类方法是根据矿物药中所含的化合物来分类。

按阴离子为分类依据的，如氧化物类：磁石 Fe_3O_4、赭石 Fe_2O_3、铅丹 Pb_3O_4（或$2PbO \cdot PbO_2$）、信石 As_2O_3；硫化物类：雄黄 As_2S_2、雌黄 As_2S_3、朱砂 HgS、自然铜 FeS_2；卤化物类：轻粉 Hg_2Cl_2、紫硇砂 $NaCl$、白硇砂 NH_4Cl；碳酸盐类：炉甘石 $ZnCO_3$（菱锌矿）或 $Zn_5(CO_3)_2(OH)_6$（水锌矿）；硫酸盐类：石膏 $CaSO_4 \cdot 2H_2O$、白矾 $KAl(SO_4)_2 \cdot 12H_2O$、芒硝 $Na_2SO_4 \cdot 10H_2O$ 等。

以阳离子为分类依据的，如钙化物类：石膏、寒水石（方解石 $CaCO_3$、红石膏 $CaSO_4 \cdot 2H_2O$）、钟乳石 $CaCO_3$、鹅管石 $CaCO_3$、紫石英 CaF_2；铁化物类：磁石、赭石、自然铜；汞化物类：朱砂、轻粉、白降丹（$HgCl_2$ 和 $HgCl_2$ 的混合物）；砷化物类：信石、雄黄、雌黄；铅化物类：铅丹；锌化物类：炉甘石；铝化物类：白矾；镁化物类：滑石；钠化物类：芒硝、玄明粉、大青盐、紫硇砂；铵化物类：白硇砂等。

由于科学技术发展的需要，各学科间相互交流日益频繁，对于矿物药的研究和分析，除采用一般的化学分析法外，开始采用矿物学的理论和技术。矿物学对矿物的分类基本有两大类分类系统。一是以矿物的成分、结构为分类依据，分为类、族、种；二是以晶体的对称性为分类依据。后者在矿物药研究中已有应用。

所谓晶体对称性分类法，就是根据不同晶形、晶轴之间相互对称的关系，把矿物分为三大晶族和七大晶系。三大晶族有低、中、高之分。

低级晶族包括三斜、单斜和斜方三个晶系。二分之一的常用矿物药属本品族。其中属单斜晶系的有石膏、滑石、云母、硼砂、雄黄、阳起石、芒硝、赤石脂等；属三斜晶系的有白石英；斜方晶系有硫黄、胆矾等。

中级晶族也包括三个晶系，即三方晶系、四方晶系和六方晶系；常用矿物药朱砂、赭石、白矾等属三方晶系；密陀僧属四方晶系。

高级晶族只有一个晶系，即等轴晶系，如大青盐、紫云英、硇砂、自然铜、紫石等。

三、矿物药的分析方法

矿物药的分析方法主要包括矿物药的鉴别、检查和含量测定。

矿物药常用的鉴别方法有性状鉴别、显微鉴别、理化鉴别三大类。对于已知矿物药的鉴别则可根据该药的特点，选择上述鉴别方法中的一或两种手段。《中国药典》（2020 年版）收载的矿物药主要是采用性状鉴别和理化鉴别。对于未知矿物药的鉴别，需要进行全面的系统研究。

扫码"看一看"

性状鉴别是鉴定矿物药最简单的方法。因矿物药的生产环境、成分、构造不同，形状是多种多样的；结晶形状通常用显微镜观察，整体形状通常用肉眼观察。同时还可通过矿物药的颜色、条痕、透明度、光泽、硬度、相对密度等来进行鉴别。由于矿物药大多无气味，但可溶于水的矿物口尝有一定味道，因此可用来进行鉴别；矿物表面有粗糙软硬之分，可用手摸感到滑、柔、糙、凉等不同的感觉来区别某些矿物药。

显微鉴别是鉴定矿物药光学性质的重要方法，现在较常用的是偏光显微镜。偏光显微镜是研究矿物晶体薄片光学性质的重要手段，依据矿物药在偏光显微镜下所呈现的形态、光学性质和物理常数，即可鉴别矿物药的真伪。

理化鉴别是鉴定矿物药最常用的方法。常见的方法有离子反应法、火焰反应法、沉淀反应法和气体鉴别法，也可用热分析法、X 射线分析法，还可用矿物药的特殊性质来进行鉴定。如磁石具有较强的磁性，可通过使用磁铁结合磁石的性质、光泽、条痕等特征加以鉴别；如金精石脆片置灼热的铁片上，迅速层裂，体积可膨胀 18～25 倍。

离子反应法：石膏的主要成分为含水硫酸钙（$CaSO_4 \cdot 2H_2O$），鉴别时采用钙盐和硫酸盐的鉴别反应。取本品粉末 0.2g，加稀盐酸 10ml，加热使溶解，加草酸铵试液，即生成白色沉淀，分离，沉淀不溶于醋酸，但可溶于稀盐酸。同时取适量溶液加氯化钡试液，即生成白色沉淀，分离，沉淀在盐酸或硝酸中均不溶解。

火焰反应法：白矾的主要成分为含水硫酸铝钾［$KAl(SO_4)_2 \cdot 12H_2O$］，鉴别时采用钾盐的鉴别反应。取铂丝，用盐酸润湿后，蘸去供试品，在无色火焰中燃烧，火焰即显紫色。

沉淀反应法：炉甘石的主要成分为碳酸锌（$ZnCO_3$），鉴别时锌盐采用沉淀反应进行鉴别。取本品粗粉 1g，加盐酸 10ml 使溶解，滤过，滤液加亚铁氰化钾试液，即生成白色沉淀，或杂有微量的蓝色沉淀。

气体鉴别法：炉甘石中的碳酸根可用气体鉴别法，取本品粗粉 1g，加盐酸 10ml，即泡沸，发生二氧化碳气体，导入氢氧化钙试液中，即生成白色沉淀。

目前常用的含量测定多用容量分析法和重量分析法。由于仪器分析的发展，红外分光光度法、热分析法、放射活化法、原子吸收分光光度法、激发光谱法、电化学分析等亦已应用于矿物药的分析。

中成药中矿物药成分的定量分析进展较快，特别是含汞、含砷化合物的中成药，如小儿惊风散、紫血散中朱砂的定量；牛黄解毒片、牛黄清心丸、化毒散、小儿惊风散中雄黄的定量，时有报道。另外，磁朱丸中磁石、朱砂的定量，除药典中方法外，还可用吡啶偶氮萘酚直接比色法同时测定，以氯化钠作汞的掩蔽剂，柠檬酸钠作铁的掩蔽剂。冰硼散中的煅硼砂，可用盐酸标准溶液滴定。软膏中的轻粉含量，可用改进汞剂法测定。

有关中成药中游离汞、砷的检测方法也时常可见。

第二节　矿物药的常用理化分析方法

矿物药分析的一般程序是：取样 – 试样分解 – 定性分析 – 定量分析。

矿物药取样法是指选取供检定用的矿物药药材样品的方法。取样的代表性直接影响检定结果的正确性。取样前应注意矿物药名称、来源、产地、生成环境、清洁程度等，详细记录。但特殊样品需特殊方法处理。

试样的分解是将待测组分转入溶液中的重要步骤。一般要求：①试样分解必须完全；②试样分解过程中待测组分不应有损失；③试样分解过程中不应引入被测组分或干扰组分。常用的分解方法有溶解法（湿法）和熔融法（干法）两种。

溶解法是最简便的分解方法，就是将试样溶解在水、酸或其他溶剂中的分解方法，通常采用水、稀酸、浓酸、混合酸的顺序进行处理。当溶解法不能将试样完全溶解时，可采用熔融法。

熔融法是将试样与固体熔剂混合，然后在高温下加热至全熔或半熔，使欲测组分转变为可溶于水或酸中的化合物。熔剂可分为碱性熔剂（如碳酸钠、氢氧化钠）、酸性熔剂（如硫酸氢钾、焦硫酸钾）、氧化性熔剂（如过氧化钠、碳酸钠加硝酸钾）和还原性熔剂（碳酸钠加硫）等。可根据不同矿物药的性质加以选用。

在矿物药的分析中，对于含量较高的物质，通常可选用经典的化学分析法——容量分析法和重量分析法，对于含量较低的可选择原子吸收光谱法；另外定性分析还可选用红外分光光度法、热分析法等。

一、容量分析法

在矿物药法定的分析方法中以容量分析法最为常见。主要是利用容量分析法中配位滴定法、酸碱滴定法、氧化还原滴定法等。

（一）配位滴定法的应用

1. 应用原理及注意事项

（1）应用原理：以形成配位化合物反应为基础的滴定分析法称为配位滴定法（或称配合物滴定法）。这种方法过去称作络合滴定，根据中国化学会制订的《无机化学命名原则》应称为配位滴定。

作为滴定用的配位剂可分为无机和有机两类，早在 19 世纪中叶就已经广泛应用 $AgNO_3$ 滴定 CN^-，当滴定达到化学计量点（等当点）时，过量一滴 $AgNO_3$ 溶液中的 Ag^+ 与 ［Ag（CN）］$^-$ 形成白色的 $Ag[Ag(CN)_2]$ 沉淀，使溶液浑浊作为终点指示。而现在应用最广的是有机氨酸配位剂中的乙二胺四乙酸（EDTA），在此重点介绍 EDTA 法。

EDTA 与金属离子形成的配合物配位比较简单，一般情况下为 1∶1，EDTA 分子中含有 2 个氨基与 4 个羧基，共 6 个配位原子，大多数金属离子的配位数都不超过 6，所以无论二价、三价、四价均按 1∶1 配位，仅有少数高价金属离子与 EDTA 形成 1∶2 配合物，如 Mo^{5+}、Zr^{4+}。

配位滴定法多用于测定含钙、铝等离子的矿物药，有的用标准溶液乙二胺四乙酸二钠溶液直接滴定，如石膏、钟乳石、紫石英。也有的加过量乙二胺四乙酸二钠溶液，用锌标准溶液进行回滴定，如白矾。

（2）pH 的控制：在 EDTA 滴定中，pH 非常重要，各种金属离子有不同的最低 pH 要求，低于此 pH 的配合物稳定性下降，滴定误差增大。常见金属离子用 EDTA 滴定时的最低 pH 见表 5 - 1。

表 5 - 1　常见金属离子 EDTA 滴定的最低 pH

金属离子	最低 pH	金属离子	最低 pH
Mg^{2+}	9.7	Pb^{2+}	3.2
Ca^{2+}	7.6	Ni^{2+}	3.0
Mn^{2+}	5.2	Cu^{2+}	2.9
Fe^{2+}	5.0	Hg^{2+}	1.9
Al^{3+}	4.2	Sn^{2+}	1.7
Co^{2+}	4.0	Cr^{3+}	1.4
Cd^{2+}	3.9	Fe^{3+}	1.0
Zn^{2+}	3.9	Bi^{3+}	0.4

从表 6-1 可看出，在一定 pH 范围内各种离子间会相互干扰，但我们可以通过控制 pH 值的方法在同一溶剂中连续滴定几种离子，如当溶剂中同时含有 Bi^{3+}、Zn^{2+} 及 Mg^{2+} 时，可用甲基百里酚蓝作指示剂，在 pH 1.0 时用 EDTA 滴定 Bi^{3+}，然后调节 pH 到 5.0 ~ 6.0 滴定 Zn^{2+}，最后在 pH 10.0 ~ 11.0 滴定 Mg^{2+}。

EDTA 滴定中常用的指示剂，在 pH 小于 7 时可用二甲酚橙，pH 大于 7 时可用铬黑 T、铬黑蓝 R 或紫脲酸胺。

（3）掩蔽剂的使用：消除各离子间的干扰，除采取上述控制 pH 值的方法外，还常用掩蔽剂。掩蔽剂的使用可分为两种形式。①利用配位反应降低干扰离子的浓度来消除干扰的方法称为配位掩蔽法：如测定 Cu^{2+}、Mg^{2+} 时可加入三乙醇胺，使 Fe^{3+}、Al^{3+} 形成稳定的配合物，消除 Fe^{3+} 与 Al^{3+} 的干扰。NH_4F 常用来掩蔽 Ca^{2+}、Ba^{2+}、Sr^{3+}、Mg^{2+}、稀土金属离子等的干扰，以测定 Zn^{2+}、Cd^{2+}、Mn^{2+} 等金属离子。②利用产生沉淀的掩蔽方法称为沉淀掩蔽法：如 Ca^{2+} 与 Mg^{2+} 共存时加入 NaOH 使 pH >12.0，Mg^{2+} 形成 $Mg(OH)_2$ 沉淀而不干扰 Ca^{2+} 的测定。另外，当 Ba^{2+} 与 Sr^{2+} 共存时，可用 K_2CrO_4 掩蔽 Ba^{2+}。

2. 配位滴定法的应用实例

石膏中钙离子的测定：取本品细粉约 0.2g，精密称定，置锥形瓶中，加稀盐酸 10ml，加热使溶解，加水 100ml 与甲基红指示液 1 滴，滴加氢氧化钾试液至溶液显浅黄色，再继续多加 5ml，加钙黄绿素指示剂少量，用乙二胺四乙酸二钠滴定液滴定，至溶液的黄绿色荧光消失，并显橙色。每 1ml 乙二胺四醋酸二钠滴定液（0.05mol/L）相当于 8.608mg 的含水硫酸钙（$CaSO_4 \cdot 2H_2O$）。

白矾中铝离子的测定：取本品约 0.3g，精密称定，加水 20ml 溶解后，加醋酸-醋酸铵缓冲液（pH 6.0）20ml，精密加入乙二胺四乙酸二钠滴定液（0.05mol/L）25ml，煮沸 3 ~ 5 分钟，放冷，加二甲酚橙指示液 1ml，用锌滴定液（0.05mol/L）滴定至溶液自黄色转变为红色，并将滴定的结果用空白试验校正。每 1ml 乙二胺四乙酸二钠滴定液（0.05mol/L）相当于 23.72mg 的含水硫酸铝钾 $[KAl(SO_4)_2 \cdot 12H_2O]$。

炉甘石中锌离子的测定：取本品粉末约 1.0g，在 105℃ 干燥 1 小时，精密称定，置锥形瓶中，加稀盐酸 10ml，振摇使锌盐溶解，加浓氨水与氨-氯化铵缓冲液（pH 10.0）各 10ml，摇匀，加磷酸氢二钠试液 10ml，振摇，滤过。锥形瓶与残渣用氨-氯化铵缓冲液（pH 10.0）1 份与水 4 份的混合液洗涤 3 次，合并洗液与滤液，加 30% 三乙醇胺溶液 15ml 与铬黑 T 指示剂少量，用乙二胺四乙酸二钠滴定液（0.05mol/L）滴定至溶液由紫红色变为纯蓝色。每 1ml 乙二胺四乙酸二钠滴定液（0.05mol/L）相当于 4.069mg 的氧化锌（ZnO）。

（二）酸碱滴定法的应用

以酸碱反应为基础的滴定分析方法称为酸碱滴定法。一般的酸、碱及能与酸、碱发生中和反应的矿物药均可用酸碱滴定法测定。

中和反应通常不发生外观变化，因此，需用指示剂颜色的变化来指示终点。

不同的指示剂变化的 pH 值不同，不同程度的酸碱中和需采用不同的指示剂；亦可用电位法指示终点，电位法结果准确，尤其适用于有色物质的测定。

矿物药中的碳酸盐常采用酸碱滴定法。

（三）氧化还原滴定法的应用

以氧化还原反应为基础的滴定反应称为氧化还原滴定法。

在氧化还原反应中发生电子转移，给出电子的物质为还原剂，接受电子的物质为氧化剂，反应物质的化学计量是以反应过程中电子转移的数目来决定的，即：

$$化学计量 = 分子量/电子得失数$$

矿物药分析中常用的氧化还原滴定法有铈量法、碘量法、溴量法、重铬酸钾法，多用于含汞、砷、铁等矿物药。

其中碘量法分直接碘量法和间接碘量法。直接碘量法用碘标准溶液滴定，如雄黄的测定；间接碘量法是先加过量的碘标准溶液后，用硫代硫酸钠标准溶液回滴，指示剂多用淀粉。

氧化还原滴定法的应用实例：磁石中全铁量的测定。

取本品细粉约 0.25g，精密称定，置锥形瓶中，加盐酸 15ml 与 25% 氟化钾溶液 3ml，盖上表面皿，加热至微沸，滴加 6% 氯化亚锡溶液，不断摇动，待分解完全，瓶底仅留白色残渣时，取下，用少量水冲洗表面皿及瓶内壁，趁热滴加 6% 氯化亚锡溶液至显浅黄色（如氯化亚锡加过量，可滴加高锰酸钾试液至显浅黄色），加水 100ml 与 25% 钨酸钠溶液 15 滴，并滴加 1% 三氯化钛溶液至显蓝色，再小心滴加重铬酸钾滴定液（0.01667mol/L）至蓝色刚好褪尽，立即加硫酸 - 磷酸 - 水（2∶3∶5）10ml 与二苯胺磺酸钠指示液 5 滴，用重铬酸钾滴定液（0.01667mol/L）滴定至溶液显稳定的蓝紫色。每 1ml 重铬酸钾滴定液（0.01667mol/L）相当于 5.585mg 的铁（Fe）。

二、重量分析法

容量分析法精密度较高，操作简便，但对有些化合物中的阴、阳离子尚缺乏适当的容量分析方法，而重量分析法则专属性强，也是矿物药分析的常用方法之一。

重量分析法是一种经典分析方法，它是称取一定重量的试样，用适当的方法将被测组分与试样中其他组分分离后，转化成一定的称量形式，称重，从而求得该组分含量的方法。根据被测组分性质不同，重量法可分为挥发重量法、萃取重量法、沉淀重量法和电解重量法。在中药分析中最常用的是沉淀重量法，它是用分析天平称取沉淀的重量，来确定所测组分中被检测离子的含量。要获得准确的结果、减少误差，对沉淀有如下要求：

（1）被测组分要沉淀完全，而形成的沉淀溶解度要很小，即沉淀剂要选择恰当，而且要过量，使产生同离子效应，促使沉淀完全，一般以超过 20%～50% 为宜。过多时可能产生配合反应，而使沉淀溶解度加大。

（2）沉淀要纯净，主要是避免"共沉淀"和"后沉淀"。

共沉淀是指一种难溶化合物沉淀时，某些可溶性杂质同时沉淀下来的现象。引起共沉淀的原因主要有以下几方面：①表面吸附，沉淀颗粒越小，表面吸附越多。②生成混晶，杂质离子可进入晶格排列中，形成与沉淀晶格相同的晶体结构，从而取代沉淀晶格中某些离子的固定位置，生成混合晶体。③吸留和包藏，吸留是指被吸附的杂质离子机械地嵌入沉淀之中；包藏常指母液机械地嵌入沉淀之中。

后沉淀是指当溶液中某一组分的沉淀析出后，另一本来难以析出沉淀的组分，也在沉淀表面逐渐沉积的现象。后沉淀多出现在该组分形成的稳定的过饱和溶液中。

为了提高沉淀的纯度，应使易吸附物质的浓度降低，反复洗涤沉淀，使沉淀的粒子加大。

（3）沉淀的颗粒要大，使之易于洗涤与过滤。

加大颗粒的办法有：①减少沉淀物质的浓度，即在稀溶液中，慢慢加入沉淀剂，并不断搅拌，防止局部浓度过大；②增加沉淀过程中沉淀的溶解度，在热溶液中进行沉淀；③陈化，可放一段时间。

芒硝中硫酸钠的测定：芒硝的主要成分是含水硫酸钠（$Na_2SO_4 \cdot 10H_2O$）。其中钠离子目前尚无适宜的容量分析方法，硫酸根虽可用氯化钡滴定或用过量钡离子沉淀后用配位滴定法滴定过剩的钡离子，但均不易掌握滴定终点。故《中国药典》中仍采用氯化钡沉淀重量法。

取本品约 0.4g，精密称定，加水 200ml 溶解后，加盐酸 1ml，煮沸，不断搅拌，并缓缓加入热氯化钡试液（约 20ml），至不再生成沉淀，置水浴上加热 30 分钟，静置 1 小时，用无灰滤纸或称定重量的古氏坩埚滤过，沉淀用水分次洗涤，至洗液不再显氯化物的反应，干燥，并炽灼至恒重，精密称定，与 0.6086 相乘，即得供试品中含有硫酸钠（Na_2SO_4）的重量。

除经典的容量分析法和重量分析法外，随着现代仪器技术的飞速发展，一些高效、自动化程度高、精密度好的仪器分析方法也被引入到矿物药定性定量分析中来。

三、红外分光光度法

矿物红外光谱是由矿物分子振动产生的吸收光谱，它能提供有关矿物的成分和结构的大量信息，而且这种方法要求的样品数量很少，检测方法简便迅速。矿物药的红外光谱主要是由其阴离子的晶格振动所引起，吸收位置受分子中阳离子的影响较小，一般阳离子质量的增加，仅使吸收峰位置向低波数方向稍作位移。例如，KNO_3 的两个吸收峰位于 $1380cm^{-1}$ 和 $824cm^{-1}$，而 $Pb(NO_3)_2$ 的吸收峰位于 $1373cm^{-1}$ 和 $836cm^{-1}$。因此矿物药的红外光谱比有机化合物简单得多。

红外分光光度法通常用于矿物药的定性分析。在进行矿物药定性分析时，一般先将样品粉碎，过 200 目筛，然后用石蜡糊或 KBr 压片法测定。在解析图谱时，应注意吸收水的干扰；另外由于杂质的存在、样品晶体在光路中方向的不同、多晶异构水合类型的不同、离子交换现象，常使测得的光谱与标准图谱不一致。

辽宁省地质局中心实验室编制的《矿物红外光谱图谱》汇集国内外 560 余种矿物，605 幅红外图谱，可供矿物药分析时参考。

例如，用红外分光光度法对 17 份矿物药赭石进行鉴定，结果为：

（1）赭石（含石英碎末赤铁矿矿石）：$1020cm^{-1}$、$525cm^{-1}$、$445cm^{-1}$ 与赤铁矿标准光谱相似，但亦存在差异，可能是杂质引起，但所收集 12 份赭石样品均一致，仅含铁量高低不同，吸收强度有差异。

（2）伪品：老赭石（含赤铁矿生物灰岩）$1420cm^{-1}$、$1020cm^{-1}$、$873cm^{-1}$、$708cm^{-1}$、$525cm^{-1}$、$445cm^{-1}$，其中 $1420cm^{-1}$、$873cm^{-1}$、$708cm^{-1}$ 与方解石（$CaCO_3$）标准光谱吻合，$1020cm^{-1}$、$525cm^{-1}$、$445cm^{-1}$ 与赭石标准光谱吻合。

（3）混淆品：磁石（磁铁矿）$1010cm^{-1}$、$550cm^{-1}$、$450cm^{-1}$，其中 $550cm^{-1}$ 与磁铁矿标准图谱近似，$1010cm^{-1}$、$450cm^{-1}$ 与赭石相近。

有学者研究了 95 种矿物药的 280 个样品的红外光谱特征，认为不同品种的矿物药的红外图谱具有不同特征吸收峰及谱带，应用红外光谱可鉴别不同品种的矿物药及矿物药的炮制品，还可以鉴别矿物药的真伪、优劣。

四、热分析法

在程序控制温度下，测定物质的物理、化学性质随温度变化关系的一类仪器分析方法。该方法可测定物质的物理常数，如熔点和沸点，可作为矿物药鉴别和纯度检查的方法。根据测定物理量的不同，热分析法又分为差（示）热分析法（DTA）、热重量法（TG）、导数热重量法（DTG）、差示扫描量热法（DSC）、热机械分析法（TMA）和动态热机械分析法（DMA）。

（一）矿物药的热分析法

涉及矿物药的热分析方法主要是指以下 3 种：

1. 热重法　热重法（thermogravimetry，TG）是在程序控制温度下测量物质的质量（重量）与温度关系的技术。由热重法测得的图谱称热重曲线，一般 X 轴为温度（或时间），Y 轴为重量。本法衍生的微商热重法（derivative thermo gravimetry，DTG）是热重曲线对温度或时间的一阶微商。

凡在加热过程中有重量减少的物质均可用本法测定。如含结晶水、加热分解物（碳酸盐失去 CO_2）等的矿物药。

2. 差热分析法　差热分析法（differential thermal analysis，DTA）是在程序控温下测量物质和参比物的温度差与温度关系的技术。所得图谱为差热（DTA）曲线，Y 轴为温度差（T），向下时为吸热，X 轴为温度（t 或 T），峰的前沿最大斜率点的切线与外推基线的交点为外推始点（extrapolated onset），是物质熔化的重要参数，现代仪器均可自动显示。

凡在程序加热过程中有吸热或放热反应的物质均可用差热分析法，根据吸热峰和放热峰的个数、形状和位置与相应的温度来鉴别待测物质或多晶型，也可根据与对照品或标准品的差热分析曲线比较检查待测物质的纯度。

3. 差示扫描量热法　差示扫描量热法（differential scanning calorimetry，DSC）是在程序控温下测量物质和参比物的功率差与温度差关系的技术，其作用与 DTA 相似，但测量的是物质变化时所消耗的功率，所以更直观，DSC 曲线中 Y 轴为单位时间所加的热量，即 dq/dt（mcal/s 或 mt/s），对吸、放热方向，至今无明确规定，由仪器设计而定，X 轴为时间（t）或温度（T）。根据测量方法，分为功率补偿型和热流型两种。

凡在程序加热过程中有吸热或放热反应的物质也可用差示扫描量热法测定。该法可用于待测物的鉴别、纯度检查以及熔点和水分的测定。

（二）矿物药的热分析实例

矿物药的差热曲线和热重曲线会因其组成、结构的不同而表现出不同的特征，通过与已知标准矿物药特征曲线进行起始温度、峰温及峰面积等的比较便可鉴定矿物药。

根据不同碳酸钙盐矿物药的差热图谱中峰的位置、峰的数目及峰的形状差异，作为鉴别依据，通过直观地比较 7 种主成分为 $CaCO_3$ 的矿物药差热图谱，可以快速、简单地对其进行区分。

自然铜在缺氧条件下加热升温至 150℃，部分转化为具有强磁性的单斜晶系的 FeS，升温超过 420℃时转化为具有弱磁性的六方晶系的 FeS，在 800℃以上将产生磁铁矿。

白矾［$KAl(SO_4)_2 \cdot 12H_2O$］，加热失去全部结晶水，经历从晶态［$KAl(SO_4)_2 \cdot 12H_2O$］（室温到 65℃）到非晶态（70~240℃）再到晶态 $KAl(SO_4)_2$，240℃以上的过程。石

膏（CaSO$_4$·2H$_2$O），150~200℃的吸热效应为分段脱水，320℃放热效应为形成硬石膏，1180℃的吸热效应为多形转变。芒硝（Na$_2$SO$_4$·10H$_2$O），40℃吸热效应为芒硝熔化，100℃吸热效应为形成无水芒硝，240℃吸热效应为无水芒硝的多形转变，910℃吸热效应为熔化。

五、X 射线衍射分析法

X 射线是具有一定波长范围的短波长电磁波。1895 年德国物理学家伦琴（Rontgen）在从事阴极射线管研究中发现了一种看不见的，但可使硫化锌发光的射线，因为尚不知道为何种射线暂定名为"X 射线"。随后伦琴又发现该射线可以引起空气的电离；照射荧光物质时可出现荧光；可以穿过障碍物，也可以被吸收；可使乳胶片感光等。为深入研究 X 射线的物理本质，1912 年德国物理学家劳厄发现当 X 射线通过晶体时产生类似可见光通过光栅时的"衍射现象"，并由此证实：晶体是 X 射线的天然立体光栅，证明 X 射线的波长与晶体中原子（分子）间排列的"间隔"，具有相同的数量级。这一发现把人类的视野从宏观世界引到微观世界。

（一）X 射线衍射分析法的基本原理

X 射线衍射分析法分为单晶 X 射线衍射分析法与粉末 X 射线衍射分析法。单晶 X 射线衍射分析法主要用于固态样品的空间结构分析，其实质是研究 X 射线、晶体衍射与分子结构三者之间的关系。当 X 射线照射到晶体上时，晶体将会产生衍射效应，由于晶体内部原子的有序排列，在晶体周围空间产生一幅规律的三维衍射图像，利用衍射图像中的信息，根据分子排列的对称性质，通过数学计算可以准确获得分子三维立体结构。X 射线衍射单晶结构分析实质是完成傅里叶变换和傅里叶反变换的过程。在 X 射线衍射实验中完成第一次傅里叶变换，获得晶体在衍射空间的衍射图谱和衍射数据值；第二次傅里叶变换是通过数学计算完成，获得分子立体结构模型和各种参数值。单晶 X 射线衍射分析是结构分析的权威方法，能够给出定量分析结果。

粉末 X 射线衍射分析可以用于单一物质和混合样品的定性物相分析、物质存在状态鉴别、两种物质的异同鉴别、化合物的晶型鉴别等；也可以根据不同的需要进行定量分析。当 X 射线照射的样品不是一颗单晶体，而是由许多细小（约 100mm）单晶粒组成的粉晶样品时，相应的 X 射线衍射图像将由许多小晶粒在空间的随机取向而形成各自独立的 X 射线衍射图像，其叠加结果形成以入射 X 射线为轴线的一组同心圆锥衍射线族。应用粉末 X 射线衍射仪，可以记录共存的 X 射线衍射图谱，每种单一化合物（组分）应具有自身专属的一套指纹性粉末 X 射线衍射线，因此可以凭借粉末 X 射线衍射图谱准确地鉴定识别化合物（即物相分析）。

（二）X 射线衍射分析法的一般流程

我国矿物药材的利用有着悠久的历史。但由于矿物经历了亿万年的地质变迁，组成尤为复杂，伴生、共生现象普遍存在。另外，在长期的民间使用过程中，同名异物、同物异名的情况广泛存在，出现临床用药混乱状况。

粉末 X 射线衍射方法可以通过物相分析的方法对矿物药材进行有效识别和鉴定。矿物药由于组成中晶态成分较多，因此衍射图谱中峰强度较高，峰形比较尖锐，所含大部分组分的对称性较高，因此峰数较少，图谱比较简单。不同的地质作用下所形成的同种矿物，在成分含量上有明显的差异性，这种差异可以在粉末 X 射线衍射图谱中表现出来。在矿物药分析中，X 射线粉末衍射应用更为广泛。

1. **样品制备**　由于粉末 X 射线衍射使用的样品要求均匀和尽可能消除择优取向，所以在进行粉末 X 射线衍射实验前，需要对被测样品进行前处理。一般是将样品放入玛瑙研钵经研磨后过 100 目筛，制成粉末 X 射线衍射实验用样品。

2. **进样**　对于 X 射线粉末衍射仪，一般需要较多的样品量。由于晶体对 X 射线的衍射能力与组成的化学元素相关，与无机物、矿物或金属配合物等化合物相比较，有机化合物的衍射能力较弱，所以在进行粉末 X 射线衍射实验时要求其样品量一般为 50mg ，而对于植物或动物中药材样品，由于其所含晶态成分较少，样品量为 100mg ，对于矿物药进样量约 50mg 。

3. **测试参数设定**　根据使用仪器的不同，相应测试的参数会有所变化，但一般会包含扫描范围、扫描速度、步长、射线管电压电流等参数。最优参数可能需要经过实际实验获得。

4. **粉末衍射图谱数据分析**　根据不同的检测分析要求进行衍射图谱的数据处理。一般可选用下列分析内容：晶态与非晶态物质鉴别、固体化学药物异同鉴别（即物相分析）、固体化学药物纯度鉴别、单一成分的固体化学药物的晶型确定、固体化学药物晶型纯度分析、固体化学药物多晶型含量测定、同体化学药物稳定性与影响因素测定，以及固体化学药物制剂中原料药的晶型与含量测定等。

（三）矿物药的 X 射线衍射分析实例

不同矿物药的成分各不相同，其 X 射线衍射图谱也不相同，据此可实现对矿物药的鉴别。我们利用 XRD 法对磁石药材进行鉴别，不仅能够准确的鉴别磁石的真伪，同时能够对磁石的伴生矿物进行鉴定、分析、研究，为磁石药材的质量评价提供有效、准确的理论依据。

实验条件：Cu $k_{\alpha 1}$ 辐射，石墨单色器，管压 40kV，管流 100mA。2θ 扫描范围 $5° \sim 60°$，扫描速度 $10°/\min$，狭缝宽度：DS = SS = 1°。RS = 0.15mm。步长 0.02°。通过对磁石的 X 射线衍射图谱进行标准数据处理，包括平滑、背景扣除、$k_{\alpha 2}$ 扣除、寻峰，将所得衍射数据与国际粉末衍射数据中心 JCPDS 标准卡片匹配。通过物相检索（图 5 - 1），可知磁石药材中的主要物相为四氧化三铁（PDF 标准卡片号：19 - 0629）和石英（PDF 标准卡片号：46 - 1045）。

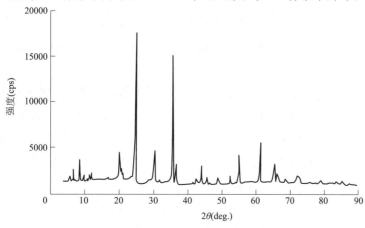

图 5 - 1　磁石样品的物相分析图

利用 X 射线衍射技术还能对白矾、枯矾（白矾的炮制品）及铵明矾进行区分。通过 X 射线衍射分析，利用 Mid Jade 6.0 软件进行物相分析可知白矾的主要物相为 $KAl(SO_4)_2 \cdot 12 H_2O$，枯矾的主要物相为 $KAl(SO_4)_2$，铵明矾的主要物相为 $NH_4Al(SO_4)_2 \cdot 12 H_2O$。

六、电感耦合等离子体质谱法

电感耦合等离子体质谱法（ICP – MS）是以电感耦合等离子体为离子源，以质谱为检测器的无机多元素分析技术。被分析样品通常以水溶液由样品提升装置进入雾化器，经雾化器汽化，以气溶胶形式引入氩气流中，进入高温氩等离子体中心区，等离子的高温使样品去溶剂化、汽化解离和电离，大多数无机元素在氩等离子体内被解离成带一个正电荷的离子，单正电荷离子通过带有不同电压的离子透镜系统进入质量分析器，到达检测器。自然界出现的每种元素都有一个简单的或几个同位素，每个特定同位素离子给出的信号与该元素在样品中的浓度是线性关系。

ICP – MS 具有灵敏度高、检测限低、选择性好、可测元素覆盖面广、线性范围宽、能进行多元素的同时检测和同位素比测定等优点，是一种具有广阔前景的痕量无机多元素分析技术。广泛应用于环境、冶金、生物、医学、地质等分析领域。ICP – MS 在元素分析中早已成为成熟的常规分析技术，并且通过与高效液相色谱、气相色谱、毛细管电泳、离子色谱等分离技术进行联用，在元素价态分析的研究中也越来越多地被应用。

等离子体（plasma）是指电子和离子浓度处于平衡状态的电离的气体。这种气体不仅含有中性原子和分子，而且含有大量的电子和离子，因而等离子体是电的良导体，因其正、负电荷密度几乎相等，故从整体来看是电中性的。采用高频电源感应加热原理，使流经石英管的工作气体（一般为氩气）电离所产生的火焰状的等离子体就是电感耦合高频等离子炬。

电感耦合等离子体质谱技术的发展使元素形态分析的研究真正引起广泛重视并得到迅速发展。该技术极高的检测灵敏度以及可以方便地与不同分离技术联用的特点为元素形态分析提供强有力的检测手段。色谱技术是一种强有力的分离技术，包括离子色谱、液相色谱、气相色谱和毛细管电泳等，可以有效地分离元素的不同价态、形态；而 ICP – MS 既可以分析水溶液，也可以分析有机溶液，两者的有效结合在形态分析领域有独特的优势。

分析实例　ICP – MS 分析中药磁石中的有害元素

标准溶液配制：精密吸取多元素标准溶液，加入一定量的浓硝酸，用去离子水定容至 10ml，配成混合对照品溶液。以对照品浓度 C 为横坐标，对照品峰强 I 为纵坐标，绘制标准曲线。

供试品溶液的制备：精密称取样品粉末（过 200 目筛）0.15g，放入 100ml 聚四氟乙烯消解罐中，精确加入浓 HNO_3 3ml，浓 HCl 6ml，HF 2ml，硼酸 0.2g，置于通风橱中静置 15 分钟，待反应不剧烈后加盖密封，装入微波消解仪中，按设定的消解程序（0 ~ 10 分钟升温至 220℃；10 ~ 30 分钟恒定在 220℃）消解，消解完毕后，冷却至室温，取出消解罐，在通风橱中将酸挥尽，转移至 50ml 量瓶中，用去离子水定容至刻度，即得。

Optima™ 2100DV 电感耦合等离子体 – 质谱仪（美国 Perkin Elmer 公司），ICP – MS 工作参数为：功率 1300W，冷却气流量 1.5L/min，载气流速 0.8L/min，辅助气流量 0.2L/min，样品提升量为 1.5mL/min。测量条件：积分时间 10 秒；延迟时间 1 秒；重复次数 1；

测量方式：标准曲线法；读数方式：峰强。

根据矿物药含有害元素较高的实际情况，以最大限度的保证用药安全，拟定磁石中有害元素的限量。

七、其他理化分析方法

现代分析方法，如原子吸收分光光度法、放射活化分析法、扫描电镜法、荧光光谱法、电化学分析法等在矿物药的未知成分及微量元素分析方面已得到较广泛的应用。

（一）扫描电镜法

每种矿物在微观结构上具有特定的结构，在纳米级层次上，晶体表面与内部结构是不同的，矿物相界面上的结构与晶体内部结构也是不同的，而这些结构只能通过高分辨率的电子显微镜才能观测到。扫描电镜是介于透射电镜和光学显微镜之间的一种微观性貌观察，可直接利用样品表面材料的物质性能进行微观成像。它具有制样简单、放大倍数可调范围宽、图像的分辨率高、景深大等特点。目前，已广泛应用在生物学、医学、材料等领域。用扫描电镜结合 X 射线衍射分析法研究姜石中矿物成分，发现姜石主要由方解石、石英和黏土矿物组成。陈建伟等用扫描电镜对生、煅石膏进行观察，从图谱可清楚地观察到不同炮制温度下石膏晶形结构的区别。

（二）近红外光谱法

近红外光谱是中红外光谱中 C—H、N—H、O—H 和 S—H 的共振吸收，具有高信息量。波长范围为 780 ~ 2500nm，而且该光谱取决于粒子大小、多晶型、残留溶剂、湿度等因素，常需要将数据经过数学处理后方能进行。与其他分项方法相比，近红外光谱法有分析速度快、可多成分同时分析、无污染、样品不需特别的预处理等优点，在各个研究领域都有应用。在矿物研究领域，有研究人员运用近红外光谱法区分层状硅酸盐中单矿物（黏土矿物、绿泥石、蛇纹石等），含羟基的硅酸盐矿物（绿帘石、闪石等），硫酸盐矿物（明矾石、黄铁钾矾、石膏等），碳酸盐矿物（方解石、白云石等）及这些矿物的不同结晶度品种。

（三）光谱半定量分析法

光谱半定量分析法也是测定元素含量的一种方法，根据元素的特征谱线确定元素的存在，根据谱线的黑度估计元素的含量。有人对大、小海浮石中 15 种微量元素进行光谱半定量分析，从微量元素含量及微量元素在不同品种海浮石中吸附或可交换量差异的角度，提出大海浮石与小海浮石应为两种中药，不能混用。

用原子吸收光谱法、发射光谱法、电极法、库仑法对麦饭石进行全分析和主要微量元素分析，证明麦饭石是多种矿物的集合体，包括钾长石、斜方石、黑云母和角闪石等，由 15 种化合物组成，含 13 种主要微量元素。

用石英摄谱仪对石膏、朱砂、阳起石、钟乳石、龙骨、寒水石、赤石脂、云母石、青礞石、紫石英等 12 种中药进行微量元素分析，发现这些中药除含有钙、镁、钠、磷、铁、硅、铜、锰、镍、矾外，还有人体非必需或对人体有害的铝、铅、硼、钴、汞、钡、锑、砷等。分析雄黄等 50 个矿物药样品，发现矿物药中普遍存在的元素约有 30 种。

第三节　常用矿物药质量分析

一、朱砂的质量分析

本品为硫化物类矿物辰砂族辰砂，主含硫化汞（HgS）。采挖后，选取纯净者，用磁铁吸净含铁的杂质，再用水淘去杂石和泥沙。具清心镇惊，安神，明目，解毒之功效。用于心悸易惊，失眠多梦，癫痫发狂，小儿惊风，视物昏花，口疮，喉痹，疮疡肿毒。不少著名的中成药中都含有朱砂，如六神丸、牛黄清心丸、再造丸、冰硼散、一捻金、安宫牛黄丸等。

1. **性状**　本品为粒状或块状集合体，呈颗粒状或块片状。鲜红色或暗红色，条痕红色至褐红色，具光泽。体重，质脆，片状者易破碎，粉末状者有闪烁的光泽。气微，味淡。

2. **鉴别**

（1）取朱砂粉末，用盐酸湿润后，在光洁的铜片上摩擦，铜片表面显银白色光泽，加热烘烤后，银白色即消失。

（2）取朱砂粉末 2g，加盐酸 – 硝酸（3：1）的混合溶液 2ml 使溶解，蒸干，加水 2ml 使溶解，滤过，滤液显汞盐与硫酸盐的鉴别反应。

3. **检查铁**　取本品 1g，加稀盐酸 20ml，加热煮沸 10 分钟，放冷，滤过，滤液置 250ml 量瓶中，加氢氧化钠试液中和后，用水稀释至刻度。取稀释液 10ml，照铁盐检查法（《中国药典》通则 0807）检查，如显颜色，与标准铁溶液 4ml 制成的对照液比较，不得更深（0.1%）。

4. **含量测定**　取本品粉末约 0.3g，精密称定，置锥形瓶中，加硫酸 10ml 与硝酸钾 1.5g，加热使溶解，放冷，加水 50ml，并加 1% 高锰酸钾溶液至显粉红色，再滴加 2% 硫酸亚铁溶液至红色消失后，加硫酸铁铵指示液 2ml，用硫氰酸铵滴定液（0.1mol/L）滴定。

每 1ml 硫氰酸铵滴定液（0.1mol/L）相当于 11.63mg 的硫化汞（HgS）。

本品含硫化汞（HgS）不得少于 96.0%。

5. **其他含量测定方法**

（1）硫氰酸铵汞容量法：精称样品适量，置凯氏烧瓶内，加入硝酸 10ml，缓缓加热，预分解 10 分钟后，加硫酸 10ml，高氯酸 3ml，小心加热，继续分解 20 分钟，再加硝酸钾 1.5g，加热 10 分钟，使朱砂完全溶解。放冷，加入 1% 硝酸溶液，摇匀后转入锥形瓶，再用 1% 硝酸溶液荡洗，洗液并入锥形瓶，再滴加 1% 高锰酸钾试液，至溶液呈红色，再滴加 2% 硫酸亚铁试液使红色褪去。加入硫酸铁铵指示液 2ml，用硫氰酸铵标准溶液滴定，样品朱砂含量按 HgS 计算。

$$Hg^{2+} + 2SCN^- = Hg(SCN)_2\downarrow（白色）$$

$$Fe^{3+} + SCN^- = FeSCN^{2+}（淡红棕色）$$

（2）原子吸收分光光度法

原子吸收分光光度计的工作条件：波长 253.7nm；汞空心阴极灯；电流 6.0mA；狭缝 0.3mm；满刻度 0~1.0A；响应度 1.0；积分时间 10 秒；测量方式：吸入式。

标准曲线的制备：首先是汞标准溶液的制备，然后是标准曲线的绘制，以峰高吸收值对浓度绘制标准曲线，计算回归方程为 $C = 92.732A - 4.379$，$r = 0.9992$，含汞量在 15~

70mg/ml 范围内呈良好线性关系，最小测量限度为 10ng/ml。

测定结果：供试品溶液的制备，然后测量样品含汞量，最后精密量取汞标准溶液，重复测定五次，测得汞量相对标准偏差为 2.3%。

（3）高效液相色谱法测定中药紫金红胶囊中朱砂含量：通过将样品消化后，以二乙基二硫代氨基甲酸钠（DEDTC）为配合剂，再用 HPLC 对 Hg – DEDTC 的配合物进行分离测定。

色谱条件：Waters X – Terra C_{18} 柱，以甲醇 – 0.01mol/L 磷酸氢二钠（用磷酸调 pH 至 7.5）（73:27）为流动相，流速为 0.8ml/min，检测波长为 270nm，柱温为 35℃。

测定结果：在 Hg^{2+} 质量浓度为 10.1 ~ 100.9mg/L 时，其浓度与 Hg – DEDTC 配合物的峰面积呈良好线性关系，相关系数为 0.9996。平均加样回收率为 97.0% ~ 100.8%，RSD 为 1.8% ~ 2.3%。

（4）微波辅助萃取 – 电感耦合等离子体质谱法（MAE – ICP – MS 法）同时测定朱砂中硫化汞（HgS）、可溶性汞盐（以 Hg 计）含量

实验条件：朱砂样品采用微波辅助萃取（MAE），分别以密闭式微波消解法、密闭式微波提取法进行前处理，以 ^{209}Bi 作为 Hg 的内标，控制分析信号的动态漂移，用电感耦合等离子体质谱法（ICP – MS）测定总 Hg、可溶性 Hg 含量，再折算成硫化汞、可溶性汞盐（以 Hg 计）含量。

测定结果：线性相关系数（r）为 1.000；回收率均为 95% ~ 105%；精密度 RSD 均 ≤ 1%；重复性 RSD 均 ≤ 0.4%；稳定性：硫化汞 RSD ≤ 0.1%，可溶性汞盐（以 Hg 计）RSD ≤ 1%；方法检出限（LOQ）：硫化汞为 6mg/g，可溶性汞盐（以 Hg 计）为 0.06μg/g。

二、雄黄的质量分析

本品为硫化物类矿物雄黄族雄黄，主含二硫化二砷（As_2S_2）。采挖后，除去杂质。功效为解毒杀虫、燥湿祛痰、截疟。用于痈肿疔疮，蛇虫咬伤，虫积腹痛，惊痫，疟疾。安宫牛黄丸、七珍丸、牛黄至宝丸、六神丸、六应丸、牛黄解毒丸、牛黄消炎片等中成药中均含有雄黄。

1. 性状　本品为粒状或块状集合体，呈不规则块状。深红色或橙红色。条痕淡橘红色。晶面有金刚石样光泽，质脆，易碎，断面具树脂样光泽。微有特异的臭气，味淡。精矿粉为粉末状或粉末状结合体，质松脆，手捏即成粉，橙黄色，无光泽。

2. 鉴别

（1）取本品粉末 10mg，加水润湿后，加氯酸钾饱和的硝酸溶液 2ml，溶解后，加氯化钡试液，生成大量白色沉淀。放置后，倾出上层酸液，再加水 2ml，振摇，沉淀不溶解。

$$As_2S_2 + 2KClO_3 + 3HNO_3 \longrightarrow 2KAsO_3 + H_2SO_4 + Cl_2 + NO_2$$

$$H_2SO_4 + BaCl_2 \longrightarrow BaSO_4 \downarrow + HCl$$

（2）取本品粉末 0.2g，至坩埚内，加热熔融，产生白色或黄白色火焰，伴有白色浓烟。取玻片覆盖后，有白色冷凝物，刮取少量，置试管中加水煮沸使溶解，必要时滤过，溶液加硫化氢试液数滴，即显黄色，加稀盐酸后生成黄色絮状沉淀，再加碳酸铵试液，沉淀复溶解。

3. 检查三氧化二砷　取本品适量，研细，精密称取 0.94g，加稀盐酸 20ml，不断搅拌 3 分钟，滤过，残渣用稀盐酸洗涤 2 次，每次 10ml，搅拌 10 分钟。洗液与滤液合并，置

500ml 量瓶中，加水至刻度，摇匀，精密量取 10ml，置 100ml 量瓶中，加水至刻度，摇匀，精密量取 2ml，加盐酸 5ml 与水 21ml，照砷盐检查法（通则 0822 第一法）检查，所显砷斑颜色不得深于标准砷斑。

4. 含量测定 取本品粉末约 0.1g，精密称定，置 250ml 锥形瓶中，加硫酸钾 1g、硫酸铵 2g 与硫酸 8ml，用直火加热至溶液澄明，放冷，缓缓加水 50ml，加热微沸 3~5 分钟，放冷加酚酞指示液 2 滴，用氢氧化钠溶液（40→100）中和至显微红色，放冷，0.25mol/L 硫酸中和至褪色，加碳酸氢钠 5g，摇匀后，用碘滴定液（0.1mol/L）滴定，至近终点时，加淀粉指示液 2ml，滴定至溶液显蓝紫色。每 1ml 碘滴定液（0.1mol/L）相当于 5.348mg 的二硫化二砷（As_2S_2）。

本品含砷量以二硫化二砷（As_2S_2）计，不得少于 90.0%。

$$H_3AsO_3 + K_2SO_4 + I_2 + H_2O = H_3AsO_4 + 2KI + H_2SO_4$$

5. 其他含量测定方法

（1）乙基二硫代氨基甲酸银比色法［简称 Ag（DDC）比色法］：精密称取供试品适量，置锥形瓶中，加入浓硫酸及适量硝酸进行消化反应，至溶液清澈，放冷至室温。移入容量瓶中，加水定容，为供试液。

另取 6 个砷化氢发生器，分别精密加入砷标准液适量，加水定容，为对照品溶液。

向上述各溶液分别加入浓硫酸 4ml，15% 碘化钾溶液 4ml 及 40% 氯化亚锡溶液 2ml，混匀，放置 15 分钟。于各个吸管中分别精密加入二乙基二硫代氨基甲酸银 – 三乙醇胺 – 氯仿吸收液 5ml，插入导气管，迅速向各发生瓶中倾入预先称好的 3g 无砷锌粒，塞紧瓶塞，在室温下反应完毕后用氯仿将吸收液体积补足至 5ml。

$AsH_3\uparrow + 6Ag（DDC）+3$ 吡啶 $\rightarrow As（DDC）_3 +6Ag$（红色胶态银）$+3$ 吡啶·HDDC

用分光光度计在波长 530nm 处测定，以对照品溶液浓度为横坐标，吸收度为纵坐标绘制工作曲线，从而算得砷含量。对照品的 6 个点从 0.00ml 开始，选择 5 个适宜的体积，使整个测定符合朗伯 – 比尔定律；供试液的取用量使其测定数值在标准工作曲线的中间线段为宜。

（2）离子交换高效液相色谱 – 氢化物发生 – 原子荧光光度法（HPLC – HG – AFS）测定雄黄中 As（Ⅲ）的含量。

实验条件：磷酸氢二铵缓冲溶液（pH =6.0）为流动相，流速 1ml/min；柱温 25℃；检测波长 193.7nm；用 1.0ml/min 的载流流速、体积分数 10% 的 HCl 载流酸度；30g/L 的 KBH_4 溶液，4ml/min 的流速；AFS – 820 原子荧光光谱检测器：总电流 90mA，辅助电流 40mA，负高压 280V，载气流量 400ml/min，屏蔽气流量 600ml/min，石英炉点火。

实验结果：雄黄在水中 As（Ⅲ）溶解量与在人工胃液和人工肠液中 As（Ⅲ）的含量有显著性差异，而雄黄在人工胃液中 As（Ⅲ）含量与在人工肠液中 As（Ⅲ）的含量无显著性差异。

三、其他矿物药的质量分析

1. 轻粉 本品为氯化亚汞（Hg_2Cl_2）。

（1）性状：本品为白色有光泽的鳞片状或雪花状结晶，或结晶性粉末；遇光颜色缓缓变暗。气微。

（2）鉴别：①本品遇氨试液或氢氧化钠试液，即变成黑色。②取本品，加等量的无水碳酸钠，混合后，置干燥试管中，加热，即分解析出金属汞，凝集在试管壁上，管中遗留的残渣加稀硝酸溶解后，滤过，滤液显氯化物（通则0301）的鉴别反应。

（3）检查

升汞：取本品2g，加乙醚20ml，振摇5分钟后，滤过，滤液挥去乙醚，残渣加水10ml与稀硝酸2滴溶解后，照氯化物检查法（通则0801）检查，如发生浑浊，与标准氯化钠溶液7ml用同一方法制成的对照液比较，不得更浓。

汞珠：取本品约1g，平铺于白纸上，用放大镜检视，不应有汞珠存在。

炽灼残渣：不得过0.1%。

（4）含量测定：取本品约0.5g，精密称定，置碘瓶中，加水10ml，摇匀，再精密加碘滴定液（0.05mol/L）50ml，密塞，强力振摇至供试品大部分溶解后，再加入碘化钾溶液（5→10）8ml，密塞，强力振摇至完全溶解，用硫代硫酸钠滴定液（0.1mol/L）滴定，至近终点时，加淀粉指示剂，继续滴定至蓝色消失，每1ml碘滴定液（0.05mol/L）相当于23.61mg的氯化亚汞（Hg_2Cl_2）。

本品含氯化亚汞（Hg_2Cl_2）不得少于99.0%。

2. 紫石英 本品为氟化物类矿物萤石族萤石，主含氟化钙（CaF_2）。采挖后，除去杂石。

（1）性状：本品为块状或粒状集合体。呈不规则块状，具棱角。紫色或绿色，深浅不匀，条痕白色。半透明至透明，有玻璃样光泽。表面常有裂纹。质坚脆，易击碎。气无，味淡。

（2）鉴别：①取本品细粉0.1g，置烧杯中，加盐酸2ml与4%硼酸溶液5ml，加热微沸使溶解。取溶液1滴，置载玻片上，加硫酸溶液（1→4）1滴，静置片刻，置显微镜下观察，可见针状结晶。②取本品置紫外光灯（365nm）下观察，显亮紫色、紫色至青紫色荧光。③取本品细粉20mg与二氧化硅粉15mg，混匀，置具外包锡纸的橡皮塞的干燥试管中，加硫酸10滴。另取细玻璃管穿过橡皮塞，玻璃管下端沾水一滴，塞置距试管底部约3.5cm处，小心加热（在石棉板上）试管底部，见水滴上下移动时，停止加热约1分钟，再继续加热，至有浓厚的白烟放出为止。放置2~3分钟，取下塞与玻璃管，用2~3滴水冲洗玻璃管下端使流入坩埚内，加钼酸铵溶液［取钼酸铵3g，加水60ml溶解后，再加入硝酸溶液（1→2）20ml，摇匀］1滴，稍加热，溶液显淡黄色，放置1~2分钟后，加联苯胺溶液（取联苯胺1g，加入10%醋酸使溶解成100ml）1滴和饱和醋酸钠溶液1~2滴，即显蓝色或生成蓝色沉淀。

（3）含量测定：取本品细粉约0.1g，精密称定，置锥形瓶中，加盐酸2ml与4%硼酸溶液5ml，加热溶解后，加水300ml、10%三乙醇胺溶液10ml与甲基红指示剂1滴，滴加10%氢氧化钾溶液至溶液显黄色，再继续多加15ml，并加钙黄绿素指示剂约30mg，用乙二胺四醋酸二钠滴定液（0.05mol/L）滴定至溶液黄绿色荧光消失而显橙色。每1ml乙二胺四醋酸二钠滴定液（0.05mol/L）相当于3.904mg的氟化钙（CaF_2）。

本品含氟化钙（CaF_2）不得少于85.0%。

（4）X-衍射Fourier指纹图谱鉴别

仪器与条件：Bruker AXS公司D8 ADVANCE X-射线衍射仪，试验条件：Cu靶Kα射线（1.5406Å，管压40kV，管流40mA，扫描速度0.1°/s）。

对10批紫石英药材进行X-衍射分析，得到10批药材的X-衍射Fourier图谱。由图

5-2可知，10批主产地的紫石英药材组成结构相近，因此，紫石英药材 X-衍射 Fourier 指纹图谱具有很好的专属性。

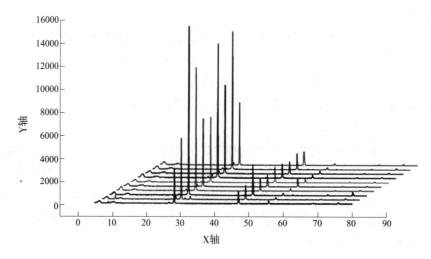

图 5-2　10 批紫石英药材 X-衍射 Fourier 图谱

扫码"练一练"

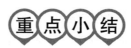

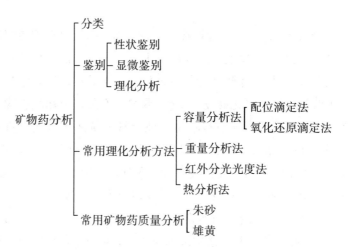

（曹雨诞）

第六章　中药制剂分析

扫码"学一学"

> **学习目标**
>
> 1. **掌握**　中药制剂分析的一般程序及要求；中药制剂的主要定性与定量分析方法；各类中药制剂的质量要求和分析特点与样品制备；药用辅料质量评价方法；药用辅料质量标准主要内容；各类中药制剂与药用辅料代表性分析实例定性和定量分析原理。
> 2. **熟悉**　中药制剂分析的定义；中药制剂质量标准研究一般程序以及药用辅料通则。
> 3. **了解**　中药制剂分析的特点以及药用辅料分类。

第一节　概　述

中药制剂，亦称中成药，是在中医药理论指导下，以中药为原料，按规定的处方和方法加工成一定的剂型，用于防病、治病的药品。中药制剂应用历史悠久，早在两千多年前战国时期的医著《黄帝内经》中就有关于汤、丸、散、膏、酒、丹的记载。随着时代的发展，中药制剂也在不断的丰富和完善。制剂类型除传统制法的丸、散、锭、膏、丹、酒、汤外，又增加了不少现代制药剂型，如片剂、注射剂、颗粒剂、糖浆剂、口服液、气雾剂、软膏剂、橡皮膏剂、巴布剂、浓缩颗粒剂、滴丸、软胶囊、透皮吸收制剂、纳米制剂、栓剂、泡腾片、胃漂浮片、靶向制剂、缓控释制剂等。

中药制剂分析是以中医药理论为指导，运用现代科学技术方法，包括化学、物理学、生物学、数学和计算机科学等，对中药制剂质量，即"真伪优劣"进行评价和控制，以保证中药制剂质量稳定、可控、安全、疗效可靠的一门学科，是中药分析学科的重要分支之一。

由于受到科学技术条件的限制，长期以来，中药制剂的内在质量主要依靠原料药材的道地性和制作过程的经验性，一直缺乏科学的检验手段和方法来保证成品的内在质量，所谓"丸散膏丹，神仙难辨"。直至1977年版《中国药典》，显微鉴别法才开始应用于由药材（饮片）粉末制成的丸剂、散剂及片剂的鉴定。1985年至现行版《中国药典》，各种色谱和光谱技术，特别是薄层色谱和高效液相色谱技术被逐步广泛应用于中药及其制剂的鉴别和有效成分或主要成分的含量测定。高效液相色谱法作为一种常用的分离、分析技术，已成为目前《中国药典》中含量测定的主导方法。随着科技的进步，中药及其制剂的质量评价和控制新技术、新方法不断涌现，例如多指标成分含量测定、对照提取物、指纹图谱、多元指纹图谱、谱效相关指纹图谱、二维色谱、一测多评、组学技术、基因芯片、DNA条形码分子鉴定以及生物测定等方法技术。这些方法技术针对中药的多成分、多靶点作用的复杂性，从整体、综合和药效等多角度对如何更加科学地评价和控制中药质量作出了许多有益探索，促进了中药质量评价的飞速发展。

一、中药制剂分析的特点

与化学药制剂分析相比，中药制剂分析主要有以下三个方面特点。

1. 分析检测对象复杂，导致分析困难 化学药多为纯化学合成产物，组分单一、结构明确、纯度很高，成分与药效相关明确，采用现代仪器分析，比较容易取得理想的分析结果。而中药则不然，首先，一般一味中药就是一个复杂化学成分库，而且中药制剂大多为复方制剂，包括有多种类型的有机和无机化合物。其次，中药制剂剂型繁多，所用辅料多种多样，这大大增加了中药制剂成分的复杂性。第三，中药制剂在炮制、制备过程中，许多成分可能损失、分解或发生化学变化，甚至产生新的化学成分。这些都增加了中药制剂成分的复杂性和分析难度。

2. 与中医药理论的相关性 中药制剂的组方药味是以中医药理论和用药原则为指导的，因此在进行质量分析时应该进行组方分析，按功能主治分出主、辅、从、次，即君、臣、佐、使药味或药群，选择某一或某些合适的化学成分为指标，采用合适的检测方法来评价中药制剂质量。必须注意的是，一味中药的功能、主治有几个，其所含有效成分也可能有几类，此时应选择与中药功能、主治相一致的成分进行测定。例如，山楂含有机酸与黄酮两大类成分，当山楂在该处方中被用作健脾消食时，则选择测定有机酸，当被用作行气散瘀、治疗心血管系统疾病时，则应选择测定黄酮类成分。生首乌润肠通便，用于肠燥便秘，应选择测定蒽醌类成分，制首乌补肝肾、益精血，用于血虚萎黄、腰膝酸软等症状则应选择测定二苯乙烯苷类成分。

3. 质量评价的多元性 由于中药及其制剂成分的复杂性、药理作用的多元性，即多成分、多靶点，使得中药难以像化学药制剂那样以某个或某些成分的含量评价某种中药制剂的质量。为了保证中药及其制剂质量标准的准确性，就要强调中医药理论的整体观念，突破单一成分控制质量的模式。随着科技的进步，中药药效物质基础将愈加明晰，采用多成分、特征色谱峰群或指纹图谱，甚至生物活性测定来综合控制中药质量已成为发展趋势。例如丹参，过去只测定丹参酮ⅡA的含量，2005年版《中国药典》中增加了药材与成药中水溶性主要有效成分丹酚酸B的含量测定，使丹参水溶性、脂溶性有效成分全面得到控制，确保药品质量。

二、中药制剂质量标准研究的一般程序

1. 明确中药制剂的处方组成、配比及生产工艺、辅料使用等情况。

2. 调查处方来源。一般按药典标准或地方标准，鉴定其原料药的真伪。凡以中药细粉直接制备的中药制剂，可用显微鉴定方法，以标准药材细粉为对照进行鉴定。若其中部分或全部由浸膏制成，通常用薄层色谱法，与标准药材同样溶剂的浸膏作对照，进行鉴定。也可以化学对照品进行对照。

3. 收集市售商品，并以标准药材，按规定处方和制备方法制成标准成品的样品，一般称为模拟处方样品，供分析对比用。

4. 确定定量分析内容。主要对含量较高成分、有效成分、君药或臣药的主要成分、贵重药、稀有药、剧毒药的含量进行测定。

5. 设计提取流程，选择分析方法，进行实验研究。

6. 制定质量标准和编写起草说明。中药制剂质量标准主要内容包括名称、处方、制法、性状、鉴别、检查、浸出物测定、含量测定、功能与主治、用法与用量、注意、规格、贮藏等。

三、中药制剂分析的一般程序

中药制剂分析一般程序包括取样、供试品溶液的制备、定性鉴别、检查、含量测定、原始记录和分析报告。

1. **取样** 取样必须具有科学性、真实性和代表性。取样均匀合理，样品要妥善保管，做好样品信息详细原始记录。严格按照药品质量标准中对药品的具体取样方法取样。

2. **供试品溶液的制备** 中药制剂成分复杂，一般需要溶媒提取分离后制成比较纯净的供试品溶液，才能进行分析测定。供试品制备的原则是尽量保留、富集被测成分，除去干扰成分。中药制剂提取方法有溶剂提取法、水蒸气蒸馏法和升华法等，最常用为溶剂提取法，包括热回流提取法、渗漉法和超声提取法等。常用富集净化法有液-液萃取、固相萃取、沉淀法等。

3. **定性鉴别** 中药制剂定性鉴别是指利用各组成药材的性状、组织学以及所含化学成分的理化性质、光谱特征和色谱特征来鉴别中药制剂中各单味药材的存在与否，从而确定真伪的分析方法。中药制剂定性鉴别一般包括性状鉴别、显微鉴别、理化鉴别。

对于含有原生药粉的制剂，一般采用显微鉴别。优先选择君药与臣药、贵重药与剧毒药进行鉴别。薄层色谱法具有专属性强、简单实用、操作简便等优点，兼具分离和鉴别双重作用，在中药制剂鉴别中应用非常广泛，已成为《中国药典》中定性鉴别的主要方法。

4. **检查** 按照《中国药典》要求，中药制剂检查项目包括制剂通则检查、一般杂质检查、特殊杂质检查和微生物限度检查。

制剂通则检查：具体剂型有不同检查项目要求，详见《中国药典》通则。

一般杂质检查：是指药材生产、加工和贮存过程中容易引入的杂质，包括水分、灰分、酸不溶性灰分、重金属、砷盐、农药残留和溶剂残留等。

5. **含量测定** 含量测定是评价控制中药制剂质量的核心项目。为保证临床用药的安全性和有效性，一般要求测定中药制剂中起主要作用的功效成分或毒性成分。根据中医理论君臣佐使的组方原则、安全性和易掺假、掺劣性，含量测定选定药味一般为君臣药、贵重药和剧毒药等。高效液相色谱法集分离、鉴定和定量分析于一体，是目前含量测定中最常用方法。

6. **原始记录和分析报告** 原始记录必须用专用记录本记录，要求真实、完整、清晰、详细，一般不得涂改，若有订正，原错误处也应保留。

记录内容包括样品名称、来源、批号、数量、规格、外观性状、包装情况、收样日期、检验方法、检验数据、检验结果、结论、报告日期等。

分析报告内容一般包括检验项目，如鉴别、检查、含量测定等，检验标准规定，检验结果，符合或不符合规定的检验结论。

四、中药制剂的定性分析

中药制剂的定性分析是利用一定的方法来确定中药制剂中原药材的组成及其所含有的化学成分的类型、化学特征，从而判断该制剂的真伪。它主要包括性状鉴别、理化定性分析、色谱定性分析、显微定性分析等方面，有时在性状鉴别中还应作相应物理常数的测定。

（一）中药制剂性状鉴别

中药制剂性状鉴别包括形状、大小、色泽、表面特征、质地、气味等方面。长期以来，我国医药宝库中积累了对中药材的传统鉴别经验，如眼看、手摸、鼻闻、口尝等鉴别方法，它具有简单、易行迅速的特点。虽然从原药材制作成制剂后，外观性状鉴别重要性远不如原药材，但是在定性鉴别中仍有一定的参考价值。

（二）中药制剂理化鉴别

中药制剂的理化定性鉴别是指利用物理的、化学的或物理化学的方法对制剂中所含的化学成分、化学成分类型及化学成分的特征进行定性鉴别，从而判断制剂的真伪。目前中药制剂的理化定性鉴别方法有一般化学反应定性鉴别、升华法定性鉴别、光谱法定性鉴别和色谱法定性鉴别等，其中以薄层色谱法定性鉴别最常用。

（三）中药制剂显微鉴别

中药制剂的显微定性分析是利用显微镜来观察中药制剂中原药材的组织碎片、细胞或内含物等特征，从而鉴别制剂的处方组成。一般凡以药材粉碎成细粉后直接制成制剂或添加有部分药材粉末的制剂，由于其在制作过程中原药材的显微特征仍保留到制剂中去，因此均可用显微定性鉴别法进行鉴别。对于用药材浸膏制成的浓缩丸、冲剂、浸膏片剂、搽剂及其他中药制剂，如其原药材在制成制剂后，原药材的显微特征在制剂中仍有重现性，也可用此法进行鉴别。本法操作简便、准确可靠、耗费少。为《中国药典》鉴别中药制剂收载的常用方法。

中药制剂的显微定性分析与中药材粉末的显微鉴别相比较复杂得多。这是由于中药制剂一般多由二味以上中药材经各种方法制备而成，因此制剂中各原药材及辅料的显微特征都有可能相互影响与干扰，这样就给我们要鉴别的对象带来一定的困难。其次由于制备方法不同，原中药材经制成各种剂型后，本身原有的组织结构可能会消失或出现不多或重现性不好，因此原中药材粉末的显微特征，并不一定作为该制剂的定性鉴别特征，一般选取制成剂型后可以重现的各味药的主要特征作为该制剂的鉴别特征。在选择制剂的显微鉴别指标时，要对处方中各药味逐一分析比较，考虑选用能相互区别，互不干扰，能表明该药味存在的显微特征作为鉴别依据。目前处方中每一味药多用一个最主要的特征作为鉴别指标，很少用两个。

（四）其他定性鉴别

除此外，一些中药制剂，还测定一些物理常数，如折光率、旋光度、比旋度、凝点、熔点、相对密度等。测定这些物理常数可以作为定性鉴别的一种手段。物理常数在药品标准中放在该药品的"性状"这一项目之中。药品检验部门测定物理常数，一般应按《中国药典》通则规定的统一方法进行测定。

五、中药制剂的定量分析

定量分析是中药制剂分析的重要内容，也是质量控制中最能有效考察产品内在质量的项目，另外制剂的稳定性考察同样以定量分析作为最重要的依据。

中药制剂多由复方组成，是以中医理论和用药原则为指导组成的，因此在确定含量测定的对象时，首先要进行组方分析。应首先选其君药进行定量分析，如君药成分分析的基础研究薄弱或在测定中干扰成分多，也可考虑测定臣药等其他药味的含量。其次对含有的剧毒药如马钱子、生川乌、草乌、蟾酥、斑蝥等要进行含量测定，量微者也要规定限度试验，以保证临床用药的安全可靠。第三要注意对贵重药材的检测，以防掺伪、不投料或少投料，从而确保临床用药的疗效。

进行定量分析的成分最好是有效成分或指标性成分。如成分类别清楚，也可对其某类总成分如总生物碱、总黄酮、总蒽醌等进行测定。如果以上测定有困难、干扰大、含量极低，也可考虑选择适宜溶剂进行浸出物测定。常应用的定量方法有比色法、分光光度法、薄层扫描法、气相色谱法和高效液相色谱法。

第二节　固体中药制剂质量分析

固体中药制剂主要包括丸剂、片剂、胶囊剂和颗粒剂等。《中国药典》通则对各类固体中药制剂的质量要求和检验方法均作了相应规定，主要包括外观性状、水分、重量差异、装量差异、崩解时限、溶散时限和微生物限度等。《中国药典》对具体品种的分析项目和分析方法作了详细规定和要求。下面将常用主要固体中药制剂的质量分析要求、分析特点、分析方法和分析实例进行阐述。

一、丸剂质量分析

丸剂系指饮片细粉或提取物加适宜的黏合剂或其他辅料制成的球形或类球形制剂，分为蜜丸、水蜜丸、水丸、糊丸、蜡丸和浓缩丸等类型。蜜丸系指饮片细粉以蜂蜜为黏合剂制成的丸剂。其中每丸重量在 0.5g（含 0.5g）以上的称大蜜丸，每丸重量在 0.5g 以下的称小蜜丸。水蜜丸系指饮片细粉以蜂蜜和水为黏合剂制成的丸剂。水丸系指饮片细粉以水（或根据制法用黄酒、醋、稀药汁、糖液等）为黏合剂制成的丸剂。糊丸系指饮片细粉以米粉、米糊或面糊等为黏合剂制成的丸剂。蜡丸系指饮片细粉以蜂蜡为黏合剂制成的丸剂。浓缩丸系指饮片或部分饮片提取浓缩后，与适宜的辅料或其余饮片细粉，以水、蜂蜜或蜂蜜和水为黏合剂制成的丸剂。根据所用黏合剂的不同，分为浓缩水丸、浓缩蜜丸和浓缩水蜜丸。

（一）丸剂的一般质量要求

1. **性状**　丸剂外观应圆整均匀、色泽一致。蜜丸应细腻滋润，软硬适中。蜡丸表面应光滑无裂纹，丸内不得有蜡点和颗粒。

2. **水分含量**　除另有规定外，蜜丸和浓缩蜜丸中所含水分不得过 15.0%，水蜜丸和浓缩水蜜丸不得过 12.0%，水丸、糊丸和浓缩水丸不得过 9.0%，蜡丸不检查水分。

3. **重量差异**　除另有规定外，以 10 丸为 1 份，取供试品 10 份，分别称定重量，再与每份标示重量相比较，超出《中国药典》通则重量差异规定限度的不得多于 2 份，并不得有 1 份超出限度 1 倍。

4. **装量差异**　取供试品 10 袋（瓶），分别称定每袋（瓶）内容物的重量，每袋（瓶）装量与标示装量相比较，超出《中国药典》通则装量差异规定限度的不得多于 2 袋（瓶），并不得有 1 袋（瓶）超出限度 1 倍。

5. **溶散时限**　除另有规定外，取供试品 6 丸，选择适当孔径筛网的吊篮，照《中国药典》通则崩解时限检查法片剂项下的方法加挡板进行检查。除另有规定外，小蜜丸、水蜜丸和水丸应在 1 小时内全部溶散；浓缩丸和糊丸应在 2 小时内全部溶散。操作过程中如供试品黏附挡板妨碍检查时，应另取供试品 6 丸，以不加挡板进行检查。上述检查，应在规定时间内全部通过筛网。如有细小颗粒状物未通过筛网，但已软化且无硬芯者可按符合规定论。

6. **微生物限度** 照《中国药典》通则微生物限度检查法检查，应符合规定。

（二）丸剂的质量分析特点与样品制备

丸剂是用原料药材细粉或提取物加适宜的辅料制成，成分十分复杂，除药效成分外，尚含各种各样的杂质。杂质的存在，不仅影响中药制剂的分析，还会污染色谱柱和仪器；赋形剂的存在亦影响分析结果。因此，样品一般需经过预处理，提取、净化后才能进行定性定量分析，确定组成药物的真伪与品质是否符合规定。丸剂的定性分析，《中国药典》常采用显微鉴别和薄层色谱法；定量分析则多采用高效液相色谱法。

1. **样品的预处理** 水蜜丸、浓缩丸、糊丸、蜡丸等可直接研细或粉碎。而蜜丸中，由于加有炼蜜作黏合剂，软而黏，不能被直接研碎，一般将其切碎，再根据不同情况加以处理。通常可直接加溶剂进行提取。定量分析时，则常需要做一些特殊处理，再进行提取。常用方法是取一定量的硅藻土作为分散剂，研磨直至使蜜丸均匀分散。也可将蜜丸置容器中，加适量水或醇使蜜丸溶散，然后再加入硅藻土拌匀或经干燥后，再加入适当溶剂提取。硅藻土用量为 1:0.5～1:2（g/g）。在处理时应注意硅藻土的质量，有的硅藻土含铁离子等，易与酚类、多酚类或酚酸类成分形成络合物，影响测定结果，使用前应先除去。除去的方法是用稀盐酸浸泡硅藻土数次后，用纯水洗至中性，干燥后即可使用。值得注意的是，硅藻土有一定的吸附能力，有些成分可能被吸附而丢失，造成回收率偏低。

2. **样品的提取** 丸剂经预处理后，根据组成药物所含化学成分的理化性质，选用适当的溶剂和方法进行提取。提取方法有冷浸法、回流提取法、连续回流提取法（索氏提取）、振荡提取法、超声波提取法。超声波提取法具有高效、快速和温度较低等优点而常被采用。具体采用哪种方法，要结合剂型特点、所提取成分的理化性质及所采用的溶剂性质等综合考虑。特别是在定量分析时更要注意，欲测成分是否能被定量地提取出来。提取时间、提取溶剂、提取方法要经过对比筛选后才可得出结论。在定性分析时，如提取成分溶解度大，可采用适当溶剂，用冷浸法提取。而定量分析则很少采用冷浸法，多采用热回流提取和超声提取。

提取用溶剂应根据被测成分的性质及杂质情况进行选择。如所提取成分极性较大，可先用亲脂性溶剂（如石油醚等）除去脂溶性杂质，再用极性溶剂甲醇或乙醇进行提取。甲醇的选择性优于乙醇。有时也使用混合溶剂提取，或酸性或碱性溶剂提取。

3. **样品的净化** 上述提取的样品溶液，一般都含有较多的杂质。常需净化处理后才能进行分析，特别是定量分析时，更应如此。选择净化方法，要根据被测成分性质及干扰组分的特点等因素综合考虑。

常用的净化方法有液-液萃取法、沉淀法和固相萃取法等。其中固相萃取法在丸剂净化中应用也很广泛。如香连丸中小檗碱的含量测定，样品经酸性甲醇提取后，浓缩，以氧化铝小柱净化，除去低极性杂质，用乙醇洗脱，洗脱液浓缩，定容，即可作为供试品溶液。固相萃取法具有上样量大、净化效果好、操作简便、易行等优点，为常用的净化方法。如测定龙胆泻肝丸中栀子苷、黄芩苷等，可采用 C_{18} 固相萃取柱除去干扰杂质，净化效果好。常用的填料有 C_{18}、氧化铝、硅藻土、聚酰胺等，也可用混合填料。

（三）分析实例

安宫牛黄丸

【处方】牛黄100g，麝香或人工麝香25g，朱砂100g，黄连100g，栀子100g，冰片25g，珍珠50g，水牛角浓缩粉200g，雄黄100g，黄芩100g，郁金100g。

【制法】以上十一味，珍珠水飞或粉碎成极细粉；朱砂、雄黄分别水飞成极细粉；黄连、黄芩、栀子、郁金粉碎成细粉；将牛黄、水牛角浓缩粉、麝香或人工麝香、冰片研细，与上述粉末配研，过筛，混匀，加适量炼蜜制成大蜜丸600丸或1200丸，或包金衣，即得。

【性状】本品为黄橙色至红褐色的大蜜丸，或为包金衣的大蜜丸，除去金衣后显黄橙色至红褐色；气芳香浓郁，味微苦。

【鉴别】

（1）取本品，置显微镜下观察：不规则碎片灰白色或灰黄色，稍具光泽，表面有灰棕色色素颗粒，并有不规则纵长裂缝（水牛角浓缩粉）。不规则碎块无色或淡绿色，半透明，有光泽，有时可见细密波状纹理（珍珠）。不规则细小颗粒暗棕红色，有光泽，边缘略黑色（朱砂）。不规则碎块金黄色或橙黄色，有光泽（雄黄）。纤维束鲜黄色，壁稍厚，纹孔明显；石细胞鲜黄色（黄连）。韧皮纤维淡黄色，梭形，壁厚，孔沟细（黄芩）。果皮含晶石细胞类圆形或多角形，直径17～31μm，壁厚，胞腔内含草酸钙方晶（栀子）。糊化淀粉粒团块几乎无色（郁金）。

（2）取本品2g，剪碎，加乙醇20ml。加热回流1小时，放冷，滤过，滤液作为供试品溶液。另取胆酸对照品，加乙醇制成每1ml含1mg的溶液，作为对照品溶液。照《中国药典》通则薄层色谱法试验，吸取上述两种溶液各10μl，分别点于同一硅胶G薄层板上，以乙醚－三氯甲烷－冰醋酸（2:2:1）为展开剂，展开，取出，晾干，喷以10%磷钼酸乙醇溶液，在105℃加热约10分钟至斑点显色清晰。供试品色谱中，在与对照品色谱相应的位置上，显相同颜色的斑点。

（3）取盐酸小檗碱对照品、黄芩苷对照品，分别加乙醇制成每1ml含盐酸小檗碱0.2mg的溶液和每1ml含黄芩苷0.5mg的溶液，作为对照品溶液。照《中国药典》通则薄层色谱法试验，吸取【鉴别】（2）项下的供试品溶液20μl及上述两种对照品溶液各10μl，分别点于同一用4%醋酸钠溶液制备的硅胶G薄层板上使成条状，以乙酸乙酯－丁酮－甲酸－水（10:7:1:1）为展开剂，展开，取出，晾干，分别在日光和紫外光灯（365nm）下检视。供试品色谱中，在与黄芩苷对照品色谱相应的位置上，日光下显相同颜色的条斑；在与盐酸小檗碱对照品色谱相应的位置上，紫外光下显相同的黄色荧光条斑。

（4）取本品1.5g，剪碎，加乙酸乙酯5ml。超声处理15分钟，放冷，离心，取上清液作为供试品溶液。另取冰片对照品，加乙酸乙酯制成每1ml含1mg的溶液，作为对照品溶液。照《中国药典》通则薄层色谱法试验，吸取上述两种溶液各3μl，分别点于同一硅胶G薄层板上，以甲苯－丙酮（9:1）为展开剂，展开，取出，晾干，喷以5%香草醛硫酸溶液，在105℃加热至斑点显色清晰。供试品色谱中，在与对照品色谱相应的位置上，显相同颜色的斑点。

（5）取本品3g，剪碎，照《中国药典》通则挥发油测定法试验，加环己烷0.5ml，缓缓加热至沸，并保持微沸约2.5小时，放置30分钟后，取环己烷液作为供试品溶液。另取麝香酮对照品，加环己烷制成每 1ml 含 2.5mg 的溶液，作为对照品溶液。照《中国药典》通则气相色谱法试验，以苯基（50%）甲基硅酮（OV－17）为固定相，涂布浓度为 9%，柱长为 2m，柱温为 210℃。分别吸取对照品溶液和供试品溶液适量，注入气相色谱仪。供试品色谱中应呈现与对照品色谱峰保留时间相同的色谱峰。

【检查】

（1）猪去氧胆酸：取本品 10 丸，剪碎，取 1g。加入等量硅藻土，研细，加乙醇 20ml，加热回流提取 1 小时，放冷，滤过，滤液作为供试品溶液。取猪去氧胆酸对照品，加乙醇制成每 1ml 含 0.5mg 的溶液，作为对照品溶液。照《中国药典》通则薄层色谱法试验，吸取上述两种溶液各 6μl，分别点于同一硅胶 G 薄层板上，以环己烷－乙酸乙酯－醋酸－甲醇（20∶25∶2∶3）的上层溶液为展开剂，展开 2 次，取出，晾干，喷以 10% 硫酸乙醇溶液，在 105℃加热至斑点显色清晰。供试品色谱中，在与对照品色谱相应的位置上，不得显相同颜色的斑点。

（2）酸不溶性灰分：取本品 1g，金衣丸除去金衣，剪碎，精密称定，依《中国药典》通则检查，不得过 1.0%。

（3）其他：应符合《中国药典》通则丸剂项下有关的各项规定。

【含量测定】

（1）胆红素：照中国药典通则高效液相色谱法测定（避光操作）。

色谱条件与系统适用性试验：以十八烷基硅烷键合硅胶为填充剂；以乙腈－1% 醋酸溶液（95∶5）为流动相；检测波长为 450nm。理论板数按胆红素峰计算应不低于 3000。

对照品溶液的制备：取胆红素对照品适量，精密称定，加二氯甲烷制成每 1ml 含 15μg 的溶液，即得。

供试品溶液的制备：取重量差异项下本品，剪碎，取约 4g，精密称定，精密加入硅藻土适量（约为取样量的 2 倍），充分混匀后研细，取粉末适量（相当于本品 30mg），精密称定，置具塞锥形瓶中，加入 10% 草酸溶液（含 0.15% 十六烷基三甲基氯化铵）10ml，密塞，涡旋混匀，精密加入水饱和的二氯甲烷 50ml，密塞，称定重量，混匀，超声处理（功率 500W，频率 53kHz，水温 25～35℃）40 分钟，放冷，再称定重量，用水饱和的二氯甲烷补足减失的重量，摇匀，离心（转速为每分钟 4000 转），分取二氯甲烷液，滤过，取续滤液，即得。

测定法：分别精密吸取对照品溶液与供试品溶液各 5μl，注入液相色谱仪，测定，即得。

本品每丸含牛黄以胆红素（$C_{33}H_{36}N_4O_6$）计，规格（1）为不得少于 9.3mg，规格（2）为不得少于 18.5mg。

（2）黄芩、黄连：照《中国药典》通则高效液相色谱法测定。

色谱条件与系统适用性试验：以十八烷基硅烷键合硅胶为填充剂；以乙腈为流动相 A、0.05mol/L 磷酸二氢钾溶液为流动相 B，按表 6－1 中的规定进行梯度洗脱；检测波长为 278nm。理论板数按黄芩苷计算应不低于 6000。

表 6－1　流动相梯度

时间（分钟）	流动相 A（%）	流动相 B（%）
0～5	21	79
5～15	33	67

对照品溶液的制备：取黄芩苷对照品和盐酸小檗碱对照品适量，精密称定，加甲醇制成每1ml含黄芩苷20µg、盐酸小檗碱10µg的混合溶液，即得。

供试品溶液的制备：取本品10丸，剪碎，取约0.45g，精密称定，置具塞锥形瓶中，精密加入70%乙醇100ml，密塞，称定重量，超声处理（功率350W，频率50kHz）30分钟，放冷，再称定重量，用70%乙醇补足减失的重量，摇匀，滤过，取续滤液，即得。

测定法：分别精密吸取对照品溶液与供试品溶液各10µl，注入液相色谱仪，测定，即得。

本品每丸含黄芩以黄芩苷（$C_{21}H_{18}O_{11}$）计，规格（1）为不得少于5.0mg，规格（2）为不得少于10.0mg；含黄连以盐酸小檗碱（$C_{20}H_{17}NO_4 \cdot HCl$）计，规格（1）为不得少于2.3mg，规格（2）为不得少于4.5mg。

二、片剂质量分析

片剂系指提取物、提取物加饮片细粉或饮片细粉与适宜辅料混匀压制或用其他适宜方法制成的圆片状或异形片状的制剂，有浸膏片、半浸膏片和全粉片等。片剂以口服普通片为主，另有含片、咀嚼片、泡腾片、阴道片、阴道泡腾片和肠溶片等。含片系指含于口腔中缓慢溶化产生局部或全身作用的片剂。咀嚼片系指于口腔中咀嚼后吞服的片剂。泡腾片系指含有碳酸氢钠和有机酸，遇水可产生气体而呈泡腾状的片剂。阴道片与阴道泡腾片系指置于阴道内使用的片剂。肠溶片系指用肠溶性包衣材料进行包衣的片剂。

（一）片剂的一般质量要求

1. **性状**　片剂外观应完整光洁、色泽均匀，有适宜的硬度，以免在包装、贮运过程中发生磨损或破碎。

2. **重量差异**　取供试品20片，精密称定总重量，求得平均片重后，再分别精密称定每片的重量，每片重量与标示片重相比较，超出《中国药典》通则重量差异规定限度的不得多于2片，并不得有1片超出限度1倍。

3. **崩解时限**　除另有规定外，照《中国药典》通则崩解时限检查法检查，应符合规定。

4. **微生物限度**　照《中国药典》通则微生物限度检查法检查，应符合规定。

（二）片剂的质量分析特点与样品制备

片剂在制备时，常需加入一些辅料，如稀释剂、润滑剂、崩解剂等。稀释剂主要是淀粉、糊精、蔗糖、乳糖等，润滑剂较常用的有硬脂酸镁等。这些辅料均可能对药物的定性、定量分析造成一定影响。因此，在分析时应注意排除这些干扰。

有的中药片剂，含有部分药材细粉，可采用显微鉴别法确定该制剂中某组成药物的存在。大多数片剂的鉴别均采用理化方法，特别是薄层色谱法。

片剂的含量常以每片中含被测成分的重量表示。有效成分明确、结构已知、规格具体，则常采用按标示量计算的百分含量，以此表示每片中有效成分测得的实际含量与标示量的符合程度。在片剂的生产中，不可能做到每个药片的重量完全一致，因此常用平均片重作为片重，进行含量测定的计算。为了改善取样的代表性，应取若干药片，精密称定总重量，研细，混匀后，从中精密称取适量，作为每次分析用的样品。按标示量计算百分含量的计算式如下：

标示量% = 被测成分实际测得量×平均片重／（样重×标示量）×100%

为保证片剂含量的准确性和均匀性，有些剂量小而作用强的片剂或含辅料多、主药与辅料分散性差、不易混合均匀的片剂还需作含量均匀度检查。因为当片剂中药物的含量较低时，如每片仅几毫克，则药物在颗粒中的均匀度较难控制，所以仅靠重量差异的检查已不能完全反映药物含量的均匀度。含量均匀度是指每片含量偏离标示量的程度。凡检查含量均匀度的制剂，则不再检查重（装）量差异。

片剂等固体口服制剂服用后，在胃肠道要经过崩解、溶解、吸收等过程，才能产生药效。片剂崩解是药物溶出的前提。所以，片剂一般均需作崩解时限检查。但由于受辅料、工艺条件的影响，崩解以后药物溶出的速度仍然会有差别。溶出度是指药物从片剂等固体制剂在规定溶剂中溶出的速度和程度。对难溶性的药物一般都应作溶出度的检查。溶出度的测定方法有转篮法、桨法、小杯法等。

片剂的样品制备方法与其他固体制剂相类似。将片剂研碎后（糖衣片需除去糖衣），过一定筛目，用适宜的溶剂，采用冷浸法、回流提取法或超声波提取法等，将被测成分提取出来；然后再采用适当的净化方法，使样品纯化（如液 – 液萃取法、蒸馏法、固相萃取法等）；再选择合适的测定方法进行含量测定。

（三）分析实例

复方丹参片

【处方】丹参450g，三七141g，冰片8g。

【制法】以上三味，丹参加乙醇加热回流1.5小时，提取液滤过，滤液回收乙醇并浓缩至适量，备用；药渣加50%乙醇加热回流1.5小时，提取液滤过，滤液回收乙醇并浓缩至适量，备用；药渣加水煎煮2小时，煎液滤过，滤液浓缩至适量。三七粉碎成细粉，与上述浓缩液和适量的辅料制成颗粒，干燥。冰片研细，与上述颗粒混匀，压制成333片，包薄膜衣；或压制成1000片，包糖衣或薄膜衣，即得。

【性状】本品为糖衣片或薄膜衣片，除去包衣后显棕色至棕褐色；气芳香，味微苦。

【鉴别】

(1) 取本品，置显微镜下观察：树脂道碎片含黄色分泌物（三七）。

(2) 取本品5片［规格（1）和规格（3）］或2片［规格（2）］，糖衣片除去糖衣，研碎，加乙醚10ml，超声处理5分钟，滤过，药渣备用，滤液挥干，残渣加乙酸乙酯2ml使溶解，作为供试品溶液。另取丹参酮II_A对照品、冰片对照品，分别加乙酸乙酯制成每1ml含0.5mg的溶液，作为对照品溶液。照《中国药典》通则0502薄层色谱法试验，吸取上述三种溶液各4µl，分别点于同一硅胶 G 薄层板上，以苯 – 乙酸乙酯（19:1）为展开剂，展开，取出，晾干。供试品色谱中，在与丹参酮II_A对照品色谱相应的位置上，显相同颜色的斑点；喷以1%香草醛硫酸溶液，在110℃加热数分钟，在与冰片对照品色谱相应的位置上，显相同颜色的斑点。

(3) 取【含量测定】三七项下续滤液45ml，蒸干，残渣加水10ml使溶解，滤过，滤液至C_{18}小柱（0.5g，分别用甲醇5ml和水5ml预处理）上，分别用水10ml、25%甲醇10ml洗脱，弃去洗脱液，再用甲醇10ml洗脱，收集洗脱液，蒸干，残渣加甲醇2ml使溶解，作为供试品溶液。另取三七对照药材1g，加70%甲醇20ml，超声处理30分钟，滤过，滤液蒸干，残渣自"加水10ml使溶解"起同供试品溶液制备方法制成对照药材溶液。再取三七皂苷 R_1 对照品、人参皂苷 Rb_1 对照品、人参皂苷 Rg_1 对照品及人参皂苷 Re 对照品，分别加甲醇制成每1ml含1mg的溶液，作为对照品溶液。照薄层色谱法试验，吸取上述六种溶液各2μl，分别点于同一高效预制硅胶G薄层板上，以二氯甲烷–无水乙醇–水（70：45：6.5）为展开剂，展开，取出，晾干，喷以10%硫酸乙醇溶液，在105℃加热至斑点显色清晰，分别置日光和紫外光灯（365nm）下检视。供试品色谱中，在与对照药材色谱和对照品色谱相应的位置上，显相同颜色的斑点或荧光斑点。

【检查】应符合《中国药典》通则片剂项下有关的各项规定。

【含量测定】

（1）丹参酮ⅡA：照《中国药典》通则高效液相色谱法测定。

色谱条件与系统适用性试验：以十八烷基硅烷键合硅胶为填充剂；以甲醇–水（73：27）为流动相，检测波长为270nm。理论板数按丹参酮ⅡA峰计算应不低于2000。

对照品溶液的制备：取丹参酮ⅡA对照品适量，精密称定，置棕色量瓶中，加甲醇制成每1ml含40μg的溶液，即得。

供试品溶液的制备：取本品10片，糖衣片除去糖衣，精密称定，研细。取约1g，精密称定，置具塞棕色瓶中，精密加入甲醇25ml，密塞，称定重量，超声处理（功率250W，频率33kHz）15分钟，放冷，再称定重量，用甲醇补足减失的重量，摇匀，滤过，取续滤液，置棕色瓶中，即得。

测定法：分别精密吸取对照品溶液与供试品溶液各10μl，注入液相色谱仪，测定，即得。本品每片含丹参以丹参酮ⅡA（$C_{19}H_{18}O_3$）计，规格（1）、规格（3）不得少于0.20mg；规格（2）不得少于0.60mg。

（2）丹酚酸B：照《中国药典》通则高效液相色谱法测定。

色谱条件与系统适用性试验：以十八烷基硅烷键合硅胶为填充剂；以乙腈–甲醇–甲酸–水（10：30：1：59）为流动相；检测波长为286nm。理论板数按丹酚酸B峰计算应不低于4000。

对照品溶液的制备：取丹酚酸B对照品适量，精密称定，加水制成每1ml含60μg的溶液，即得。

供试品溶液的制备：取本品10片，糖衣片除去糖衣，精密称定，研细，取0.15g，精密称定，置50ml量瓶中，加水适量，超声处理（功率300W，频率50kHz）30分钟，放冷，加水至刻度，摇匀，离心，取上清液，即得。

测定法：分别精密吸取对照品溶液与供试品溶液各10μl，注入液相色谱仪，测定，即得。

本品每片含丹参以丹酚酸B（$C_{36}H_{30}O_{16}$）计，规格（1）、规格（3）不得少于5.0mg；规格（2）不得少于15.0mg。

三、胶囊剂质量分析

胶囊剂系指将饮片用适宜方法加工后，加入适宜辅料填充于空心胶囊或密封于软质囊材中的制剂，可分为硬胶囊、软胶囊（胶丸）和肠溶胶囊等，主要供口服用。硬胶囊系指将提取物、提取物加饮片细粉或饮片细粉或与适宜辅料制成的均匀粉末、细小颗粒、小丸、半固体或液体等，填充于空心胶囊中的胶囊剂。软胶囊系指将提取物、液体药物或与适宜辅料混匀后用滴制法或压制法密封于软质囊材中的胶囊剂。肠溶胶囊系指不溶于胃液，但能在肠液中崩解或释放的胶囊剂。

（一）胶囊的一般质量要求

1. **性状** 胶囊剂应整洁，不得有黏结、变形、渗漏或囊壳破裂现象，并应无异臭。

2. **水分** 取供试品内容物，照《中国药典》通则水分测定法测定，除另有规定外，不得过9.0%。

3. **装量差异** 除另有规定外，取供试品10粒，分别精密称定重量，倾出内容物，硬胶囊囊壳用小刷或其他适宜的用具拭净；软胶囊或内容物为半固体或液体的硬胶囊囊壳用乙醚等易挥发性溶剂洗净，置通风处使溶剂挥尽，再分别精密称定囊壳重量，求出每粒内容物的装量。每粒装量与标示装量相比较，装量差异限度应在标示装量的±10%以内，超出装量差异限度的不得多于2粒，并不得有1粒超出限度1倍。

4. **崩解时限** 除另有规定外，照《中国药典》通则崩解时限检查法检查，应符合规定。

5. **微生物限度** 照《中国药典》通则微生物限度检查法检查，应符合规定。

（二）胶囊剂的质量分析特点与样品制备

中药胶囊剂装入的药物主要有药材的浸膏、提取物或药材粉末。根据处方分析以及药物所含成分的理化性质，选定被分析成分和所能采用的分析方法。

软胶囊药物一般主要为具有挥发性的药物，遇湿热不稳定药物或油性药物，常用辅料为植物油及表面活性剂等。样品制备时要根据药物和辅料特性，选择合适的提取和除杂质溶剂，尽量消除基质干扰。可采用环己烷、氯仿、甲醇等不同极性溶剂分段提取，用于不同类型成分分析。

还可以参考浸膏剂和散剂特点，设计分离和排除干扰的方法。胶囊剂 HPLC 含量分析中采用固相萃取法消除基质干扰具有简便、效果好等特点，如测定双黄连胶囊中的绿原酸含量时，采用 C_{18} 固相萃取柱可达到对目标成分很好的富集和净化效果。进行定量分析时，应将药物从胶囊中全部取出，不能损失。

（三）分析实例

桂枝茯苓胶囊

【处方】桂枝240g，茯苓240g，牡丹皮240g，桃仁240g，白芍240g。

【制法】以上五味，取茯苓192g，粉碎成细粉；牡丹皮用水蒸气蒸馏，收集蒸馏液，分取挥发性成分，备用；药渣与桂枝、白芍、桃仁及剩余的茯苓用90%乙醇提取两次，合并提取液，回收乙醇至无醇味，减压浓缩至适量；药渣再加水煎煮两次，滤过，合并滤液，减压浓缩至适量；上述两种浓缩液，与茯苓细粉混匀，干燥，粉碎，加入适量的糊精，制颗粒，干燥，加入牡丹皮挥发性成分，混匀，装入胶囊，制成1000粒，即得。

【性状】本品为硬胶囊，内容物为棕黄色至棕褐色的颗粒和粉末；气微香，味微苦。

【鉴别】

（1）取本品内容物，置显微镜下观察。不规则分枝状团块无色，遇水合氯醛试液溶化；菌丝无色或淡棕色，直径 4~6μm（茯苓）。

（2）取本品内容物2g，置索氏提取器中，加乙醚适量，加热回流提取 2 小时，放冷，取提取液低温挥干，残渣加甲醇 1ml 使溶解，作为供试品溶液。另取牡丹皮对照药材 1g，同法制成对照药材溶液。照《中国药典》通则薄层色谱法试验，吸取上述两种溶液各 5μl，分别点于同一硅胶 G 薄层板上，以环己烷 – 乙酸乙酯（3∶1）为展开剂，展开，取出，晾干，喷以盐酸酸性 5% 三氯化铁乙醇溶液，在 105℃加热至斑点显色清晰。供试品色谱中，在与对照药材色谱相应的位置上，显相同颜色的斑点。

（3）取本品内容物 2g，置索氏提取器中，加甲醇适量，加热回流提取 2 小时，放冷，提取液浓缩至约 2ml，作为供试品溶液。另取白芍对照药材 1g，同法制成对照药材溶液，照《中国药典》通则薄层色谱法试验，吸取上述两种溶液各 5μl，分别点于同一硅胶 GF$_{254}$薄层板上，以三氯甲烷 – 甲醇 – 水（26∶14∶5）的下层溶液为展开剂，展开，取出，晾干，喷以茴香醛试液，在 105℃加热至斑点显色清晰。供试品色谱中，在与对照药材色谱相应的位置上，显相同颜色的主斑点。

（4）取桂皮醛对照品，加 50% 乙醇制成每 1ml 含 50μg 的溶液，作为对照品溶液。照《中国药典》通则气相色谱法试验，以 5% 二苯基、95% 二甲基聚硅氧烷为固定相的毛细管柱（柱长为 30m，内径为 0.32mm，膜厚度为 0.25μm），柱温为 150℃。分别吸取对照品溶液和【含量测定】项下的供试品溶液各 1μl，注入气相色谱仪。供试品色谱中应呈现与对照品色谱峰保留时间相同的色谱峰。

【检查】应符合《中国药典》通则胶囊剂项下有关的各项规定。

指纹图谱：照《中国药典》通则高效液相色谱法测定。

色谱条件与系统适用性试验：以十八烷基硅烷键合硅胶为填充剂；以含 0.1% 磷酸及 50% 乙腈的水溶液为流动相 A，以含 0.1% 磷酸及 5% 乙腈的水溶液为流动相 B，按表 6 – 2 梯度洗脱；流速为 1ml/min；检测波长为 230nm。理论板数按参照物（芍药苷）峰计算，应不低于 6000。

表 6 – 2 流动相梯度

时间（min）	流动相 A（%）	流动相 B（%）
0 ~ 70	0→100	100→0

参照物溶液的制备：取芍药苷对照品适量，精密称定，加甲醇制成每 1ml 含 50μg 的溶液，即得。

供试品溶液的制备：取本品内容物适量，混匀，研细，取约 0.25g，置具塞锥形瓶中，精密加入甲醇 25ml，超声处理（功率 720W，频率 50kHz）30 分钟，滤过，取续滤液，即得。

测定法：分别精密吸取参照物溶液和供试品溶液各 10μl，注入液相色谱仪，测定，记录色谱图，即得。

按中药色谱指纹图谱相似度评价系统计算，供试品指纹图谱与对照指纹图谱（图6 – 1）的相似度不得低于 0.85。

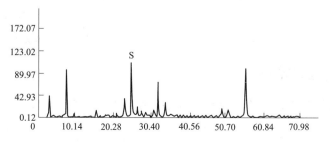

图 6 – 1 桂枝茯苓胶囊对照指纹图谱

峰 S，芍药苷

【含量测定】

（1）丹皮酚：照《中国药典》通则高效液相色谱法测定。

色谱条件与系统适用性试验：以十八烷基硅烷键合硅胶为填充剂，以甲醇－水（55：45）为流动相；检测波长为274nm。理论板数按丹皮酚峰计算应不低于4000。

对照品溶液的制备：取丹皮酚对照品适量，精密称定，加50%乙醇制成每1ml含70μg的溶液，即得。

供试品溶液的制备：取装量差异项下的本品内容物，混匀，研细，取约0.2g，精密称定，置具塞锥形瓶中，精密加入50%乙醇25ml，密塞，称定重量，超声处理（功率250W，频率40kHz）30分钟，放冷，再称定重量，用50%乙醇补足减失的重量，摇匀，滤过，取续滤液，即得。

测定法：分别精密吸取对照品溶液与供试品溶液各10μl，注入液相色谱仪，测定，即得。

本品每粒含牡丹皮以丹皮酚（$C_9H_{10}O_3$）计，不得少于1.8mg。

（2）芍药苷：照《中国药典》通则高效液相色谱法测定。

色谱条件与系统适用性试验：以十八烷基硅烷键合硅胶为填充剂，以乙腈－水－磷酸－三乙胺（15：85：0.08：0.08）为流动相；检测波长为230nm。理论板数按芍药苷峰计算应不低于4000。

对照品溶液的制备：取芍药苷对照品适量，精密称定，加甲醇制成每1ml含40μg的溶液，即得。

供试品溶液的制备：取装置差异项下的本品内容物，混匀，研细，取约0.1g，精密称定，置具塞锥形瓶中，精密加入甲醇50ml，密塞，称定重量，超声处理（功率250W，频率40kHz）30分钟，放冷，再称定重量，用甲醇补足减失的重量，摇匀，滤过，取续滤液，即得。

测定法：分别精密吸取对照品溶液与供试品溶液各10μl注入液相色谱仪，测定，即得。

本品每粒含白芍和牡丹皮以芍药苷（$C_{23}H_{28}O_{11}$）计，不得少于3.0mg。

（3）桃仁：照《中国药典》通则高效液相色谱法测定。

色谱条件与系统适用性试验：以十八烷基硅烷键合硅胶为填充剂，以甲醇－水（20：80）为流动相；检测波长为218nm。理论板数按苦杏仁苷峰计算应不低于4000。

对照品溶液的制备：取苦杏仁苷对照品适量，精密称定，加50%乙醇制成每1ml含40μg的溶液，即得。

供试品溶液的制备：取牡丹皮【含量测定】项下的供试品溶液，即得。

测定法：分别精密吸取对照品溶液与供试品溶液各10μl，注入液相色谱仪，测定，即得。

本品每粒含桃仁以苦杏仁苷（$C_{20}H_{27}NO_{11}$）计，不得少于0.90mg。

四、颗粒剂质量分析

颗粒剂系指提取物与适宜的辅料或饮片细粉制成具有一定粒度的颗粒状制剂，分为可溶颗粒、混悬颗粒和泡腾颗粒。

（一）颗粒剂的一般质量要求

1. 性状 颗粒剂应干燥，颗粒均匀，色泽一致，无吸潮、结块、潮解等现象。

2. **粒度** 除另有规定外，照《中国药典》通则双筛分法测定，不能通过一号筛与能通过五号筛的总和，不得过 15%。

3. **水分** 水分照《中国药典》通则水分测定法测定，除另有规定外，不得过 6.0%。

4. **溶化性** 取供试品 1 袋，加热水 200ml，搅拌 5 分钟，立即观察，应全部溶化或呈混悬状。可溶颗粒应全部溶化，允许有轻微浑浊；混悬颗粒应能混悬均匀。

5. **装量差异** 单剂量包装的颗粒剂取供试品 10 袋，分别称定每袋内容物的重量，每袋装量与标示装量相比较，超出《中国药典》通则装量差异限度的不得多于 2 袋，并不得有 1 袋超出限度 1 倍。

6. **微生物限度** 照《中国药典》通则微生物限度检查法检查，应符合规定。

（二）颗粒剂的质量分析特点与样品制备

颗粒剂是在传统汤剂的基础上创制的一种新剂型，主要为药材提取物，有的亦含少量药材细粉。

含有药材细粉的颗粒剂，可采用显微鉴别法和理化定性分析。样品溶液制备时，要注意提取溶剂的渗透性，可用超声波提取或加热回流提取。当颗粒剂不含药材细粉，而全部为药材提取物时，可用适宜的溶剂进行溶解或提取。颗粒剂中大多含有糖、糊精等辅料，对测定有干扰，而且使提取液黏稠度增加，或者当用有机溶剂提取时，形成不溶的块状物，包裹和吸附有效成分，而影响提取效率，因此提取时应选择合适的溶剂。为消除辅料等杂质对测定的干扰，有时需按相同制剂工艺制备辅料等空白样品，扣除空白值。

当提取液含杂质太多时，多需经精制后才进行含量测定。精制的方法可用液 – 液萃取法、固相萃取法。定量分析方法可据被测成分及干扰成分而定。当用含水溶剂提取时，糖分溶解而使提取液黏度增加；当用有机溶剂提取时，应将样品研成细粉，以增加表面积，提高提取效率。以超声波提取效果较好。

（三）分析实例

利胆排石颗粒

【**处方**】金钱草 420g，茵陈 420g，黄芩 126g，木香 126g，郁金 126g，大黄 210g，槟榔 210g，麸炒枳实 84g，芒硝 42g，姜厚朴 84g。

【**制法**】以上十味，木香、大黄、芒硝粉碎成细粉；其余金钱草等七味加水煎煮两次，第一次 2 小时，第二次 1.5 小时，煎液滤过，滤液浓缩至适量，加入上述细粉及适量的糊精，制成颗粒，干燥，制成 1000g，即得。

【**性状**】本品为棕色至棕褐色的颗粒；味苦、咸。

【**鉴别**】

（1）取本品 3g，研细，加乙醚 20ml，置水浴上低温加热回流 30 分钟，滤过，滤液挥干，残渣加乙酸乙酯 1ml 使溶解，作为供试品溶液。另取木香对照药材 0.5g，加乙醚 15ml，同法制成对照药材溶液。照《中国药典》通则薄层色谱法试验，吸取上述两种溶液各 5µl，分别点于同一硅胶 G 薄层板上，以环己烷 – 丙酮（10∶3）为展开剂，展开，取出，晾干，喷以 5% 香草醛硫酸溶液，加热至斑点显色清晰。供试品色谱中，在与对照药材色谱相应的位置上，显相同颜色的斑点。

（2）取本品 6g，研细，加 70% 乙醇 25ml，超声处理 30 分钟，滤过，滤液置水浴上蒸至近干，残渣加水 50ml 使溶解，用盐酸调节 pH 值至 3~4，用乙酸乙酯振摇提取 2 次，每次 25ml。合并乙酸乙酯提取液，置水浴上蒸干，残渣加甲醇 2ml 使溶解，作为供试品溶液。另取黄芩苷对照品，加甲醇制成每 1ml 含 1mg 的溶液，作为对照品溶液。照《中国药典》通则薄层色谱法试验，吸取上述两种溶液各 5μl，分别点于同一以含 4% 醋酸钠的羧甲基纤维素钠溶液为黏合剂的硅胶 G 薄层板上，以乙酸乙酯–丁酮–甲酸–水（5∶3∶1∶1）为展开剂，薄层板置展开缸中预平衡 30 分钟，展开，取出，晾干，喷以 1% 三氯化铁乙醇溶液。供试品色谱中，在与对照品色谱相应的位置上，显相同颜色的斑点。

【检查】应符合《中国药典》通则颗粒剂项下有关的各项规定。

【含量测定】照《中国药典》通则高效液相色谱法测定。

色谱条件与系统适用性试验：以十八烷基硅烷键合硅胶为填充剂；以甲醇–0.1% 磷酸溶液（82∶18）为流动相；检测波长为 254nm。理论板数按大黄素峰计算应不低于 2000。

对照品溶液的制备：取大黄素对照品和大黄酚对照品适量，精密称定，加甲醇制成每 1ml 含大黄素 10μg 和大黄酚 15μg 的混合溶液，即得。

供试品溶液的制备：取装量差异项下的本品内容物，研细，取 1g，精密称定，精密加入甲醇 25ml，称定重量，加热回流 30 分钟，放冷，再称定重量，用甲醇补足减失的重量，摇匀，滤过，精密量取续滤液 2ml。置 50ml 圆底烧瓶中，蒸去甲醇，加 2.5mol/L 硫酸溶液 10ml，超声处理 5 分钟，再加入三氯甲烷 10ml，加热回流 1 小时，冷却，转移至分液漏斗中，用少量三氯甲烷洗涤容器，洗液并入同一分液漏斗中，分取三氯甲烷液，酸液再用三氯甲烷振摇提取 2 次，每次约 8ml，合并三氯甲烷提取液，用无水硫酸钠脱水，滤过，挥干，加入适量的甲醇，微热使溶解，转移至 10ml 量瓶中，放冷，加甲醇至刻度，摇匀，滤过，取续滤液，即得。

测定法：分别精密吸取对照品溶液与供试品溶液各 5~10μl，注入液相色谱仪，测定，即得。

本品每袋含大黄以大黄素（$C_{15}H_{10}O_5$）及大黄酚（$C_{15}H_{10}O_4$）的总量计，不得少于 3.0mg。

第三节　半固体中药制剂质量分析

半固体中药制剂主要包括流浸膏剂、浸膏剂、糖浆剂等。《中国药典》通则对各类半固体中药制剂的质量要求和检验方法均作了相应规定，主要包括外观性状、乙醇量、含糖量、pH 值、相对密度和总固体含量、不溶物、装量和微生物限度等。《中国药典》对具体品种的分析项目和分析方法作了详细规定和要求。下面将常用主要半固体中药制剂的质量分析要求、分析特点、分析方法和分析实例进行阐述。

一、流浸膏剂、浸膏剂质量分析

流浸膏剂、浸膏剂系指饮片用适宜的溶剂提取，蒸去部分或全部溶剂，调整至规定浓度而成的制剂。

（一）流浸膏剂、浸膏剂的一般质量要求

1. 性状　一般用水或乙醇提取浓缩而得的半固体状态浸膏，乙醇提取流浸膏具有乙醇气味。

2. **乙醇量** 一般应检查乙醇量。久置若产生沉淀时，在乙醇和有效成分含量符合各品种项下规定的情况下，可滤过除去沉淀。

3. **装量** 照《中国药典》通则最低装量检查法检查，应符合规定。

4. **微生物限度检查** 照《中国药典》通则微生物检查法检查，应符合规定。

（二）流浸膏及浸膏质量分析的特点与样品制备

当流浸膏或浸膏由单味药组成时，相对杂质较少，可经稀释后直接测定，若杂质较多，需精制净化时，可采用稀释后液－液萃取法、回流提取法及固相柱萃取法等富集除杂。若有效成分已知，又有适当含量测定方法的，可测定其中有效成分的含量。有效成分尚不清楚或无定量方法的，可测定一定溶剂的浸出物含量，有针对地控制某类可溶性物质的量，或测定总固体量来控制质量。

（三）分析实例

刺五加浸膏

本品为五加科植物刺五加 *Acanthopanax senticosus*（Rupr. et Maxim.）Harms 的干燥根及根茎或茎用水或乙醇提取加工制成的浸膏。

【制法】取刺五加 1000g，粉碎成粗粉，加水煎煮两次，每次 3 小时，合并煎液，滤过，滤液浓缩成浸膏 50g（水浸膏），即得；或取刺五加 1000g，粉碎成粗粉，加 75% 乙醇，回流提取 12 小时，滤过，滤液回收乙醇至无醇味。浓缩成浸膏 40g（醇浸膏），即得。

【性状】本品为黑褐色的稠膏状物；气香，味微苦、涩。

【鉴别】取本品 0.5g，加 70% 乙醇 20ml，超声处理 30 分钟，滤过，滤液蒸干，残渣加甲醇 1ml 使溶解，作为供试品溶液。另取刺五加对照药材 2.5g，加甲醇 20ml，加热回流 1 小时，滤过。滤液蒸干，残渣加甲醇 1ml 使溶解，作为对照药材溶液。再取异秦皮啶对照品、紫丁香苷对照品，分别加甲醇制成每 1ml 含异秦皮啶 0.5mg、紫丁香苷 1mg 的溶液，作为对照品溶液。照《中国药典》通则薄层色谱法试验，吸取上述供试品溶液与对照药材溶液各 10μl、两种对照品溶液各 2μl，分别点于同一硅胶 G 薄层板上，以三氯甲烷－甲醇－水（6：2：1）的下层溶液为展开剂，展开，取出，晾干，置紫外光灯（365nm）下检视。供试品色谱中，在与对照药材色谱相应的位置上，显相同颜色的荧光主斑点；在与异秦皮啶对照品色谱相应的位置上，显相同颜色的荧光斑点；喷以 10% 硫酸乙醇溶液，在 105℃加热至斑点显色清晰，在与对照药材色谱相应的位置上，显相同颜色的主斑点；在与紫丁香苷对照品色谱相应的位置上，显相同的蓝紫色斑点。

【检查】

水分：按《中国药典》通则测定水浸膏不得过 30.0%；醇浸膏不得过 20.0%。

总灰分：按《中国药典》通则测定不得过 6.0%。

其他：应符合《中国药典》通则流浸膏与浸膏项下有关的各项规定。

浸出物：取本品水浸膏 2.5g，精密称定，置 100ml 具塞锥形瓶中，精密加水 25ml 使溶散（必要时以玻璃棒搅拌使溶散）。再精密加水 25ml 冲洗瓶壁及玻璃棒，密塞，称定重量，越声处理 30 分钟，放冷，再称定重量，用水补足减失的重量，摇匀，滤过，精密量取续滤液 25ml。置已干燥至恒重的蒸发皿中，在水浴上蒸干后，于 105℃干燥 3 小时，置干燥器中冷却。30 分钟，迅速精密称定重量。以干燥品计算供试品中水溶性浸出物的含量。不得少于90.0%。或取本品醇浸膏，照《中国药典》通则醇溶性浸出物测定法项下的热浸法测定。用甲醇作溶剂，不得少于60.0%。

【含量测定】照《中国药典》通则高效液相色谱法测定。

色谱条件与系统适用性试验：以十八烷基硅烷键合硅胶为填充剂；以乙腈为流动相A，以0.1%磷酸溶液为流动相B。按表6-3中的规定进行梯度洗脱；检测波长为220nm，柱温30℃。理论板数按紫丁香苷峰计算应不低于10000；异秦皮啶峰与相邻杂质峰的分离度应不小于1.5。

表6-3　流动相梯度

时间（分钟）	流动相A（%）	流动相B（%）
0～20	10→20	90→80
20～30	20→25	80→75
30～40	40	60
40～50	10	90

对照品溶液的制备：取紫丁香苷对照品、刺五加苷E对照品、异秦皮啶对照品适量，精密称定，加甲醇（刺五加苷E对照品先加50%甲醇溶解）制成每1ml含紫丁香苷、刺五加苷E各40μg、异秦皮啶10μg的混合溶液，即得。

供试品溶液的制备：取本品约0.2g，精密称定，置小烧杯中，用50%甲醇20ml，分次溶解，转移至25ml量瓶中，超声处理（功率250W，频率50kHz）10分钟，取出，放冷，加50%甲醇至刻度，摇匀，滤过，取续滤液，即得。

测定法：分别精密吸取对照品溶液10μl与供试品溶液10～20μl，注入液相色谱仪，测定，即得。

本品按干燥品计算，水浸膏含紫丁香苷（$C_{17}H_{24}O_9$）不得少于0.60%、刺五加苷E（$C_{34}H_{46}O_{18}$）不得少于0.30%、异秦皮啶（$C_{11}H_{10}O_5$）不得少于0.10%；醇浸膏含紫丁香苷（$C_{17}H_{24}O_9$）不得少于0.50%、刺五加苷E（$C_{34}H_{46}O_{18}$）不得少于0.30%、异秦皮啶（$C_{11}H_{10}O_5$）不得少于0.12%。

二、糖浆剂质量分析

糖浆剂系指含有提取物的浓蔗糖水溶液。

（一）糖浆剂的一般质量要求

1. **性状**　除另有规定外，糖浆剂应澄清。在贮存期间不得有发霉、酸败、产生气体或其他变质现象，允许有少量摇之易散的沉淀。

2. **含糖量**　应不低于45%（g/ml）。

3. **pH**　糖浆剂的pH与制剂本身的稳定性及防腐剂的抑菌能力密切相关，因此，一般应对其作出规定。

4. **相对密度**　由于相对密度与制剂中的含糖量有关，因此，一般应规定糖浆剂的相对密度。

5. **装量差异**　装量单剂量灌装的糖浆剂，取供试品5支，将内容物分别倒入经标化的量入式量筒内，尽量倾净。在室温下检视，每支装量与标示装量相比较，少于标示装量的不得多于1支，并不得少于标示装量的95%。

6. 微生物限度检查 照《中国药典》通则微生物限度检查法检查，应符合规定。

（二）糖浆剂质量分析特点与样品制备

糖浆剂含有较多的蔗糖，溶液较为黏稠，往往给分析增加不少的困难。所以，样品常需分离净化后才可进行分析。分离净化的方法，可用液－液萃取法、固相萃取法等。在液－液萃取法中，根据被测成分的性质，可选一种合适的溶剂进行提取，使被测成分与其他成分分离；也可将糖浆调节至不同的 pH，以利于酸碱成分的提取；当被测成分具挥发性时，可将其蒸馏出来或采用超临界 CO_2 萃取；也可利用固相萃取法使被测成分与糖分离，这样可排除糖浆剂中糖分的干扰。有时还可在糖浆中加入某些试剂，使待测成分发生颜色变化，利用差示分光光度法进行测定。

（三）分析实例

小儿腹泻宁糖浆

【处方】 党参 150g，白术 200g，茯苓 200g，葛根 250g，甘草 50g，广藿香 50g，木香 50g。

【制法】 以上七味，白术、广藿香、木香加水蒸馏，收集蒸馏液；药渣与其余党参等四味加水煎煮两次，每次 2 小时，合并煎液。滤过，滤液浓缩至相对密度为 1.15～1.20（50℃），放冷，加入乙醇使含醇量达 50%，静置，滤过，滤液回收乙醇，加蔗糖610g 及山梨酸3g，煮沸使溶解，滤过，滤液加入上述蒸馏液，摇匀，制成1000ml，即得。

【性状】 本品为深棕色的黏稠液体；气香，味甜、微涩。

【鉴别】

（1）取本品 5ml，用水饱和的正丁醇振摇提取 2 次，每次 20ml，合并正丁醇提取液，蒸干，残渣用甲醇 2ml 溶解，加在中性氧化铝柱（100～120 目，5g，内径为 1～1.5cm）上，以 40% 甲醇 50ml 洗脱，收集洗脱液，蒸干，残渣加甲醇 1ml 使溶解，作为供试品溶液。另取党参对照药材 0.5g，加水 50ml，煮沸 30 分钟，滤过，取滤液，同法制成对照药材溶液。照《中国药典》通则薄层色谱法试验，吸取上述两种溶液各 0.5～1μl。分别点于同一硅胶 G 薄层板上，以正丁醇－乙醇－水（7:2:1）为展开剂，展开，取出，晾干，喷以 10% 硫酸乙醇溶液，在 105℃加热至斑点显色清晰。供试品色谱中，在与对照药材色谱相应的位置上，显相同颜色的斑点。

（2）取本品 30ml，用石油醚（30～60℃）10ml 振摇提取，弃去石油醚液，水层用乙醚振摇提取 2 次，每次 20ml，合并乙醚提取液，挥干，残渣加乙酸乙酯 1ml 使溶解，作为供试品溶液。另取白术对照药材 1.5g。加水 30ml，振摇 5 分钟，滤过，取滤液，同法制成对照药材溶液。照《中国药典》通则薄层色谱法试验，吸取上述两种溶液各 10μl。分别点于同一硅胶 G 薄层板上使成条状，以环己烷－乙酸乙酯（7:3）为展开剂，展开，取出，晾干，喷以 5% 对二甲氨基苯甲醛的 10% 硫酸溶液，在 105℃加热至斑点显色清晰，置紫外光灯（365nm）下检视。供试品色谱中，在与对照药材色谱相应的位置上，显相同颜色的荧光条斑。

（3）取本品 60ml，用石油醚（60～90℃）振摇提取 2 次，每次 30ml，合并石油醚提取液，低温蒸干，残渣加乙酸乙醇 1ml 使溶解，作为供试品溶液。另取木香对照药材 0.5g，加石油醚（60～90℃）15ml，超声处理 15 分钟，滤过，滤液挥干，残渣加乙酸乙酯 1ml 使溶解，作为对照药材溶液。再取百秋李醇对照品，加乙酸乙酯制成每 1ml 含 0.2mg 的溶液，作为对照品溶液。照《中国药典》通则 0502 薄层色谱法试验，吸取供试品溶液 15μl、对照药材溶液和对照品溶液各 5μl，分别点于同一硅胶 G 薄层板上使成条状，以环己烷 – 乙酸乙酯（17：3）为展开剂，展开，取出，晾干，喷以 5% 香草醛硫酸溶液，在 105℃ 加热至斑点显色清晰。供试品色谱中，在与对照药材色谱和对照品色谱相应的位置上，显相同颜色的条斑。

【检查】相对密度：应为 1.24 ~ 1.28。

pH 值：应为 3.5 ~ 5.5。

其他：应符合《中国药典》通则 0116 通则糖浆剂项下有关的各项规定。

【含量测定】照《中国药典》通则 0512 高效液相色谱法测定。

色谱条件与系统适用性试验：以十八烷基硅烷键合硅胶为填充剂；以甲醇 – 水（25：75）为流动相，检测波长为 250nm。理论板数按葛根素峰计算应不低于 2000。

对照品溶液的制备：取葛根素对照品适量，精密称定，加甲醇制成每 1ml 含 80μg 的溶液，即得。

供试品溶液的制备：取本品约 6g，精密称定。置 50ml 量瓶中，用甲醇稀释至刻度，摇匀，滤过，取续滤液，即得。

测定法：分别精密吸取对照品溶液与供试品溶液各 5 ~ 10μl，注入液相色谱仪，测定，即得。

本品每 1g 含葛根以葛根素（$C_{21}H_{20}O_9$）计，不得少于 1.0mg。

第四节 液体中药制剂质量分析

液体中药制剂主要包括合剂、酊剂和注射剂等。《中国药典》通则对各类液体中药制剂的质量要求和检验方法均作了相应规定，主要包括外观性状、相对密度和总固体含量、pH 值、乙醇量、甲醇量、防腐剂量、装量和微生物限度等。《中国药典》对具体品种的分析项目和分析方法作了详细规定和要求。下面将常用主要液体中药制剂的质量分析要求、分析特点、分析方法和分析实例进行阐述。

一、合剂（口服液）质量分析

合剂系指饮片用水或其他溶剂，采用适宜方法提取制成的口服液体制剂（单剂量灌装者也可称"口服液"）。

（一）合剂的一般质量要求

1. **性状**　除另有规定外，合剂应澄清。在贮存期间不得有发霉、酸败、异物、变色、产生气体或其他变质现象，允许有少量摇之易散的沉淀。

2. **相对密度**　合剂的相对密度往往与溶液中含有可溶性物质的总量有关，检查合剂的相对密度在一定程度上可以反映其内在质量。因此，合剂一般应规定相对密度。

3. **pH**　合剂的 pH 与溶液的稳定性有关，同时，对微生物的生长也有影响，防腐剂在合剂中的抑菌能力也与溶液的 pH 有关。因此，合剂一般应规定 pH。

4. **装量**　单剂量灌装的合剂，取供试品 5 支，将内容物分别倒入经标化的量入式量筒内，在室温下检视，每支装量与标示装量相比较，少于标示装量的不得多于 1 支，并不得少于标示装量的95%。多剂量灌装的合剂，照《中国药典》通则最低装量检查法检查，应符合规定。

5. 防腐剂量　含水较多的中药制剂容易被微生物污染，特别是含糖或其他营养物质较多的合剂，更适合于微生物生长、繁殖。为抑制微生物的生长，常采取的措施之一就是在这类制剂中加入一定量的防腐剂，如苯甲酸、山梨酸、苯甲酸钠等。实践证明，防腐剂在规定限量下使用是安全的，但也有动物实验显示，大量摄入防腐剂是有害的。因此，必须对中药制剂中的防腐剂的量作出规定，必要时需对防腐剂的含量进行测定。

6. 微生物限度　照《中国药典》通则微生物限度检查法检查，应符合规定。

（二）合剂与口服液的质量分析特点与样品制备

1. 合剂与口服液的质量分析特点　合剂是由中药材经提取、浓缩而制成的内服液体制剂。它是汤剂的改进剂型，属于水性液体剂型。因其杂质含量较大，且有一定的黏度，直接分析多有困难，大多需经净化处理后方能进行。常用的净化方法有液－液萃取法及固相萃取法。液－液萃取法中还可利用被测成分的酸碱性，先将提取液调节成酸性或碱性，然后再萃取；利用被测成分的酸碱性强弱的不同，还可采用梯度萃取法，这样被测成分更易提取。口服液杂质含量一般相对较少，有的可直接进样分析。但当药味较多，成分复杂时，也需经净化处理，净化方法与合剂相似。另外，取样要注意代表性，取样前要摇匀。

一般说来，对于合剂，当处方中药味较少而且有效成分明确时，可选择主要有效成分作为质控指标，如双黄连口服液中的黄芩苷、大黄口服液中的蒽醌衍生物等。对于药味较多的处方，则可选择一个或几个有代表性的成分作为质控指标，如心通口服液中的葛根素，小青龙合剂中的芍药苷、盐酸麻黄碱等。

2. 样品制备　根据合剂（口服液）分析特点，其样品溶液通常要经净化处理后得到。净化方法要既能除去干扰测定的杂质，又不损失欲测定的成分。净化分离方法设计主要依据欲测定成分和杂质在理化性质上的差异，同时考虑所要采用的测定方法的要求。合剂（口服液）的样品制备，常用的方法有：

（1）液－液萃取法：可采用适宜的溶剂直接提取杂质，使与欲测定成分分开。如用石油醚除去脂肪油、色素等亲脂性杂质；还可以利用欲测成分溶解度的性质，反复用两相互不相溶的溶剂进行处理，以除去水溶性杂质或脂溶性杂质。也可利用被测成分的化学特性，如酸、碱性，用不同pH的溶剂进行萃取，或依据其能与酸性染料或大分子酸形成离子对溶于有机溶剂的性质，利用离子对的萃取将其与杂质分开。

（2）固相萃取法：常用的净化剂有三氧化二铝、氧化镁、硅胶、硅藻土、活性炭、大孔吸附树脂、离子交换树脂、键合相硅胶（C_{18}）、聚酰胺等。若一种填料净化效果不理想，也可用混合填料或串联柱等提高净化效果。当作含量测定时，净化后要符合定量分析的要求，可通过测定回收率来考察。净化时将杂质除去，再用适当溶剂将组分洗下；也可将组分洗下而将杂质保留于柱上。

（3）沉淀法：沉淀法是基于某些试剂与被测成分或杂质生成沉淀，保留溶液或分离沉淀而得到净化。如果将被测成分生成沉淀，这种沉淀必须是可逆的或者是可以直接测定的沉淀物，再根据化学计量关系求出被测成分含量；若使杂质生成沉淀，则可以是不可逆的沉淀反应。

（4）盐析法：盐析法是在样品的水溶液中加入无机盐至一定浓度或达到饱和状态，使某些成分在水中溶解度降低而分离。如用水蒸气蒸馏法提取挥发性成分，蒸馏液经盐析后再用乙醚萃取挥发性成分。常用作盐析的无机盐有 NaCl、Na_2SO_4、$MgSO_4$等。

（三）分析实例

古汉养生精口服液

【处方】人参，炙黄芪，金樱子，枸杞子，女贞子（制），菟丝子，淫羊藿，白芍，炙甘草，炒麦芽，黄精（制）。

【性状】本品为棕红色的澄清液体；味甜、微苦。

【鉴别】

（1）取本品20ml，用水饱和的正丁醇振摇提取3次（30ml、20ml、20ml），合并正丁醇液，依次用氨试液20ml、水20ml洗涤，分取正丁醇液，蒸干，残渣加甲醇1ml使溶解，加在中性氧化铝柱（100～200目，8g，内径为10～15mm）上，用水50ml洗脱，弃去水洗液，再用50%乙醇100ml洗脱，收集洗脱液，蒸干，残渣加甲醇1ml使溶解，作为供试品溶液。另取人参对照药材1g，加甲醇20ml，超声处理30分钟，滤过，滤液蒸干，残渣加水20ml使溶解，用水饱和的正丁醇振摇提取2次，每次20ml，合并正丁醇液，蒸干，残渣加甲醇1ml使溶解，作为对照药材溶液。再取人参皂苷 Rb_1 及人参皂苷 Rg_1 对照品，加甲醇制成每1ml各含1mg的溶液，作为对照品溶液。照《中国药典》通则薄层色谱法试验，吸取对照品溶液与对照药材溶液各5μl，供试品溶液10μl，分别点于同一硅胶 G 薄层板上，以正丁醇－乙酸乙酯－水（4:1:5）的上层溶液为展开剂，展开，取出，晾干，喷以10%硫酸乙醇溶液，在105℃加热至斑点显色清晰，置紫外光灯（365nm）下检视。供试品色谱中，在与对照药材色谱和对照品色谱相应的位置上，显相同颜色的荧光斑点。

（2）取黄芪甲苷对照品，加甲醇制成每1ml含1mg的溶液，作为对照品溶液。照《中国药典》通则薄层色谱法试验，吸取对照品溶液及【鉴别】(1)项下的供试品溶液各5μl，分别点于同一硅胶 G 薄层板上，以乙酸乙酯－丁酮－甲酸－水（5:3:1:1）为展开剂，展开，取出，晾干，喷以10%硫酸乙醇溶液，在105℃加热至斑点显色清晰，供试品色谱中，在与对照品色谱相应的位置上，显相同颜色的斑点。

（3）取本品20ml，加乙酸乙酯振摇提取2次，每次20ml。合并乙酸乙酯液，蒸干，残渣加甲醇1ml使溶解，作为供试品溶液。另取枸杞子对照药材1g，加水100ml，煎煮1小时，放冷，滤过，滤液加乙酸乙酯20ml，超声处理30分钟，乙酸乙酯液蒸干，残渣加甲醇1ml使溶解，作为对照药材溶液。照《中国药典》通则薄层色谱法试验，吸取上述两种溶液各10μl，分别点于同一硅胶 G 薄层板上，以石油醚（30～60℃）－甲酸乙酯－甲酸（20:10:0.1）为展开剂，展开，取出，晾干，置紫外光灯（365nm）下检视。供试品色谱中，在与对照药材色谱相应的位置上，显相同颜色的荧光斑点。

（4）取本品20ml，加乙酸乙酯50ml，振摇提取，取乙酸乙酯液，蒸干，残渣加乙醇1ml使溶解，作为供试品溶液。另取淫羊藿苷对照品，加甲醇制成每1ml含1mg的溶液，作为对照品溶液。照《中国药典》通则薄层色谱法试验，吸取上述两种溶液各10μl，分别点于同一硅胶 G 薄层板上，以乙酸乙酯－丁酮－甲酸－水（10:1:1:1）为展开剂，展开，取出，晾干，喷以2%三氯化铝乙醇溶液，在105℃加热至斑点显色清晰。供试品色谱中，在与对照品色谱相应的位置上，显相同颜色的斑点。

【检查】

相对密度：应为 1.15～1.20。

pH 值：应为 4.0～6.5。

其他：应符合《中国药典》通则合剂项下有关的各项规定。

【含量测定】 照《中国药典》通则高效液相色谱法测定。

色谱条件与系统适用性试验：以十八烷基硅烷键合硅胶为填充剂；以乙腈－水（30:70）为流动相；检测波长为 270nm。理论板数按淫羊藿苷峰计算应不低于 1000。

对照品溶液的制备：取淫羊藿苷对照品适量，精密称定，加甲醇制成每 1ml 含 25μg 的溶液，即得。

供试品溶液的制备：精密吸取本品 5ml，置 50ml 量瓶中，加甲醇 40ml，超声处理（功率 300W，频率 25kHz）30 分钟，放冷，加甲醇至刻度，摇匀，滤过，取续滤液，即得。

测定法：分别精密吸取对照品溶液与供试品溶液各 10μl，注入液相色谱仪，测定，即得。

本品每 1ml 含淫羊藿以淫羊藿苷（$C_{33}H_{40}O_{15}$）计，不得少于 0.60mg。

二、酊剂质量分析

酊剂系指饮片用规定浓度的乙醇提取或溶解而制成的澄清液体制剂，也可用流浸膏稀释制成。供口服或外用。

（一）酊剂的一般质量要求

1. **性状**　酊剂含有较高浓度的乙醇，不易发酵、酸败。酊剂久置产生沉淀时，在乙醇量和有效成分含量符合各品种项下规定的情况下，可滤过除去沉淀。

2. **装量**　照《中国药典》通则最低装量检查法检查，应符合规定。

3. **乙醇量**　由于不同浓度大小的乙醇对药材中各种化学成分的溶解能力不同，制剂中乙醇含量的高低对制剂中有效成分的含量与所含杂质的类型和数量以及制剂的稳定性等都有影响。因此，酊剂应检查乙醇量，测定方法见《中国药典》通则。

4. **甲醇量**　由于酊剂以乙醇为溶剂，乙醇中或多或少含有一定量的甲醇，如甲醇含量超过一定的限度，则对人体有害；因此，酊剂必须规定甲醇含量，照《中国药典》通则甲醇量检查法检查，应符合规定。

5. **微生物限度**　进行微生物限度检查，可保证临床用药的安全性。照《中国药典》通则微生物限度检查法检查，应符合规定。

（二）酊剂质量分析的特点与样品制备

酊剂中含醇量较高，药材中的蛋白质、黏液质、树胶、糖类等成分不易溶出，故酊剂中这类成分较少，澄明度也较好，样品的前处理相对较简单，有的甚至可以直接进行分析。但对于一些成分复杂的样品，仍需经净化分离后才能进行分析。常用的净化方法是将酊剂加热蒸去乙醇，然后再用适当的有机溶剂萃取。当被测成分为生物碱类时，可蒸去制剂中的乙醇，加碱水（氨水）碱化，再用有机溶剂萃取；当被测成分为酸性成分时，蒸去乙醇后加酸酸化，再用有机溶剂萃取。有时也可用固相萃取法（如 C_{18} 柱、氧化铝柱、大孔树脂柱等）对蒸去乙醇后的样品进行净化分离。

（三）分析实例

云香祛风止痛酊

【处方】白芷，大皂角，桂枝，木香，莪术，五味藤，豆豉姜，千斤拔，朱砂根，羊耳菊，枫荷桂，虎杖，买麻藤，过岗龙，广西海风藤，穿壁风，香樟，徐长卿，山豆根，细辛，薄荷脑，樟脑。

【制法】以上二十二味，除徐长卿、山豆根、细辛、薄荷脑、樟脑及五味藤 36.1g 分别粉碎成粗粉，其余白芷等十六味及剩余的五味藤，加乙醇 1000ml 及水适量，密闭，加热回流提取 7 小时后，进行蒸馏，收集蒸馏液约 1200ml，加入上述徐长卿、山豆根、细辛及五味藤粗粉，搅匀，浸渍 48 小时。取浸渍液，加入薄荷脑、樟脑，搅匀使溶解，滤过，滤液调整总量至 1000ml。即得。

【性状】本品为浅黄棕色至棕色的澄清液体，气芳香，味辛辣而清凉。

【鉴别】

（1）取本品作为供试品溶液，另取氧化苦参碱对照品，加乙醇制成每 1ml 含 1mg 的溶液，作为对照品溶液。照《中国药典》通则薄层色谱法试验，吸取供试品溶液 10μl、对照品溶液 1μl，分别点于同一硅胶 G 薄层板上，以三氯甲烷－甲醇－浓氨试液（4:1:0.1）为展开剂，展开，取出，晾干，喷以稀碘化铋钾试液。供试品色谱中，在与对照品色谱相应的位置上，显相同颜色的斑点。

（2）取本品 50ml，蒸干，残渣加水 10ml 使溶解，通过聚酰胺柱（14~30 目，5g，内径为 15mm），用水 80ml 洗脱，弃去水液，再用 70% 乙醇溶液 80ml 洗脱，收集洗脱液，蒸干，残渣加甲醇使溶解，作为供试品溶液。另取细辛对照药材 1g，加甲醇 20ml，超声处理 30 分钟，滤过，滤液蒸干，残渣加甲醇 1ml 使溶解，作为对照药材溶液。照《中国药典》通则薄层色谱法试验，吸取上述两种溶液各 5μl，分别点于同一以含 0.5% 氢氧化钠的羧甲基纤维素钠为黏合剂的硅胶 G 薄层板上，以甲苯－乙酸乙酯－甲酸－水（20:10:1:1）的上层溶液为展开剂，展开，取出，晾干，置紫外光灯（365nm）下检视。供试品色谱中，在与对照药材色谱相应的位置上，显相同颜色的荧光主斑点。

（3）取本品 50ml，蒸干，残渣加水 10ml 使溶解，溶液通过 D101 型大孔吸附树脂柱（内径为 1.5cm，柱高为 18cm），用 20% 乙醇 100ml 洗脱，弃去洗脱液，再用 50% 乙醇 100ml 洗脱，收集洗脱液，蒸干，残渣加甲醇 1ml 使溶解，作为供试品溶液。另取五味藤对照药材 0.4g，加甲醇 20ml，加热回流 30 分钟，滤过，滤液蒸干，残渣加甲醇 1ml 使溶解，作为对照药材溶液。照《中国药典》通则薄层色谱法试验，吸取上述供试品溶液 5μl、对照药材溶液 1μl，分别点于同一硅胶 G 薄层板上，以甲苯－乙酸乙酯－甲酸（16:3:1）为展开剂，展开，取出，晾干，置紫外光灯（365nm）下检视。供试品色谱中，在与对照药材色谱相应的位置上，显相同颜色的荧光主斑点。

【检查】按《中国药典》通则测定乙醇量应为 55%~65%。

总固体：精密量取本品 25ml，置已干燥至恒重的蒸发皿中，蒸干，置硅胶干燥器内干燥 24 小时，精密称定，遗留残渣不得少于 0.238g。

其他：应符合《中国药典》通则酊剂项下有关的各项规定。

【含量测定】

（1）挥发油：精密吸取本品 10ml，加饱和氯化钠溶液 100ml，振摇 1~2 分钟，放置

1~2小时，分取上层液移入圆底烧瓶中，用热水洗涤分液漏斗数次，洗液并入圆底烧瓶中，照《中国药典》通则挥发油测定法甲法测定，即得。

本品含挥发油不得少于9.0%（ml/ml）。

（2）樟脑、薄荷脑：照《中国药典》通则气相色谱法测定。

色谱条件与系统适用性试验：以聚乙二醇20000（PEG－20M）为固定相的毛细管柱（柱长为30m，内径为0.53mm，膜厚度为1μm）；柱温为160℃；分流进样，分流比为10∶1，理论板数按樟脑峰计算应不低于10000。

校正因子测定：取水杨酸甲酯适量，精密称定，加乙醇制成每1ml含2mg的溶液，作为内标溶液。分别取樟脑对照品、薄荷脑对照品适量，精密称定，加乙醇制成每1ml各含2mg的混合溶液，作为对照品溶液。分别精密量取内标溶液、对照品溶液各2ml，置同一10ml量瓶中，加乙醇稀释至刻度，摇匀，吸取1μl，注入气相色谱仪，计算校正因子。

测定法：取本品，混匀，精密量取2ml，置50ml量瓶中，加乙醇至刻度，摇匀，精密量取2ml，置10ml量瓶中，精密加入内标溶液2ml，加乙醇至刻度，摇匀，吸取1μl，注入气相色谱仪，测定，即得。

本品每1ml含樟脑（$C_{10}H_{16}O$）、薄荷脑（$C_{10}H_{20}O$）均不得少于45.0mg。

三、注射剂质量分析

注射剂系指饮片经提取、纯化后制成的供注入体内的溶液、乳状液及临用前配制成溶液的粉末或浓溶液的无菌制剂。注射剂可分为注射液、注射用无菌粉末和注射用浓溶液。

注射液包括溶液型或乳状液型注射液，可用于肌内注射、静脉注射或静脉滴注等。其中，供静脉滴注用的大体积（除另有规定外，一般不小于100ml）注射液也称静脉输液。

注射用无菌粉末系指供临用前用适宜的无菌溶液配制成溶液的无菌粉末或无菌块状物。可用适宜的注射用溶剂配制后注射，也可用静脉输液配制后静脉滴注。无菌粉末用冷冻干燥法或喷雾干燥法制得；无菌块状物用冷冻干燥法制得。

注射用浓溶液系指临用前稀释供静脉滴注用的无菌浓溶液。

（一）注射剂的一般质量要求

中药注射剂是直接注入人体的制剂，其质量要求必须十分严格，要求药效确切、使用安全、质量稳定。产品在生产、贮藏及使用过程中，质量除制剂中主药含量合格、符合注射剂的一般要求外，还应无菌、无热原，蛋白质、鞣质、树脂、草酸盐、钾离子等有关物质检查均应符合规定。对于成分的分析，还要根据原料药材特点、制备工艺等，对其可能存在的特有杂质进行限量检查，以保证质量。国家食品药品监督管理局2000年颁发了《中药注射剂指纹图谱研究的技术要求（暂行）》的通知，因此还应对其进行指纹图谱研究，以制定科学的质量标准。为科学规范和指导中药、天然药物注射剂的研究工作，保证药品安全、有效、质量可控，国家食品药品监督管理局2007年还组织制定了《中药、天然药物注射剂基本技术要求》。另外，《中国药典》通则还有《中药注射剂安全性检查法应用指导原则》等注射剂技术规范要求。

（二）中药注射剂的检查项目及方法

1. 中药注射剂的一般检查项目和方法

（1）澄明度检查：中药注射剂的澄明度检查，《中国药典》称为"可见异物检查"，是指存在于注射剂、滴眼剂中，在规定条件下目视可以观察到的不溶性物质，其粒度或长度通常大于50μm。可见异物检查有灯检法与光散射法两种。对于有色透明容器包装或液体色泽较深的品种应选用光散射法。中药注射剂的澄明度按《中国药典》通则可见异物检查法的规定检查，应符合规定。在检查中，必须仔细分辨药物中的异物和其他不合格现象。凡有块状物、点状物、玻璃屑、脱片、纤维、焦颈和焦颈所致的块状物混浊和沉淀的均应作废品处理。

（2）pH测定：中药注射剂的pH一般应在4.0~9.0之间，但同一品种的pH允许差异范围不超过1.0。测定pH可用pH试纸法，也可用酸度计。中药注射剂多是有色溶液，容易妨碍测定结果。对色泽较深不易观察的，先用广泛pH试纸预测，根据预测结果再按《中国药典》通则规定的方法测定。

（3）草酸盐检查：除另有规定外，取静脉注射液适量，用稀盐酸调节pH至1~2，过滤，取滤液2ml，调节pH至5~6，加3%氯化钙试液2~3滴，放置10分钟，不得出现混浊或沉淀。

（4）鞣质检查：取注射液1ml，加新鲜配制的含1%鸡蛋清的生理盐水5ml，放置10min，不得出现混浊或沉淀。

取中药注射液1ml，加稀醋酸1滴，加氯化钠明胶试液（含明胶1%及氯化钠10%的水溶液，须新鲜配制）4~5滴，不得出现混浊或沉淀。含有吐温、聚乙二醇及聚氧乙烯基物质的注射液，虽有鞣质也不产生沉淀，对这类注射剂应取未加附加剂前的半成品检查。

（5）不溶性微粒：本法是在澄明度检查符合规定后用于检查静脉滴注用注射液中的不溶性微粒。除另有规定外，装量100ml以上者显微计数法每1ml中含10μm以上的微粒不得过20粒，含25μm以上的微粒不得过2粒，具体检查方法按《中国药典》通则方法进行。

（6）蛋白质检查：取中药注射液1ml，加新鲜配制的30%磺基水杨酸试液1ml，混合放置5分钟，不得出现混浊。注射液中如含有遇酸能产生沉淀的成分如黄芩素、蒽醌类等，则上法不适宜，可改加鞣酸试液1~3滴，不得出现混浊。

（7）重金属检查：重金属是指在实验条件下能与硫代乙酰胺或硫化钠作用显色的杂质。由于它对人体的健康有害。因此，其浓度须控制在一定的范围之内。按《中国药典》通则规定的方法进行检查，一般不得超过百万分之十。

（8）砷盐检查：砷盐检查法适用于药品中微量砷盐（以As计）的限量检查，检查方法见《中国药典》通则，一般不得超过百万分之二。

（9）钾离子检查：用于静脉注射的中药注射剂，必须测定钾离子浓度。若是药液中的钾离子浓度过高，注入血管后即能引起患者的血钾偏高，造成电解质平衡失调。因此，要严格控制钾离子的含量。当药液中钾离子含量超过正常人血清的钾离子浓度时，不得使用。具体检查法见《中国药典》通则。

（10）树脂检查：除另有规定外，取注射液5ml，加盐酸1滴，放置30分钟，应无树脂状物析出。如产生沉淀，可另取注射液5ml，加三氯甲烷10ml振摇提取，分取三氯甲烷液，水浴蒸干，残渣加冰醋酸2ml使溶解，置具塞试管中，加水3ml，混匀，放置30分钟，不得出现沉淀。

（11）炽灼残渣：此项检查主要是限制注射液中无机物的含量，与控制渗透压有关。按《中国药典》通则规定方法检查，不得超过1.5%（g/ml）。

（12）水分：注射用无菌粉末应按《中国药典》通则水分测定法测定，应符合该品种项下的有关规定。

（13）色泽：按《中国药典》通则溶液颜色检查法检查，应符合有关规定。

（14）装量差异：除另有规定外，多次用量的注射液，每一容器的装量不得超过 10 次注射量，增加装量应能保证每次注射用量。

注射液规格为 50ml 以上至 500ml 的，按《中国药典》通则最低装量检查法检查，应符合规定。注射用无菌粉末除另有规定外，装量差异限度应符合《中国药典》通则规定。

（15）总固体量测定：中药注射液的总固体量，在一定程度上反映了其中所含药效物质的含量，对控制质量有一定意义。精密量取注射液 10ml，置于恒重的蒸发皿中，于水浴上蒸干后，在 105℃ 干燥 3 小时，移置干燥器中冷却 30 分钟，迅速称定重量。计算出注射剂中含总固体量（mg/ml），应符合规定。

2. 中药注射液的安全检查项目

（1）无菌检查：按照《中国药典》通则无菌检查法检查，应符合规定。

（2）热原检查：本法是将一定剂量的供试品静脉注入家兔体内，在规定时间内观察家兔体温升高情况，以判断供试品中所含热原的限度是否符合规定。除另有规定外，静脉注射剂按各品种项下的规定，按照《中国药典》通则热原检查法或细菌内毒素检查法检查，均应符合规定。

（3）刺激性试验

肌肉刺激性试验：取体重 2kg 以上的健康家兔 2 只，雌者应无孕，分别在其左右两腿股四头肌内以无菌操作法各注入供试品 1ml，注射后 48 小时处死动物，解剖取出股四头肌，纵向切开，观察注射局部刺激反应，必要时做病理检查，换算成相应的反应级。

然后算出 4 块股四头肌反应级的总和。如各股四头肌反应级的最高与最低组之差大于 2 时，应另取 2 只家兔重新试验。在初试或重试的 2 只家兔 4 块股四头肌反应级数之和小于 10 时，则认为供试品的局部刺激试验符合规定；但连续注射在一周以上者，其总和应小于 6。

血管刺激性试验（静脉注射剂需检查项目）：每日给家兔静脉注射一定量供试品（按临床用药量折算），连续 3 次后，解剖动物血管作病理切片观察，应无组织变性或坏死等显著刺激反应。

（4）过敏反应：很多中药注射剂都可能引起过敏反应，严重者可引起死亡。因此，必须做过敏试验。取豚鼠 6～10 只，体重为 250～350g，隔天腹腔注射被检注射液 0.5ml，连续 3 次。然后分三组，分别在第一次给药后的 14 天及 21 天再静脉注射药液 1ml，若有竖毛、昏倒和瘫痪等不良反应，则视为轻度过敏反应；兴奋不安、呼吸困难、迅速窒息死亡的为严重过敏反应。

（5）溶血试验：有的中药注射剂注入人体后，可能发生溶血、凝血现象，给机体带来严重危害。因此，凡供静脉注射使用的中药针剂，必须进行此项试验。在试验中，可同时观察到溶血和凝血两种现象，故不必分别进行试验。

试验前需配制 2% 兔血生理盐水混悬液和制备供试品的稀释液。

2% 血生理盐水混悬液的配制：取 2ml 没有发生溶血及凝血现象的家兔血液，加生理盐水稀释至 100ml，摇匀即得。

供试品稀释液的制备：供试品溶液 0.5ml 加生理盐水稀释至 100ml，摇匀即得（甲液）。取供静脉使用的中药注射剂 1ml 用生理盐水稀释至 10ml，摇匀即得（乙液）。试验时，取干燥洁净的试管 3 支，各加入新鲜配制的 2% 兔血生理盐水混悬液 2.0ml。第 1 支试管中加甲液 2.0ml，第 2 支试管中加乙液 2.0ml，第 3 支试管中加生理盐水 2.0ml，作为对照。然后轻轻摇匀，放置于 37℃ ±0.5℃ 的恒温水浴中观察 1 小时。若第 1 支试管为溶血阳性，则不宜供注射用；第 2 支试管为溶血的阳性及第 1 支试管或第 2 支试管为凝血阳性，均不宜供静脉使用。对照管应无溶血及凝血现象。

（6）异常毒性试验：对可能产生异常毒性的品种，可依法检查异常毒性，应符合规定。

（三）中药注射剂的质量分析特点与样品制备

1. 质量分析特点　中药注射剂的分析包括定性分析和定量分析，前者为组方药材的定性鉴别或组方有效部位的定性鉴别；后者为有效成分的含量测定或指标成分的含量测定等内容。中药注射剂大多为水溶性液体制剂，如直接进样分析则干扰较大。可根据被测成分的性质，采用液 – 液萃取或固相萃取法等方法进行净化后再进行分析。若为注射用无菌粉末，可用合适的溶剂溶解后，直接进行分析。

2. 样品制备　中药注射剂的成分较为复杂，在进行定性鉴别或含量测定之前，往往需对样品作预处理，目的是富集所要分析的组分，尽量除去干扰成分，使分析结果准确、重现性好，常用方法有下述四种。

（1）待测组分为弱极性化合物：取中药注射剂适量，粉针剂用水溶解，以石油醚、己烷等弱极性溶剂萃取，萃取液挥干后，再用合适溶剂如甲醇等溶解，即可用于分析。如果待测组分存在于挥发油中，也可以先取适量样品，用水蒸气蒸馏法收集挥发油，然后再用上述溶剂在馏出的油水混合物中萃取，可以避免分子量较大的弱极性组分的干扰。

（2）待测组分为碱性化合物：取中药注射剂适量，粉针用水溶解，根据待测组分的碱性强弱，可选择用 $NaHCO_3$、$NH_3 \cdot H_2O$ 或 $NaOH$ 等进行碱化，然后用三氯甲烷或乙醚等溶剂萃取；对某些极性较大的生物碱，可以采用三氯甲烷 – 甲醇或乙醚 – 甲醇混合溶剂进行萃取。然后用稀盐酸（0.1mol/L）对有机相进行反萃取，使碱性待测组分成盐而进入水溶液中，中性脂溶性成分仍留在有机相中而被除去。最后再碱化水相，用相同的有机溶剂进行萃取，挥干后即得到供分析的碱性成分样品。

（3）待测组分为酸性化合物：取中药注射剂适量，粉针用水溶解，用 10% HCl 酸化水溶液，用苯、三氯甲烷或乙醚等溶剂萃取，弃去水相，有机相再以 50% Na_2CO_3 溶液萃取，使酸性待测组分成盐而溶于水中，中性脂溶性成分留在有机相中弃去。水相再用 10% HCl 酸化，以上述有机溶剂萃取，挥干后即得到供分析的酸性成分。

（4）待测组分为水溶性较强的极性化合物：大多数皂苷、黄酮苷类化合物水溶性较强，可以用三氯甲烷、乙醚有机溶剂萃取除去脂溶性成分后再进行分析。如果浓度较低，某些苷类可以采用乙酸乙酯、正丁醇等溶剂萃取，浓缩后即可供分析。

（四）分析实例

清开灵注射液

【处方】　胆酸，珍珠母（粉），猪去氧胆酸，栀子，水牛角（粉），板蓝根，黄芩苷，金银花。

【制法】　以上八味，板蓝根加水煎煮两次，每次 1 小时，合并煎液，滤过，滤液浓缩至 200ml，加乙醇使含醇量达 60%，冷藏，滤过，滤液回收乙醇，加水，冷藏备用。栀子加水煎煮两次，第一次 1 小时，第二次 0.5 小时，合并煎液，滤过，滤液浓缩至 25ml。加乙醇使含醇量达 60%，冷藏，滤过，滤液回收乙醇，加水，冷藏备用。金银花加水煎煮两次，每次 0.5 小时，合并煎液，滤过，滤液浓缩至 60ml，加乙醇使含醇量达 75%，滤过，滤液调节 pH 值至 8.0，冷藏，回收乙醇，再加乙醇使含醇量达 85%，冷藏，滤过，滤液回收乙醇，加水，冷藏备用。水牛角粉用氢氧化钡溶液、珍珠母粉用硫酸分别水解 7~9 小时，滤过，合并滤液，调节 pH 值至 3.5~4.0，滤过，滤液加乙醇使含醇量达 60%，冷藏，滤过，滤液回收乙醇，加水，冷藏备用。将栀子液、板蓝根液和水牛角、珍珠母水解混合液合并后，加到胆酸、猪去氧胆酸的 70% 乙醇溶液中，混匀，加乙醇使含醇量达 75%，调节 pH 值至 7.0，冷藏，滤过，滤液回收乙醇，加水，冷藏备用。黄芩苷用注射用水溶解，调 pH 值至 7.5，加入金银花提取液，混匀，与上述各备用液合并，混匀，并加注射用水至 1000ml，再经活性炭处理后，冷藏，灌封，灭菌，即得。

【性状】 本品为棕黄色或棕红色的澄明液体。

【鉴别】

（1）取本品 10ml，置水浴上蒸干，放冷，残渣加乙醇 1ml 使溶解，取上游液作为供试品溶液。另取栀子苷对照品，加乙醇制成每 1ml 含 4mg 的溶液，作为对照品溶液。照《中国药典》通则薄层色谱法试验，吸取上述两种溶液各 5μl，分别点于同一硅胶 G 薄层板上，以乙酸乙酯-丙酮-甲酸-水（5:5:1:1）为展开剂，展开，取出，晾干，喷以 10% 硫酸乙醇溶液，在 105℃ 加热至斑点显色清晰。供试品色谱中，在与对照品色谱相应的位置上，显相同颜色的斑点。

（2）取本品 1ml，加乙醇 2ml，混匀，作为供试品溶液。另取胆酸对照品、猪去氧胆酸对照品，加乙醇制成每 1ml 各含 1mg 的混合溶液，作为对照品溶液。照《中国药典》通则薄层色谱法试验，吸取上述两种溶液各 5μl，分别点于同一硅胶 G 薄层板上，以异辛烷-乙酸乙酯-冰醋酸（15:7:5）为展开剂，展开，取出，晾干，喷以 10% 硫酸乙醇溶液，在 105℃ 加热至斑点显色清晰。供试品色谱中，在与对照品色谱相应的位置上，显相同颜色的斑点。

（3）取黄芩苷对照品，加 70% 乙醇制成每 1ml 含 1mg 的溶液，作为对照品溶液。照《中国药典》通则薄层色谱法试验，吸取【鉴别】（2）项下的供试品溶液及上述对照品溶液各 2μl，分别点于同一聚酰胺薄膜上，以醋酸为展开剂，展开，取出，晾干，喷以 1% 三氯化铁乙醇溶液。供试品色谱中，在与对照品色谱相应的位置上，显相同颜色的斑点。

【指纹图谱】 照《中国药典》通则高效液相色谱法测定。

色谱条件与系统适用性试验：以十八烷基硅烷键合硅胶为填充剂（色谱柱 Phenomenex Luna C_{18} 250mm×4.6mm，5μm）；以乙腈为流动相 A，以 0.1% 甲酸溶液为流动相 B，按表 6-4 中规定进行梯度洗脱；流速为 0.5ml/min；检测波长为 254nm，柱温为 25℃。理论板数按栀子苷峰计算，应不低于 100000。

表 6-4 流动相梯度

时间（分钟）	流动相 A（%）	流动相 B（%）
0~42	0→12	100→88
42~65	12→19	88→81
65~75	19→100	81→0
75~85	100→0	0→100

参照物溶液的制备：取栀子苷对照品适量，精密称定，加甲醇制成每1ml含0.2mg的溶液，即得。

供试品溶液的制备：取本品，滤过，取续滤液，即得。

测定法：分别精密吸取参照物溶液和供试品溶液各10μl，注入液相色谱仪，测定，记录85分钟内的色谱图，即得。

本品指纹图谱中应呈现与栀子苷对照品色谱峰保留时间一致的色谱峰，并应出现10个共有峰，以1、3、5、6、7、8、9、10（S）号峰为标记，经中药色谱指纹图谱相似度评价系统软件计算，与对照指纹图谱相比较，相似度不得低于0.80。对照指纹图谱见图6-2。

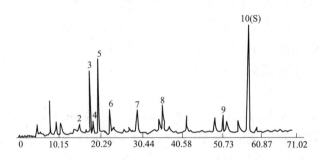

图6-2 清开灵注射液对照指纹图谱
峰10（S），栀子苷

【检查】

山银花：取本品20ml，加盐酸3滴，边加边搅拌，滤过，滤液加氢氧化钠试液调节pH值至7，用水饱和的正丁醇振摇提取2次，每次30ml，合并正丁醇液，用氨试液洗涤两次，每次30ml，分取正丁醇液，蒸干，残渣加甲醇2ml使溶解，作为供试品溶液。另取灰毡毛忍冬皂苷对照品，加甲醇制成每1ml含1mg的溶液，作为对照品溶液。照《中国药典》通则0502薄层色谱法试验，吸取上述两种溶液各2μl，分别点于同一硅胶G薄层板上，以三氯甲烷-甲醇-水（6:4:1）为展开剂，展开，取出，晾干，喷以10%硫酸乙醇溶液，在105℃加热至斑点显色清晰。供试品色谱中，在与对照品色谱相应的位置上，不得显相同颜色的斑点。

溶液的颜色：精密量取本品1ml，置50ml量瓶中，加水稀释至刻度，摇匀，与黄色10号标准比色液比较，应不得更深。

pH值：应为6.8~7.5。

炽灼残渣：精密量取本品5ml，照《中国药典》通则0841炽灼残渣检查法测定，每1ml应为3.0~8.5mg。

总固体：精密量取本品2ml，置105℃干燥至恒重的蒸发皿中，蒸干，在105℃干燥2小时，移至干燥器中，冷却30分钟，迅速精密称定重量，每1ml遗留残渣应为30~60mg。

有关物质：除蛋白质、树脂、草酸盐外，照《中国药典》通则0102注射剂检查，应符合规定。

蛋白质：取本品1ml，加鞣酸试液1~3滴，不得出现浑浊。

树脂：取本品5ml，加三氯甲烷10ml，振摇提取，分取三氯甲烷液，置水浴上蒸干，残渣加冰醋酸2ml使溶解，置具塞试管中，加水3ml，混匀，放置30分钟，可有轻微浑浊，不得出现絮状物或沉淀。

草酸盐：取本品 5ml，置离心管中，滴加 6mol/L 盐酸溶液 5 滴，摇匀，离心，吸取上清液，滤过，取滤液 2ml，调节 pH 值至 5～6，加 3% 氯化钙溶液 2～3 滴，放置 10 分钟，不得出现沉淀。

重金属：精密量取本品 1ml，置坩埚中，蒸干，再缓缓炽灼至完全灰化，放冷，照《中国药典》通则重金属检查法第一法检查，含重金属不得过 10mg/kg。

异常毒性：取本品，依《中国药典》通则检查，静脉注射给药，剂量按每只小鼠注射 0.5ml，应符合规定。

过敏反应：取本品，依《中国药典》通则检查，应符合规定。

热原：取本品，依《中国药典》通则检查，剂量按家兔体重每 1kg 注射 5ml，应符合规定。

溶血与凝聚：取本品，依《中国药典》通则检查，应符合规定。

其他：应符合《中国药典》通则注射剂项下有关的各项规定。

【含量测定】

（1）胆酸：猪去氧胆酸，照《中国药典》通则高效液相色谱法测定。

色谱条件与系统适用性试验：以十八烷基硅烷键合硅胶为填充剂，以甲醇－乙腈－0.1% 甲酸（68:17:15）为流动相，用蒸发光散射检测器检测。理论板数按胆酸峰计算应不低于 4000。

对照品溶液的制备：取胆酸对照品、猪去氧胆酸对照品适量，精密称定，加甲醇制成每 1ml 含胆酸 0.2mg 和猪去氧胆酸 0.1mg 的混合溶液，即得。

供试品溶液的制备：精密量取本品 1ml，置 10ml 量瓶中，加甲醇稀释至刻度，摇匀，滤过，取续滤液，即得。

测定法：分别精密吸取对照品溶液 5μl、15μl，供试品溶液 10μl，注入液相色谱仪测定，以外标两点法对数方程计算，即得。

本品每 1ml 含胆酸（$C_{24}H_{40}O_5$）应为 1.50～3.25mg；含猪去氧胆酸（$C_{24}H_{40}O_4$）应为 1.00～3.20mg。

（2）栀子：照《中国药典》通则高效液相色谱法测定。

色谱条件与系统适用性试验：以十八烷基硅烷键合硅胶为填充剂；以乙腈－水（10:90）为流动相；检测波长为 238nm。理论板数按栀子苷峰计算应不低于 3000。

对照品溶液的制备：取栀子苷对照品适量，精密称定，加甲醇制成每 1ml 含 30μg 的溶液，即得。

供试品溶液的制备：精密量取本品 5ml，置 50ml 量瓶中，加甲醇稀释至刻度，摇匀，滤过，取续滤液，即得。

测定法：分别精密吸取对照品溶液与供试品溶液各 10μl，注入液相色谱仪，测定，即得。

本品每 1ml 含栀子以栀子苷（$C_{17}H_{24}O_{10}$）计，不得少于 0.10mg。

（3）黄芩苷：照《中国药典》通则高效液相色谱法测定。

色谱条件与系统适用性试验：以十八烷基硅烷键合硅胶为填充剂；以甲醇－水－磷酸（47:53:0.2）为流动相；检测波长为 276nm。理论板数按黄芩苷峰计算应不低于 3000。

对照品溶液的制备：取黄芩苷对照品适量，精密称定，置 100ml 量瓶中，加 70% 乙醇适量使溶解，加流动相 1ml，再加 70% 乙醇稀释至刻度，摇匀，即得（每 1ml 中含黄芩苷

50μg）。

供试品溶液的制备：精密量取本品 1ml，置 100ml 量瓶中，加 70% 乙醇稀释至刻度，摇匀，滤过，取续滤液，即得。

测定法：分别精密吸取对照品溶液与供试品溶液各 10μl，注入液相色谱仪，测定，即得。

本品每 1ml 含黄芩苷（$C_{21}H_{18}O_{11}$），应为 3.5~0.5mg。

总氮量：精密量取本品 0.5ml，照《中国药典》通则氮测定法第二法测定，即得。

本品每 1ml 含总氮（N）应为 2.2~3.0mg。

第五节　药用辅料质量分析

药用辅料是指生产药品和调配处方时使用的赋形剂和附加剂，是除活性成分或前体以外，在安全性方面已进行了合理的评估，并且包含在药物制剂中的物质。在作为非活性物质时，药用辅料除了赋形、充当载体、提高稳定性外，还具有增溶、助溶、调节释放等重要功能，是可能会影响到制剂的质量、安全性和有效性的重要成分。

一、药用辅料分类

药用辅料可按来源、化学结构、用途、剂型以及给药途径进行分类。

一般按照药用辅料用途进行分类，可分为溶媒、抛射剂、增溶剂、助溶剂、乳化剂、着色剂、黏合剂、崩解剂、填充剂、润滑剂、润湿剂、渗透压调节剂、稳定剂、助流剂、抗结块剂、助压剂、矫味剂、抑菌剂、助悬剂、包衣剂、成膜剂、芳香剂、增黏剂、抗黏着剂、抗氧剂、抗氧增效剂、螯合剂、皮肤渗透促进剂、空气置换剂、pH 调节剂、吸附剂、增塑剂、表面活性剂、发泡剂、消泡剂、增稠剂、包合剂、保护剂、保湿剂、柔软剂、吸收剂、稀释剂、絮凝剂与反絮凝剂、助滤剂、冷凝剂、基质、载体材料等 48 类。

同一药用辅料可用于不同给药途径，不同剂型与不同的用途。

二、药用辅料通则

药用辅料在生产、贮存和应用中应符合下列规定。

1. 生产药品所用的辅料必须符合药用要求，即经论证确认生产用原料符合要求、符合药用辅料生产质量管理规范和供应链安全。

2. 药用辅料应在使用途径和使用量下经合理评估后，对人体无毒害作用；化学性质稳定，不易受温度、pH、光线、保存时间等的影响；与主药无配伍禁忌，一般情况下不影响主药的剂量、疗效和制剂主成分的检验，尤其不影响安全性；且应选择功能性符合要求的辅料，经筛选尽可能用较小的用量发挥较大的作用。

3. 药用辅料的国家标准应建立在经国务院药品监督管理部门确认的生产条件、生产工艺以及原材料的来源等基础上，按照药用辅料生产质量管理规范进行生产，上述影响因素任何之一发生变化，均应重新验证，确认药用辅料标准的适用性。

4. 药用辅料可用于多种给药途径，同一药用辅料用于给药途径不同的制剂时，需根据临床用药要求制定相应的质量控制项目。质量标准的项目设置需重点考察安全性指标。药用辅料的质量标准可设置"标示"项，用于标示其规格，如注射剂用辅料等。

5. 药用辅料用于不同的给药途径或用于不同的用途对质量的要求不同。在制定辅料标准时既要考虑辅料自身的安全性，也要考虑影响制剂生产、质量、安全性和有效性的性质。药用辅料的试验内容主要包括两部分，一是与生产工艺及安全性有关的常规试验，如性状、鉴别、检查、含量等项目，二是影响制剂性能的功能性指标，如黏度、粒度等。

6. 药用辅料的残留溶剂、微生物限度、热原、细菌内毒素、无菌等应符合所应用制剂的相应要求。注射剂、滴眼剂等无菌制剂用辅料应符合注射级或眼用制剂的要求，供注射用辅料的细菌内毒素应符合要求，用于有除菌工艺或最终灭菌工艺制剂的供注射用辅料应符合微生物限度和控制菌要求，用于无菌生产工艺且无除菌工艺制剂的供注射用辅料应符合无菌要求。

7. 药用辅料的包装上应注明为"药用辅料"，且辅料的适用范围（给药途径）、包装规格及贮藏要求应在包装上予以明确；药品中使用到的辅料应写入药品说明书中。

三、药用辅料质量评价

药用辅料质量评价包括化学评价和功能性评价。

药用辅料质量化学评价是指采用化学手段评价、控制药用辅料质量，如药用辅料的理化鉴别、检查和含量测定等均属于化学评价。对于纯化合物或其功能可以通过相应的化学手段评价的辅料，如 pH 调节剂、渗透压调节剂、抑菌剂、螯合剂、络合剂、矫味剂、着色剂、增塑剂、抗氧剂、抛射剂等，一般可采用化学手段评价辅料质量。

药用辅料质量功能性评价是指针对特定用途的药用辅料设置适宜的功能性指标来评价、控制药用辅料质量，保证药用辅料在制剂中发挥其赋性作用和保证质量的作用。药用辅料按功能性指标不同可以分为不同的规格，使用者可根据用途选择适宜规格的药用辅料以保证制剂的质量。药用辅料功能性指标主要针对一般的化学手段难以评价功能性的药用辅料，包括稀释剂、黏合剂、崩解剂、润滑剂、助流剂和抗结块剂、空心胶囊、包衣材料、润湿剂和增溶剂、栓剂基质、助悬剂和增稠剂、软膏基质等十二大类。

1. **稀释剂**　稀释剂也称填充剂，指制剂中用来增加体积或重量的成分。常用的稀释剂包括淀粉、蔗糖、乳糖、预胶化淀粉、微晶纤维素、无机盐类和糖醇类等。其功能性指标包括粒度和粒度分布、粒子形态、松密度/振实密度/真密度、比表面积、结晶性、水分、流动性、溶解度、压缩性、引湿性等。

2. **黏合剂**　黏合剂是指一类使无黏性或黏性不足的物料粉末聚集成颗粒，或压缩成型的具黏性的固体粉末或溶液。常用黏合剂包括淀粉浆、纤维素衍生物、聚维酮、明胶和其他一些黏合剂。其功能性指标包括表面张力、粒度、粒度分布、溶解度、黏度、堆密度和振实密度、比表面积等。

3. **崩解剂**　崩解剂是加入到处方中促使制剂迅速崩解成小单元并使药物更快溶解的成分。常用崩解剂包括干淀粉、羧甲基淀粉钠、低取代羟丙基纤维素、交联羧甲纤维素钠、交联聚维酮、泡腾崩解剂等。其功能性指标包括粒径及其分布、水吸收速率、膨胀率或膨胀指数、粉体流动性、水分、泡腾量等。

4. **润滑剂**　润滑剂的作用为减小颗粒间、颗粒和固体制剂制造设备接触面之间的摩擦力。常用润滑剂包括硬脂酸镁、微粉硅胶、滑石粉、氢化植物油、聚乙二醇类、月桂醇硫酸钠。其主要功能性指标包括粒度及粒度分布、比表面积、水分、多晶型、纯度、熔点或熔程等、粉体流动性。

5. **助流剂和抗结块剂**　助流剂和抗结块剂的作用是提高粉末流速和减少粉末聚集结块。常用助流剂和抗结块剂包括滑石粉、微粉硅胶等。其功能性指标包括粒度及粒度分布、表面积、粉体流动性、吸收率等。

6. **空心胶囊**　空心胶囊作为药物粉末和液体的载体可以保证剂量的准确和运输的便利。根据原料不同空心胶囊可分为明胶空心胶囊和其他胶囊。其功能性指标包括水分、透气性、崩解性、脆碎度、韧性、冻力强度、松紧度等。

7. **包衣材料**　包衣材料可以掩盖药物异味、改善外观、保护活性成分、调节药物释放。常用包衣材料有乙基纤维素、玉米朊和丙烯酸乙酯－甲基丙烯酸甲酯共聚物等。其功能性指标包括溶解性、成膜性、黏度、取代基及取代度、抗拉强度、透气性、粒度等。

8. **润湿剂和增溶剂**　常用润湿剂和增溶剂有聚山梨酯、十二烷基硫酸钠和聚氧乙烯蓖麻油等。其功能性指标包括亲水亲油平衡值（HLB 值）、黏度、组成、临界胶束浓度等、表面张力。

9. **栓剂基质**　栓剂基质为制造直肠栓剂和阴道栓剂的基质。常用栓剂基质包括可可豆脂、半合成椰油酯、半合成或全合成脂肪酸甘油酯、甘油明胶、聚乙二醇、泊洛沙姆等。其功能性指标包括融程等。

10. **助悬剂和增稠剂**　助悬剂和增稠剂用于稳定分散系统，减少溶质或颗粒运动的速率，或降低液体制剂的流动性。常用助悬剂和增稠剂包括甘油、糖浆、阿拉伯胶、琼脂、明胶和聚维酮等。其功能性指标包括黏度等。

11. **软膏基质**　软膏基质是具有相对高黏度的液体含混悬固体的稳定混合物，可作为药物的外用载体并可作为润湿剂和皮肤保护剂。常用软膏基质有石蜡、卡波姆、白凡士林和白蜂蜡等。其功能性指标包括黏度和熔程等。

四、药用辅料标准

国家药用辅料标准，是指国家为保证药用辅料质量所制定的质量指标、检验方法以及生产工艺等技术要求，包括《中国药典》和其他药用辅料标准，药用辅料标准是药用辅料分析的法定依据。药用辅料标准主要内容包括：名称、性状、理化性质、鉴别、检查（一般杂质和有害杂质）、功能性评价、含量测定、类别、贮藏等，含量测定方法一般有色谱法、光谱法和容量分析法等。

五、药用辅料分析实例

1. **蔗糖（sucrose）**　本品为 β－D－呋喃果糖基－α－D－吡喃葡萄糖苷。

性状：本品为无色结晶或白色结晶性的松散粉末；无臭、味甜。本品在水中极易溶解，在乙醇中微溶，在无水乙醇中几乎不溶。

比旋度：取本品，精密称定，加水溶解并定量稀释制成每1ml 中约含 0.1g 的溶液，依法测定，比旋度为 + 66.3°至 + 67.0°。

鉴别：

（1）取本品，加 0.05mol/L 硫酸溶液，煮沸后，用 0.1mol/L 氢氧化钠溶液中和，再加碱性酒石酸铜试液，加热即生成氧化亚铜的红色沉淀。

（2）本品的红外光吸收图谱应与蔗糖对照品的图谱一致。

检查：

溶液的颜色：取本品 5g，加水 5ml 溶解后，如显色，与黄色 4 号标准比色液比较，不得更深。

硫酸盐：取本品 1.0 g，依法检查，与标准硫酸钾溶液 5.0ml 制成的对照液比较，不得更浓（0.05%）。

还原糖：取本品 5.0g，置 250ml 锥形瓶中，加水 25ml 溶解后，精密加碱性枸橼酸铜试液 25ml 与玻璃珠数粒，加热回流使在 3 分钟内沸腾，从全沸时起，连续沸腾 5 分钟，迅速冷却至室温（此时应注意勿使瓶中氧化亚铜与空气接触），立即加 25% 碘化钾溶液 15ml，摇匀，一边振摇，一边缓缓加入硫酸溶液（1→5）25ml，待二氧化碳停止放出后，立即用硫代硫酸钠滴定液（0.1mol/L）滴定，至近终点时，加淀粉指示液 2ml，继续滴定至蓝色消失，同时做一空白试验；二者消耗硫代硫酸钠滴定液（0.1mol/L）的差数不得过 2.0ml（0.10%）。

炽灼残渣：取本品 2.0g，依法检查，遗留残渣不得过 0.1%。

钙盐：取本品 1.0g，加水 25ml 使溶解，加氨试液 1ml 与草酸铵试液 5ml，摇匀，放置 1 小时，与标准钙溶液（精密称取碳酸钙 0.125g，置 500ml 量瓶中，加水 5ml 与盐酸 0.5ml 使溶解，加水至刻度，摇匀。钙浓度为 0.1mg/ml）5.0ml 制成的钙对照液比较，不得更浓（0.05%）。

重金属：取炽灼残渣项下遗留的残渣，依法检查，含重金属不得过百万分之五。

类别：药用辅料，矫味剂和黏合剂等。

贮藏：密封，在干燥处保存。

2. 羟丙基淀粉空心胶囊（vacant capsules from hydroxypropyl starch）　本品系由预胶化羟丙基淀粉加辅料制成的空心硬胶囊。

性状：本品呈圆筒状，系由可套合和锁合的帽和体两节组成的质硬且有弹性的空囊。囊体应光洁、色泽均匀、切口平整、无变形、无异臭。本品分为透明（两节均不含遮光剂）、半透明（仅一节含遮光剂）、不透明（两节均含遮光剂）三种。

鉴别：

（1）取本品 0.5 g，加水 20ml，混匀，立即加碘试液 1 滴，溶液显蓝色或红紫色。

（2）取本品 0.1g，置 100ml 量瓶中，加稀硫酸 12.5ml，水浴加热使溶解，冷却至室温，加水稀释至刻度，摇匀。取 1ml 置具塞试管中，置冷水浴中，逐滴加入硫酸 8ml，混匀，移至水浴加热 3 分钟，立刻将试管转入冰浴中冷却，并放至室温，沿试管壁小心加入茚三酮试液 0.6ml，立即摇匀，于 25℃ 水浴中保持 100 分钟。加硫酸 15ml，倒转试管数次使混匀（不可摇动）。在 5 分钟内应显紫色。

检查：

松紧度：取本品 10 粒，用拇指与食指轻捏胶囊两端，旋转拔开，不得有黏结、变形或破裂，然后装满滑石粉，将帽、体套合并锁合，逐粒于 1m 的高处直坠于厚度为 2cm 的木板上，应不漏粉；如有少量漏粉，不得超过 1 粒。如超过，应另取 10 粒复试，均应符合规定。

脆碎度：取本品 50 粒，置表面皿中，放入盛有硝酸镁饱和溶液的干燥器内，置 25℃ ± 1℃ 恒温 24 小时，取出，立即分别逐粒放入直立在木板（厚度 2cm）上的玻璃管（内径为 24mm，长为 200mm）内，将圆柱形砝码（材质为聚四氟乙烯，直径为 22mm，重 20g ± 0.1g）从玻璃管口处自由落下，视胶囊是否破裂，如有破裂，不得超过 5 粒。

崩解时限：取本品6粒，装满滑石粉，照崩解时限检查法胶囊剂项下的方法，加挡板进行检查，应在20分钟内全部崩解。

干燥失重：取本品1.0g，将帽、体分开，在130℃干燥90分钟，减失的重量不得过15.0%。

炽灼残渣：取本品1.0g，依法检查，遗留残渣分别不得过2.0%（透明）、3.0%（半透明）与5.0%（不透明）。

重金属：取炽灼残渣项下遗留的残渣，依法检查，含重金属不得过百万分之二十。

微生物限度：取本品，依法检查，每1g中需氧菌总数不得过1000cfu，霉菌和酵母菌总数不得过100cfu，不得检出大肠埃希菌。

类别：药用辅料，用于胶囊剂的制备。

贮藏：密闭，在温度10~25℃、相对湿度35%~65%条件下保存。

扫码"练一练"

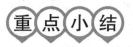

重点小结

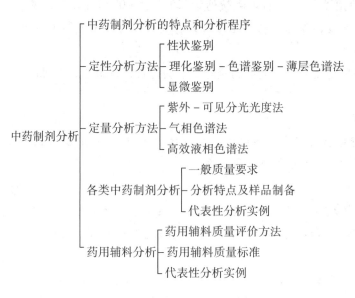

中药制剂分析
- 中药制剂分析的特点和分析程序
- 定性分析方法
  - 性状鉴别
  - 理化鉴别－色谱鉴别－薄层色谱法
  - 显微鉴别
- 定量分析方法
  - 紫外－可见分光光度法
  - 气相色谱法
  - 高效液相色谱法
- 各类中药制剂分析
  - 一般质量要求
  - 分析特点及样品制备
  - 代表性分析实例
- 药用辅料分析
  - 药用辅料质量评价方法
  - 药用辅料质量标准
  - 代表性分析实例

（刘建群）

第七章　中药指纹图谱与特征图谱

扫码"学一学"

> **学习目标**
>
> 1. **掌握**　中药指纹图谱的定义、建立方法和分类。
> 2. **熟悉**　中药特征图谱的特性和建立方法；中药谱效相关研究的技术要求；
> 3. **了解**　中药指纹图谱的意义。

第一节　中药指纹图谱分析

中药材品种繁多，来源复杂，各地用药习惯不尽相同，同名异物、同物异名等品种混乱现象极其普遍。中药的质量还受产地、采收、加工、炮制及贮藏等诸多因素的影响。中药所含有的化学物质非常复杂，除矿物药外，一种中药至少含有数十个化合物，多的达百余个。至于由几味乃至十余味中药组成的方剂与复方中药制剂，其化学组成则更为复杂。中药的另一个特点是"君臣佐使"配伍应用，中药的临床疗效是多种成分综合作用的结果。因此，目前采用测定其中一个或几个成分的含量的方法，很难保证中药的疗效及产品的质量，也不符合中医的整体观理论。中药及其制剂目前仍然存在的"三不"（即发挥治疗作用的化学物质和药理作用不清楚、质量和疗效不稳定、产品质量不可控）问题亟待解决。

在大多数中药的化学成分与有效成分仍不清楚的今天，如何保证中药质量和疗效的稳定？如何去控制其质量呢？德国和法国联合开发的银杏叶提取物 EGb751 的质量控制模式给了我们有益的启发：将色谱指纹图谱技术用于原料药材的种植、采收、加工以及制剂的生产和成品的质量控制，有效地保证了产品的质量及临床疗效。中药制剂在成分的复杂性和不稳定性方面与 EGb751 有极其相似的地方，可从中找到现阶段解决中药"三不"问题的有效手段。2000 年国家药品监督管理局下达了"中药注射剂指纹图谱研究技术要求（暂行）"的通知，2001 年在广州召开了"国际色谱指纹图谱评价中药质量学术研讨会"。从理论上和实践中论证了应用色谱指纹图谱评价中药质量的可行性，并取得了许多重要成果。2010 年版《中国药典》首次收载了指纹图谱技术用于包括人参茎叶总皂苷在内的多种中药提取物的质量控制。2020 年版《中国药典》一部又新增多个品种的指纹图谱。

将色谱指纹图谱技术作为中药质量标准的法定方法尚存在一些理论与技术问题。从现有研究成果看，绝大多数只能用作中药的品种以及产地（道地与非道地性）鉴定、中药制剂中主要药味的鉴定、产品的均一性与稳定性以及工艺过程中成分是否变化的一种监测手段。因为即使采用相对峰面积比值作为鉴别参数，也只能用于控制各组分（色谱峰）之间含量的比例关系，而这种比例关系是与样品的浓度不相关联的。因此，色谱指纹图谱中必须有一个已知结构与含量的色谱峰作为参比峰；只有这样，上述各色谱峰峰面积的比例关系才具有控制质量的意义。所以，色谱指纹图谱技术仍然必须与中药化学成分研究工作以及有效成分或主要成分含量测定方法相结合，才能真正达到控制中药质量的目的。此外，阐明色谱指纹图谱与药效之间的相关性（即谱-效关系），也是解决指纹图谱能否应用于控制中药质量的关键问题。

一、中药指纹图谱的定义与特性

1. **中药指纹图谱分析的由来** 每个人的指纹（fingerprint）在微细结构方面皆各不相同，根据人与人之间指纹的差异，就可以用来鉴定每一个人，称之为"指纹鉴定"（fingerprint identification），它最早被应用于法医学。每个人都有指纹，如何在基本指纹模式（共性）中确认犯罪嫌疑人的特征指纹（唯一的个性）是法医学的要求；因此，指纹分析强调的是个体的"绝对唯一性"（absolute uniqueness）或"个性"（individuality）。随着生物技术的发展，继而提出"DNA 指纹图谱分析"，它是通过 DNA 指纹图谱对人、动物或植物等生命体进行鉴定的一种生物技术，后来又应用于亲子鉴定等，进一步扩大了指纹分析的含义。指纹分析的含义主要表现在：一是成为指纹图谱。指纹是以图像形式表现的，而 DNA 指纹图谱则是一些 DNA 片段构成的条带图谱；二是其分析目的，既可以作为一个物种中每一个个体"唯一性"的鉴定，又可以确定整个物种的"唯一性"，即多个个体之间的共性的鉴定，还可以用作亲子鉴定，即判断个体之间的亲缘关系等。

中药指纹图谱（fingerprinting of Chinese drugs）是参照 DNA 指纹图谱发展而来的。DNA 指纹图谱是应用 DNA 分子标记技术，通过比较植（动）物来源的中药材不同种间、不同居群间 DNA 图谱的共性与差异，用于中药材的品种、种下分类、亲缘关系以及道地性的鉴定。目前，应用最多的则是中药化学指纹图谱（chemical fingerprint），它是利用中药中次生代谢产物（化学物质，或称化学成分）的多样性，应用色谱与光谱技术可以得到一组反映其次生代谢产物的图像，通过比较不同样品间这些图像的共性与差异，用于中药的品种鉴定与品质评价。其中应用最广泛的是高效液相色谱（HPLC）指纹图谱。高效液相色谱具有很好的分离性能，可以将复杂的化学成分分离并形成一组高低宽窄不同、错落有序的峰群，组成了一张色谱图。这些色谱峰的高度或峰面积分别代表各种不同化学成分及其含量，整个色谱图表达该样品所含化学组分（或成分）的种类、数目及含量。例如，银杏叶提取物的 HPLC 指纹图谱中共有 33 个峰，这些峰代表其中所含有的化学物质的种类（黄酮类、内酯类及银杏酸）、数目和相对位置（保留时间），而峰高或峰面积的大小则代表各个化学物质的含量。因此，中药化学指纹图谱比 DNA 指纹图谱有更深刻的含义：它不但有特征的体现，即各种化学成分的数目和相对位置，可用于定性鉴别；同时还体现了量的概念，即峰的高度或峰面积，它表达了各个化学物质的含量，而各峰之间的峰高（或峰面积）的比值则体现了各种化学物质之间的相对含量关系。量的概念的引入以及定性和定量的结合，赋予中药指纹图谱更大的应用潜力。中药指纹图谱不仅可以进行某物种的"唯一性"的鉴定，还可以将其"指纹与量"的特征与其他评价体系相结合，如指纹图谱与药效相关性研究、指纹图谱生物等效性研究。德国学者经 30 多年的化学成分和药效相关性研究发现，银杏黄酮约 24% 和银杏内酯约 6% 组成的银杏提取物，具有最好的疗效；并应用指纹图谱控制其成分组成与相对含量，用来保证产品的均一与稳定。因此，中药指纹图谱不仅是一种中药质量控制模式和技术，它还可应用于中药理论（复杂混合体系）和新药开发研究中。

2. **中药色谱指纹图谱的定义** 中药色谱指纹图谱是应用现代色谱技术、结合化学计量学和计算机方法，对中药所含化学物质的整体特性进行科学的表达与描述，可用于中药及其制剂的真伪鉴定与质量均一性和稳定性评价的一种技术。

这里的"表达"是指一张图谱（图像）的整体轮廓，包括峰数、峰形及峰位，它体现了中药所含化学物质的整体面貌，符合中医药的整体理论；"描述"则是应用一些数学参数对图像特性进行定量描述，包括保留时间、相对保留时间、峰面积、相对峰面积以及各色谱峰的紫外光谱或质谱特征等。以上特征，综合表达了该中药所含化学物质的整体特性。同一品种应有相同的或相似的指纹图谱，而不同种间又存在着差异性；因此，可用来鉴定中药的真伪以及评价原药材、饮片与制剂质量的均一性和稳定性。

3. 中药色谱指纹图谱的特性　中药指纹图谱是一种综合的、可量化的鉴定手段，其基本特性是"整体性"和"模糊性"。

准确地说，中药指纹图谱不同于一般含义的"指纹"。后者强调的是绝对的"个体特异性"，据此可对任何犯罪嫌疑人指证和控罪，其指纹分析的依据主要来源于先天的遗传。恰恰相反，中药指纹图谱赖以鉴别中药真伪和品质优劣所要强调的是作为药用植（动）物物种个体间的"共有特征性"。中药化学指纹图谱分析的依据主要来源于该物种后天的次生代谢产物，而这些次生代谢产物对后天的生长环境的依赖性又很强，也就是说中药中所含化学成分易受气候、土壤、海拔高度等自然环境及采收时间等的影响而发生变化，故有"道地药材"及"最佳采收期"之说，这也是造成中药质量不稳定的主要原因。当然，植（动）物的生物代谢过程主要还是受其物种先天遗传的影响；所以，同一品种的不同个体间具有相似的化学成分及相似的色谱指纹图谱。

（1）整体性：中药色谱指纹图谱的"整体性"表现为中药整体化学成分的综合表达，不能孤立地看待其中某一色谱峰，或把该色谱峰从图谱中分割出来，图谱中的任何一个色谱峰均不能代表该中药的全部特性。正如，小檗碱不能代表黄连或黄柏，人参皂苷 Rb_1、Rg_1 不能代表人参、西洋参或三七，银杏黄酮或银杏内酯不能体现银杏叶提取物的临床疗效。只有完整的一张或几张图谱才能表达该中药所含化学物质的全部特性，反映该中药治病的全部物质基础。

（2）模糊性：中药色谱指纹图谱的"模糊性"，就如同辨认一个人的面貌不需要准确的测量和详尽的比较，只需根据照片从人群中快速搜寻其面貌特征就可找到其人。这是日常最常见的模糊常识和模糊应用，用准确的测量和详尽的比较反而可能造成混乱和错误。中药色谱指纹图谱也同样具有模糊性，它具有两层含义：其一，色谱中的大多数峰所含有的化学物质的种类、数目和结构都是不清楚的；其二，不需要精确的数学测量亦可以用于中药的品种鉴别与均一性和稳定性评价。通过对样品与对照品的色谱指纹图谱的直观比较，一般就能准确地鉴别待测样品的真实性，比较指纹图谱的整体特征的相似程度可以判断不同批间样品的一致性，这个相似程度是一个模糊范围，有一个难以精确计算但可以辨认的宽容度。所以，整体性和模糊性是中药色谱指纹图谱的基本特性。模糊性强调的是对照样品与待测样品间指纹图谱的相似性，而不是完全相同；整体性是强调完整地表达和比较色谱的特征"面貌"，而不是将其肢解。但是，近缘品种或不同产地（道地与非道地）的样品间的鉴定，则可能需要借助模糊数学和化学计量学以及计算机技术，以提高效率和减少直观鉴别产生的人为误差。必须指出，指纹图谱的模糊性中还应该引入相对精确的量化指标。因为即使采用相对峰面积比值作为鉴别参数，也只能用以控制各组分（色谱峰）之间含量的比例关系，而这种比例关系是与样品的浓度不相关联的。因此，色谱指纹图谱中必须有一个已知结构与含量的色谱峰作为参比峰，上述各色谱峰峰面积的比例关系才具有控制质量的意义。或者是色谱指纹图谱技术与有效成分或主成分含量测定方法相结合，尤其是对原料药材的质量评价。只有这样，才能真正控制中药材及其制剂的质量。

二、中药指纹图谱的分类

（一）分类

广义的中药指纹图谱可按应用对象及测定手段进行不同的分类。狭义的中药指纹图谱是指中药化学指纹图谱。

1. 按应用对象分类 可分为中药材（原料药材）指纹图谱、中成药原料药（包括饮片、配方颗粒）指纹图谱和中药制剂指纹图谱。中药制剂指纹图谱还包括用于中药制剂研究以及生产过程中间产物的指纹图谱。

2. 按测定手段分类 中药材指纹图谱按测定手段又可分为中药材生物指纹图谱和中药材化学指纹图谱。

中药生物指纹图谱又包括中药材 DNA 指纹图谱以及正在研究中的中药基因组学指纹图谱和中药蛋白组学指纹图谱。中药材 DNA 指纹图谱主要是测定各种中药材的 DNA 图谱。由于每个物种基因的唯一性和遗传性，故中药材 DNA 指纹图谱可用于中药材的品种鉴定、植物分类及栽培研究。它对中药材 GAP 基地建设与中药材种植规范（SOP）实施中选择优良种质资源以及药材道地性研究极为有用。中药基因组学图谱和中药蛋白组学指纹图谱系指用中药或中药制剂作用于某特定细胞或动物后，引起的基因和蛋白的复杂变化情况，这 2 种指纹图谱亦可称为生物效应指纹图谱。

（二）中药化学指纹图谱

中药化学指纹图谱是采用光谱、色谱和其他分析方法建立、用于表达中药化学成分特征的指纹图谱。虽然化学成分主要是次生代谢产物，易受生长环境、生长年限、采收加工等因素的影响而产生个体间的一些差异，但植物的代谢过程具有遗传性，是受基因控制的。作为同一物种的个体在化学成分上主要表现为相似性（similarity）。因此，可用化学成分的谱图来建立指纹图谱。中药材化学指纹图谱对控制中药材质量具有更重要的意义。光谱中最常用的是红外光谱（IR）。色谱中常用的有薄层色谱（TLC）、气相色谱（GC）、高效液相色谱（HPLC）和高效毛细管电泳（HPCE）。其他方法还有波谱［如质谱（MS）和核磁共振谱（NMR）］和联用技术（如 GC－MS、HPLC－MS、HPLC－MS/MS）等。中药化学指纹图谱首推色谱方法和联用技术。目前使用最多的中药化学指纹图谱是采用 HPLC 方法构建的。

1. 薄层色谱指纹图谱 薄层色谱指纹图谱（TLC fingerprint）是指将中药材或中药制剂的样品溶液点于特制的薄层板（硅胶、聚酰胺、氧化铝等）上，以适当的展开剂展开，取出晾干后，经适当的显色后，建立的指纹图谱，然后比较图谱的相似性及差异；或应用薄层扫描仪扫描、记录图谱及斑点的面积积分值，再进行比较。该方法简便、快速、灵敏、经济。但该方法分离效能有限，很难反映几十个乃至百余个化学成分组成的复杂体系；同时，影响分离效果的因素较多，重现性较差。

2. 高效液相色谱指纹图谱 高效液相色谱指纹图谱（HPLC fingerprint）是利用高效液相色谱仪分离、测定中药材及其制剂的样品溶液而建立的指纹图谱以及一些鉴别参数。可根据被测样品中所含化学成分的性质，选择合适的分离条件、检测器或采用联用技术，是目前应用最多的一种方法。中药及其制剂的高效液相色谱分离，通常采用梯度洗脱程序，以便获得最佳分离效果，得到尽可能多的指纹信息。采用光电二极管阵列检测器（DAD）可以检测峰的纯度、获得多波长色谱图、各色谱峰的在线紫外光谱及三维色谱图。对于无紫外吸收的样品可选用蒸发光散射检测器（ELSD）。LC－MS、LC－MS/MS 联用技术可以初步确定色谱峰的归属，即该色谱峰是什么化合物及其结构。高效液相色谱指纹图谱常使用的一些鉴别术语与参数有共有峰、非共有峰（逸出峰）、特征峰、参比峰、保留时间、相对保留时间、峰面积、相对峰面积等。

（1）共有峰：不同样品的色谱图中，各自在相同保留时间位置出现峰形相似的色谱峰。这些样品通常是指同一品种的不同个体（或批次）。对于中药材，可以是不同产地、不同采收期、不同加工和炮制方法、不同贮藏时间以及近缘品种的不同样品；对于中药制剂，则是不同批次的成品或中间产品。共有峰最好用适当方法（如多维色谱或液 – 质联用技术）检查峰的纯度以及组成的成分是否一致。只有两者基本一致时，才可确定为共有峰。共有峰可能有几个至十几个或更多。

（2）非共有峰：同一品种的不同个体（或批次）的色谱图中，除共有峰以外的其他色谱峰，称为非共有峰，又可称作逸出峰。非共有峰也可能有数个或十几个。

（3）特征峰：两个不同品种的色谱图中，能用于鉴别各自身份的色谱峰。如人参的人参皂苷 R_f 峰、西洋参的伪人参皂苷 F11 峰以及三七的三七皂苷 R_1、三七素等峰。

（4）特征指纹区：由数个色谱峰组成的、具有指纹鉴别意义的特征区域，称为特征指纹区。特征指纹区内的色谱峰可以是相邻的，也可以是相互间隔的；可以是专属性成分，也可以是指标性成分；还可以是未知成分。一个指纹图谱可以包含一至多个特征指纹区。当从指纹图谱中无法确定特征峰时，特征指纹区对鉴别的意义就尤其重要。例如，淫羊藿的来源包括淫羊藿 *Epimedium brevicornum* Maxim. 等同属五个品种，在淫羊藿 HPLC 指纹图谱中，淫羊藿苷色谱峰前有四个连续的色谱峰，此五个色谱峰组成了一个特征指纹区。根据此"五指峰"的峰形变化可区别不同品种的淫羊藿。银杏叶提取物 Egb761 的 HPLC 指纹图谱亦可分为五个特征指纹区，见图 7 – 1。

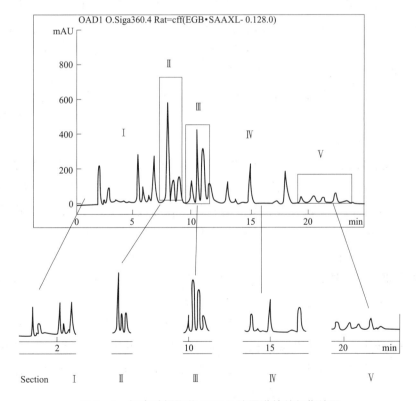

图 7 – 1 银杏叶提取物 HPLC 纹图谱的特征指纹区

（5）参比峰：色谱图中，选择保留时间适中、比较稳定、峰面积值适中，用来作为计算相对保留时间、相对峰面积的峰，称为参比峰（参照峰）。在计算相对保留时间、相对峰面积时，通常将参比峰设定为1。参比峰可以是样品中本来含有的已知或未知成分，也可以是加入到样品中的内标物。内标物必须是与样品所含成分结构相似的同系物，并对检测器有相似的响应，在色谱图中还应能排除其他成分的干扰。参比峰应采用适当的方法确定其组成与结构，应该是单一化合物的峰。

3. 气相色谱指纹图谱 气相色谱指纹图谱（GC fingerprint）系指利用气相色谱仪分离、测定中药材及其制剂的样品溶液而得到的图谱。主要适应于含挥发性成分的中药材及其制剂的分析。一般使用质量型检测器——氢火焰离子化检测器（FID）。样品可以采用水蒸气蒸馏法或用己烷（或石油醚）萃取获得挥发性成分。气相色谱指纹图谱常与 GC‐MS 分析相结合，以解决图谱中多数色谱峰的归属。

4. 高效毛细管电泳指纹图谱 高效毛细管电泳指纹图谱（HPCE fingerprint）的分析对象几乎涉及分析化学中的所有分析对象，从无机离子到高分子聚合物，从带电粒子到中性分子都能够进行分析。其中以毛细管区带电泳（CZE）和胶束电动毛细管电泳（MEKC）在中药分析中应用较多，具有高分离效能、快速、进样体积小、抗污染能力强、样品前处理简单等特点，已广泛应用于天然药物中生物碱、黄酮、酚酸、香豆素、醌类及强心苷等类型化合物的分析，特别适用于水溶性样品如注射剂、汤剂的指纹图谱分析。

5. 红外光谱指纹图谱 红外光谱指纹图谱（IR fingerprint）是指利用红外光谱仪分析、测定中药材及其制剂而得到的光谱图。通过比较光谱中各吸收峰的位置及强度来鉴定中药材及其制剂的真伪。红外光谱是由分子的振动‐转动跃迁产生的，反映不同化合物的不同基团（功能团）的吸收特性，多用于纯化合物的结构鉴定。中药材或中成药提取物的红外光谱应该是其中多种化合物的红外光谱的叠加；但只要组成的化合物及其含量相对恒定，则此混合物的红外光谱也应该一致。据此，可用于中药材及其制剂的真伪及均一性鉴定。应用较多的是中红外光谱（$4000\sim400cm^{-1}$）。两个样品的中红外光谱，经选点、拟合（归一化）、放大后，结合计算机软件进行分析比较，可找出两者之间的细微差别。红外光谱必须排除仪器噪音、水分及 CO_2 的干扰。由于红外光谱所能提供的指纹信息比较有限，故多应用于中药材及其制剂的真伪鉴定。

6. 紫外光谱指纹图谱 紫外光谱指纹图谱（UV fingerprint）是将中药材及其制剂的样品溶液进行紫外扫描而得到的光谱图。紫外光谱是价电子跃迁产生的，反映不同物质的电子共轭体系。通过分析紫外光谱指纹图谱的峰位、峰形及强度，可以得到该样品的一些化学信息。但该方法能提供的指纹信息有限，专属性较差，仅适用于中药材的真伪鉴别，较少用于中药制剂的质量控制。

7. 核磁共振谱指纹图谱 核磁共振谱指纹图谱（NMR fingerprint）是指应用核磁共振光谱仪测定中药材及其制剂样品所得到的图谱。又可以分氢谱（^1H‐NMR）和碳谱（^{13}C‐NMR）。核磁共振谱主要用于纯化合物的结构鉴定。可以反映出有机分子中氢或碳的类型。同样，中药材及其制剂的核磁共振谱也是多种化合物核磁共振谱的叠加。与红外光谱和紫外光谱相比较，其信息量较大，重现性较好。但也不能反映该样品中组成物质的数量。因此，也仅应用于中药材及其制剂的真伪鉴定。

8. 质谱指纹图谱 质谱指纹图谱（MS fingerprint）是指将中药材或中药制剂的样品溶液置于质谱仪中进行电离和裂解分析，所获得供试液中化学成分的分子和碎片离子图谱。

不同中药材或制剂中所含成分不同，其图谱中的分子离子峰及碎片不同，可以作为鉴别中药材及其制剂真伪的依据。可以应用多级质谱技术得到多个主要成分的分子离子峰（一级质谱），并分别得到各个成分的碎片峰（二级质谱）；因此，可以借助该中药已有的化学成分研究资料，确定该中药的主要成分。

9. **X 射线衍射指纹图谱** X 射线衍射指纹图谱（X ray fingerprint）是指利用 X 射线衍射法测定中药材及其制剂而得到的衍射图谱。X 射线衍射谱所反映的主要是该样品中晶体的衍射信息；因此，主要用于中药材及其制剂的真伪鉴定。该法具有快速、简便、图谱稳定、指纹性强等特点。

10. **DNA – 指纹图谱** 中药 DNA – 指纹图谱（DNA fingerprint）是运用 DNA 分子标记技术及测序技术对中药材与其原植物以及含原生药的中药制剂进行真伪鉴定。常用于珍贵品种、动物药材、破碎药材、陈旧药材、腐烂药材及样品量极为有限的植物模式标本、中药出土标本、古化石标本等珍贵样品的鉴定。DNA 分子遗传标记技术能从分子水平反映植（动）物的遗传特征及差异，可用于品种鉴定、药材道地性、亲缘关系以及种质资源研究。

常用的标记方法有随机扩增多态性 DNA（random amplyfied polymorphic DNA，RAPD）及限制性内切酶片段长度多态性（RFLP），其主要优点是适用于未知序列的基因组 DNA 的检测。该方法比形态学、组织学以及化学的检测更具有特征性和专属性。

三、中药指纹图谱建立的方法

（一）中药指纹图谱的基本要求

建立中药指纹图谱，必须遵循科学性、专属性、重现性和实用性原则。

1. **科学性** 科学性是指指纹图谱中所反映的化学成分群体应包括该中药的大部分药效物质，并与临床疗效相关联，能真正起到控制质量的目的。例如，人参的主要有效成分是人参皂苷类，则其指纹图谱应尽可能多地反映其皂苷类成分；中药两头尖中抗肿瘤的有效成分为皂苷类化合物，则其指纹图谱应尽可能地反映其中的皂苷类成分；银杏叶的有效成分是黄酮类和银杏内酯类，则其指纹图谱可采用适当的方法，针对这两类成分分别分析，以体现该指纹图谱的科学性。对有效成分不清楚的中药，指纹图谱必须能反映其大部分成分。可采用将样品极性分级的方法，将样品水溶性总提取物依次以石油醚（或己烷）、氯仿（或二氯甲烷）、乙酸乙酯及正丁醇萃取。指纹图谱应主要反映乙酸乙酯和正丁醇萃取物中所含化学物质。也可通过成分预试验方法，初步了解该中药所含主要化学成分的类型，然后有针对性地设计样品制备方法，再进行指纹图谱研究。

认为一张指纹图谱就能反映该中药化学物质的整体面貌、能够控制中药质量的想法是不科学的，也是对中药内涵缺乏深刻认识的表现。对组成药物多的中成药来说，更是如此。

2. **专属性** 中药指纹图谱，无论是中药材还是中成药或中药制剂，都必须能体现该中药（中药材或复方制剂）的特征，称为专属性或唯一性。即能用来区别不同来源的中药材，包括同属不同种，乃至同种不同产地、不同采收期的样品，以及不符合药用要求及变质的样品。例如，人参的 HPLC 指纹图谱，应反映其 30 多种皂苷的大部分，特别是人参皂苷 Rf；三七的 HPLC 指纹图谱，应能反映包括人参皂苷与三七皂苷在内的大部分皂苷类成分；北五味子的 HPLC 指纹图谱和 TLC 指纹图谱，不仅应反映多种已知的五味子木脂素类成分，而且还应包括那些未知的成分，这些成分的峰位、峰形、比值在一定范围内应该是恒定的，并且随五味子的品种不同而产生差异；因此，可以很好地区别其来源、产地，鉴别其真伪及品质优劣。

中药制剂也应能鉴定处方中各药味的存在及其质量，有的还应能反映工艺过程的某些改变，能鉴别同一品种不同生产厂家的产品。如前所述，只用一张指纹图谱是不足以表现其全部特征的；常要采用几张指纹图谱来表现某种中药的各个不同侧面的特征，从而构成其全貌。但其中的每一张图谱均应符合专属性的要求。

3. **重现性** 指纹图谱主要是用来表现、控制中药的化学成分的整体，故要有较好的重现性，即同一样品，在相同操作条件下，结果的重现性要好。因此，应根据不同的要求，考虑选用适当的分析方法，建立指纹图谱。

同时，还要求在样品制备、分析方法、实验过程、数据采集、处理、分析等全过程中都要规范化操作。

4. **实用性** 指纹图谱的实用性（可操作性）是指要针对不同用途，选用不同分析方法来达到鉴别和控制质量的目的。如用于质量控制，则应考虑工厂和药检所常规配备的仪器设备来建立相应的方法，一般以薄层扫描法、气相色谱、高效液相色谱为首选。而且，建立的方法在不同实验室、不同操作者、不同型号的仪器以及同一类型而不同厂家、不同批号的试剂与材料（如硅胶、色谱柱）之间，都应该能够重复和验证。同时，还应建立相应的评价机构，对其方法与结果进行客观评价。

对于用指纹图谱来进行配伍理论或新药开发研究，特别是化学成分和药理、药效相关性研究，就应考虑采用联用技术如 GC – MS、HPLC – DAD – MS/MS 等方法，获取大量信息，以便得到较明确的结果。如用于中间产品的质量控制，则指纹图谱的要求，特别是相似度的判断，就可比最终产品的要求低一些。

（二）中药色谱指纹图谱的建立

中药色谱指纹图谱的建立主要包括样品收集、制备、分析方法的建立以及结果的处理等步骤。

1. **样品的收集** 样品的收集是保证指纹图谱科学性的前提，样品必须具有科学性、代表性与广泛性。所谓科学性是指样品的来源、产地必须正确，采收、加工、炮制方法必须符合科学规范。中药材的质量是中药制剂质量的基本保证。由于中药来源复杂，同名异物、同物异名的品种混乱现象极其普遍，中药材所含化学成分的种类及数量还受产地、采收、加工等因素的影响；因此，即使是正品，甚至是道地产地的中药材，也同样存在质量问题。为了确保指纹图谱的科学性，在进行指纹图谱研究、制订之前，就必须明确中药材品种以及中药制剂处方中实际使用的品种，然后深入到该品种的道地产地收集符合药用标准的样品作为标准样品；可能的话，还必须结合有效成分或主要成分含量测定及传统经验鉴别方法对标准样品的质量进行评价。与此同时，还要进行具有广泛性与代表性的相当数量的样品收集，包括不同产地、不同采收、加工方法、不同规格的样品以及不合格样品（包括伪品与不符合药用要求的样品）的收集，只有保证样品的广泛性与代表性，才能保证建立的指纹图谱的科学、客观、实用。一般要求收集不少于 10 批样品的数量，而且要有详实记录。通过对上述具有科学性、广泛性、代表性的大量样品的分析，才有可能从中提取出稳定的共有信息。

目前，多数情况下只是收集不同销售地点的样品，虽然也能反映一定的信息，但由于商品市场的开放与流通速度的加快，常常使样品的分布缺乏代表性，造成指纹信息的偏差。生产企业到中药材的道地产地建立原料药材的 GAP 生产基地并实施规范化种植，是保证原料药材科学性及产品质量的明智举措。

2. **样品的制备**　采用适宜的制备方法，尽可能将样品中的化学成分最大限度地提取、富集与纯化，是保证指纹图谱分析的基础。样品的取样也必须有代表性，称取数量一般是：供试品与总样品的比例为 1∶10，即称取 1g 供试品，则应在混合均匀的 10g 总样品中称取。称取供试品的精度要求取 3 位有效数字。

供试品溶液的制备包括三方面的工作：提取溶剂的选择、提取方法的选择及提取液的纯化。对于化学成分不清楚的中药材的提取，可选用水煎煮、再用有机溶剂进行极性分级的方法；或选用适当浓度的乙醇或甲醇提取。

提取的原则是：尽量将其中的化学物质，特别是水溶性成分提取出来。对于挥发性成分，可采用水蒸气蒸馏法；制剂中所含挥发性成分，则可用己烷或石油醚萃取，或采用专门的气相色谱固相微萃取头（100μm 聚二甲基硅氧烷，PDMS）萃取。对于有效成分或主要成分清楚的中药，则可根据所含化学成分的性质，选用适当的溶剂去提取。

最常用的提取方法有：超声波提取、加热回流提取，也有用微波提取的。盲目夸大、滥用 CO_2 超临界萃取技术是不恰当的。其一，中药治病的化学物质绝大多数是水溶性物质，大多数需经过 100℃ 加热处理；其二，CO_2 超临界萃取法对低极性物质的提取效率较高，而对水溶性物质的提取能力则差，虽可加入适量的改性剂如乙醇或甲醇改善其萃取能力。其三，CO_2 超临界萃取将给样品带入大量的脂溶性杂质，如树脂、色素、蜡等，这些杂质将严重污染色谱柱。与水蒸气蒸馏法相比较，CO_2 超临界萃取物仅仅多了一些沸点较高的脂肪酸及其酯类等，反而少了一些含氧萜类与倍半萜类等物质。特别不适用于全草类中药材的提取。杂质的存在，不仅影响分离效果，而且会污染色谱柱及仪器；因此，必须采用适当的方法将提取液纯化。最常用的方法是固 – 液萃取与液 – 液萃取。例如，将样品甲醇溶液通过 C_{18} 小柱，以除去脂溶性杂质；将样品水溶液通过大孔树脂小柱或聚酰胺小柱（黄酮类），先用水洗涤以除去水溶性杂质，继用适当浓度的甲醇或乙醇将欲测定成分洗脱下来。

3. **试验方法与条件选择**　中药指纹图谱的建立与应用，技术关键在于分析方法，包括测定方法、仪器、试剂、测定条件等，应根据待分析样品中所含化学成分的理化性质，选择适宜的测定方法。

对于成分复杂的样品，尤其是中药制剂，有必要考虑采用多种测定方法，建立多个指纹图谱。例如，同时含有挥发性成分的样品，可以考虑建立 GC 指纹图谱与 HPLC 指纹图谱；对同时含有皂苷类与黄酮类成分的中药材（如甘草）或中药制剂，可以考虑建立总皂苷 HPLC 指纹图谱与总黄酮的 HPLC 指纹图谱。以色谱方法制订指纹图谱所采用的色谱柱、薄层板、试剂、测定条件等均必须固定，如色谱柱的型号、内径、长度、粒径及柱效、分离度；以光谱法制订指纹图谱时，相应的测定条件也必须固定。

试验条件应能满足指纹图谱的上述要求，故应进行试验条件的优选，目的是通过比较试验，从中选取相对简单、灵敏、准确、可靠的方法和条件，获取足以代表样品特征的指纹图谱。在优选 HPLC 指纹图谱分析条件时，常采用梯度洗脱方法，以便使复杂的成分得到最好的分离；但组成不宜太复杂，以二元梯度较好；检测器以 DAD 为佳，在方法确定后，可改用紫外检测器进行常规分析。同时，对建立的方法和条件还需经过严格的方法学验证。例如，精密度试验、稳定性试验、重现性试验。

4. **指纹图谱的建立和评价**　按照上述建立的分析方法，选取 10 批品种明确、同一产地的样品（最好是道地药材产地的、不同规格的样品；可能的话，采收期和加工方法也必须一致）进行分析，得到 10 个样品的指纹图谱（同一规格样品的主要色谱峰峰面积的 RSD 值不得大于 5%）；然后确定共有峰、特征峰、特征峰区、参比峰，计算相对保留时间和相对峰面积。据此，建立该种中药的标准指纹图谱。然后，再将不同产地、不同采收期的其他样品所得到的指纹图谱与标准指纹图谱相比较、分析，看是否存在特征峰、特征峰区、非共有峰，并利用计算机指纹图谱相似度评判软件，计算相似度。一般要求，同一品种的不同样品间，其相似度应大于 90%。在没有药效学实验佐证的情况下，可将中药材指纹图谱的峰特征进行数学分类处理，如聚类分析等，并与传统经验及生药学鉴定结果相比较，可以对其质量进行分类。根据未知样品所在组别，也可对其质量作出初步评判。

对于中药制剂，应比较原药材与提取物及其制剂的指纹图谱之间的相关性。即提取物指纹图谱特征应在药材的指纹图谱中体现。在不影响疗效的前提下，原药材的某些特征在提取物指纹图谱中允许因生产工艺原因而有规律地丢失，但提取物与制剂的指纹图谱则应有高度的相关性。

指纹图谱的评价还应注意指纹特征的整体性。一个品种的指纹图谱是由各个具有指纹意义的峰组成的完整图谱构成。各有指纹意义的峰（或 TLC 斑点）位置（保留时间或比移值）、大小或高低（积分面积或峰高）、各峰之间相对比例是指纹图谱的评价参数，辨认比较时从整体的角度综合考虑，注意各有指纹意义的峰之间相互的依存关系。有的品种，特别是中药复方制剂，由于组成药物多，成分极其复杂，可能需要两张以上的指纹图谱才能体现其整体药效物质的全貌。指纹图谱的相似性从两个方面考虑，一是色谱的整体"面貌"，即有指纹意义的峰的数目、峰的位置和顺序、各峰之间的大致比例等是否相似，以判断样品的真实性；二是样品图谱与"标准图谱"之间或不同批次样品指纹图谱之间的总积分值作量化比较，应符合有关规定。

5. **指纹图谱的校验与复核** 对所建立的指纹图谱应按有关规定进行实验条件、方法及结果的校验与复核。

四、中药注射剂指纹图谱的技术要求

为了加强中药注射剂的质量管理，2000 年 8 月中国药品监督管理局（现国家药品监督管理局）发布了《中药注射剂指纹图谱的技术要求（暂行）》通知，以确保中药注射剂的质量稳定、可控，中药注射剂在固定中药材品种、产地和采收期的前提下，需制订中药材、有效部位或中间体、注射剂的指纹图谱。

（一）注射剂用中药材指纹图谱研究的技术要求

中药材指纹图谱系指中药材经适当处理后，采用一定的分析手段，得到的能够标示该中药材特性的共有峰的图谱。如原药材需经过特殊炮制（如醋制、酒制、炒炭等），则应制订原药材和炮制品指纹图谱的检测标准。

1. **指纹图谱的检测标准** 包括名称、汉语拼音、拉丁名、来源、供试品和参照物的制备、检测方法、指纹图谱及技术参数。有关项目的技术要求如下：

（1）名称、汉语拼音：按中药命名原则制订。

（2）来源：包括原植、动物的科名、种的中文名与学名、药用部位、产地、采收季节、产地加工、炮制方法等，矿物药包括矿物的类、族、矿石名或岩石名、主要成分、产地、产地加工、炮制方法等。动、植物药材均应固定品种、药用部位、产地、采收期、产地加工和炮制方法，矿物药应固定产地和炮制、加工方法。供试品的取样参照《中国药典》

2020年版中规定的中药材的取样方法，以保证供试品的代表性和均一性。

（3）供试品的制备：应根据中药材中所含化学成分的理化性质和检测方法的需要，选择适宜的方法进行制备。制备方法必须确保该中药材的主要化学成分在指纹图谱中的体现。对于仅提取其中某类或数类成分的中药材，除按化学成分的性质提取各类成分制订指纹图谱外，还需按注射剂制备工艺制备供试品，制订指纹图谱，用以分析中药材与注射剂指纹图谱的相关性。

（4）参照物的制备：制订指纹图谱必须设立参照物，应根据供试品中所含成分的性质，选择适宜的对照品作为参照物质。如果没有适宜的对照品，可选择适宜的内标物作为参照物。参照物的制备应根据检测方法的需要，选择适宜的方法进行。

（5）测定方法：包括测定方法、仪器、试剂、测定条件等。应根据中药材所含化学成分的理化性质，选择适宜的测定方法。建议优先考虑色谱方法。对于成分复杂的中药材，必要时可以考虑采用多种测定方法，建立多张指纹图谱。以色谱方法制订指纹图谱所采用的色谱柱、薄层板、试剂、测定条件等必须固定；以光谱方法制订指纹图谱，相应的测定条件也必须固定。

（6）指纹图谱及技术参数

①指纹图谱：根据供试品的检测结果，建立指纹图谱。采用高效液相色谱法和气相色谱法制订指纹图谱，其指纹图谱的记录时间一般为1小时；采用薄层扫描法制订指纹图谱，必须提供从原点至溶剂前沿的图谱；采用光谱方法制订指纹图谱，必须按各种光谱的相应规定提供全谱。对于化学成分类型复杂品种，必要时可建立多张指纹图谱。

②指纹图谱的建立：根据10批次以上供试品的检测结果所给出的相关参数，制订指纹图谱。

③共有指纹峰的标定：采用色谱方法制订指纹图谱，必须根据参照物的保留时间，计算指纹峰的相对保留时间。根据10批次以上供试品的检测结果，标定中药材的共有指纹峰。色谱法采用相对保留时间标定指纹峰，光谱法采用波长或波数标定指纹峰。

④共有指纹峰面积的比值：以对照品作为参照物的指纹图谱，以参照物峰面积作为1，计算各共有指纹峰面积与参照物峰面积的比值；以内标物作为参照物的指纹图谱，则以共有指纹峰中其中一个峰（要求峰面积相对较大、较稳定的共有峰）的峰面积作为1，计算其他各共有指纹峰面积的比值。各共有指纹峰的面积比值必须相对固定。中药材的供试品图谱中各共有峰面积的比值与指纹图谱各共有峰面积的比值比较，单峰面积占总峰面积大于或等于20%的共有峰，其差值不得大于±20%；单峰面积占总峰面积大于或等于10%而小于20%的共有峰，其差值不得大于±25%；单峰面积占总峰面积小于10%的共有峰，峰面积比值不作要求，但必须标定相对保留时间。未达基线分离的共有峰，应计算该组峰的总峰面积作为峰面积，同时标定该组各峰的相对保留时间。

⑤非共有峰面积：中药材供试品的图谱与指纹图谱比较，非共有峰总面积不得大于总峰面积的10%。

2. 起草说明 目的在于说明制订指纹图谱检测标准中各个项目的理由，规定各项目指标的依据、技术条件和注意事项等。既要有理论解释，又要有实践工作的总结及试验数据。具体要求如下：

（1）名称、汉语拼音：阐明确定该名称的理由与依据。

（2）来源

①对于多来源的中药材，必须固定单一品种。对于多药用部位的中药材，必须固定单一药用部位。已有国家标准的中药材，应引用国家标准；已有地方标准的中药，除引用地方标准外，必须附标准的复印件。

②注射剂用中药材一般固定一个产地，如固定多个产地，需制订各产地中药材的指纹图谱。

③注射剂用中药材一般固定一个采收期，如固定多个采收期，需制订各采收期中药材的指纹图谱。

④在注射剂申报中，鼓励建立中药材规范化栽培基地或用已有的规范化栽培基地生产的中药材。

⑤中药材的炮制必须固定一种方法，并制订严格的炮制技术标准操作规范。应根据《中药材炮制加工规范》进行详细叙述。

（3）供试品的制备：应说明选用制备方法的依据。如供试品需要提取、纯化，应考察提取溶剂、提取方法、纯化方法等，提取、纯化方法应力求最大限度地保留供试品中的化学成分；如供试品需要粉碎检测，应考察粉碎方法、粒度等。

（4）参照物的制备：应说明参照物的选择和试验样品制备的依据。应根据供试品中所含成分的性质，选择适宜的对照品或内标物作为参照物。参照物的制备应根据检测方法的需要，选择适宜的方法进行，并说明制备理由。

（5）检测方法：根据供试品的特点和所含化学成分的理化性质选择相应的检测方法。应说明选择检测方法的依据和该检测方法的原理，确定该检测方法的方法学考察资料和相关图谱（包括稳定性、精密度和重现性）。对于所含成分类型较多的中药材，如一种检测方法或一张图谱不能反映该中药材的固有特性，可以考虑采用多种检测方法或一种检测方法的多种测定条件，建立多张指纹图谱。建立指纹图谱所采用的色谱柱、薄层板等必须固定厂家和型号、规格，试剂、测定条件等也必须相应固定。采用光谱法建立指纹图谱，其相应的检测条件也必须固定。

①稳定性试验：主要考察供试品的稳定性。取同一供试品，分别在不同时间检测，考察色谱峰的相对保留时间、峰面积比值的一致性，确定检测时间。采用光谱方法检测的供试品，参照色谱方法进行相应考察。

②精密度试验：主要考察仪器的精密度。取同一供试品，连续进样 5 次以上，考察色谱峰的相对保留时间、峰面积比值的一致性。采用高效液相色谱和气相色谱制订指纹图谱，在指纹图谱中规定共有峰面积比值的各色谱峰，其峰面积比值的相对标准偏差 RSD 不得大于 3%，其他方法不得大于 5%。采用光谱方法检测的供试品，参照色谱方法进行相应考察，相对标准偏差 RSD 不得大于 3%。

③重现性试验：主要考察实验方法的重现性。取同一批号的供试品 5 份以上，按照供试品的制备和检测方法制备供试品并进行检测，考察色谱峰的相对保留时间、峰面积比值的一致性。采用高效液相色谱和气相色谱制订指纹图谱，在指纹图谱中规定共有峰面积比值的各色谱峰，其峰面积比值的相对标准偏差 RSD 不得大于 3%，其他方法不得大于 5%。采用光谱方法检测的供试品，参照色谱方法进行相应考察，相对标准偏差 RSD 不得大于 3%。

（6）指纹图谱及技术参数

①指纹图谱：根据供试品的检测结果制订指纹图谱，采用阿拉伯数字标示共有峰，用

"S"标示参照物的峰。采用高效液相色谱法和气相色谱法制订指纹图谱，应提供 2 小时的记录图，以考察 1 小时以后的色谱峰情况。提供建立指纹图谱的有关数据，包括各共有峰的相对保留时间、各共有峰面积的比值。采用光谱方法建立的指纹图谱，也必须提供相应的数据。

②共有指纹峰的标定：应根据 10 批次以上供试品的检测结果，标定中药材的共有指纹峰。说明标定共有指纹峰的理由，并附各批供试品的图谱。

③共有指纹峰面积的比值：应根据 10 批次以上供试品图谱中各共有指纹峰面积的比值，计算平均比值，列出各批供试品的检测数据。

④非共有峰面积：计算 10 批次以上供试品图谱中非共有峰总面积及占总峰面积的百分比，列出各批供试品的检测数据。

（二）中药注射剂及其有效部位或中间体指纹图谱的检测标准

中药注射剂指纹图谱是指中药注射剂经适当处理后，采用一定的分析手段，得到能够表示该注射剂特性的共有峰的图谱。以有效部位或中间体投料的中药注射剂，还需制订有效部位或中间体的指纹图谱。

1. 指纹图谱的检测标准　包括供试品和参照物的制备、检测方法、指纹图谱及技术参数。有关项目的技术要求如下：

（1）供试品的制备：应根据注射剂、有效部位或中间体所含化学成分的理化性质和检测方法的需要，选择适宜的方法进行制备。制备方法必须确保该注射剂、有效部位或中间体主要化学成分在指纹图谱中能再现。

（2）参照物的制备：制订指纹图谱必须设立参照物。应根据供试品中所含化学成分的性质，选择适宜的对照品作为参照物；如果没有适宜的对照品，可选择适宜的内标物作为参照物。参照物的制备应根据检测方法的需要，选择适宜的方法。

（3）测定方法：包括仪器、试剂、测定条件等。应根据注射剂、有效部位和中间体所含化学成分的理化性质，选择适宜的检测方法。建议优先考虑色谱方法。对于成分复杂的注射剂、有效部位和中间体，特别是复方中药注射剂，必要时可以考虑采用多种检测方法，建立多张指纹图谱。制订指纹图谱所采用的色谱柱、薄层板、试剂、测定条件等也必须固定，采用光谱法时，相应的条件也必须固定。

2. 指纹图谱及技术参数

（1）指纹图谱：根据供试品的检测结果，建立指纹图谱。采用 HPLC 法和 GC 法制订指纹图谱，其记录时间一般为 1 小时；采用 TLCS 法，必须提供从原点至溶剂前沿的图谱；采用光谱法，必须按其相应的规定提供全谱，对于化学成分复杂的中药注射剂、有效部位和中间体，特别是中药复方注射剂，必要时可建立多张指纹图谱。

（2）共有指纹峰的标定：根据 10 次以上供试品的检测结果，标定共有指纹峰。色谱法采用相对保留时间标定指纹峰，光谱法采用波长或波数等相关值标定指纹峰。色谱峰的相对保留时间是根据参照物的保留时间计算，并允许有一定的幅度范围。

（3）共有指纹峰面积的比值：以对照品作为参照物的指纹图谱，以参照物峰面积作为 1，计算各共有指纹峰面积与参照物峰面积的比值；以内标物作为参照物的指纹图谱，则以共有指纹峰中其中一个峰（要求峰面积相对较大，较稳定的共有峰）的峰面积作为 1，计算其他各共有峰面积的比值。各共有指纹峰的面积比值必须相对固定，并允许有一定的幅度范围。如用色谱法，必须标定相对保留时间，未达基线分离的共有峰，应计算该组分峰的总峰面积作为峰面积，同时标定该组各峰的相对保留时间，以光谱法制订指纹图谱，参照色谱法的相对要求执行。

（4）非共有峰面积：供试品图谱与指纹图谱比较，非共有峰总面积应控制在一定比例范围。

（5）中药材、有效部位、中间体和注射剂指纹图谱的相关性：为了确保制备工艺的科学性和稳定性，应根据中药材、有效部位、中间体和注射剂的指纹图谱，标定各指纹图谱之间的相关性。

（6）中试产品的指纹图谱：申报临床的中药注射剂必须提供 3 批以上中试产品的指纹图谱，申报生产的中药注射剂必须提供 10 批以上中试产品的指纹图谱。

五、应用实例

以指纹图谱作为中药提取物及其制剂的质量控制方法，已成为目前国际共识，各种符合中药特色的指纹图谱控制技术体系正在研究和建立。首先是美国食品药品管理局允许草药保健品申报资料提供色谱指纹图谱；世界卫生组织（WHO）在 1996 年草药评价指导原则中也规定，如果草药的成分不明，可以提供色谱指纹图谱以证明产品质量的一致性；欧共体也做出相应规定。国外植物药指纹图谱的应用，目的是解决成分复杂、有效成分不明确的草药如何监测和证明产品批次间质量的稳定。

我国已对中药注射剂做出了必须用指纹图谱进行检测的规定，同时提出了具体的技术要求，在中药材规范化生产实施过程中亦有较为广泛的应用。

但是指纹图谱作为一项新技术，在实际应用中还面临许多问题，只有加强中药种植与加工规范化、中药化学成分研究的系统化与标准化、中药药理研究的规范化以及中药生产、流通、研究的标准化，才能保证中药质量的稳定；在技术上还需要多学科的渗透，才能保证中药指纹图谱的科学建立和实施。以下以岗梅根色谱指纹谱研究为例加以说明。

岗梅根为冬青科植物梅叶冬青 *Ilex asprella*（Hook. Et Arn.）Champ. Ex Benth. 的干燥根。主产于广东、广西等地。具有清热解毒、利咽止痛、生津活血、散瘀消肿等功效。岗梅根是中成药感冒灵颗粒的主要原料，也是王老吉等广东凉茶的主要原料，应用较为广泛。但岗梅根多来源于野生药材，随着需求量的增加，市场销售的商品药材存在根茎混用、同属植物混淆等问题。因此，有必要建立一种全面控制药材质量的方法。

1. 方案设计与思路

（1）研究对象：考虑岗梅根中除含有极性相对较大的三萜皂苷外，尚含有甾醇类、甾体苷、酚类、木脂素类，故采用稀醇溶液对岗梅根进行提取。

（2）研究方法：采用高效液相色谱法，拟采用 DAD 或 ELSD 作为检测器比较其色谱图。

（3）研究内容：根据《中药注射剂指纹图谱研究的技术要求（暂行）》的规定，主要研究岗梅根原药材的指纹图谱。

2. 样品收集　共收集了采自广东的岗梅根药材 12 批。

3. 样品制备

（1）供试品的制备：岗梅根粉加入 50% 甲醇，称重，超声提取 30 分钟，冷却至室温，用 50% 甲醇补足减失的重量，摇匀，滤过，取续滤液过 0.45 μm 微孔滤膜即得。

（2）参照物选择：以岗梅根色谱图中分离度较好、保留时间适中且峰面积较大的 14 号峰作为参照物。

4. 检测方法

（1）流动相的选择：试验过程中，为提高岗梅根中各成分的分离度，考察了甲醇－水、甲醇－甲酸水溶液、乙腈－水、乙腈－甲酸水溶液等多种流动相系统。结果表明，乙腈－0.1%甲酸水溶液作为流动相梯度洗脱分离效果较好。

（2）检测波长的选择：因岗梅根提取物的 ELSD 色谱图出峰较少，不适合指纹图谱的测定，所以选择紫外检测器进行测定。采用 DAD 在 190 ～400nm 进行全波长扫描，考察了不同吸收波长下的色谱图，发现 300nm 处各成分均有较高的响应值且基线平稳，因此选择 300nm 作为检测波长。

（3）精密度及稳定性试验：略。

（4）重现性试验：略。

（5）说明：①指纹图谱色谱条件是研究检测方法过程中最重要的内容。如欲将岗梅根中不同极性的化合物在一张色谱图中达到基线分离，必须采用梯度洗脱的方法。通过研究发现，流动相梯度条件是影响色谱峰分离效果的主要因素。②考察了不同提取方法（超声法、回流法）对提取效率的影响，结果表明，提取方法对峰形及峰数的影响很小，但超声提取峰面积较大，且操作简单，故选择超声提取。

5. 岗梅根 HPLC 指纹图谱及技术参数

（1）指纹图谱及共有指纹峰的标定：岗梅根药材指纹图谱见图 7－2。共有 19 个主要指纹特征峰，分别以阿拉伯数字标于指纹图谱中。所有组分均在 60 分钟内洗脱完毕。

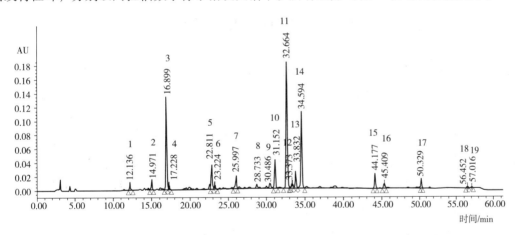

图 7－2　岗梅根药材的 HPLC 指纹图谱

（2）岗梅根药材指纹图谱的评价：采用中药指纹图谱计算机辅助相似度评价软件计算，将 12 批岗梅根药材的指纹图谱与建立的对照指纹图谱进行相似度比较，结果各批次药材的相似度均大于 0.90，表明各批次岗梅根药材具有较好的一致性，本方法可以用于评价药材的整体质量。结果见表 7－1。

表 7－1　岗梅根药材指纹图谱相似度

	S1	S2	S3	S4	S5	S6	S7	S8	S9	S10	S11	S12
对照	0.988	0.992	0.978	0.976	0.987	0.968	0.942	0.982	0.972	0.988	0.903	0.960

6. 岗梅根原药材指纹图谱检测标准（草案）
指纹图谱：照《中国药典》中高效液相色谱法，结合上述指纹图谱要求建立与测定。

（1）色谱条件与系统适应性：用十八烷基硅烷键合硅胶为填充剂，乙腈 – 0.1%甲酸水溶液为流动相，梯度洗脱（洗脱程序见表 7 – 2），检测波长为 300nm，柱温为 35℃，流速为 1.0ml/min。

表 7 – 2　梯度洗脱程序

洗脱时间（min）	乙腈（%）	0.1%甲酸水溶液（%）
0	5	95
40	30	70
55	45	55

（2）供试品溶液的制备：精密称取岗梅根药材粉末 2.0g，加入 20ml 50%甲醇，称重，超声提取 30 分钟，冷却至室温，用 50%甲醇补足减失的重量，摇匀，滤过。取上述续滤液过 0.45μm 微孔滤膜即得。

（3）测定法：精密吸取供试品溶液 20μl，注入高效液相色谱仪，记录 1 小时色谱图，即得。供试品指纹图谱与质量标准所附的对照指纹图谱的相似度应不低于 0.90。指纹图谱应有 19 个共有特征峰。

（4）相对保留时间：略。

（5）共有峰相对峰面积比值：略。

（6）岗梅根的标准指纹图谱：略。

第二节　中药特征图谱

中药中的化学成分十分复杂，每种中药往往含有多种不同类型的化学成分，且其含量从痕量到常量均有分布，因此对中药进行全面定性定量检测有一定难度。中药特征图谱是近年来发展起来的一种多指标的质量控制技术，其特点在于从图谱中包含的特征信息出发，对样品的真伪、产地乃至样品的质量进行有效的评判。因此，在中药有效成分不完全明确的前提下，特征图谱对于有效控制中药材或中成药的质量，具有重要的意义。目前，中药特征图谱在鉴别中药真伪、评价药材的道地性以及制剂的一致性与稳定性等方面的应用越来越广泛，与指纹图谱形成了互为补充的关系。

一、中药特征图谱的定义

（一）中药特征图谱的定义

中药特征图谱是指中药在经过适当处理后，采用一定的分析方法得到的能够体现中药整体性与特征性的图谱。中药特征图谱可分为化学（成分）特征图谱和生物特征图谱。化学（成分）特征图谱多采用色谱、光谱技术进行测定，以建立相应的色谱、光谱特征图谱，反映药材化学成分组成和种类上的特征。生物特征图谱则多采用分子标记技术进行测定，以建立 DNA 特征图谱为主，反映药材生物遗传学上的特征。目前，在中药质量控制领域，应用较多的为中药化学（成分）特征图谱。

（二）特征图谱与指纹图谱的比较

中药化学特征图谱是基于指纹图谱的要求和原理，从不同来源的多批次样品的色谱图中选择有特征性的一组峰或者峰群构建而成的图谱。特征图谱可从整体上实现质量控制，保障中药质量的稳定可控，因而近几年来在中药及中成药领域应用较广。2020年版《中国药典》（一部）在金银花等多个品种的标准中均包含了特征图谱项。指纹图谱是基于图谱的整体信息，用于中药质量的整体评价，而特征图谱是选取图谱中某些重要的特征信息，作为控制中药质量的鉴别手段。因此，特征图谱与指纹图谱在数据处理与分析以及图谱认证方面的要求有一定的差异。在数据处理与分析方面，2020年版《中国药典》规定中药特征图谱相对保留时间在±5%以内，对相对峰面积未做强制要求，不要求计算相似度。而中药指纹图谱除了对相对保留时间有一定规定外，还对各共有峰的比值做了进一步要求。在图谱认证方面，指纹图谱的认证强调能否表征待测样品所含成分的整体性，而特征图谱则强调待测成分的专属性。指纹图谱在中药质量控制方面已得到广泛应用。但是部分药材，即使来源于同一种属，由于产地、采收期以及加工工艺各异，由此建立的指纹图谱有较大的信息差异。特征图谱从中药材的特征性出发，通过对图谱中特征峰的指认，以一组特征峰对中药进行质量控制，其继承了指纹图谱综合评价的优点又兼顾了中药成分的复杂和多变性，强调的是其特征性成分而非全部，较符合中药和中成药的具体实际，因而在中药定性鉴别方面具有其独特优势。

二、中药特征图谱建立的方法

中药特征图谱的建立主要包括分析方法的建立，方法学验证，数据处理与分析，特征图谱的认证等步骤。

（一）分析方法的建立

1. 供试品溶液的制备 根据样品所含化学成分的性质，建立提取、纯化的方法，对提取溶剂、方法、次数、温度、纯化方法等主要影响因素进行考察，确定适宜的制备方法，并提供相应的考察数据。对于成分类别差异较大的样品，可根据不同类别成分的性质，分别制备供试品溶液，建立多张特征图谱。

2. 参照物溶液的制备 根据样品所含化学成分的性质，选择适宜的对照品作为参照物。参照物应标明名称、来源、纯度，并对参照物溶液制备的溶剂，浓度等进行考察，如没有适宜的对照品，可选择适宜的内标物作为参照物。

3. 特征图谱的获取 特征图谱的测定方法包括液相色谱，气相色谱等，应根据样品所含化学成分的性质，选择适宜的测定方法。对于成分复杂的样品尤其是中药制剂，可以考虑采用多种测定方法，建立多个特征图谱。对选择的测定方法，进行系统适用性试验，并提供相应数据。

4. 对照图谱的建立 根据15批以上样品的测定结果，选择每批样品均具有的主要色谱峰作为对照特征图谱，必要时对主要色谱峰的比例做出规定。

（二）方法学验证

特征图谱方法学验证包括精密度和稳定性。精密度试验包括重复性及重现性试验。重复性试验指取同一批号的供试品6份，按供试品制备方法及检测方法进行制备与检测，其相似度应不低于0.95。重现性试验指经不同实验室复核，特征图谱与对照特征图谱相比，其相似度应不低于0.90。

稳定性试验是取同一供试品，于不同时间点进行检测，计算其相对保留时间、相对峰面积或相似度，其相似度应不低于0.95。

（三）数据处理与分析

根据15批以上样品的测定结果，选择每批样品均具有的主要色谱峰作为特征峰，并对各特征峰的相对保留时间进行标示。待测样品的特征图谱与对照特征图谱相比，应有相对保留时间一致的特征峰，应对主要色谱峰的峰高或峰面积的比例进行考察，必要时做出规定。

（四）特征图谱的认证

特征图谱的认证指考察所建立的特征图谱是否具有代表性，能否表征待测成分的专属性。选择适宜的分析方法或联用技术对主要特征峰进行推测，或结合对照品对主要特征峰进行确认，根据所确定的主要成分特征峰说明所建立图谱的专属性。

三、应用实例

目前中药特征图谱的测定方法种类较多，主要以色谱法和光谱法为主。其中，高效液相色谱法以强大的分离功能、快捷的分析速度和广泛的样品适用性而成为目前研究中药特征图谱常用的方法之一。以下以黄芩的高效液相特征图谱为例加以说明。

黄芩为唇形科黄芩属植物黄芩 *Scutellaria baicalensis* Georgi 的干燥根部。黄芩药材主产于河北、山西、内蒙古和东北等地，化学成分主要为黄酮类化合物，其中含量较高的成分有黄芩苷、汉黄芩苷、黄芩素、汉黄芩素等，具有清热燥湿、泻火解毒、止血、安胎的功效。临床主要用于湿温、暑温胸闷呕恶、湿热痞满、泻痢、黄疸、肺热咳嗽、高热烦渴、胎动不安等病症的治疗。随着临床对黄芩需求量的增加，流入市场的黄芩来源多样，规格不一，质量参差不齐，故对黄芩药材质量进行标准化十分必要。

1. 黄芩药材样品来源 收集来自全国不同地区的15批黄芩药材进行特征图谱的研究。

2. 色谱条件 以十八烷基硅烷键合硅胶为填充剂，0.1%甲酸水－乙腈为流动相，检测波长为280nm。

3. 对照品溶液的制备 精密称取黄芩素，汉黄芩素，黄芩苷，汉黄芩苷对照品适量，加甲醇制成每1ml含黄芩素，汉黄芩素，黄芩苷，汉黄芩苷60μg的混合对照品溶液，即得。

4. 供试品溶液的制备 精密称取黄芩药材中粉0.3g，加入70%乙醇适量，超声，滤过，滤液用70%乙醇定容至100ml，摇匀，精密量取1ml，甲醇定容至2ml，摇匀，即得。

5. 测定法 分别精密吸取对照品溶液与供试品溶液10μl，注入液相色谱仪测定，即得。

6. 特征图谱的确定及相似度评价 按照上述色谱条件和实验方法对15批黄芩进行测定，得到15批黄芩HPLC特征图谱，结果见图7-3。将所得到的色谱数据导入中药色谱指纹图谱相似度评价系统（2012版），选取S1作为参照谱图，系统生成对照特征图谱，见图7-4。其中峰1、2、3、4总含量在15批药材中较高，均大于10%，通过对照品加入法指认4个色谱峰，分别为黄芩苷（峰1）、汉黄芩苷（峰2）、黄芩素（峰3）、汉黄芩素（峰4）。且通过文献调研发现4个成分均具有抗炎，抗氧化，抗肿瘤等药理活性，故将这4个成分作为黄芩药材的主要特征峰。15批黄芩药材与对照特征图谱的相似度均大于0.9，说明15批黄芩药材质量相对稳定，差异较小。

扫码"看一看"

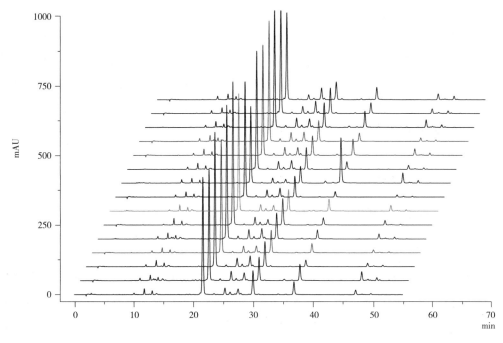

图7-3　黄芩的高效液相特征图谱

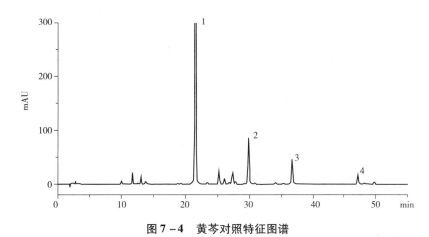

图7-4　黄芩对照特征图谱

1. 黄芩苷；2. 汉黄芩苷；3. 黄芩素；4. 汉黄芩素

第三节　中药谱效相关研究

一、中药谱效学的定义和特征

　　中药是中医临床预防与治疗疾病的主要物质形式，也是我国医疗保障体系的重要组成部分，其产品的安全有效和稳定可控与人民群众的生命安全息息相关。中药是包含多种成分和生物活性的复杂体系，其疗效是不同成分通过多个靶点共同发挥作用的综合体现。中药中含有的某一化学成分不能替代整个中药的疗效，单一或多个指标成分的含量高低无法完全体现药效好坏，这给现代中药质量控制提出了挑战。

　　目前中药指纹图谱已成为国内外广泛认可的一种中药质量控制方法。指纹图谱兼具整体性和模糊性的特点，能较全面地反映中药中化学成分的种类与数量，从而系统描绘并评价中药产品的质量。然而中药指纹图谱只能表征中药的化学成分信息，无法提供其与药效活性之间的关联，需要将指纹图谱和药效学研究相结合，进而对中药质量进行更合理的评价。因此，谱效相关研究应运而生。2002年，李戎等学者首先在中药指纹图谱的基础上提出了中药谱效学的概念。其后中药谱效学在不断发展完善过程中，逐步形成了独有的研究思路与模式。中药谱效学是在中医药理论现代研究的基础上，从中药指纹图谱出发，以效应或活性为主要内容，应用生物信息学方法，建立中药指纹图谱与中药疗效内在关系的一门学科。谱效相关的实质是一种综合评价模式，其将中药指纹图谱中的化学成分信息与体现中药功效主治的药效实验结果进行关联，进而建立与疗效相关的质量标准，对我国中药质量评价体系的完善起到了促进作用。

二、谱效相关分析中谱与效的技术要求

（一）谱效相关研究中对"谱"的要求

1. 建立的方法 谱效相关中的"谱"一般指的是指纹图谱，目前中药指纹图谱的建立方法以色谱法为主，包括薄层色谱法（TLC）、高效液相色谱法（HPLC）、气相色谱（GC）等。高效液相色谱法具有分离效能高、分析速度快、操作自动化等优点，并且绝大多数的中药成分都能在高效液相色谱仪上进行分析检测，故高效液相色谱法已成为建立中药指纹图谱应用最多的方法之一。除色谱法外，还可以应用光谱法建立中药指纹图谱，如紫外光谱法（UV）、红外光谱法（IR）等。

随着现代仪器分析的进一步发展，色谱联用技术被引入到中药指纹图谱的研究与应用当中，并且在不断地完善与发展。色谱联用技术能同时实现样品的分离和检测，并可为检测样品提供更多的化学信息。例如，液相色谱－质谱联用法（LC－MS）、气相色谱－质谱联用法（GC－MS）等色谱联用技术目前已在中药指纹图谱研究中得到广泛的应用，相较于传统的单一色谱方法，这些方法快速、灵敏、专属性强，并可为各色谱峰的定性鉴别提供结构信息，更符合中药指纹图谱的要求。

在谱效相关研究中，图谱的数量要满足统计学意义，换言之，药材的批次要足够多，以获得足够数量的图谱进行谱效相关分析。图谱的数量不得少于6张，通常大于等于10张，以保证统计学差异。

2. "谱"的技术要求 作为中药谱效学研究的基础，获得的谱图必须符合指纹图谱的相关规定，其次要求其成分尽可能分离完全且每个成分均能被检出。

（二）谱效相关研究中对"效"的要求

1. 建立的方法 谱效相关的"效"，顾名思义，指的是药效。药效评价方法的建立包括评价模型的选择与制备，药效评价指标的选择，受试药物药效的确证，药物剂量的选择等步骤。在评价方法建立后，对与指纹图谱对应的多批次受试药物进行药效评价，完成谱效相关研究中的药效信息的收集。

药效研究可选择在动物、器官、细胞和分子等不同水平进行，可分为体内实验和体外实验两类。体内实验主要指在动物水平进行的实验，需根据中药的治疗特点选择合适的动物建立相关的疾病或证候模型，并选择合适的药效指标，对药物疗效进行评价。相比于体外实验，体内实验属于整体评价，更贴近临床实际。体外实验包括在器官、细胞和分子等水平上进行的实验，其优点在于耗时短、成本低、操作简便，能快速实现多样本的药效学评价。具体选择哪种类型的药效学评价方式需根据具体的实验目的和实验室的客观条件

而定。

2. "效"的技术要求　　中药药效学研究应从传统中医药理论出发，并结合现代生物学技术，选择适宜的体外、体内实验模型和方法。中药的药效物质基础复杂，选择合适的药效评价指标至关重要。药效评价指标的选择主要由中药的功效和对应疾病所决定，需对疾病的发病机制及药物的作用特点进行综合考虑，以选择合理的药效指标。此外，药效指标还应有明显的量效关系、较高的灵敏度、较好的稳定性和重复性，能够为生物统计提供合适的数据，以便于进一步分析中药指纹图谱与药效结果的关联性。

三、谱效相关分析中的生物信息学方法

在已获得中药指纹图谱与药效学数据的基础上，进一步选择合适的生物信息学方法进行谱效相关分析，建立"谱"与"效"联系的桥梁。谱效相关分析中的生物信息学方法主要是常用于数据关联分析的各种统计学方法。目前，已有多种统计学方法被应用于中药谱效研究之中，如灰色关联度、人工神经网络分析、主成分分析、相关分析（双变量相关分析）、聚类分析、回归分析（普通多元回归分析，偏最小二乘回归分析）等。根据各统计学方法的不同侧重点，可将其分为以下几类：

（一）预测各化学成分与药效间关联度的方法

这类方法能较好地预测药效指标与色谱峰的关联程度，实现对有效成分的预测。主要包括灰色关联度分析、相关分析以及人工神经网络等方法。

1. 灰色关联度分析（grey relational analysis，GRA）　　灰色关联度分析是基于灰色系统理论的一种分析系统中各因素关联程度的方法。可以根据两组数据在同一模型中相对变化趋势的一致与否判断两者关联度的大小。在中药谱效关系分析中，灰色关联度分析通过分析各组因素间数据变化过程中的关联程度，判断色谱峰与药效指标之间相关性，并且能在一定程度上通过已知信息来预测未知信息。灰色关联度分析计算简单，结果明显易懂，因而在谱效研究中应用较为广泛。运用灰色关联度分析时，应先选定参考序列，将数据进行无量纲化处理，以避免不同量纲和数量级差距带来的干扰。然后计算灰色关联度系数和灰色关联度，并将计算结果进行排序，判断色谱峰与药效的关联程度，具体步骤参见应用实例。

2. 相关分析（correlation analysis，CA）　　相关分析是研究 2 个及以上随机变量之间相关性的统计分析方法。色谱峰和药效指标可以看作相互独立的变量，相关分析可用于研究这些变量之间的密切程度，其大小可用相关系数来表示。相关系数的正或负说明了色谱峰代表的化学物质与药效之间的关系为正或负相关，而相关系数绝对值的大小表明了两者之间相关性的强弱。考察两个变量相关程度的双变量相关分析（Bivariate correlation analysis，BCA）应用地最为广泛。变量的相关形式可分为线性相关和非线性相关，不同相关形式所使用的相关系数不同。相关分析与回归分析较为相似，但两者各有侧重，回归分析侧重于根据一个变量去预测另一个变量的值，相关分析则侧重于两个变量之间的相关特征，在具体使用过程中需要注意区别。

3. 人工神经网络（artificial neural networks，ANNs）　　人工神经网络是一种模仿神经网络行为特征进行分布式并行信息处理的算法数学模型。神经元可以接受来自其他神经元的信号，但其自身只能输出兴奋信号或者抑制信号，因此可以把神经元比作一个逻辑元件。人工神经网络中则含有至少数千数万个这样的逻辑单元，因此人工神经网络可以实现较为复杂的逻辑运算。人工神经网络的非线性拟合能力可以解决事物间的模糊性规律，同时可

以在不需要事先假定一个特定的数学模型情况下，对复杂的系统信息进行处理，从而简化建模过程。人工神经网络不仅可以分析得到各色谱峰对药效的贡献率，还可以根据色谱峰与药效两者间隐藏的函数关系预测药效。

（二）简化数据结构寻找主要活性成分的方法

这类方法主要包括主成分分析、典型相关分析、聚类分析等，其主旨为利用降维的思想，将原来的多个指标信息集中组合成少数几个互不相关的综合指标进行分析，从而依据综合指标来判断原有变量的相关性程度。这类方法常与其他方法联合使用以判断化学成分对药效的贡献大小。

1. **主成分分析**（principal component analysis，PCA）　　主成分分析是一种用于分析和简化数据集的方法。它采用数学降维的思想以减少数据集的维度，将原始指标进行线性组合得到新的互不相关的综合指标，称为主成分，根据方差大小降序排列为第一主成分、第二主成分等，方差越大包含的信息越多。一般主成分的个数由累计贡献率及特征值大小决定，以累计贡献率大于85%或特征值 λ_i 大于或等于1为宜。主成分分析不仅可以将数量较多的变量，如色谱峰，缩减到数量较少的几个主成分以减少计算量，还可以根据主成分的因子分析来进一步分析归为不同主成分的变量之间的相互关系，如色谱峰与色谱峰之间、药效和色谱峰之间的关系。主成分分析多与聚类分析、相关分析、回归分析等统计方法联合使用。

2. **典型相关分析**（canonical correlation analysis，CCA）　　典型相关分析是研究2组变量之间相关程度的方法。典型相关分析同样运用了数学降维的思想，采用了类似主成分分析的方法，分别在色谱峰和药效这两组变量中提取能代表大部分原始数据的综合变量即典型变量，利用这些综合变量之间的相关关系来反映色谱峰和药效之间的整体相关性。相比于相关分析，典型相关分析可以同时分析多个药效变量与色谱峰之间的关系，并且其能够采取与主成分分析相似的因子分析来进一步考察各变量之间的相互关系。

3. **聚类分析**（cluster analysis，CA）　　聚类分析是研究分类问题的一种多元统计方法，又称群分析。聚类分析可以反映出同类样本的共性特征和不同类样本之间的差异性特征。在中药谱效关系的研究中，聚类分析通常是对不同批次中药的指纹图谱进行分析，根据分析结果将不同批次的中药分为不同类别，选择不同类别中一或数个中药进行进一步研究。聚类分析的优点在于结果更直观，能更简洁地将谱图分类，但它只能够根据谱图将不同批次的中药进行分类，若要进一步考察色谱峰与药效指标之间的关联程度，必须要与其他的统计学方法相结合。

（三）建立回归方程预测药效的方法

在明确药效成分的前提下，探讨各成分对药效贡献率能更加明确地指出中药成分对药效指标的综合作用，可准确描述两者之间的关系，为药效物质基础研究提供一定的依据。在确保回归模型合理与实用的前提下，可通过建立回归方程来寻找药效指标与各色谱峰之间的相互关系，且（标准化）回归系数可以衡量有效成分对药效贡献率的大小。

1. **多元回归分析**（multiple regression analysis，MRA）　　相对于简单的一元回归分析，多元回归分析能同时处理多个自变量对一个因变量的作用。多元回归分析有多种不同的计算方法，如强迫引入法、逐步回归法、强迫剔除法、后向逐步法及前向逐步法等，其中逐步回归法在谱效关系研究中较为常用。由于数学表达式描述了药效指标与各色谱峰之间的相互关系，因此多元回归分析能够反映各个色谱峰对应成分对药效指标的综合作用。

多元回归分析可以采用逐步回归法选择关联度高的色谱峰用于谱效关系建模，但不满足入选条件而被剔除的色谱峰与药效的关系无从表征，因此该方法存在一定局限性。

2. 偏最小二乘法回归（partial least squares regression，PLSR）　偏最小二乘法是一种新型的多元统计数据分析方法。偏最小二乘法回归集主成分分析、典型相关分析和多元回归分析3种方法的特点于一身，它能提取两组变量中主要指标，并根据这些指标建立多元多重回归方程。与普通多元线性回归相比，偏最小二乘法回归的一个显著特点是它能允许在样本数少于变量数的条件下进行回归建模，同时也适合于存在多重相关性的谱效相关的数据处理。然而，偏最小二乘法回归给出的自变量和因变量之间的结构关系较抽象，难以理解，只适合于作定性分析，无法确定它们之间精确的定量关系。

总之，各种中药谱效相关分析的统计学方法都有其优缺点和适用范围，应根据样本和数据选择合适的分析方法，将多种统计学方法联合应用，扬长补短，从而更客观、全面、准确地进行中药谱效相关分析。在进行统计学分析时常用到的统计学软件有 Excel、Grey Modeling Software（GM）、Matlab、DPS 统计软件、SAS、SPSS 等，不同的软件适用于不同的统计学方法，使用前需根据分析目的选择合适的软件。

四、应用实例

基于灰色关联度的蛇床子对肝癌细胞抑制率的谱效相关研究

蛇床子为伞形科植物蛇床 *Cnidium monnieri*（L.）Cuss. 的干燥成熟果实，具有燥湿祛风、杀虫止痒、温肾壮阳的功效，临床上用于治疗阴部瘙痒，皮肤湿疹，银屑病，湿痹腰痛，骨质疏松等。现代药理研究表明蛇床子具有雄性激素样作用、促性腺激素样作用、心血管保护、抗肿瘤、抗氧化等药理作用。

1. 指纹图谱的建立　依照 2020 年版《中国药典》中高效液相色谱法，色谱条件为十八烷基硅烷键合硅胶为固定相，乙腈－水为流动相，梯度洗脱，检测波长为 320nm，柱温 25℃，流速 1ml/min，建立了 10 批不同产地的蛇床子的指纹图谱（图 7－5）。

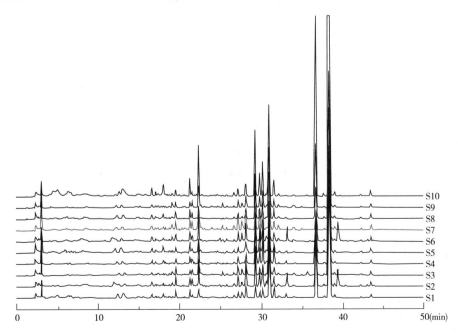

图 7－5　10 批不同产地蛇床子的指纹图谱

2. 蛇床子对 HepG2 肝癌细胞的抑制率 用 75% 乙醇超声提取蛇床子饮片，过滤并挥干，加入 DMSO 复溶，用培养基将提取液稀释备用。将 HepG2 细胞接种到板内生长 24 小时，向每个孔内加入等量的提取液，共孵育 24 小时，用 MTT 法测定细胞存活数并计算其生长抑制率，其结果如表 7-3 所示。

表 7-3 10 批不同产地的蛇床子对 HepG2 肝癌细胞的生长抑制率

批次	抑制率（%）	批次	抑制率（%）
S1	29.99 ± 2.15	S6	37.36 ± 2.77
S2	32.90 ± 1.36	S7	37.29 ± 6.76
S3	31.35 ± 3.30	S8	22.46 ± 2.79
S4	30.24 ± 2.55	S9	45.60 ± 2.07
S5	27.34 ± 2.37	S10	30.47 ± 3.29

3. 谱效分析 使用灰色关联度分析进行谱效分析，进行分析的软件为 Excel。

（1）数据整理：根据中药色谱指纹图谱相似度评价系统分析得出 10 批蛇床子的 22 个共有峰，将 22 个共有峰的面积数据与抑制率数据整合即得。

（2）选定参考序列：参考序列指反映系统行为特征的数据序列，比较序列指影响系统行为的因素组成的数据序列。此处抑制率反映了不同批次蛇床子的抗肿瘤药效，被认定为参考序列，记做 x_0；峰 1 - 峰 22 均是影响蛇床子抗肿瘤药效的可能因素，被认定为比较序列，记做 $x_1 - x_{22}$。

（3）归一化/无量纲化：因为不同序列使用的单位不一样，即量纲不同，数字之间的大小比较没有意义，因此需要将数据进行无量纲化。无量纲化的常用方法有两种，分别是初值化和均值化。初值化指将同一因素的数据除以第一个数据的值；均值化指将同一因素的数据除以该因素所有数据的均值。这两种方法均可以将数据统一到 1 这个数量级附近。表 7-4 是经均值化处理后的结果。

表 7-4 经均值化处理的蛇床子谱效数据

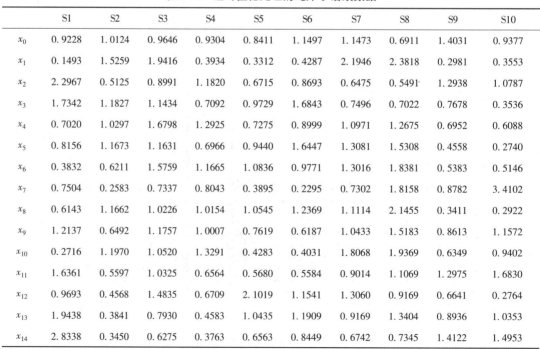

	S1	S2	S3	S4	S5	S6	S7	S8	S9	S10
x_0	0.9228	1.0124	0.9646	0.9304	0.8411	1.1497	1.1473	0.6911	1.4031	0.9377
x_1	0.1493	1.5259	1.9416	0.3934	0.3312	0.4287	2.1946	2.3818	0.2981	0.3553
x_2	2.2967	0.5125	0.8991	1.1820	0.6715	0.8693	0.6475	0.5491	1.2938	1.0787
x_3	1.7342	1.1827	1.1434	0.7092	0.9729	1.6843	0.7496	0.7022	0.7678	0.3536
x_4	0.7020	1.0297	1.6798	1.2925	0.7275	0.8999	1.0971	1.2675	0.6952	0.6088
x_5	0.8156	1.1673	1.1631	0.6966	0.9440	1.6447	1.3081	1.5308	0.4558	0.2740
x_6	0.3832	0.6211	1.5759	1.1665	1.0836	0.9771	1.3016	1.8381	0.5383	0.5146
x_7	0.7504	0.2583	0.7337	0.8043	0.3895	0.2295	0.7302	1.8158	0.8782	3.4102
x_8	0.6143	1.1662	1.0226	1.0154	1.0545	1.2369	1.1114	2.1455	0.3411	0.2922
x_9	1.2137	0.6492	1.1757	1.0007	0.7619	0.6187	1.0433	1.5183	0.8613	1.1572
x_{10}	0.2716	1.1970	1.0520	1.3291	0.4283	0.4031	1.8068	1.9369	0.6349	0.9402
x_{11}	1.6361	0.5597	1.0325	0.6564	0.5680	0.5584	0.9014	1.1069	1.2975	1.6830
x_{12}	0.9693	0.4568	1.4835	0.6709	2.1019	1.1541	1.3060	0.9169	0.6641	0.2764
x_{13}	1.9438	0.3841	0.7930	0.4583	1.0435	1.1909	0.9169	1.3404	0.8936	1.0353
x_{14}	2.8338	0.3450	0.6275	0.3763	0.6563	0.8449	0.6742	0.7345	1.4122	1.4953

	S1	S2	S3	S4	S5	S6	S7	S8	S9	S10
x_{15}	1.0420	1.2222	1.0040	0.8896	1.1537	1.1107	0.8618	0.9799	1.0446	0.6913
x_{16}	1.7630	0.9062	0.7808	0.7159	1.3232	0.8482	0.6883	0.8805	1.2290	0.8649
x_{17}	0.9400	1.0466	1.1677	1.0124	1.1257	1.1560	1.1456	1.1380	0.7351	0.5328
x_{18}	1.2570	0.9220	1.2086	0.8299	0.9505	1.1257	0.9707	0.9599	1.1207	0.6550
x_{19}	1.4350	0.8088	0.8708	0.7641	0.9284	0.8403	0.8201	0.8237	1.3900	1.3190
x_{20}	0.5705	1.2406	1.1793	1.1377	1.2163	1.1277	1.0831	1.4504	0.5122	0.4823
x_{21}	0.3356	1.1726	1.3004	1.1115	1.2200	1.3488	1.3982	1.5643	0.3794	0.1694
x_{22}	0.4982	0.9682	1.5680	1.0120	1.0971	1.1517	1.6248	1.3199	0.4481	0.3121

（4）计算灰色关联系数 $\xi_i(k)$：灰色关联系数是指各比较序列与参考序列形成的曲线几何图形之间的偏离程度，偏离程度的大小由两序列之间差值大小来表示。灰色关联系数计算公式如式（7-1）所示：

$$\xi_i(k) = \frac{\min\limits_i\min\limits_k |x_0(k) - x_i(k)| + \rho \cdot \max\limits_i\max\limits_k |x_0(k) - x_i(k)|}{|x_0(k) - x_i(k)| + \rho \cdot \max\limits_i\max\limits_k |x_0(k) - x_i(k)|}$$

$$(i = 1, 2, \cdots, n; k = 1, 2, \cdots, n) \qquad (7-1)$$

其中，ρ 表示分辨系数，取值范围是 [0, 1]，ρ 越小，区分度越大；ρ 越大，区分度越小。ρ 通常取值为 0.5。

（5）计算灰色关联度 r_i：灰色关联系数表示比较序列和参考序列中各点的关联程度，因此需要将各点的关联程度集中到一个数据，即灰色关联度。灰色关联度计算公式如式（7-2）所示：

$$r_i = \frac{1}{N} \sum_{k=1}^{N} \xi_i(k) \ (i = 1, 2, \cdots, n; k = 1, 2, \cdots, n) \qquad (7-2)$$

（6）排序分析：经计算得到各比较序列的灰色关联度后，将其降序排序，如表7-5所示。灰色关联度越大的峰标志着该峰与药效相关性越强，峰15、17和18等具有较大的灰色关联度，提示这些峰可能是主要的活性成分。

表7-5 降序排列后蛇床子共有峰的灰色关联度

色谱峰	灰色关联度	色谱峰	灰色关联度
峰15	0.8715	峰5	0.7857
峰18	0.8715	峰13	0.7784
峰17	0.8711	峰22	0.7770
峰19	0.8570	峰11	0.7766
峰16	0.8191	峰12	0.7696
峰9	0.8099	峰14	0.7572
峰2	0.8097	峰21	0.7440
峰4	0.8069	峰6	0.7429
峰8	0.8004	峰10	0.7363
峰20	0.7973	峰7	0.6870
峰3	0.7904	峰1	0.6097

扫码"练—练"

重点小结

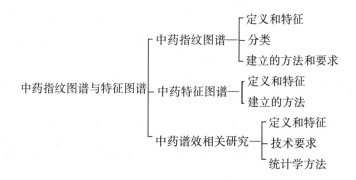

中药指纹图谱与特征图谱
- 中药指纹图谱
  - 定义和特征
  - 分类
  - 建立的方法和要求
- 中药特征图谱
  - 定义和特征
  - 建立的方法
- 中药谱效相关研究
  - 定义和特征
  - 技术要求
  - 统计学方法

（伍城颖　李松林　戚　进）

第八章 中药的体内分析

扫码"学一学"

学习目标

1. **掌握** 中药体内分析的特点；体内样品分析的前处理和分析方法的验证内容和要求。
2. **熟悉** 中药的体内代谢过程；中药血清药物化学及中药代谢组学的概念。
3. **了解** 中药体内分析的应用。

扫码"看一看"

中药体内分析是中药分析学重要的组成部分，也是中药药效物质研究的基础。它是通过分析人或动物体液及各组织器官中中药化学成分及其代谢物浓度，了解中药各化学成分在体内数量和质量的变化，获得其代谢动力学的各种参数，代谢的方式、途径，以及各成分之间的体内相互作用等信息。通过对中药体内过程动态变化的研究，为中药的作用机制研究和临床合理应用提供依据，对中药传统理论赋予现代科学的解释，以及对中药体内活性组分的寻找提供指导。

中药及其复方配伍的体内分析及其代谢动力学研究较单一化学药物的研究更为复杂，主要体现在以下几个方面。

1. 中药成分复杂，含量低，体内分析研究难度更大 中药化学成分本身数量很多，活性成分的清晰界定也非常困难，再加上体内的代谢产物，其体内活性物质可能在数十甚至数百种，而且往往含量很低，理化性质各异，给中药体内分析带来极大的难度，对所有成分都进行研究以现有技术手段很难实现的，工作量也极大，结合药效研究，如何选择部分合理的研究对象也是个难题。

2. 许多中药成分吸收困难，生物利用度很差 传统中药以汤剂入药，其有效成分大多为极性较大、水溶性较好的成分，但这些成分油水分配系数很小，口服生物利用度很差，例如，许多黄酮类化合物，生物利用度往往在10%以下。这些特点使得对其体内分析方法的灵敏度提出了更高的要求。

3. 中药复方配伍经常会明显改变各有效成分的药代动力学性质 大量研究表明，多成分联合给药，不仅在体外存在相互作用，更重要的是各成分在体内的吸收、分布、代谢、排泄多数存在相互影响，则对各成分原有的药理药效作用存在深层次复杂的影响，而这本身也是中药配方所需要的。

尽管存在诸多的困难，人们仍一直不懈地在寻找新的体内分析技术与方法，以及探寻传统中药的物质作用基础。随着分析仪器、计算机科学、生物技术等的飞速发展，尤其是联用技术的广泛应用，近年来涌现出许多与中药体内研究有关的新思路、新方法，包括基于各种组学概念的中药药效物质基础研究等，这些技术手段与方法学研究为中药的现代化发展提供了新的契机。

第一节　中药的体内代谢

传统中药以口服用药为主，其化学成分受胃肠道酸碱性、肠道微生物及代谢酶等影响常发生转化，体内除有效成分原型外，还存在大量代谢产物。上述化学成分是阐明中药发挥药效机制的直接物质基础，是中药药性理论、中药炮制机制、中药配伍规律等深入研究的基石。要想揭示中药体内药效物质，研究中药成分代谢规律和代谢产物是非常重要的工作。

中药成分在体内发生代谢的部位主要为胃肠道、肝脏、肾脏和肺等组织器官，参与代谢的因素有胃酸、肠道菌群、各种酶系等。其中肠道和肝脏是多数药物的主要代谢器官，也是目前采用离体实验研究最多的靶器官。人或动物是一个复杂的生物体系，从口服药物成分的体内过程看，不仅有代谢先后的器官顺序，还有多种生物因素作用的相互交叉，更有如肝肠循环这种体内过程导致的一相代谢与二相代谢的逆转和反复，因此，只有通过体内研究才能系统完整地阐明口服中药成分在体内的最终存在形式。近年来，随着液相色谱－质谱联用（LC－MS）等现代分析技术手段的日新月异，中药成分的体内代谢研究和血清药物化学取得了飞速的发展。

一、中药成分的肠内菌生物转化

中医用药的特色之一是以汤剂的形式口服用药。传统汤剂在发挥药效作用之前，除了在炮制、煎煮过程中会产生动态变化外，进入机体后亦要发生变化，而肠内菌群在中药物质作用基础中扮演重要角色。肠内菌群可以产生各种类型的酶，将中药中的化学成分代谢为其他物质，使之失去活性，或者使无活性成分转换为活性成分。通过人肠内细菌对中药化学物质转化或代谢的研究，依托于模拟肠内细菌环境而建立寻找中药单味药或复方活性成分的模型，可为中药单味药或复方活性成分研究提供新的方法。同时为优化先导化合物、创制新药设计探索新途径。目前，可将肠内菌群进行的生物转化分为以下几种类型：

（一）水解反应

水解反应是肠内进行的主要生物转化反应，由肠内细菌含有的β－葡萄糖苷酶、β－鼠李糖苷酶、β－葡萄糖醛酸苷酶和硫酸酯酶等催化完成。中药中有很多苷类成分具有水溶性的糖基部分，在肠道中不易吸收，生物利用度低，在肠道中滞留的时间长，在与肠道菌群作用后，水解为有生理活性的苷元而被吸收。如人肠内菌瘤胃球菌 sp. PO1－3（*Ruminococcus* sp. PO1－3）和甘草真杆菌（*Eubacterium* sp. GLH）含有的甘草酸β－D－葡萄糖醛酸酶，能够特异性水解甘草酸为甘草次酸。后者的生物利用度高达90%，是甘草酸在体内吸收入血并发挥药效的主要形式。

（二）氧化反应

肠内细菌对中药成分结构的氧化生物转化最典型的例子是黄酮类化合物，它们首先在肠内细菌的作用下，水解成苷元，再由肠内细菌氧化引起的结构骨架开裂，转化为活性更强的酚酸类化合物。根据黄酮苷元转化起始部位可分为四种类型。

A 类型：黄酮（flavone）和黄烷酮（flavanone），生成 C_6－C_3 型的酚酸（图8－1）。

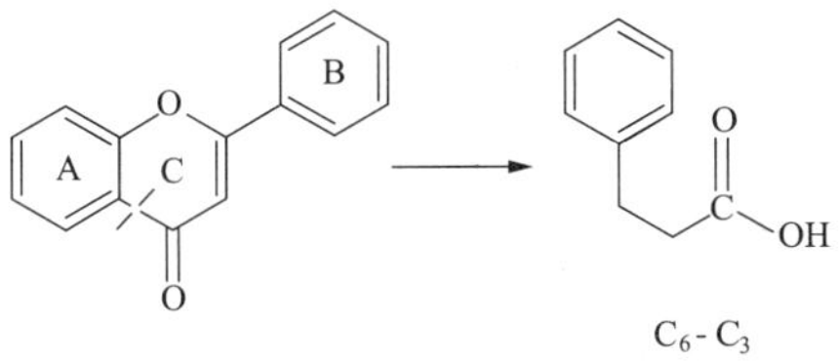

图 8-1 黄酮类化合物结构的 A 型开裂

B 类型：黄酮醇（flavonol），生成 C_6-C_2 型的酚酸（图 8-2）。

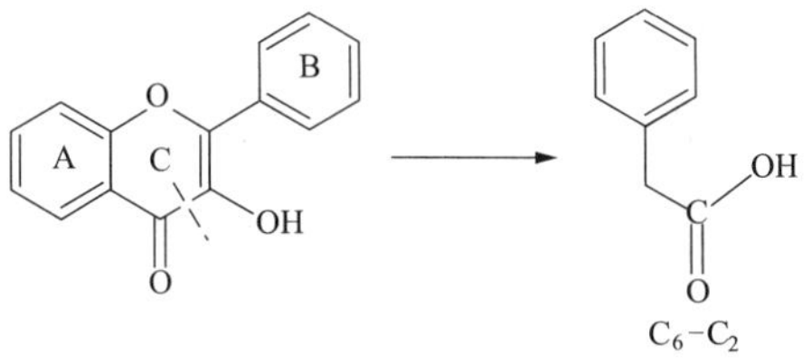

图 8-2 黄酮醇化合物结构的 B 型开裂

C 类型：黄烷醇（flavanol），经过苯基-β-戊酸内酯中间体生成 C_6-C_3 类型的酚酸（图 8-3）。

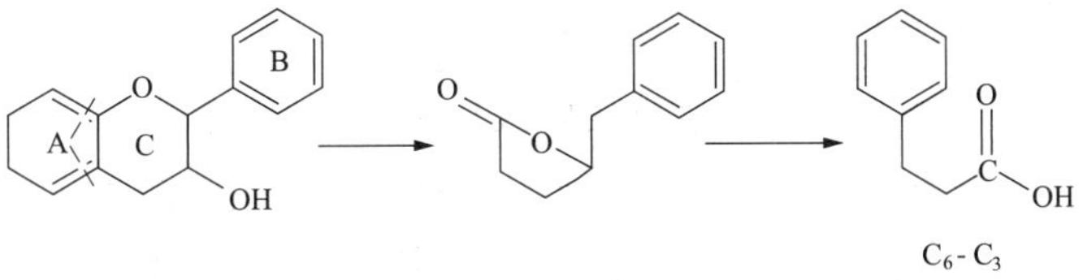

图 8-3 黄烷醇类化合物结构的 C 型开裂

D 类型：异黄酮（isoflavone），生成乙基酚衍生物（图 8-4）。

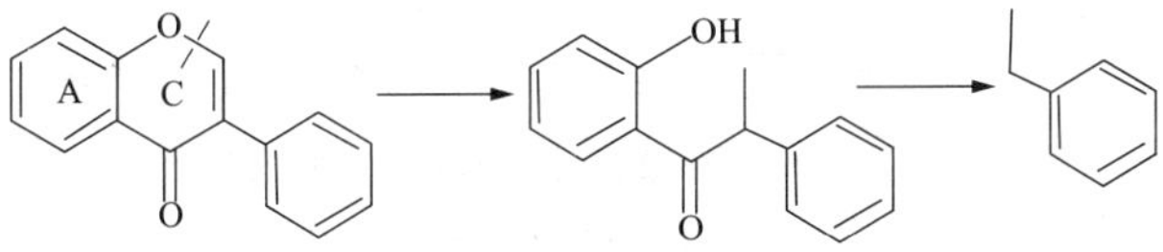

图 8-4 异黄酮类化合物的 D 型开裂

（三）还原反应

肠内细菌含有丰富的硝基还原酶和亚硝基还原酶，而肝脏不含有这些酶。因此，进入体内的、含有硝基和亚硝基药物的硝基、亚硝基的生物转化都是在肠内细菌作用下而完成的。如含硝基的马兜铃酸Ⅰ（aristolochic acid Ⅰ）是导致马兜铃酸肾病毒性最强的成分，还原反应是其体内快速清除的重要代谢途径之一。马兜铃酸Ⅰ经还原后可生成 N-羟基马兜铃内酰胺Ⅰ（N-hydroxy-aristolactam Ⅰ），进一步还原生成无肾毒性的马兜铃内酰胺Ⅰ（aristolactam Ⅰ）。此外，肠内细菌也含有其他的还原酶。

（四）异构化反应

某些细菌能够选择性地进行光学活性和立体选择性转化某些化合物，如肠内细菌可将厚朴酚转化为一系列异构体化合物。

（五）含氧化合物向含氮化合物的转化

肠内细菌可使某些含氧化合物转化为含氮化合物，转化产物分子中的氮元素来源于肠内细菌的氮代谢产生的氨，如栀子苷转化为栀子宁碱。

此外，还有脱酰基化（酯解）作用、酯化作用、聚合作用、碳苷的水解作用等。

二、中药成分的肝脏代谢反应

肠代谢的产物和未能代谢的原形中药成分，通过肠吸收入血，随后进入肝脏，开始两个肝脏代谢反应。氧化、还原、水解反应称为药物代谢的一相（phase Ⅰ）反应，结合反应称为药物代谢的二相（phase Ⅱ）反应。具有羟基、羧基、氨基等官能团的中药成分，在各种转移酶的催化下，与葡萄糖、硫酸盐、氨基酸等发生二相反应，使成分极性增加，最终排泄至体外；而不具有这些官能团的药物则需经氧化、还原、水解等一相反应产生这些官能团，再与糖、硫酸盐、氨基酸等结合，通过二相反应，排出体外。但是，药物在肝脏等器官的代谢并不限于解毒作用，也可能使代谢产物的药效或毒性比原型药物更强，因此，对于药效评价而言，就必须更多地了解药物代谢情况，正确预测进入体内的众多中药成分会发生哪些代谢反应。

（一）药物代谢的氧化反应

氧化反应是药物代谢中最常见、最重要的反应。某些氧化反应由线粒体和细胞质中的脱氢酶或氧化酶催化，而大部分氧化反应是由肝脏微粒体单加氧酶末端酶系细胞色素 P450 催化。细胞色素 P450 酶系统是电子传递系统，该系统的核心是细胞色素 P450。参与向底物传递氢的还有 NADPH - 细胞色素 P450 还原酶和 NADPH，它们起到提供电子的作用。

1. C - 烷基的氧化　大多数药物具有烷基结构，被单加氧酶将末端甲基（ω - 位）和其邻位亚甲基 [（ω - 1）- 位] 氧化，生成相应的醇，然后排出体外。但多数情况下，醇仍需被脱氢酶氧化，转化为相应的 ω - 1 羧酸或（ω - 1）- 酮，再与葡萄糖醛酸结合生成葡萄糖醛酸结合物而排出体外。短链甲基和乙基烷烃直接结合到双键和芳香环上的情况下，结合部位（α位）容易被氧化。一般来说，甲基、亚甲基和次甲基的氧化性依次降低。但由于这些基团所处的化学环境不同，实际上也很难预测其氧化性的难易。天然药物α - 氧化代谢的例子很多，如川芎嗪在家兔体内可代谢为 2 - 羟甲基 - 3,5,6 - 三甲基吡嗪和 3，5，6 - 三甲基吡嗪 - 2 - 甲酸。灌胃给予大鼠川芎嗪可在尿液中检出上述两个代谢产物和 5 - 羟甲基 - 3,6 - 二甲基吡嗪 - 2 - 甲酸及原形化合物。人体尿中则发现了 2 - 醛基 - 3,5,6 - 三甲基吡嗪和 2,3,5 - 三羟甲基 - 6 - 甲基吡嗪两个甲基代谢氧化产物。

2. N - 烷基的氧化　微粒体 FAD - 单加氧酶（FAD - monooxygenase）催化许多化合物中 N 的氧化，也称胺氧化酶（amine oxidase）。N 的氧化代谢可能生成具有强烈反应性和毒性的分解产物。伯胺首先生成羟胺，再继续氧化生成亚硝基和硝基化合物；叔胺可生成 N - 氧化物。仲胺和叔胺的 N - 氧化物反应是由不依赖于细胞色素 P450 的 N - 氧化酶催化的。中药吴茱萸中的吴茱萸碱（evodiamine）经静脉或口服给予大鼠，在尿液中检出原型化合物和体内转化产物吴茱萸次碱（rutaecarpine）和去氢吴茱萸碱（dehydroevodiamne）。

此外，其他的氧化反应还有 O - 烷基和 S - 烷基的氧化、脂肪环的羟基化、双键的氧化和芳香环的氧化。

（二）药物代谢的还原反应

与氧化代谢反应相比，生物体内进行的还原反应就显得很少，但对于药物的生物转化也有重要的意义。能够进行还原反应的官能基团有：硝基、偶氮基、$N-$ 和 $S-$ 氧化物、环氧化物、过氧化合物、羰基（醛、酮）、烯基、二硫化物、$C-$ 卤素等。其中，硝基化合物还原为羟胺是生物体常见的还原代谢反应，从启动高铁血红蛋白（methaeamoglobim）形成开始，有时也产生有细胞毒、致突变、致癌等活性的代谢产物，这些反应在毒理学研究上有重要意义。

例如，中药厚朴中含有的主要成分厚朴酚（magnolol）在大鼠体内的生物转化为还原反应。将厚朴酚连续给大鼠口服，最初在粪便中检出的主要为原型药物。而后，代谢产物异厚朴酚（isomagnolol，M_4）、四氢厚朴酚（M_1）逐渐增多，在第 5 日四氢厚朴酚达最高。但当将厚朴酚与肠内细菌共孵，没有产生这些代谢产物。由此推测，厚朴酚被吸收后，在肝脏药酶的作用下其侧链被还原代谢（图 8 - 5）。

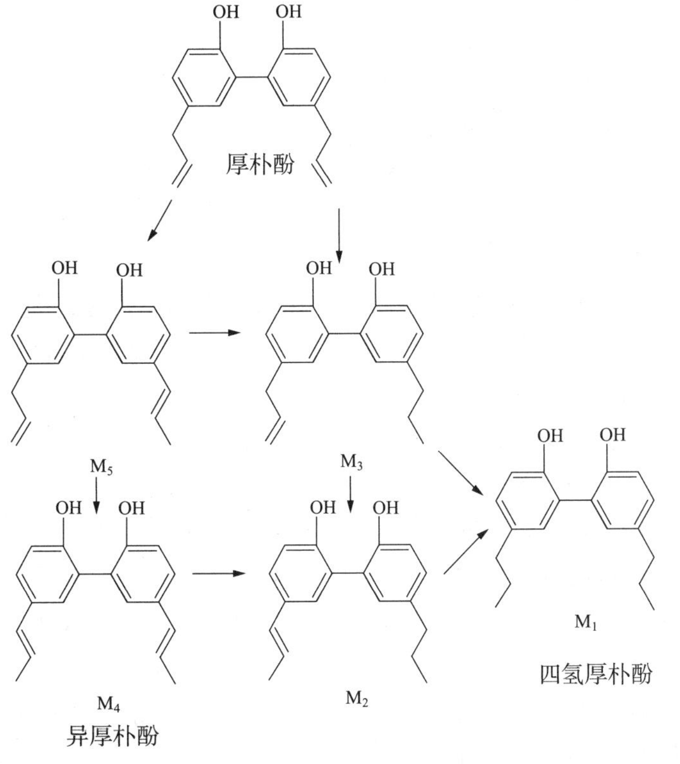

图 8 - 5　厚朴酚在大鼠体内的生物还原

（三）药物代谢的水解反应

药物代谢水解反应主要有糖苷键的水解、环氧化物的水解、酯基的水解、酰胺基的水解等。其中糖苷键水解是天然药物中糖苷化合物进入生物体后最普遍的反应。口服给药水解反应主要发生在胃肠道内，静脉给药水解反应则主要发生在肝脏内和肠肝循环过程中。例如，给大鼠灌胃淫羊藿苷，在尿液中检出两个代谢产物：淫羊藿次苷 II（icariside II）和淫羊藿素（icariside）。在胆汁中也检出两个代谢产物：$7-O-\beta-D-$吡喃葡萄糖醛酸基淫羊藿次苷 II（$7-O-\beta-D-$glucopyra－nuronosylicariside II，B-1）和淫羊藿次苷 II（图 8 - 6）。

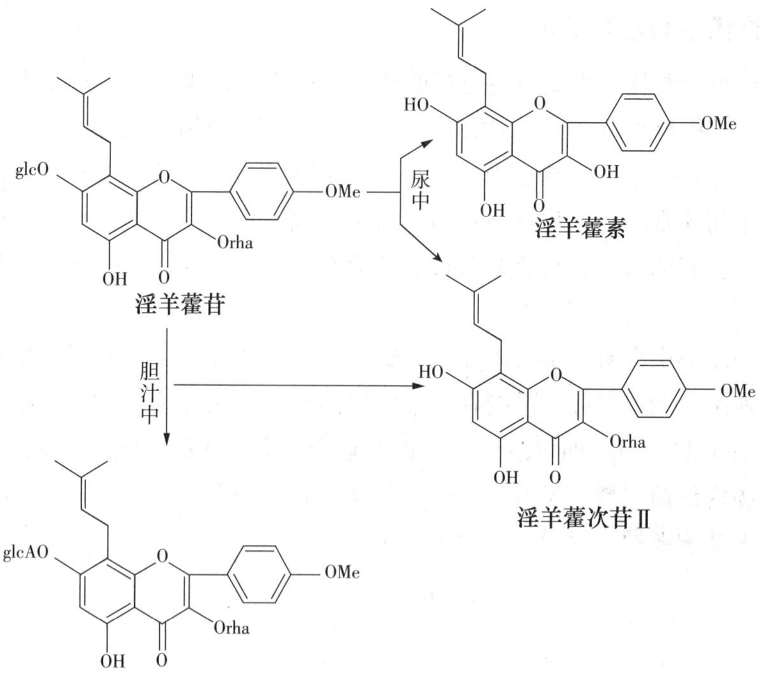

图 8 - 6　淫羊藿苷在大鼠体内的代谢

（四）药物代谢的结合反应

药物代谢的结合反应就是药物经过一相反应的氧化、还原、水解等生物转化，代谢物发生二相反应，与生物内源性分子如葡萄糖醛酸、硫酸盐、磷酸盐、甘氨酸或其他氨基酸、硫氰酸盐结合或乙酰化、甲基化等，生成水溶性产物，从尿液或胆汁排泄。

1. 葡萄糖醛酸结合反应　具有或在一相反应生成的羟基（—OH）、巯基（—SH）、氨基（—NH$_2$）、羧基（—COOH）等的化合物均能与葡萄糖醛酸反应。作用机制为：α－D－葡萄糖－1－磷酸在磷酸化酶作用下生成尿苷－5′－二磷酸－α－D－葡萄糖（uridne－5′－di－phosphate－α－D－glucose，UDPG），再在UDPG脱氢酶催化下生成尿苷－5′－二磷酸－α－D－葡萄糖醛酸（uridine－5′－diPhosphate－α－D－glucuronic acid，UDPGA），它是葡萄糖醛酸的活化形式。UDPGA与糖苷元（aglycone）上的羟基或羧基结合生成β－D－葡萄糖醛酸。因此，葡萄糖苷酸有 O －型、 S －型、 N －型、 C －型等。催化该反应的酶是UDP－葡萄糖醛酸基转移酶（UDP－glucuronyl transferase，UGT）。

（1） O －葡萄糖苷酸： O －葡萄糖苷酸是葡萄糖醛酸羟基与苷元羟基脱水形成的，是一种常见的简单苷类。含有酚羟基的药物几乎都以这种形式代谢。 O －葡萄糖苷酸的苷键具有醚键的性质，相当稳定。天然药物中的黄酮类化合物分布广泛，大多具有酚羟基。以苷存在的黄酮类成分在口服的情况下，首先经胃肠道水解，苷元或次苷吸收入血转运至肝脏被氧化代谢或与葡萄糖醛酸结合，在尿中排泄，或经肠肝循环后随粪便排泄或在尿中排泄。

例如，大鼠灌胃给药葛根素，在尿液中除检出原形药物外，尚检出代谢产物：大豆黄素、大豆黄素－7－ O －β－D－葡萄糖苷酸。而在胆汁中检出葛根素－7－ O －β－D－葡萄糖苷酸（图8－7）。

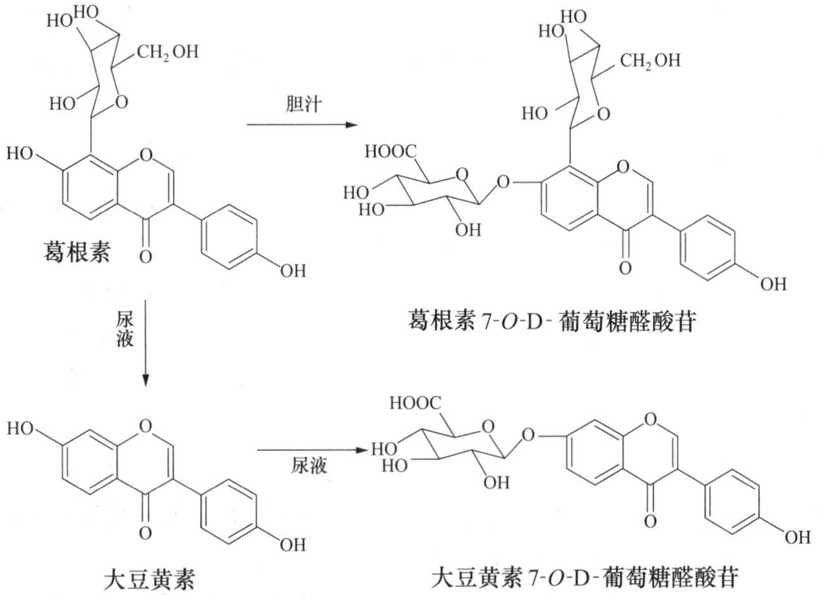

图 8 - 7　葛根素在大鼠胆汁和尿液中的排泄

（2）S – 葡萄糖苷酸：典型的 S – 葡萄糖苷酸是苯硫酚以类似于醚键或酯键的化学键与葡萄糖醛酸结合而排出生物体外。二硫代羧酸的葡萄糖苷酸仅在中性条件下稳定。

（3）N – 葡萄糖苷酸：N – 葡萄糖苷酸由于 N 所处的化学环境不同而各有其特性，如苯胺母核的芳胺 N – 葡萄糖苷酸很不稳定。但芳香环如有吸电子基取代可使 N 的碱性降低，稳定性增强。β – 葡萄糖苷酸酶可水解某些羟胺的 N – 葡萄糖苷酸的苷键。

（3）C – 葡萄糖苷酸：经 C – 葡萄糖苷酸代谢的药物较少，它是葡萄糖醛酸 C_1 直接与苷元以碳键形式结合。C – 葡萄糖苷酸既不能被酸水解，也不能被β – 葡萄糖苷酸酶催化。天然药物四氢大麻醇以 C – 葡萄糖苷酸形式排出体外。

（4）葡萄糖苷酸结合物的排泄：一般来说，葡萄糖醛酸结合物水溶性增高，经肾和胆管排泄。药物分子受到葡萄糖醛酸修饰，膜透过性降低，作用随之减弱或消失。吗啡以主要代谢产物 C_3-OH 葡萄糖醛酸结合物形式排泄，但微量代谢产物 C_6-OH 葡萄糖醛酸结合物能与类鸦片（opioid）受体结合，使 C_6-OH 葡萄糖醛酸结合物的生物活性强度大大高于吗啡。

2. 硫酸结合反应　与葡萄糖醛酸结合反应相似，硫酸结合反应也是药物代谢中很广泛的结合反应之一。就同一种药物来说，两种结合反应可同时发生，而且生物体某些正常成分的代谢也与硫酸结合物的形成有关。能发生硫酸结合的官能基团有羟基、氨基等，而与羟基的结合是最常见的。健康志愿者口服盐酸小檗碱，对其尿液检测，检出了药根碱 – 3 – 硫酸盐（jatrorrhizine – 3 – sulfate）、去亚甲基小檗碱 – 10 – 硫酸盐（demethyleneberberine – 10 – sulfate）等硫酸结合型代谢产物。

3. 氨基酸结合反应　氨基酸结合反应是指药物或经一相反应产生的胺基与氨基酸以肽键的形式结合的反应。氨基酸结合反应发生在线粒体。首先含羧基的药物或经一相反应生成的羧基代谢产物在酰基 CoA 连接酶催化下生成活泼的酰基 CoA。然后，在酰基 CoA、氨基酸 N – 酰基转移酶催化下，酰基 CoA 上的酰基转移到甘氨酸或谷氨酰胺的氨基上。人肝脏细胞中有对甘氨酸特异的 N – 酰基转移酶和对谷氨酰胺特异的 N – 酰基转移酶。如异香草酸（isovanillin）的甘氨酸结合反应。

4. 乙酰基结合反应 胆碱的 O - 乙酰化、葡萄糖胺和半乳糖胺的 N - 乙酰化、5 - 羟色胺和组胺的 N - 乙酰化以及从 CoA 到乙酰 CoA 的 S - 乙酰化等都是重要的代谢反应。生物体能够进行乙酰化的功能基有氨基、芳香氨基、肼基或氨磺酰基等。

5. 甲基结合反应 生物体的甲基化反应有 O - 、N - 、S - 甲基化反应，分别由 O - 、N - 、S - 甲基转移酶（methyltransferase）催化完成。如去甲肾上腺素和儿茶酚的甲基化。

总之，药物代谢是一个复杂的过程，各种反应相互连接，相互配合，常常几种类型的反应同时发生。药物代谢过程由两方面的因素所决定：一方面是生物体所具有的结构特征，包括酶体系，使其能够对药物进行吸收、分布、代谢、消除；另一方面药物分子具有的结构特征与理化性质，直接影响它在生物系统中被处置的方式。药物分子通过构象的改变与酶在空间结构上相互匹配，或诱导酶的构象发生变化而与药物契合。

综上所述，药物代谢作为特殊条件下的有机化学反应，有一定的特点，归纳如下：体内药物代谢以氧化反应为主；药物代谢酶系具有底物非专属性；通常代谢物水溶性会增加；代谢酶对药物的代谢是多样化的；药物代谢受多种因素的影响。

在中药制剂中，由于组分的复杂性，代谢的相互作用广泛存在，使得活性成分的体内过程更为复杂，给中药体内分析也带来更大的挑战。随着现代分析技术和医学研究的进展，药物代谢或生物转化新途径的发现日益增加，其中涉及药物分子结构的多种重排反应和某些不常见的结合反应，必将会给新药设计带来新的启迪。

第二节 中药体内分析样品前处理

一、生物体内检测样品的选择

在进行生物体内中药成分分析及药代动力学研究时，常用的体内检测样品有血液（血浆、血清、全血）、唾液、尿液，此外还有胆汁、乳汁、泪液、汗液、精液、粪便以及各种组织，均能作为一些特定情况下的测定样品。

（一）血液

中药有效成分给药后经各种途径进入体内，借助血液循环到达作用部位，在达到最低有效浓度后，产生应有的药理作用。中药治疗作用的强弱与维持时间的长短，取决于作用部位中药有效成分浓度的高低和有效浓度维持的时间。由于中药有效成分可以从细胞外液进入作用部位产生药理作用，因此对大部分中药而言，药理作用的强弱与细胞外液中的有效成分浓度成正比。因组织中细胞外液药物浓度又与血浆中游离药物浓度保持动态平衡，所以血浆中游离有效成分浓度可以间接地作为作用部位有效成分浓度的指标。血浆中中药有效成分的一部分与血浆蛋白结合，另一部分处于游离状态，只有后者才能通过生物膜进入细胞外液及作用部位。

对于血液，通常采用血浆和血清作为中药体内分析的样品，其中最为常用的是血浆，血浆是在全血中加肝素或草酸等抗凝剂后离心分取所得。血液在纤维蛋白原等影响下引起血块凝结所析出的即是血清。应该注意到血块凝结时常容易造成中药有效成分吸附损失。

一般地，血浆中的药物浓度与红细胞中的药物浓度成正比，因而测定全血并不能提供更多的数据，同时也因为全血的精制比血清、血浆更为复杂，溶血后血红蛋白等也可能给测定带来影响。因此，对大多数中药体内分析而言一般不采用测定全血的方法，但是一些可与红细胞结合的中药有效成分以及浓度在血浆和红细胞的分配比率不是一个常数的有效成分，由于其全血中动力学行为可能与血浆中不一样，宜采用全血测定。

（二）尿液

除血清和血浆外，目前中药体内分析采用的另一种样品是尿液。体内药物的清除主要是以原型（母体药物）或代谢物形式排出。尿液药物浓度比较高，收集量大，受试者易于配合。但由于尿液中中药有效成分浓度改变不直接反映血药浓度，又由于尿液排出过程中，不仅包括肾小球的滤过，还包括肾小管的重吸收，因此尿液与血液中药物浓度的相关性很不理想，同时受试者肾功能是否正常也将影响药物的排泄，这些都将对测定结果的阐明带来困难，单纯测定尿药浓度常常不能说明问题。此外采集尿液作为样品还存在一些缺点，如不能在较短时间内多次取样、排尿时间不易准确掌握、采集不完全等。尿液还容易被细菌污染，对样品保存不利。

（三）唾液

唾液的采集可不受时间、地点的限制，且患者无不适感，易于接受，故从临床取样角度来讲优于其他体液。此外又由于许多药物唾液中浓度与血中游离（非结合型）药物浓度相当，从唾液药物浓度即可推知血浆中游离药物的浓度，因此唾液样品测定已被作为临床治疗药物监测的方法之一。

唾液所含药物是代表有生物活性的游离药物而不是蛋白结合型药物，因此从这一点说，测定中药有效成分唾液样品比测定血浆样品更为优越。但文献常常认为唾液样品数据不如血浆样品数据可靠，主要原因是造成唾液测定误差的因素较多，如严格控制影响因素，应考虑研究中药有效成分唾液浓度数据的可靠性。

（四）其他体液及脏器组织

除血、尿、唾液可作为中药体内分析的测定样品外，在一些特定目的的情况下，还可以采用其他体液作为样品。例如，为了解乳汁中排出的药物可能对乳儿产生的影响，可采取乳汁来测定药物浓度。泪液的药物浓度与血中非结合型的药物浓度较为一致，也可以选择泪液作为中药体内分析的测定样品。

在动物药理实验中，常取肝脏及各种脏器组织制成匀浆，了解中药有效成分在体内各器官组织的分布、蓄积，或研究其代谢物。

二、样品前处理技术

进行生物样品中药成分及其代谢物分析时，除了少数情况将体液做简单的处理后就可以直接测定外，一般都要根据分析对象的特点及成分的存在形式、转化情况等，在测定之前采取分离、净化、浓缩、化学衍生化等技术进行样品预处理，制备成合适的供试品溶液。生物样品常用的预处理方法主要有去除蛋白质，缀合物的水解、分离、纯化和浓集，化学衍生化等。

（一）去除蛋白质

在测定血样和组织样品时，首先应去除蛋白质，使结合型待测成分释放出来，以便测定待测成分的总浓度，此外还可以保护仪器、色谱柱不被污染，延长使用期限，下面介绍几种常用的去除蛋白质的方法。

1. 加入与水混溶的有机溶剂　加入水溶性的有机溶剂，可使蛋白质的分子内及分子间的氢键发生变化而使蛋白质凝聚，使与蛋白质结合的待测成分释放出来。操作时，将水溶性的有机溶剂与血浆或血清按一定比例混合后离心分离，取上清液作为样品。常用的水溶性有机溶剂有乙腈、甲醇、乙醇、丙醇、丙酮、四氢呋喃等。含药的血浆或血清与水溶性有机溶剂的体积比为1:1~1:3时，就可以将90%以上的蛋白质除去。

2. 加入强酸　当pH值低于蛋白质的等电点时，蛋白质以阳离子形式存在，此时加入强酸，可与蛋白质阳离子形成不溶性盐而沉淀，离心后可得到澄清的上清液。常用的强酸性沉淀剂有10%三氯乙酸、6%高氯酸、硫酸-钨酸混合液及5%偏磷酸等。含待测成分的血清与强酸的比例为1:0.6（V/V）混合，可以除去90%以上的蛋白质。

3. 加入中性盐　加入过量的中性盐，使溶液的离子强度发生变化。中性盐能将蛋白质中的水合分子置换出来，使蛋白质分子脱水而沉淀。常用的中性盐有饱和硫酸铵、硫酸钠、镁盐、硫酸盐及枸橼酸盐等。应注意的是，当使用不挥发性无机盐时，不宜直接采用LC-MS/MS检测，可用于HPLC检测。

4. 加入锌盐及铜盐　当pH高于蛋白质的等电点时，金属阳离子与蛋白质分子中带负电荷的羧基形成不溶性盐而沉淀。常用的沉淀剂有 $CuSO_4$-Na_2WO_4、$ZnSO_4$-$NaOH$ 等。含药血浆或血清与沉淀剂的比例为1:1~1:3时，就可以将90%以上的蛋白质除去。

5. 加热　当待测组分热稳定好时，可采用加热的方法将一些热变性蛋白沉淀。加热温度视待测组分的热稳定性而定，通常可加热到90℃。蛋白沉淀后可用离心或过滤法除去，这种方法最简单，但只能除去热变性蛋白且只适用于热稳定性良好的中药成分。

6. 超滤法　超滤法是以多孔性半透膜、超滤膜作为分离基质的一种膜分离技术。与常规的分离方法比较，超滤不需要加热，不需要添加化学试剂，操作条件温和，没有相态变化，具有破坏待测成分的可能性小、能量消耗少、工艺流程短的优点。适合测定超滤液中的待测成分浓度，即游离待测成分浓度。该方法简便快捷，从样本处理到测定结束耗时仅1~1.5小时，且结果稳定、可靠，已成为游离待测成分测定的首选方法。因所需血样量极少，尤其适合临床患者的血样分析。

（二）缀合物水解

待测成分或其代谢物与体内的内源性物质结合生成的产物称为缀合物（conjugates）。可以形成缀合物的内源性物质有葡萄糖醛酸、硫酸、甘氨酸、谷胱甘肽和醋酸等，前两种是最常见的内源性物质。葡萄糖醛酸可与一些含羟基、羧基、氨基、巯基的待测成分形成葡萄糖醛酸苷缀合物；硫酸可与一些含酚羟基、芳胺及醇类的待测成分形成硫酸酯缀合物。尿中药物多数呈缀合状态，与原型待测成分相比极性增大，是亲水的或在生理pH值下是游离的，不易被有机溶剂提取。因此需要先进行水解处理，使缀合物中的药物或代谢物游离出来，再进行后续提取纯化处理。常用缀合物水解方法如下：

1. 酸水解法　常用盐酸，酸的用量、浓度、反应时间及温度等条件需要通过试验来确定。该法简便、快速，但专一性差、有些药物在水解过程中会发生分解。

2. 酶水解法　对于遇酸及受热不稳定的药物，可以采用酶水解法，常用葡萄糖醛酸苷酶或硫酸酯酶。前者可专一地水解药物的葡萄糖醛酸苷缀合物，后者水解药物的硫酸酯缀合物。在尿样处理中，最常使用的是葡萄糖醛酸苷酶-硫酸酯酶的混合酶，一般控制pH值为4.5~5.5，37℃培育数小时进行水解。本法比酸水解法温和，专属性强，一般不会引起被测物水解。缺点是耗时、费用高，若处理不当，酶抑制剂可能引入黏液蛋白等杂质，使缀合物产生乳化或造成色谱柱阻塞。因此在使用本法时，应注意事先除去尿中能抑制酶的阳离子。

3. 溶剂分解法　缀合物往往也可以通过加入的溶剂在萃取过程中被分解，称为溶剂解。例如，尿中的甾体硫酸酯在 pH = 1 时加乙酸乙酯提取会产生分解。本法条件也比较温和。

目前对缀合物的分析，逐渐趋向于直接测定缀合物的含量，以获得在体内以缀合物形式存在的药物量，以及当排出体外时，缀合物占所有排出药物总量的比率，从而为了解药物代谢情况提供更多的信息。

（三）分离、纯化与富集

中药的生物样品中待测成分，可以直接进行分离、纯化及富集后上样分析，也可以在去除蛋白质后进一步进行分离、纯化及富集，再进行分析。分离、纯化的目的是除去机体其他干扰物质，富集是为了使待测成分达到一定的检测限度。常用的分离、纯化、富集方法如下。

1. 液－液萃取法　液－液萃取法（liquid – liquid extraction，LLE）是基于样品中待测成分与干扰杂质成分在互不相溶的两种溶剂中的分配系数不同而实现样品的纯化。体内多数中药成分都具有亲脂性，而生物样品中的内源性物质大多亲水性较强，因此选择合适的有机溶剂进行萃取就可以除去大部分的干扰杂质。使用本法需要考虑所选有机溶剂的特性、有机相和水相的体积、水相的 pH 值等。常用的提取溶剂有乙醚、乙酸乙酯、甲基叔丁基醚。该法操作简单、快速、经济实用，但有时会发生乳化现象及被测成分的损失。

2. 固相萃取法　固相萃取法（solid phase extraction，SPE）是以液相色谱分离机制为基础建立起来的分离纯化方法，即不同固定相填料的商品化小柱，经柱活化、加样、柱清洗、样品洗脱等步骤，使待测成分或杂质保留在固定性上，再用适当溶剂将待测成分洗脱下来。固相萃取法具有处理速度快、有机溶剂用量少、回收率高的优点。与液－液萃取法比较，避免了乳化现象，大大缩短样品制备时间，而且便于自动化操作，特别适用于挥发性及热不稳定性样品的提取。在使用过程中固相萃取也存在变性的生物大分子易造成填料孔径堵塞，从而使柱效降低、吸附容量下降、萃取柱寿命缩短，最终干扰测定结果等问题。

涡流色谱（turbulent flow chromatography，TFC）作为在线萃取技术，是利用大粒径填料使流动相在高流速下产生涡旋状态，从而对生物样品进行净化与富集，可以实现生物样品直接进样，是一种高通量、高选择性的生物样品前处理方法。涡流色谱技术最大的特点在于富集小分子化合物的同时除去生物大分子物质，采用该技术与液相色谱、质谱在线联用可对复杂的生物样品直接进样测定，如对血浆、血清、尿液以及其他脏器组织的高通量在线提取分析。

此外，柱切换（column switching）、固相微萃取（solid phase micro extraction，SPME）、微透析（microdialysis，MD）、膜提取（membrane extraction，ME）等适用于体内中药成分分析的提取技术可将样品预处理与分析测定方法连接起来，便于自动化操作，避免了繁琐的分离、纯化、浓缩等操作，节省样品处理与测定时间。

3. 富集方法　经过一定处理后的生物样品，往往是微量的被测组分分布在较大体积（数毫升）的溶剂中。一些分析方法如 GC 法和 HPLC 法等都受进样量的限制，直接进样很难达到检测灵敏度要求，因此，常需要对被测组分富集后再进样测定。

生物样品常用的富集方法主要有两种：一是提取时加入的提取液尽量少，使被测组分提取到小体积溶剂中，然后直接吸出适量提取液测定；二是挥去提取溶剂法，如直接通入氮气流吹干。去除蛋白、液液萃取及固相萃取后含有待测中药成分的有机溶剂，残渣复溶于小体积的溶剂。对于易随气流挥发或遇热不稳定的药物，可采用减压法挥去溶剂。溶剂蒸发所用的试管，底部应为尖锥形，这样可使最后数微升溶剂集中在管底部，便于待测组分的复溶与分取。

（四）化学衍生化

一些中药成分及其代谢物因极性大，挥发性低，对热不稳定，或不具紫外、荧光性能，或没有合适的检测方法时，需进行衍生化处理。如在 GC 测定中，为增加被测组分的热稳定性和挥发性、改善被测组分的色谱保留行为、增加被测物对检测器的灵敏度和选择性等，常需要进行衍生化处理。HPLC 中为了增加被测组分对检测器的灵敏度，改进组分的色谱分离，提高待测组分的稳定性，或利用常规色谱法实现对映体的手性拆分等也需要先对待测样品进行化学衍生化后再进行分析。分子中含有活泼氢，如 R－COOH、R－OH、R－NH₂、R－NH－R等官能团的药物成分易被化学衍生化。

1. GC 法中的化学衍生化

（1）硅烷化：主要用于具有羟基、氨基、羧基、巯基等极性基团药物的衍生化，待测组分中的活泼氢被硅烷基取代后，形成极性低、挥发性高和热稳定性好的硅烷基衍生物。常用的三甲基硅烷化试剂有：三甲基氯硅烷（trimethylchlorosilane，TMCS）、六甲基二硅烷（hexamethyldisilane，HMDS）和 N－三甲基硅咪唑（N－trimethysilylimidazole，TMSIM）比较适合羟基的硅烷化；N，O－双三甲基硅烷三氟乙酰胺［N，O－bis（trimethylsilyl）trifluoro-acetamide，BSTFA］更适于活性较弱的－NH₂和＝NH 或空间位阻大的基团的化合物。

（2）酰化：主要用于氨基化合物的衍生处理，也广泛用于羟基、巯基等化合物衍生物的制备。当引入含有卤离子的酰基时，还可提高使用电子捕获检测器的灵敏度。常用的酰化试剂有酸酐、酰卤等酰化物，如三氟乙酸酐（trifluoroacetic anhydride，TFAA）、五氟丙酸酐（pentafluoropropionic anhydride，PFPA）、五氟苯甲酰氯（pentafluorobenzyl chloride，PF-BC）等。

（3）烷基化：常用于具有 R－COOH、R－OH、R－NH－R等极性基团待测物的衍生化。常用的烷基化试剂有：碘甲烷（iodomethane）、重氮甲烷（diazomethane）、三甲基苯基氢氧化胺（trimethylphenylammonium hydroxide，TMAH）等。

（4）生成非对映异构体的衍生化：采用不对称试剂与对映异构体反应将其转化为非对映异构体，然后采用普通的 GC 法进行分析测定。常用的不对称试剂有：（S）－N－三氟乙酰脯氨酰氯、（S）－N－五氟乙酰脯氨酰氯等。

2. HPLC 法中的化学衍生化　根据是否与 HPLC 系统联机来划分，化学衍生化可分为在线衍生化和离线衍生化两种；根据衍生化反应的前后来划分，又可分为柱前衍生化和柱后衍生化两种。柱前衍生化是在色谱分离前，预先将样品制成适当的衍生物，然后进样分离和检测。柱前衍生化的优点是衍生试剂、反应条件和反应时间的选择不受色谱系统的限制，衍生产物易进一步纯化，不需要附加的仪器设备。缺点是过程较繁琐，容易影响定量的准确性。柱后衍生化则是在色谱分离后，于色谱系统中加入衍生试剂及辅助反应液，与色谱流出组分直接在系统中进行反应，然后检测衍生反应的产物。柱后衍生的优点是操作简便，可连续反应以实现自动化分析。缺点是由于在色谱系统中反应，对衍生试剂、反应时间和反应条件均有很多限制，而且需要附加的仪器设备，如输液泵、混合室和加热器等，还会导致色谱峰展宽。

（1）紫外衍生化：很多化合物无紫外吸收或吸收很弱，如单糖、大部分氨基酸等，与具有紫外吸收基团的衍生化试剂在一定条件下反应，使生成具有紫外吸收的衍生物，从而可以被紫外检测器检测。常用的衍生化试剂有苯甲酰基溴和萘甲酰基溴；芳香胺类如对硝基苯胺、1－萘胺等；酰氯类如苯甲酰氯、3,5－二硝基苯甲酰氯等；异氰酸苯酯；2,4－二硝基苯肼；1－苯基－3－甲基－5－吡唑啉酮；取代苯甲酰氯类，如对甲氧基苯甲酰氯等；芳基磺酰氯类，如甲苯磺酰氯等；硝基苯类，如1－氟－2,4－二硝基苯等；异氰酸酯和异硫氰酸酯。

（2）荧光衍生化：荧光检测器是一种高灵敏度、高选择性的检测器，比紫外检测的灵敏度高10～100倍，适合痕量分析。对于本身不具荧光或荧光较弱的成分，可使用荧光衍生化试剂与其反应，生成具有强荧光的衍生物。常用的衍生化试剂有荧光胺、邻苯二醛、丹酰氯、氯化硝基苯骈氧二氮茂、邻苯二胺等。

（3）电化学衍生化：电化学检测器灵敏度高、选择性强，但只能检测具有电化学活性的化合物。电化学衍生化是指将待测物与某些试剂反应，生成具有电化学活性的衍生物，以便在电化学检测器上被检测。常用的电化学活性基团包括氧化法检测的酚和芳胺及能用还原法检测的硝基苯。常用试剂包括酰氯和酸酐类试剂（如二硝基邻苯二甲酸酐）、二茂铁类试剂（如二茂铁异硫氰酸酯）、对氨基苯酚、对硝基苯肼、邻苯二醛、2,4－二硝基苯磺酸等。

（4）手性衍生化：采用手性衍生化试剂将待测物对映体转变为相应的非对映异构体，从而可以使用非手性HPLC法进行对映异构体的分离分析。使用手性衍生法需要满足以下条件：待测物分子至少须有一个官能团供衍生；手性衍生化试剂对两个对映体反应选择性一致；反应条件温和、简便、完全；待测物与衍生化试剂间无消旋化发生；生成的非对映异构体应当容易裂解为原来的对映异构体。常用的衍生化试剂有三类：伯胺和仲胺的衍生化试剂，如O－甲基苯乙酰氨、（＋）－10－樟脑磺酰基－N－羧基－L－苯丙氨酸酐；伯醇和仲醇的衍生化试剂，如苄酯基－L－脯氨酸和双环己基碳二亚胺和咪唑、（＋）/（－）－2－甲基－1,1'－双－萘基－2－羰基腈；羧基的衍生化试剂，如R－（－）/S－（－）－α－甲基－对硝基苯胺和草酰氯、2－氨基丁醇和草酰氯等。

（五）微透析技术

微透析（microdialysis，MD）探针技术是近年来兴起的生物活体取样技术。它利用透析的原理可在清醒、自由活动的动物身上进行原位、实时、在线取样。近年来，微透析探针与色谱分析仪器联用，为中药体内分析开辟了高效精确的新途径。

微透析取样技术的原理是将探针植入生物体内，同时，开动体外微量灌流泵，使灌流液流经探针头部的半透膜；可通过半透膜的小分子药物顺浓度差扩散进入透析管，并被透析管内连续流动的灌流液不断带出，灌流液和组织液中的待测药物达到动态平衡，从而达到活体组织取样的目的（图8－8）。

与传统的在体分析方法比较，微透析技术有以下优点：①连续性采样，传统在体分析方法中，受限于实验动物的体液量，若采样过于密集，可导致动物的低血容量；若取样时间点不足，无法反映出药物在体内的连续变化过程，进而影响实验的客观性。微透析技术的取样量很小，不会导致实验动物的体液流失过多，又可连续性地收集样品，近乎实时反映药物在体内的连续变化过程。②多部位采样，可将微透析探针植入实验动物的血管、肝脏、胆管、脑部或病变部位等，以扩大体内分析的范围，获取更多的药物浓度信息。③无需样品前处理，微透析取样技术对分子量大小有一定的要求，因此，样品相对干净，除免去繁杂的处理步骤，还减少了样品前处理带来的人为误差和杂质对分析的干扰。④自动筛选非结合型的游离态药物，只有游离态的药物才能到达细胞，并与其结合，产生进一步的药理作用。体内分析的目的是检测游离态药物的浓度。传统的在体分析方法通常无法将结合型与非结合型药物分开，而结合型药物通常无法透过微透析装置中的半透膜。因此，微透析取样技术得到的样品皆为游离态药物。

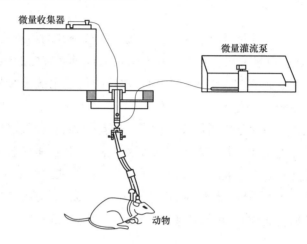

图 8-8　微透析装置示意图

第三节　中药体内定量分析方法的要求

一、中药体内分析方法的要求

对中药中某一有效成分的体内浓度进行检测要比对该成分单独给药时的体内浓度进行检测困难得多。其原因有：

（1）在临床常用剂量下，中药有效成分含量一般很低，且组分复杂，干扰因素多，使分离和测定十分困难。

（2）中药在制剂的过程中可因挥发、分解、水解、取代、中和、共溶、助溶、吸附、沉淀等一系列的化学物理变化，而使原有成分更加复杂，并可能大大降低待测有效成分的含量。

（3）某些中药的有效成分口服后生物利用度很低，进入血液循环的有效成分量极低（常在 $\mu g/ml$ 或 ng/ml 水平），增加了建立中药体内分析方法的难度。

因此，采用体内分析方法研究中药药代动力学的关键是建立一个合适的体内定量检测方法，该方法应满足如下要求：①灵敏度高，能检出微量或痕量的中药有效成分；②专属性强，能排除中药有效成分代谢产物及机体内源性物质的干扰；③准确度高，精密度高；④能够快速、准确地报告测定结果；⑤操作简单，费用低廉。

二、生物样品分析方法的建立

（一）基本概念

生物样品分析方法的基本参数包括：①准确度；②精密度；③选择性；④定量下限；

⑤响应函数和校正范围（标准曲线性能）；⑥基质效应；⑦分析物在生物基质以及溶液中储存和处理全过程中的稳定性。现将相关的概念介绍如下：

准确度：在确定的分析条件下，测得值与真实值的接近程度。

精密度：在确定的分析条件下，相同基质中相同浓度样品的一系列测量值的分散程度。

选择性：分析方法测量和区分共存组分中分析物的能力。这些共存组分可能包括代谢物、杂质、分解产物、基质组分等。

灵敏度：生物样品分析方法的灵敏度通过标准曲线来表征，主要包括定量下限和浓度−响应函数。

重现性：不同实验室间测定结果的分散程度，以及相同条件下分析方法在间隔一段短时间后测定结果的分散程度。

稳定性：一种分析物在确定条件下，一定时间内在给定基质中的化学稳定性。

标准曲线：试验响应值与分析物浓度间的关系。应采用适当的加权和统计检验，用简单的数学模型来最适当地描述。标准曲线应是连续的和可重现的，应以回归计算结果的百分偏差最小为基础。

提取回收率：分析过程的提取效率，以样品提取和处理过程前后分析物含量百分比表示。

定量范围：包括定量上限（ULOQ）和定量下限（LLOQ）的浓度范围，在此范围内采用浓度−响应关系能进行可靠的、可重复的定量，其准确度和精密度可以接受。

生物基质：一种生物来源物质，能够以可重复的方式采集和处理。例如，全血、血浆、血清、尿、粪、各种组织等。

基质效应：由于样品中存在内源性干扰物质，对响应造成的直接或间接的影响。

分析批：包括待测样品、适当数目的标准样品和质控样品的完整系列。一天内可以完成几个分析批，一个分析批也可以持续几天完成。

标准样品：在生物基质中加入已知量分析物配制的样品，用于建立标准曲线，计算质控样品和未知样品中分析物浓度。

质控样品：即 QC 样品，系指在生物基质中加入已知量分析物配制的样品，用于监测生物分析方法的重复性和评价每一分析批中未知样品分析结果的完整性和正确性。

（二）生物样品分析方法的建立和确证

由于生物样品取样量少、药物浓度低、内源性物质（如无机盐、脂质、蛋白质、代谢物）及个体差异等多种因素影响生物样品测定，所以必须根据待测物的结构、生物基质和预期的浓度范围，建立适宜的生物样品分析方法，并对方法进行确证。

1. 分析方法的选择和建立

（1）分析对象的选择：中药单体、中药材和中药复方的各种制剂都是常见的用于人体疾病的形式。对于中药单体或有效成分明确及具有指标成分的中药材及复方，可以选择该单体或中药及复方中有效成分作为体内分析的研究对象，采用与化学药物体内分析的相同研究方法，阐明该单体或有效成分在体内的动态变化规律。如已商品化的中药单体化合物天麻素、苦参碱、川芎嗪、盐酸小檗碱等。

对于中药材及复方制剂，一般认为被选用的指标性成分应能代表复方制剂的主要药效成分，是药物的质控指标，在靶器官内有较高的分布，该成分的体内浓度与复方制剂药效在时间上具有密切联系，能被吸收入血，具有可检测性等。如双花百合片的人体药代动力学研究，按照组方的配伍及上述原则，选择小檗碱、表小檗碱、小檗红碱、木兰花碱、黄连碱、巴马汀、药根碱、紫堇灵、乙酰紫堇灵、绿原酸和牛黄胆酸 11 个成分作为分析对象，采用 LC – MS/MS 分别建立双花百合片主要活性成分血药浓度测定方法和尿药浓度测定方法。

（2）分析方法的选择：体内样品中的中药待测成分的预期浓度范围是选择分析方法所首要考虑的因素。无论是从动物实验还是人体实验所获得生物样本中，待测成分及代谢产物的浓度通常较低（$10^{-10} \sim 10^{-6}$g/ml），且无法通过增加取样量的方法来提高检测灵敏度。因此，建立体内样品分析方法时，就必须考虑选择适宜的分析方法。目前，常用的检测方法有：色谱分析方法、免疫分析方法和生物学方法。其中色谱分析方法，尤其是 HPLC – MS、HPLC – MS/MS，由于具有较高的灵敏度、选择性、准确度和精密度，已经成为中药体内分析的首选分析方法。

（3）内标的选择：内标法在生物样品分析中经常被使用，内标的加入可以补偿样品前处理过程中的损失或检测信号的变化，使检测结果更准确可靠。内标常分为结构类似物和同位素化合物。当结构类似物作为内标时，它与待测成分具有相同的关键结构或官能团，因此具有相似的回收率、色谱行为和质谱行为等，可以消除检测中待测成分的损失或信号变化所导致的误差。同位素化合物的结构与待测物完全相同，因此具有完全相同色谱行为和质谱行为等。2020 年版《中国药典》对生物样品定量分析中使用同位素内标进行了规定：当在生物分析方法中使用质谱检测时，推荐尽可能使用稳定同位素标记的内标。但应注意的是，所使用的同位素化合物必须具有足够高的同位素纯度，并且不发生同位素交换反应，以避免结果的偏差。

（4）分析条件的筛选和优化：分析方法拟定之后，需要进行一系列的试验工作，以选择最佳的分析条件，并对分析方法进行方法学确证，以确定是否适用于体内实际样品的分析。

首先，应进行色谱条件的筛选。取中药待测成分或其特定的活性代谢产物、内标的对照品，配置成一定浓度的溶液，在拟定的分析方法下进行检测，确定最佳的分析条件（适当的检测器、色谱柱的选择、流动相的组分及配比、流速、柱温、内标物的浓度及加入量等），使得待测成分及内标具有良好的色谱参数及合理的峰面积比、适当的保留时间、无内源性物质的干扰、足够的检测灵敏度。

再进行生物基质试验和质控样品试验，对分析条件进行进一步优化。生物基质试验是指取空白生物基质（如空白血浆），照拟定的样品处理与分析方法操作，考察基质中的内源性物质对测定的干扰。在进行质控样品试验时，应取空白生物基质，照生物实际样本中预期的浓度范围，加入一定量的待测成分和内标，配制校正标样和质控样品，照"生物基质试验"项下优化后的分析方法，进行分析方法的验证，用以评估该分析方法的可行性和可靠性。

（5）体内实际样本的测试：通过空白生物基质和质控样品试验所建立的分析方法仍需进行体内实际样本的测试。这是因为待测成分在体内可能与内源性物质结合，或通过代谢产生多个代谢产物，使得体内实际样本更加复杂。因此，在分析方法建立后，尚需进行体内实际样本的测试情况，以进一步验证方法的可行性。

2. 分析方法的确证　分析方法确证分为全面确证和部分确证两种情况。对于首次建立的生物样品分析方法、新的药物或新增代谢物定量分析，应进行全面方法确证。在其他情况下可以考虑进行部分方法确证，如生物样品分析方法在实验室间的转移、定量浓度范围改变、生物基质改变、稀少生物基质、证实复方给药后分析方法的特异性等。

应考察方法的每一步骤，确定从样品采集到分析测试的全过程中，环境、基质、材料或操作的可能改变对测定结果的影响。

（1）选择性（selectivity）：必须证明所测定的物质是预期的分析物，内源性物质和其他代谢物不得干扰样品的测定。对于色谱法至少要考察 6 个不同个体空白生物样品色谱图、空白生物样品外加对照物质色谱图（注明浓度）及用药后的生物样品色谱图。对于以软电离质谱为基础的检测方法（LC - MS、LC - MS/MS 等），应注意考察分析过程中的基质效应，如离子抑制等。

当干扰组分的响应低于分析物定量下限响应的 20%，并低于内标响应的 5% 时，通常即可以接受。在临床监测时，还要考虑患者可能同时服用的其他药物的干扰，通过比较待测成分、同服药物、待测成分的质控样品和添加同服药物的样品的检测信号，确证同服药物对分析方法无干扰。

对于临床治疗药物监测中，检测方法使用紫外分光光度法或荧光免疫分析法等方法时，可采用参比方法对照法。参比方法一般选用选择性强、准确度高、线性关系良好的色谱法，如 HPLC 法，确证临床分析方法的特异性和准确度。

（2）残留（carryover）：应该在方法建立过程中考察待测物的残留并使之最小化。通过在注射高浓度样品或校正标样后，用空白样本来估计残留。高浓度样品之后在空白样本中的残留应不超过定量下限的 20%，并且不超过内标的 5%。

（3）标准曲线（standard curve）与定量范围：根据所测定物质的浓度与响应的相关性，用回归分析方法（如用最小二乘法、加权最小二乘法）获得标准曲线。标准曲线高低浓度范围为定量范围，在定量范围内浓度测定结果应达到试验要求的精密度和准确度。

标准曲线应用校正标样建立，校正标样的配制应使用与待测生物样本相同的生物基质。测定不同生物样本时应建立各自的标准曲线，提供标准曲线的线性方程和相关系数，说明其线性相关程度。用于建立标准曲线的标准浓度个数取决于待测成分的预期浓度范围和待测成分响应值关系的性质。

定量范围要能覆盖全部待测的实际生物样本浓度范围。线性模式的标准曲线至少应包含 6 个不同浓度点，建立标准曲线时应随行空白生物样品，但计算时不包括该点。非线性模式的标准曲线浓度点应适当增加。标准曲线的定量范围要能覆盖全部待测的生物样本浓度范围。定量上限（upper limit of quanlification，ULOQ，标准曲线的最高浓度点）应高于用药后生物介质中药物的达峰浓度（C_{max}）；定量下限（lower limit quanlification，LLOQ，标准曲线的最低浓度点），要求至少能满足 3 ~ 5 个半衰期时样本中的药物浓度，或 C_{max} 的 1/10 ~ 1/20 时的药物浓度。当线性范围较宽的时候，可采用加权的方法对标准曲线进行计算，以使低浓度点样本计算结果比较准确。

标准曲线建立的一般步骤如下：

分析物储备液和工作液的制备：精密称取待测成分的对照标准物质适量，用适宜的溶剂溶解并定量稀释制成一定浓度（较高浓度）的储备液，在适宜的条件下保存备用；精密量取适量储备液，用适宜的溶剂定量稀释制成系列浓度的工作溶液。

内标溶液的制备：精密称取内标物适量，用适宜溶剂溶解并定量稀释成一定浓度的内标储备液；精密量取内标储备液适量，用适宜溶剂定量稀释制成内标溶液；在适宜的条件下保存备用。

系列校正标样的制备：取空白基质，分别加入系列分析物工作溶液，涡旋混匀，即得系列浓度的校正标样（calibration samples），同时制备空白样本（待测成分和内标浓度为零的校正标样）。当加入的分析物工作溶液体积较小时，为防止在加入及涡旋混合时造成损失，也可在适宜的容器（如玻璃试管或EP离心管）内先加入工作溶液，再加入空白生物基质并涡旋混匀。当工作溶液中含有高浓度的有机溶剂（如甲醇或乙腈等），且加入体积较大时，为防止因工作溶液的加入而造成部分生物介质（如血浆蛋白）变性，使校正标样与用药后的实际生物样本不一致，进而造成分析结果的偏差，也可先将工作溶液加至适宜的容器内，挥干溶剂后，再加入空白基质并涡旋溶解、混匀。

标准曲线的绘制：取系列校正标样，按拟定方法进行样品处理后分析，以待测成分的检测响应（如色谱峰面积）或与内标物质（内标法）的响应的比值（因变量，y）对标准样本中的药物浓度（自变量，x），用最小二乘法或加权最小二乘法进行线性回归分析，并绘制标准曲线。校正标样中的待测药物浓度，以单位体积（液态介质，如血浆）或质量（脏器组织，如肝脏）的生物介质中加入对照标准物质的量表示，如 $\mu g/ml$ 或 $\mu g/g$ 等。例如，取空白血浆0.5ml，加入标准溶液（$100\mu g/ml$）$10\mu l$。即在0.5ml的生物介质中加入标准物质$1\mu g$，则标准样本中的待测药物浓度为$2\mu g/ml$。若生物介质为脏器匀浆溶液，则以所取匀浆体积所相当的脏器的重量中加入标准物质的量计算。

标准曲线各浓度点的计算值（依据回归方程推算的浓度）与标示值之间的偏差〔bias = 〔（计算值 − 标示值）/标示值〕×100%〕在可接受的范围之内时，可判定标准曲线合格。可接受范围一般规定为最低浓度点的准确度应在真实浓度的80%～120%范围内，要求相对标准差（RSD）应小于20%。其余浓度点的偏差在±15%以内。只有合格的标准曲线才能对待测生物样本进行定量计算。

标准曲线回归方程的截距应接近于零，若显著偏离零点，应确证其对方法的准确度无影响；斜率应接近或大于1（与坐标的标度选择有关），使具有较高的灵敏度；相关系数应接近于1，即具有良好的相关性，如色谱法$r\geq0.99$。

（4）精密度（precision）与准确度（accuracy）：要求选择高、中、低3个浓度的质控样品同时进行方法的精密度和准确度考察。低浓度选择在定量下限附近，其浓度在定量下限的3倍以内；高浓度通常应在定量上限的约80%；中浓度选择平均浓度（通常为几何平均浓度）附近。在测定批内精密度时，每一浓度每批至少测定5个样品，为获得批间精密度，应至少连续3个分析批合格，且至少两天测定，获得不少于45个样品的分析结果。精密度用质控样品的批内和批间相对标准差（RSD）表示，一般应小于15%，在定量下限附近相对标准差应小于20%。准确度通常用质控样本的实测浓度与标示浓度的百分比或相对偏差（relative error, RE）表示。准确度一般应在85%～115%范围内（RE不超过±15%），在定量下限附近应在80%～120%范围内（RE不超过±20%）。

（5）定量下限（lower limit quanlification）：定量下限是标准曲线上的最低浓度点，应至少配制5个质控样品，其浓度应使信噪比（S/N）大于5，依法进行精密度和准确度验证。要求至少能满足测定3～5个半衰期时样品中的药物浓度，或C_{max}的1/10～1/20时的药物浓度，其准确度应在真实浓度的80%～120%范围内，RSD应小于20%。

（6）样品稳定性（stability）：体内分析过程中，含药生物样本由临床实验室（或动物实验室）采集后，转移至分析实验室贮存，待测；生物样本的数量一般较大，通常不能及时完成分析；在进样分析过程中，多个处理后样本（processed samples）同时置于进样盘中等待分析；并且未知生物样本常常还需要进行复测。所以，在生物样本分析过程中，涉及的每个步骤，均必须确保待测组分的稳定。通常采用低（定量下限 3 倍以内）、高（定量上限 80%）两浓度水平的质控样本，每个浓度至少 5 个质控样本，进行室温，或样品处理温度下短期放置稳定性、冰冻和融化稳定性、冰箱长期储存的长期稳定性及处理过样品在自动进样器温度下稳定性考察。采用随行标准曲线法，将测得浓度与标示浓度比较，每个浓度的均值与标示浓度的偏差应在 ±15%。

对于样品稳定性的考察主要包括以下几个因素：

短期稳定性：通常应考察分析物和内标的储备液和工作液的稳定性；含药生物样本在室温等待处理、生物样本的处理过程中，以及处理后的样本溶液在自动进样器温度下待测成分的稳定性，以保证检测结果的准确性和重现性。

长期稳定性：在整个样本分析期间，含药生物样本的长期储藏，以及分析物和内标储备液和工作液的稳定性也将影响着分析结果准确和重现。所以，需对含药生物样本在冰冻（−20℃ 或 −80℃）、分析物和内标储备液在特定温度（如 4℃ 或 −20℃），以及不同存放时间（长期），进行稳定性评价，以确定生物样本和标准储备液稳定的存放条件和时间，应在确保样本稳定的条件下进行测定。

冻融稳定性：当待测成分检测或复测时，需要对冰箱中长期储存的生物样本进行反复冻融。冻融稳定性应采用与样本操作过程中相同的条件，至少应冻融循环 3 次以上，确保生物基质中分析物基本稳定。

还应特别关注受试者采血时，以及在储存前预处理的基质中分析物的稳定性，以确保由分析方法获得的浓度反映受试者采样时刻的分析物浓度。

稳定性需要考察的时间，根据不同的存放条件，存放时间要求不同。室温下一般仅需考察 1 个工作日（如 2、4、8 或 24 小时）的稳定性即可；在冰箱中（4℃ 或 −20℃ 或 −80℃）则应考察数个工作日（或数周、甚至数月）内的稳定性。通常质控样本室温放置待处理，应不超过 1 个工作日；处理后样本在自动进样器温度下待测定，应不超过 3 个工作日；质控样本应于冰箱内冷冻（−20℃ 或 −80℃）储存至整个分析过程完成（可能需数周或数月）；分析物和内标储备液和工作溶液也应于适宜条件（4℃ 或 −20℃）储存至整个分析过程完成。冻融稳定性考察至少经历 3 个循环，首次冷冻时间应在 24 小时以上。若在此期间出现不稳定的情况，则应考察保障生物样本中分析物稳定的条件，并建立相应的控制措施，以确保生物样本测定的可靠性。

（7）提取回收率（extraction recovery）：用于考察样品处理方法将体内样品中待测物从生物基质中提取出来的能力，通常以回收率% 表示。应考察高、中、低 3 个浓度的提取回收率，其结果应精密和可重现，而考察非待测成分提取完全与否。

测定法为取空白生物基质，加入待测成分工作溶液，制备高、中、低 3 个浓度的质控样品，每个浓度至少 5 个样品。另取空白生物基质，照提取方法处理后，加入等量的待测物（分析物和内标）工作液（必要时可除去溶剂），制备高、中、低 3 个浓度的回收率评价对照样本，按分析方法测定。将测得的质控样品的信号强度（如 HPLC 峰面积）与回收率评价对照样品测得的信号强度比较，按式（8−1）进行计算提取回收率：

$$R = A_T/A_S \times 100\% \qquad (8-1)$$

式中，R 为提取回收率；A_T 为 QC 样品经制备处理后的信号强度；A_S 为标准对照样品的信号强度。

（8）基质效应（matrix effect）：当采用质谱方法时，样本中存在的内源性干扰物质对待测物响应常常有抑制或增强的直接或间接的响应影响，应考察基质效应。至少6批来自不同供体的空白基质（不应使用合并基质）考察基质效应。如果空白基质难以获得，而使用少于6批基质时，应该说明理由。

对于每批基质，应该通过计算基质存在下的峰面积（由空白基质提取后加入分析物和内标测得），与不含基质的相应峰面积（分析物和内标的纯溶液）比值，计算每一分析物和内标的基质因子。进一步通过分析物的基质因子除以内标的基质因子，计算内标归一化的基质因子。从6批基质计算的内标归一化的基质因子的变异系数不得大于15%。该测定应分别在低浓度和高浓度下进行。

如果不能适用上述方式，例如采用在线样本预处理的情况，则应该通过分析至少6批基质，分别加入高浓度和低浓度（定量下限浓度3倍以内以及接近定量上限），来获得批间响应的变异。这些浓度计算值的总体变异系数不得大于15%。

除正常基质外，还应关注其他样品的基质效应，如溶血或高血脂等其他血浆样本的基质效应。

（9）微生物学和免疫学分析：上述分析方法确证的很多参数和原则也适用于微生物学或免疫学分析，但在方法确证中应考虑到它们的一些特殊之处。微生物学或免疫学分析的标准曲线本质上是非线性的，所以尽可能采用比化学分析更多的浓度点来建立标准曲线。结果的准确度是关键的因素，如果重复测定能够改善准确度，则应在方法确证和未知样品测定中采用同样的步骤。

分析方法验证实验应包括在数天内进行至少6个独立分析批的测定。每个分析批均应包括至少5个浓度（定量下限、低、中、高浓度及定量上限浓度）的3套质控样本。各浓度质控样本的平均浓度应在标示值的±20%范围内（定量下限和定量上限为±25%）；批内和批间精密度均不应超过20%（定量下限和定量上限为25%）；方法总误差（即%相对偏差绝对值与%变异系数之和）均不应超过30%（定量下限和定量上限为40%）。

（三）生物样品分析方法的注意事项

应在生物样品分析方法确证完成之后开始测试未知样品。每个未知样品一般测定一次，必要时可进行复测。药代动力学比较试验中，来自同一个体的生物样品最好在同一分析批中测定。

每个分析批应建立标准曲线（组织分布试验时，可视具体情况而定），随行测定高、中、低3个浓度的质控样品，每个浓度至少双样本，并应均匀分布在未知样品测试顺序中。当一个分析批中未知样品数目较多时，应增加各浓度质控样品数，使质控样品数大于未知样品总数的5%。质控样品测定结果的偏差一般应不大于15%，低浓度点偏差一般应不大于20%，最多允许1/3质控样品的结果超限，但不能在同一浓度中出现。如质控样品测定结果不符合上述要求，则该分析批样品测试结果作废。

浓度高于定量上限的样品，应采用相应的空白基质稀释后重新测定。稀释可靠性应该通过向基质中加入分析物，制备浓度高于定量上限的质控样本，依法进行测定，进行验证。要求稀释测定的准确度和精密度，均应在±15%之内。

对于浓度低于定量下限的样品，在进行药代动力学分析时，在达到C_{max}以前取样的样品应以零值计算，在达到C_{max}以后取样的样品应以无法定量（not detectable，ND）计算，以减小零值对AUC计算的影响。

第四节　中药体内分析的应用

一、中药药代动力学

中药药代动力学的研究对象为中药及其复方，是指在中医药理论指导下，利用动力学的原理与数学处理方法，定量地描述中药有效成分、有效部位、单味中药和中药复方通过各种给药途径进入机体后的吸收、分布、代谢和排泄等过程的动态变化规律，是连接复杂化学组分和药理活性的桥梁，亦是揭示中药有效物质基础的重要研究手段。

（一）中药有效成分体内药代动力学

中药有效成分体内药代动力学是研究从中药中提取、分离、纯化所得的有效成分，经结构确证作为单体给药，研究该成分体内过程及药代动力学参数及血药浓度与药效之间的关系。有效成分的研究方法和方式与化学药物完全相同，可采用血药浓度多点动态测定法进行研究。关键在于建立一个灵敏度高、专属性强、重现性好、回收率高的生物样本药物浓度测定方法。值得注意的是，中药中许多已知的化学成分在体内吸收、运转过程中发生较大变化，并不是原成分产生药效作用，也很难在生物体内测定到原成分的存在。如黄芩苷口服后经肠内微生物水解，产生苷元黄芩素，黄芩素在吸收过程中及入血后形成多种代谢产物。因此，中药有效成分在生物体内受体内环境的影响，在体内发挥疗效的作用形式可能与原有存在形式不同，这也说明了研究中药有效成分体内代谢情况、确定中药体内疗效发挥有效成分作用形式的必要性。

分析实例　HPLC－MS/MS 用于大鼠血浆中桔梗皂苷 D 定量测定和桔梗提取物的药代动力学分析

中药桔梗为桔梗科植物桔梗 *Platycodon grandiflorum*（Jacq.）A. DC. 的干燥根，常用于治疗咳嗽、感冒、咽喉肿痛、扁桃体炎及胸闷。桔梗皂苷 D 是桔梗中的主要成分，已经显示出具有多种生物学活动，如增加气道黏蛋白释放，调节一氧化氮的产生和 TNF－α 的分泌，诱导细胞凋亡，减轻疼痛，提高免疫力等。HPLC－MS/MS 常用于生物样本的测定，本实例采用该法测定了大鼠血浆中桔梗皂苷 D 的浓度，并评价了大鼠口服桔梗皂苷 D 和桔梗提取物后的药代动力学参数。

（1）标准储备溶液和工作溶液的配制：分别精密称取桔梗皂苷 D 和内标羟基积雪草苷对照品适量，用甲醇配制成质量浓度分别为 1.0mg/ml 的标准储备液，－20℃冷藏，备用。分别吸取不同体积的桔梗皂苷 D 标准储备液，稀释成质量浓度为 50ng/ml、100ng/ml、200ng/ml、500ng/ml、1000ng/ml、2000ng/ml、5000ng/ml、10000ng/ml 和 20000ng/ml 的系列标准溶液，－20℃冷藏，备用。

（2）桔梗提取物的制备：取桔梗药材粉末 250g，加 1500ml 水于 100℃提取 3 次，每次 2 小时，将所有提取液合并，滤过，浓缩至 200ml。按药典方法采用 HPLC 法测定提取物中桔梗皂苷 D 的含量，结果为 3.12mg/g。

（3）给药与样品采集：健康 SD 大鼠，雌雄各半，实验前 12 小时禁食不禁水，分组，尾静脉注射桔梗皂苷 D 生理盐水溶液 1.0ml，灌胃桔梗皂苷 D 生理盐水溶液 5.0ml，灌胃桔梗提取物 15ml/kg，给药后后 5 分钟、10 分钟、15 分钟、30 分钟、1 小时、1.5 小时、2 小时、3 小时、4 小时、6 小时、8 小时、12 小时、24 小时眼眶静脉丛取血 0.3ml，立即离心

3000r/min×10 分钟后取上层血浆分装，置于 −20℃ 冰箱中冰冻待测。

（4）血浆样品处理：精密吸取 100μl 血浆，加入 20μl 内标溶液（0.5μg/ml）和 80μl 4% 磷酸溶液，上样于 SPE 固相萃取小柱，甲醇洗脱，洗脱液 45℃ 挥干，残渣用 100μl 流动相溶解，涡旋 2 分钟，离心 13 000g×10 分钟，取上清液，待测。

（5）色谱和质谱条件：Agilent Zorbax SB – C₁₈ 柱（100mm×2.1mm，3.5μm）；柱温 35℃；进样量 10μl；流速 0.25ml/min；流动相乙腈 – 水（30∶70）（含 0.1mmol/L 醋酸铵）。Agilent 6410 三重四极杆质谱仪采用电喷雾离子化（ESI）源，干燥气温度 350℃，干燥气流速 10.0L/min，喷雾器压力 40psi，毛细管电压 4000V，碰撞电压 300V，碰撞能量桔梗皂苷 D 为 64V，内标为 24V。所得图谱见图 8 – 9。

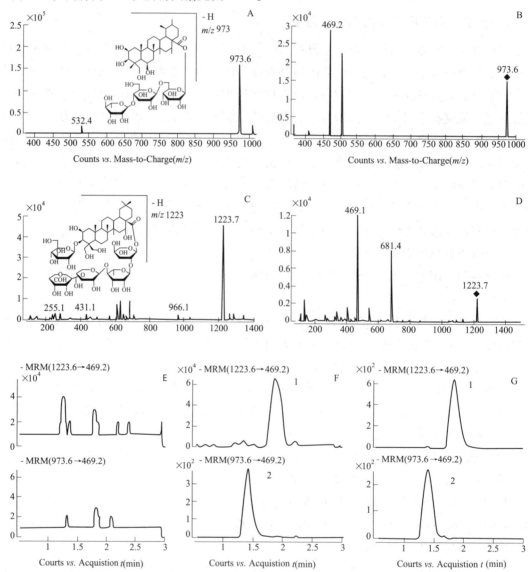

图 8 – 9　桔梗皂苷 D 的 ESI 质谱图和大鼠血浆样品图

A. 内标离子全扫描图；B. 内标子离子；C. 桔梗皂苷 D 离子全扫描图；D. 桔梗皂苷 D 子离子；

E. 大鼠空白血浆样品图；F. 大鼠空白血浆 + 桔梗皂苷 D + 内标（1. 桔梗皂苷 D；2. 羟基积雪草苷）；

G. 大鼠口服桔梗皂苷 D 单体 3 小时后血浆样品图

（6）标准曲线和线性范围：将桔梗皂苷 D 加入大鼠空白血浆溶液稀释成一系列浓度水平，照血浆样品处理和分析方法操作，所得血浆药物浓度与桔梗皂苷 D – 内标面积比值数据用于建立标准曲线。以桔梗皂苷 D – 内标峰面积比值（Y）为纵坐标，桔梗皂苷 D 浓度（X）为横坐标进行线性回归，方程为 $Y = 0.0058X – 0.0088$（$r^2 = 0.996$）。

（7）提取回收率和基质效应：取 3 个浓度水平的质控样品 10、100、1000ng/ml 各 5份，血浆样品处理后进行分析，与相应浓度未提取样品的峰面积进行比较，结果表明三个浓度水平的桔梗皂苷 D 和内标提取回收率均大于 75%。离子化的基质效应通过比较提取后基质中加入的桔梗皂苷 D 的峰面积与相应浓度的桔梗皂苷 D 对照品的峰面积进行评价，桔梗皂苷 D 和内标无明显基质效应（80%~90%）。

（8）大鼠药代动力学：桔梗皂苷 D 在大鼠中的主要药代动力学参数如表 8 – 1 所示。当大鼠给予桔梗皂苷 D 单体时，绝对生物利用度为（0.48 ± 0.19）%；而给予桔梗提取物时，生物利用度为（1.81 ± 0.89）%，明显高于桔梗皂苷 D 单体。这或许与中药提取物中的其他成分有关，如皂苷可通过抑制外排泵和氧化代谢等作用，有效增高共同给药的其他成分的生物利用度；同时桔梗皂苷 D 可能是桔梗提取物中其他皂苷类成分的代谢产物，如桔梗皂苷 D_2、桔梗皂苷 D_3 和桔梗皂苷 E 去糖基化后的产物。

表 8–1　大鼠静脉注射和口服给药后桔梗皂苷 D 的主要药代动力学参数（$n = 6$）

参数	给药方式		
	桔梗皂苷 D 口服 （80mg/kg）	桔梗皂苷 D 静脉注射 （0.4mg/kg）	桔梗提取物口服 （15ml/kg）
$t_{1/2\alpha}$（h）	5.71 ± 4.55	11.24 ± 4.46	8.28 ± 7.13
MRT（h）	6.49 ± 1.40	4.34 ± 1.16	14.60 ± 9.20
AUC（ng·h/ml）	1788.37 ± 726.54	1817.58 ± 370.90	2500.24 ± 1050.79
CL [ml/（kg·h）]	49.87 ± 20.44	217.00 ± 47.00	28.40 ± 10.90
T_{max}（h）	0.92 ± 1.10		5.17 ± 4.30
C_{max}（ng/ml）	408.41 ± 234.04	1644.36 ± 282.63	250.04 ± 64.63
F（%）	0.48 ± 0.19		1.81 ± 0.89

（二）中药复方药代动力学

中药复方与有效成分的区别在于前者是一种复杂制剂。在体外，复方的煎制过程就可能发生复杂的成分变化；在体内，成分间相互作用对吸收、分布、代谢等过程产生显著的影响，如按化学药物的药理研究方法和思路，仅仅单从化学成分的药理作用来认识中药，可能会丢失真正的有效成分，从而难以说明中药的作用特点。借助于动力学的理论和方法研究中药复方，定量分析中药中各种化学成分的相互作用和变化，是中药现代化的重要途径，其研究结果对阐明和揭示中药物质作用基础、作用机制及其科学内涵，设计及优选中药给药方案，促进中药新药开发、剂型改进及质量控制具有重要的意义。

由于中药复方成分复杂，含量差异大，其药代动力学研究面临诸多问题和挑战。①难以全面分析中药成分体内变化过程和药效的物质基础。例如，葛根素和葛根黄酮的药代动力学研究结果发现，葛根素在动物体内的排泄与给药途径密切相关。口服给药时葛根素以粪便排泄为主，为总剂量的 35.7%，尿液中排出量为总剂量的 1.85%；静脉给药时正好相反，以尿液排出为主，占总剂量的 34%，粪中排泄量仅为给药量的 8.9%。制剂中黄酮、生物碱、皂苷、挥发油用量配比不同的 9 个组合，对血浆中葛根素代谢变化有不同的影响，有效部位配伍不同，血浆中葛根素的代谢变化亦不同。②

难以确证真正的效应成分。由于中药具有多成分、多靶点、多效应的特点，当选择不同的药效模型，真正发挥药效的物质基础也会不同。③中药复方给药，所含成分可能多达几十甚至几百种，存在成分众多且含量低等问题，造成中药复方生物样本中成分测定困难。人参中共含有182种皂苷类成分，且成分含量差异大，常见的只有几十种，如 Rb_1、Rb_2、Rb_3、Rd、Re、Rf、Rg_1、Rg_2、Rg_3 等。中药有效成分含量低，在进入人体内后的血药浓度很难检测，这就需要灵敏度高的检测技术，同时要采用多种分析方法、多个指标的研究相结合才能得出更准确的结果。

分析实例　UPLC-QTOF 和 UPLC-MS/MS 用于血浆中苦杏仁苷及其代谢产物野黑樱苷的定性和定量分析

麻杏石甘汤最早见于汉代张仲景所著《伤寒论》一书，由麻黄、苦杏仁、石膏、甘草4 味药材组成。具有辛凉宣泄，清肺平喘功效。其中苦杏仁为常用止咳平喘药，有小毒，归肺、大肠经。苦杏仁中的有效成分是苦杏仁苷（amygdalin，结构式见图 8-10）。苦杏仁苷为常用的祛痰止咳剂、辅助性抗癌药，苦杏仁含有苦杏仁苷约2.4%，苦杏仁苷被杏仁中的苦杏仁酶及樱叶酶等水解，依次生成野黑樱苷（prunasin，结构式见图 8-10）和扁桃腈，再分解生成苯甲酸和氢氰酸。

研究首先采用液相色谱-四极杆飞行时间质谱（UPLC-QTOF-MS/MS）联用技术，根据精确质量数测定及 MS/MS 分析大鼠灌胃麻杏石甘汤后的血浆样品，检测到代谢产物野黑樱苷及苦杏仁苷原型，同时使用液相色谱-三重四极杆质谱联用仪（UPLC-QTRAP-MS）对待测物进行定量分析。

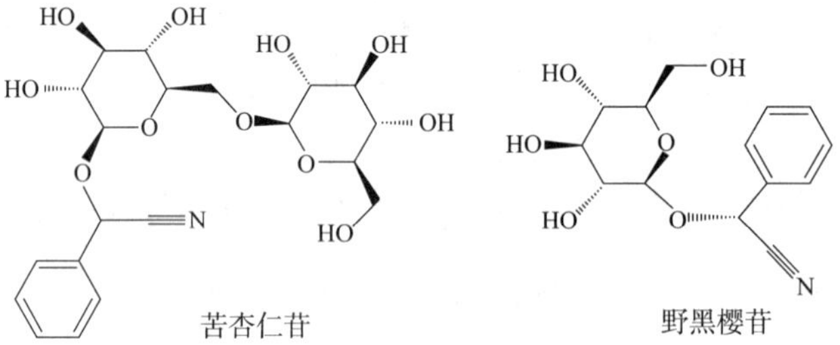

图 8-10　苦杏仁苷和野黑樱苷的结构式

标准储备溶液和工作溶液的配制：分别精密称取苦杏仁苷、野黑樱苷和氯霉素对照品适量置于25ml 容量瓶中，用甲醇配制成质量浓度分别为84.0mg/L、99.6mg/L 和 12.4mg/L的标准储备液，4℃冷藏，备用。分别吸取苦杏仁苷和野黑樱苷标准储备液各10ml 置于20ml 容量瓶中混合，用甲醇逐级稀释成系列混合标准溶液，其中苦杏仁苷质量浓度分别为4200ng/ml、2100ng/ml、1050ng/ml、525.00ng/ml、105.00ng/ml、52.50ng/ml、10.50ng/ml、5.25ng/ml、1.05ng/ml 和 0.53ng/ml；野黑樱苷质量浓度分别为2490ng/ml、1245ng/ml、622.50ng/ml、249.00ng/ml、124.50ng/ml、12.45ng/ml、6.23ng/ml、1.25ng/ml 和 0.62ng/ml。

麻杏石甘汤药液的煎煮：按麻杏石甘汤处方比例（麻黄、杏仁、石膏和甘草质量比为6:6:24:6）取各味饮片，先称取麻黄药材、石膏药材，加入方药总质量的8 倍水，称重，计算煎煮前的总重。加热至沸腾，然后改用小火煎煮30 分钟，再加入甘草、苦杏仁煎煮40分钟，补重，趁热过滤，即得麻杏石甘汤汤剂，于80℃旋转浓缩至1g/ml 药液。密封后-20℃储存，备用。

给药与样品采集：健康 SD 大鼠，雌雄各半，实验前 12 小时禁食不禁水，灌胃麻杏石甘汤药液，连续 7 天，在末次给药 1 小时后，大鼠心脏取血至含肝素钠的 EP 离心管中，立即离心 3000r/min×10 分钟后取上层血浆分装，置于 -40℃ 冰箱中冰冻待测。

血浆样品处理：精密吸取 100μl 血浆，加入 30μl 内标溶液，加入 1ml 的乙酸乙酯，涡旋混合提取 5 分钟，离心 5000r/min×5 分钟，将有机层转移至另一离心管中，再加入 1ml 的乙酸乙酯与水层涡旋混合提取 5 分钟，离心 5000r/min×5 分钟，合并两次乙酸乙酯液，合并液用 N_2 在 40℃ 下吹干，残渣用 100μl 甲醇溶解，涡旋 5 分钟，离心 15000r/min×5 分钟，取上清液，待测。

定性色谱条件：Shim - pack XR - ODSⅢ （75mm×2.0mm，1.6μm）；柱温 40℃；进样量 5μl；流速 0.25ml/min；流动相 A 为 0.1%（V/V）甲酸水溶液，流动相 B 为乙腈，梯度洗脱程序：0~1.5 分钟，1%B；1.5~7.0 分钟，1%B~10%B；7.0~10.0 分钟，10%B~20%B；10.0~15.0 分钟，20%B~90%B；15.0~17.0 分钟，90%B；17.1~20.0 分钟，1%B。

定量色谱条件：Agilent C_{18}（50mm×2.1mm，1.7μm）；柱温 40℃；进样量 2μl；流速 0.3ml/min；流动相 A 为 0.1%（V/V）甲酸水溶液，流动相 B 为乙腈。梯度洗脱程序：0~0.05 分钟，1%B；0.05~1.70 分钟，1%B~63%B；1.70~2.00 分钟，63%B~90%B；2.00~3.00 分钟，90%B；3.01~4.00 分钟，1%B。

定性质谱条件：AB Triple TOF 5600 四极杆飞行时间质谱仪采用电喷雾离子化（ESI）源，喷雾电压（IS）：-4500V，离子化温度（TEM）：600℃；雾化气（GS1）：413 685Pa；辅助加热气（GS2）：482 633Pa；气帘气（CUR）：206 843Pa；碰撞气（CAD）：Medium；扫描模式：Negative。一级质谱采集范围为 m/z 100~800，累积时间 200ms，二级质谱采集范围为 m/z 90~800，累积时间 100ms，碰撞能量（CE）40eV；碰撞能量叠加（CES）15。

定量质谱条件：AB Q - TRAP 4500 三重四极杆质谱仪采用 ESI 源，多反应监测（MRM）模式测定；喷雾电压（IS）：-4500 V，离子化温度：600℃；雾化气：413685 Pa；辅助加热气：482633 Pa；气帘气：206843 Pa；碰撞气：Medium。

定性方法的建立与优化：野黑樱苷（$C_{14}H_{17}NO_6$）为苦杏仁苷（$C_{20}H_{27}NO_{11}$）脱去一分子糖而得，均含有 N 原子，因此首先对其选择正离子扫描进行分析。在前期实验中，采用超高效液相色谱 - 串联三重四极杆质谱仪在正离子模式下对待测物分析，未发现野黑樱苷 ［M+H］$^+$ 峰。在 m/z 318 附近有一未知物，初步推断可能为野黑樱苷 ［M+Na］$^+$ 峰，但进一步分析该化合物发现其二级质谱与野黑樱苷无相关性，可能为一未知干扰物。为验证结果，采用超高效液相色谱 - 串联四极杆飞行时间质谱仪对未知物和野黑樱苷及苦杏仁苷进行分析，通过提取精确相对分子质量，拟合元素组成，偏差小于 5ppm，苦杏仁苷一级质谱图中显示 m/z 为 480.1467（图 8-11A），推测为 ［M+Na］$^+$ 分子离子峰，二级质谱图中信号最强的 m/z 为 347.095 3（图 8-11B），推测为母离子脱去中性碎片扁桃腈（C_8H_7NO），野黑樱苷一级质谱图（图 8-11C）中显示 m/z 为 318.0940，推测为 ［M+Na］$^+$ 分子离子峰，同时图中存在一个与野黑樱苷母离子精确质量数（m/z 318.0940）相近的质量数（m/z 318.3076）。这两个精确质量数在四极杆飞行时间质谱中可以分辨，但是在分辨率低的三重四极杆质谱中难以区分，因此对此未知干扰物进行二级质谱确证，图 8-11D 为野黑樱苷和未知干扰物的二级质谱碎片信息。野黑樱苷母离子（m/z 318.0954）和干扰物母离子（m/z 318.3015）的子离子为 m/z 256.2639、185.0427、88.0765。通过对子离子拟合分子式，得知子离子不是野黑樱苷的子离子，可能为未知物的子离子，并对野黑樱苷产生干扰；改变碰撞能量，干扰离子一直存在，对大鼠灌胃麻杏石甘汤后的血浆样品处理并进行质谱分析，同样存在未知物干扰，且信号强度远大于待测物，干扰仪器测定。通过对对照品及血浆样品在该模式下进行质谱分析，结果均存在未知物干扰，因此在采用三重四极杆质谱仪定量分析时要避免采用未知物的子离子为定量离子对。苦杏仁苷在液相色谱电喷雾电离质谱联用技术的正负离子模式下有良好的信号响应。选择负离子模式进行监测，通过母离子扫描获得一级质谱图，均找到［M + HCOO］⁻分子离子峰，苦杏仁苷和野黑樱苷的母离子分别是 m/z 502.1571 和 m/z 340.1043。在负离子条件下，野黑樱苷响应值较高，母离子精确质量数周围未发现干扰离子，有利于检测。在选定母离子后，进行子离子扫描获得二级质谱图，苦杏仁苷的主要特征碎片离子为 m/z 323.0977，野黑樱苷的主要特征碎片离子为 m/z 161.0444，通过对特征碎片离子拟合元素组成，偏差小于5ppm，分析为母离子脱去 $C_8H_8NO^-$ 碎片离子产生，结果见图8 - 12。使用超高效液相色谱 - 串联四极杆飞行时间质谱仪在负离子模式对大鼠灌胃麻杏石甘汤后的血浆样品定性分析，确认苦杏仁苷原型和代谢产物野黑樱苷的存在，并且无干扰物影响野黑樱苷的测定（图8 - 13）。

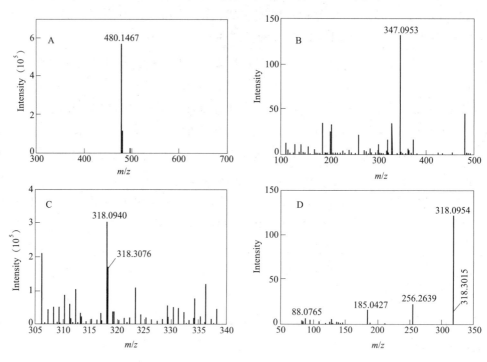

图8 - 11　苦杏仁苷在正离子条件下的（A）一级谱图、（B）二级谱图
和野黑樱苷在正离子条件下的（C）一级谱图、（D）二级谱图

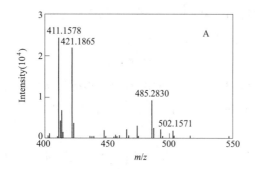

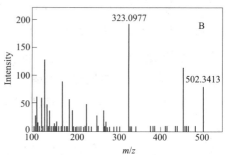

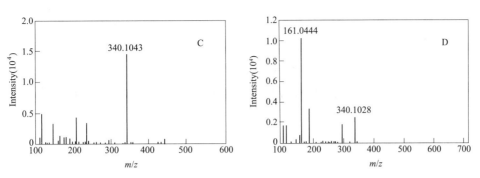

图 8-12 苦杏仁苷在正离子条件下的（A）一级谱图、（B）二级谱图
和野黑樱苷在负离子条件下的（C）一级谱图、（D）二级谱图

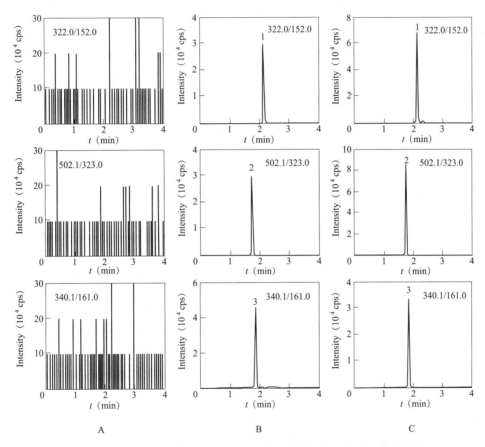

图 8-13 空白大鼠血浆（A）、空白大鼠血浆添加苦杏仁苷、野黑樱苷、
氯霉素（B）和大鼠灌胃麻杏石甘汤后血浆样品（C）的提取离子色谱图

1. 苦杏仁苷；2. 野黑樱苷；3. 氯霉素

定量方法的建立与优化：质谱监测采用 LC－QTOF－MS/MS 定性分析时负离子模式下的离子对。在优化色谱条件时考察了不同流动相体系（乙腈－甲酸水溶液和乙腈－水溶液）下待测物质的响应，结果显示在水相中添加适量甲酸有助于待测物质电离，信号强度明显提高。因此，本实验采用乙腈－0.1%（V/V）甲酸水溶液作为流动相，获得了最佳质谱灵敏度。

方法专属性：分别取大鼠空白血浆 6 份，加入苦杏仁苷和野黑樱苷的混合对照品溶液及灌胃麻杏石甘汤后的含药血浆，按血浆处理方法处理，分别进样测定。色谱图见图 8－13，在上述定量色谱及质谱条件下，4 分钟内可测得大鼠血浆中苦杏仁苷及其代谢产物野黑樱苷，血浆中内源性成分不干扰目标组分的测定。本方法分析速度快、专属性高。

定量限、检出限和方法的线性范围：用甲醇配制好的 10 个不同浓度的混合对照品溶液各 100μl，分别加入至空白血浆中，按血浆处理方法处理，分别进样 2μl，以血浆中各成分的质量浓度 X 为横坐标，以待测物与内标物的峰面积比值 Y 为纵坐标，用加权（$W = 1/X^2$）最小二乘法进行回归，得各化合物在相应浓度范围内的线性方程、线性相关系数（r）、定量限（LOQ，$S/N \geqslant 10$）和检出限（LOD，$S/N = 3$）。

二、中药血清药物化学

中药血清药物化学出现于 20 世纪 90 年代初期，其宗旨是解决中药或中药方剂药效物质基础确认及其体内过程的相关科学问题。其前提为进入血液的中药原型成分及其代谢产物（移行成分）是中药发挥药效的活性成分。中药血清药物化学是以药物化学的研究手段和方法为基础，运用现代分离技术及多维联用技术，分析鉴定或表征口服中药后人或动物血清中移行成分，阐明其活性与中药传统药效的相关性，确定中药药效物质基础并研究其体内过程的应用学科。

（一）中药血清药物化学的研究方法

中药血清药物化学的研究方法包括给药样品的制备及质量控制、选择合适的受试对象、确定合适的给药方案及采血时间、采血方式、含药血清样品的处理与分析等步骤。但其主要侧重于对血清中移行成分的判别分析。目前主要采取直接判别分析法、质量短缺过滤、metabolyhx 处理、模式识别的主成分分析判别法和离子淌度分析法等方法对血中移行成分的结构、组成和性质进行分析。

（二）中药血清药物化学的应用及实例分析

目前，中药血清药物化学可应用于以下方面：①血清药物化学针对的是中药的入血成分，进一步加强了中药中化学成分和药效的联系，更为精准的聚焦于可能的有效成分，以此来建立其质量标准体系更为合理。②中药血清药物化学以入血成分为切入点，通过对血清中移行成分相互作用及消长规律的研究，减少了众多不入血成分的干扰，在中药复方的物质基础研究中具有独特的优势。以下以增液汤为例说明其在中药血清药物化学中的应用。

分析实例 增液汤血中移行成分的分析与鉴定

增液汤始载于清代吴鞠通的《温病条辨》，"增液汤方，咸寒苦甘法，元参一两，麦冬连心八钱，细生地八钱，水八杯，煮取三杯，口干则欲饮，令尽，不便，再作服。"全方药味少，用量大，药味精而功效显著。现代研究表明增液汤的临床应用主要包括：咽炎、喉炎、干燥综合征、便秘、糖尿病等疾病。

1. 灌胃溶液的配制 增液汤按玄参、生地、麦冬 5∶4∶4 的比例称取，加水提取 3 次，合并提取液，减压浓缩成浸膏，制成冻干粉备用。

2. 样品采集 将大鼠按体重随机分为两组（给药组、空白组）。将增液汤冻干粉溶解于双蒸水中，给药组以 8g/kg 的剂量灌胃，空白组给予相应的双蒸水，一日 2 次，连续 7 天。在采集样品前 12 小时禁食不禁水。给药后 0.5 小时、1 小时、2 小时、4 小时、8 小时后通过眼眶后静脉丛穿刺取血收集上述各组血样 500μl，置于肝素化离心管中。将血样 3500r/min 下离心 10 分钟，分离出血浆，–20℃冰箱中冷冻保存备用。

3. 色谱条件 色谱柱：Diamonsil C18（4.6mm × 250mm，5μm）分析柱；流动相 D：0.01% 甲酸水溶液，B：0.01% 甲酸乙腈溶液；梯度洗脱程序按梯度变化：0 ~ 1 分钟，98% D，

10～20 分钟，98%～93%D，20～45 分钟，93%～84%D，45～60 分钟，84%～78%D，60～85 分钟，78%～66%D，85～115 分钟，66%～20%D，115～125 分钟，20%～0%D。流速：1.0 ml/min；柱温：30℃，进样量：25μl，检测波长：296nm、210nm。

4. **质谱条件**　ESI 离子源，在负离子模式下采集数据。数据采集范围为 m/z 100～2000。离子源参数：干燥气（N₂）流速 10.0L/min；干燥气温度：320℃；鞘气：35psi；毛细管电压：3500V；skimmer 65V；OCTRFV 750V；碎裂电压：120V；MS/MS 碰撞能量：25V。

5. **血浆样品处理**　将同组大鼠的每个时间点血浆混合，取血浆与乙腈充分混合沉淀蛋白，取上清于蒸发皿中挥干，残渣以 70% 甲醇复溶，离心，0.22μm 微孔滤膜过滤后进样。

6. **血中移行成分的分析与鉴定**　建立增液汤的体外高效液相分析方法，通过对最佳采血时间、最佳血清样品处理方法等条件的筛选，取供试品、空白血清和含药血清样品在相同的色谱条件下进行 HPLC 分析，建立 HPLC 色谱图谱（图 8-14）。通过图谱间的相互比较，并结合 HPLC-Q-TOF-MS 技术进行分析，对含药血清中的移行成分进行指认，明确各移行成分的来源。最终确定了 12 个血中移行成分并完成化合物的结构鉴定（表 8-2）。

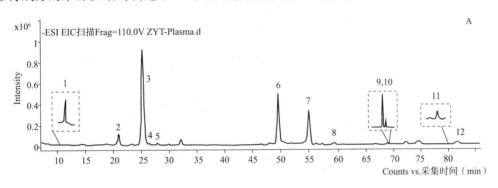
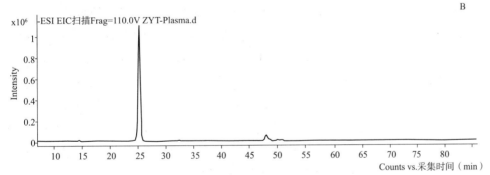
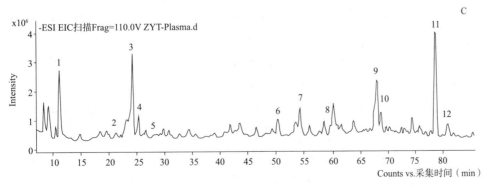

图 8-14　增液汤灌胃给药后大鼠血清样品 HPLC-Q-TOF-MS 质谱图

A. 含药血清总离子流色谱图；B. 空白血清总离子流色谱图；C. 增液汤体外总离子流图

表 8 – 2　增液汤灌胃给药后大鼠血中移行成分的 HPLC – Q – TOF – MS 解析

编号	保留时间（min）	化合物名称	负离子	正离子	化学式	来源
1	11.081	Catalpol	407.1173	——	$C_{15}H_{22}O_{10}$	生地黄
2	21.395	Aucubin	391.1256	——	$C_{15}H_{22}O_9$	玄参
3	25.889	Harpagide	409.1779	——	$C_{15}H_{24}O_{10}$	玄参
4	26.895	Leonuride	393.1421	——	$C_{15}H_{24}O_9$	生地黄
5	29.462	6 – O – methylcatalpol	421.1360	——	$C_{16}H_{24}O_{10}$	玄参
6	50.816	Rehmapicrogenin	183.1016	——	$C_{10}H_{16}O_3$	生地黄
7	56.479	p – Coumaric acid	163.0404	——	$C_9H_8O_3$	玄参
8	59.237	Ferulic acid	193.0510	——	$C_{10}H_9O_4$	玄参、生地黄
9	68.943	Angoroside C	783.2706	——	$C_{36}H_{47}O_{19}$	玄参、生地黄
10	69.889	Isoangoroside C	783.2723	——	$C_{36}H_{47}O_{19}$	玄参
11	79.282	Harpagoside	539.1804	——	$C_{25}H_{31}O_{13}$	玄参
12	81.546	Cinnamic acid	147.0448	——	$C_9H_7O_2$	玄参

第五节　中药代谢组学研究

一、代谢组学的相关概念及内涵

代谢组（metabolome）是指基因组的所有下游产物也即最终产物的组合，这些产物主要是一些参与生物新陈代谢、维持生物体正常功能和生长发育的内源性小分子（相对分子量 <1500 Da）化合物。代谢组学（Metabolomics）于 1999 年由 Jeremy K. Nicholson 提出，是研究生物体系（细胞、组织、器官或生物体液）受刺激或扰动后（如将某个特定的基因变异或环境变化后）其内源代谢物种类、数量及其变化规律的科学，是系统生物学的一个重要组成部分。系统生物学是研究一个生物系统中所有组成成分（基因、mRNA、蛋白质等）的构成以及在特定条件下这些组分间的相互关系的学科。该学科旨在用系统的观点和多元数据组解析生物体系，以获得符合复杂生物体系的模型。

通常，研究代谢组学的方法分为靶向和非靶向两种。靶向代谢组学是假设驱动的实验，针对具有特定化学性质或相似生理功能的一类代谢物，选择特异性的样本前处理方法和仪器平台，从而更加精确地监控这类代谢物的变化；其特征在于依赖对照品获得预定义代谢物子集的准确定量数据。而非靶向代谢组学的特征在于无偏好地定性和定量表征样品中的代谢物，使用的是相对量化信息。靶向代谢组学获得的是准确、特异性的代谢组信息，而非靶向代谢组学提供的是全局的代谢轮廓信息。

代谢组学在中药研究领域的应用分为 3 个方面，即中药化学物质组学（Herbal chemicalomics or herbalomics）、中药代谢组学（Herbal metabolomics）及中药效应代谢组学（Herbal efficacy metabolomics）。中药化学物质组学以中药本身含有的化学成分为研究对象，揭示中药因产地、储藏、炮制、制剂等因素所产生的化学物质基础的差异；中药代谢组学意在揭示中药在生物体内由体液环境、菌群及各种代谢酶的作用形成的复杂代谢产物组；而中药效应代谢组学是利用代谢组学方法研究中药对模式生物和人体内源性小分子代谢物的影响，从而表征中药的整体生物学效应。

二、代谢组学的研究方法

完整的代谢组学流程分为湿法和干法实验两部分。前者包括样品的采集、前处理，数据的获取等步骤；后者包括数据预处理、模式识别、标志物鉴别、代谢途径分析等步骤。

（一）湿法实验

1. 样品的采集　可用于代谢组学研究的生物样品主要包括尿液、血样（血浆、血清或全血）、组织、胆汁、粪便和细胞等，最容易获取和应用最广的是血样和尿液。与血清相比，血浆不含纤维蛋白原，需用肝素钠抗凝管采集全血，静置，离心，上层即为血浆。通常需对采集的样本进行快速淬灭，如液氮冷冻，以免受残留酶或其他活性物质的影响；样本一般在 −80℃ 低温保存。

2. 样品的前处理　样品前处理是去除大分子物质和杂质，同时尽可能保留完整代谢组分的过程，通常需要根据研究目的进行提取溶剂和提取方法的选择。常用的提取溶剂有甲醇、乙醇、乙腈、丙酮、二氯甲烷等，或设计混合溶剂体系对目标代谢组进行提取。例如，二氯甲烷 − 甲醇（2∶1，V/V）体系已被证明是提取脂质组的黄金溶剂。提取方法一般采用有机溶剂沉淀法（如甲醇、乙腈）或固相萃取（solid phase extraction，SPE）法除去样品中的蛋白等大分子物质。另外，用于气相色谱分析的样品需进行衍生化处理，常用的衍生化方法包括硅烷化、烷基化、酰基化、缩合反应、手性衍生化等。

3. 代谢组数据的获取　代谢组学研究中最常见的分析工具是液相色谱 − 质谱联用（LC/MS）、气相色谱 − 质谱联用（GC/MS）、核磁共振（NMR）。随着超高效液相色谱与高分辨质谱的普及，目前，基于 LC/MS 的分析方法是获取代谢组学数据的主流方法，具有较高的选择性和灵敏度以及较强的代谢物鉴定能力；而 NMR 具有无创性、可用于活体检测和高通量检测。由于各种技术适用范围不同，加之代谢物的理化性质、浓度范围各异，选择合适的分析技术是保证数据质量的前提。

（二）干法实验

1. 元数据的提取与预处理　产生的复杂元数据（metadata），一般先利用仪器自带软件或开源的程序（如 XCMS）进行背景扣除、去噪平滑、保留时间对齐和峰匹配等处理，再根据样本自身性质进行归一化（normalization）、数据转换（data transformation）、自动补齐缺失值等预处理操作，得到可以用于后续分析的数据矩阵，使各样本的数据具有相同的变量数和等同的生物意义。

归一化的目的是消除或减轻不受控制的实验因素造成的不均一性，如相同组别不同个体间代谢物浓度的差异、仪器响应情况的变化。操作者需要根据分析的目标选择适合的归一化方法，包括基于物理参数的方法（如对内标已知浓度或样本干重的归一化）和纯统计方法（如归一化到总峰信号强度或中位数倍数变化）。此外，样本批间误差可以利用随行的质控（quality control，QC）或内标（internal standard，IS）进行校正。

针对非正态分布数据，需要进行次方转换（power transformation）、标度化（scaling）等数据转换矫正数据集的异方差性，提高正态分布性。次方转换包括对数变换和广义对数变换（如 Box - Cox 转换），前者不适用于具有零值或负值的变量，后者的适用性更强。为了使变量的强度大小统一在同一标准，常用包括单位方差（auto scaling/UV - scaling/Z - score，每个变量除以其标准差）、帕累托（pareto scaling，每个变量除以其标准差的平方根）和均值中心化（non - scaling）等标度化方法。

2. 模式识别　在代谢组学研究中，常常需要对检测到的代谢物信息进行两组（如用药前后的响应）或多组（如不同表型间代谢产物）的判别分类。应用的主要手段是模式判别分析，包括非监督（unsupervised）学习方法和有监督（supervised）学习方法。

非监督学习方法直接用预处理后的数据对样本进行分类，将得到的分类结果和已知分类进行比较，建立代谢物与背景信息的联系，如主成分分析（PCA）、层次聚类分析（HCA）、非线性影射（NLM）等。以 PCA 为例，它用最能代表数据系统变化的组合（即"主成分"的线性组合）来描述原始数据集的特征，一般用来初步分析各组样本总体的分布状况、趋势及是否存在异常样本（outliers）。

有监督学习方法将已知分类的样本分为训练集和测试集，计算机通过学习训练集进一步放大组间差异使各类样品达到最大分离，并用测试集检测模型的识别能力以评价模型的质量，常用方法包括偏最小二乘法判别分析（PLS - DA）、正交偏最小二乘判别分析（OPLS - DA）、神经网络（NN）等。其中 OPLS - DA 结合了正交信号校正（orthogonal signal correction，OSC）和 PLS 两种方法，将自变量 X 矩阵（即样本谱图数据）分解成与因变量 Y（包含代谢物浓度等信息）线性相关和不相关（即"正交"）的两类信息，只使用第一类信息对 Y 建模，增加了模型的解释性。

筛选出的"差异"变量要进行假设检验以判断差异是否显著。代谢组学中常用的方法包括参数检验单因素方差分析（one - way ANOVA）和非参数统计 Mann - Whitney U 检验。单因素方差分析假设数据是正态分布，检验两组或多组样本的均值差异是否有统计学意义；但如果假设不成立，ANOVA 检验将无效。因此，Mann - Whitney U 检验作为互补的方法，不需以假设正态分布为前提。

3. 生物标志物的鉴别　建立稳定可信的数学模型的目的是为了筛选差异性变量，挖掘和提取生物标志物，探索其与生物体整体状态改变的相关性。筛选标准的严格程度与变量的准确性和可信度相关。常用的筛选标准有变量权重重要性排序（variable importance in projection，VIP）、载荷权重（loading weights）和相关系数（correlation coefficients，P_{corr}）。一般认为 VIP > 1 的变量具有统计学意义，能反映研究对象的代谢紊乱特征，如果该变量又满足相关系数、Jack - knifed 置信区间要求，该变量可进一步作为生化指标进行定量分析。

生物标志物的鉴别主要有两种方式：一是借助开源代谢物库（表 8 - 3）提供的工具；二是采用自建的标准品库。前者使用门槛低且操作简单方便，但准确度稍低；后者准确度较高，但可鉴定物质的数量受自建库大小的限制，且对平台的标准化要求较高。

4. 代谢通路分析　机体向不同生理状态的转变不光体现在代谢物浓度的变化，还体现在相互作用的变化上，因此需要进行相关代谢通路分析。常用的数据库见表 8 - 3，其中 KEGG 和 SMPDB 均利用强大的图形功能介绍众多的代谢通路及网络，使研究者有更直观全面的认识。

表 8-3　典型代谢组学研究相关的数据库

数据库	网页链接	说明
代谢组学工作平台	http://www.metabolomicsworkbench.org	包含 MS 分析、NMR 谱、结构信息、代谢组学数据和元数据、方案、教程、培训、分析工具的国际知识库
METLIN	https://metlin.scripps.edu/	包含 MS 分析、结构信息
HMDB	http://www.hmdb.ca/	包含 MS 分析、NMR 谱、代谢途径、结构信息的人类小分子代谢物的综合数据库
MetaboLights	http://www.metabolome-express.org	包含 MS 分析、NMR 谱、结构信息的代谢组学原始数据和代谢物知识库
BioCyc	http://biocyc.org/	包含超过 150 种生物体的代谢途径、结构信息
京都基因和基因组百科全书（KEGG）	https://www.genome.ad.jp/kegg/	包含代谢途径、结构信息的综合数据库
小分子途径数据库（SMPDB）	http://smpdb.ca/	包含结构信息的交互、可视的小分子途径数据库

三、中药效应代谢组学研究实例

代谢组学通过对给药后机体内源性代谢物的系统性分析，发现与药物干预效应有关的差异代谢物以及所扰动的代谢网络，揭示拥有复杂组分的中药对机体的整体作用。目前，代谢组学已经广泛用于天然产物、单味中药及复方的药理作用与机制研究中，下面以姜黄素干预脂质代谢障碍的疗效评价为例介绍代谢组学在中药效应评价中的应用。该实例通过建立棕榈酸（PA）诱导的脂质代谢障碍模型，基于液质平台结合偏最小二乘回归（PLS-R）模型分析游离脂肪酸（FFAs）质谱信息，测定体外脂解效应，并评价姜黄素的干预作用。

实验步骤如下：

1. 造模　应用 PA 刺激小鼠附睾脂肪组织，建立过度脂解的体外模型。

2. 数据获取及预处理　液质联用获得空白（C）组、模型（M）组、药物组数据，并使用 SIEVE 软件进行元数据的提取和预处理。根据 VIP 值筛选特征性成分，确证 FFAs 是脂质代谢障碍中主要变化的成分。

3. 筛选和识别 FFAs　通过在线开放数据库 Lipid Maps 进行初步鉴定，再将 FFAs 的裂解特征与 HMDB 提供的二级质谱图比对，最后依据 FFAs 在 C_{18} 柱上的保留规律进行检验。

4. 制备 PLS-R 模型校正曲线样本　假定 C 组过度脂解率为 0，M 组过度脂解率为 100%。通过不同比例（M/(C+M)×100%：0，10%，30%，50%，70%，90%，100%）混合 C 与 M 组样品，模拟不同程度病理状态下游离脂肪酸水平变化。

5. 建模及评估　以识别出的 FFAs 作为矩阵 X，不同 M/(C+M) 比例作为矩阵 Y，建立 PLS-R 模型，并将药物组带入后预测的数据结果作为药物干预后脂解的水平，推断姜黄素对脂解的抑制率为 31.78%（相对于 M 组的 FFAs 水平的减少比例）。用回归系数 R^2、交叉验证均方根 RMSECV、预测误差均方根 RMSEP 评价模型预测能力的强弱（表 8-4、图 8-15、图 8-16）。

表 8 – 4　偏最小二乘回归模型主成分数的优化

主成分数	RMSECV	RMSEP	R^2
1	0.3890	0.3106	0.1700
2	0.3878	0.2625	0.9150
3	0.0997	0.0899	0.9227
4	0.0631	0.0429	0.9690
5	0.0502	0.0382	0.9804
6	0.0509	0.0368	0.9798
7	0.0514	0.0361	0.9794
8	0.0470	0.0323	0.9828
9	0.0450	0.0307	0.9842
10	0.0445	0.0300	0.9845
11	0.0607	0.0298	0.9713

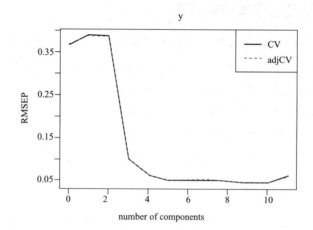

图 8 – 15　不同主成分下 PLS – R 校正模型 RMSEP 交叉验证值

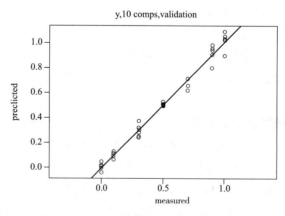

图 8 – 16　10 个主成分下 PLS – R 线性拟合图

扫码"练一练"

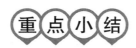

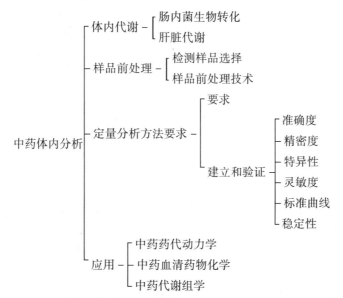

（狄斌　严方　戚进　辛贵忠）

第九章 中药质量标准制订

学习目标

1. **掌握** 中药质量标准主要内容和制订原则。
2. **熟悉** 中药质量标准的分类；中药标准物质的定义、分类和要求。
3. **了解** 中药质量标准的意义；中药标准物质的研究方法。

第一节 中药质量标准的分类

一、药品标准的定义与要求

1. **药品标准的定义** 药品标准是国家对药品质量及检验方法所做的技术规定，是药品生产、经营、使用、检验和监督管理部门必须共同遵循的法定依据。

2. **药品标准的要求**

（1）制订药品标准，必须坚持质量第一，充分体现"安全有效、技术先进、经济合理"的原则，以保证产品的安全、有效、稳定、均一，充分体现生产企业的生产水平和技术水平。由于中药本身的特点，成分复杂，有效成分多数不清楚，影响中药质量的因素众多，因此，制订中药质量标准，尤其是中药制剂质量标准，必须体现中医中药特色，科学性强，技术先进而又不脱离生产实际，达到保证产品的安全、有效、稳定和均一的目的。

（2）凡正式批准生产的药品（包括中药材、饮片、配方颗粒及中药制剂）、辅料和基质都必须制订标准。

二、药品标准的分类

1. **国家药品标准** 1999 年以前，由国家卫生部负责组织《中华人民共和国药典》的修订及新药质量标准的审批。当时的国家标准包括《中华人民共和国药典》与《卫生部颁药品标准》；还有经省、市、自治区卫生行政部门批准的地方标准，均为法定标准。

2001 年 12 月，《中华人民共和国药品管理法》（简称《药品管理法》）经修订并颁布、实施，取消了中成药及中药制剂的地方标准。所有化学药品与生物制品标准均收载于国家药品监督管理局《国家药品标准》中；所有中成药及中药制剂标准均收载于国家药品监督管理局《国家中成药标准汇编》中，该汇编共 13 册，按中医临床分类，有 1518 个品种，均为地方标准上升为国家标准的品种。目前只有《中国药典》和《国家药品标准》及《国家中成药标准汇编》是法定标准，具有法律效力；地方标准不再执行。所有药品均必须符合《中国药典》和《国家药品标准》的有关规定。但中药材和中药饮片仍然有省或市级地方标准。

新药研究的不同阶段应制订相应的新药质量标准。按照新药审批办法的规定，要经过以下三个阶段。

（1）临床研究用质量标准：当新药研究进入临床试验阶段，对供临床试验用药物必须制订相应的质量标准，以保证药物的均一性、安全性以及试验结果的可靠性。

（2）试行质量标准：新药经批准后，其质量标准仍为试行标准。批准为试生产的新药，其标准试行期为 3 年，批准为正式生产的新药的标准试行期为 2 年。

（3）正式的药品质量标准：新药的试行质量标准期满后，生产企业提出转正申请，经省级药品监督管理局审查同意后，报国家药品监督管理局审核。如果该药品安全、有效、质量稳定、可控，其试行质量标准即可转为正式的国家药品标准，收载于国家药品监督管理局《药品标准——新药转正标准》中。新药的质量标准必须达到国内先进水平。

2. 企业药品标准 是药品生产企业为保证产品质量而制订的标准，又称为企业内部标准。对产品质量指标，法定标准仅仅是一些基本要求，是企业必须达到的最低合格水平。因此，企业常常制订一套高于法定标准的企业标准，用于企业内部控制产品质量，主要是增加检验项目与提高限度标准，作为保护优质产品与防止假冒的重要措施。企业标准一般对外保密。

三、质量标准的特性

药品应具安全性、有效性、稳定性与可控性。药品质量标准在保证药品的这些性质的同时，其本身又具有以下特性。

1. 权威性 药品标准具有法律效力，药品生产企业必须严格按照既定标准进行生产和检验，不得任意变更生产工艺及原料、辅料。

2. 科学性 质量标准的制订，中药制剂应在处方确定后与制剂工艺、临床前药理试验及临床研究同步进行。还必须注意样品的代表性，应设对照试验和重复性试验，并有足够数量的实验次数，积累大量的实验数据。其质量控制指标选择、方法的确定与限度的制订均应有充分的科学依据。

3. 进展性 质量标准只是对该药品认识过程的阶段性总结。即使是《国家药品标准》也难免有不够完善的地方。随着生产技术水平的提高和分析手段的进步，应对药品质量标准不断进行修订和完善。例如 2000 年版《中国药典》对六味地黄丸系列中成药中山茱萸的质量控制指标是检测其熊果酸，缺乏专属性，2005 年版和 2010 年版已改用 HPLC 法测定其特征性成分马钱苷，2015 年版起又增加了特征性成分莫诺苷的测定。

四、质量标准制订的前提

质量标准的制订必须具备下述三个条件：

1. 处方组成固定 中药制剂处方药味与用量是制订质量标准的依据，直接影响评价指标的选定和限度的制订。不论是成方还是临床验方，均必须在制订质量标准之前提供真实、准确的处方，然后才能开始质量标准的研究和实验设计。

2. 原料稳定 中药制剂质量标准制订之前，必须制订原料药材与辅料的质量标准。原料质量不稳定直接影响制剂质量和临床疗效。药材质量标准制订时必须明确规定品种、药用部分、产地、采收、加工、炮制及贮藏条件等。应特别注意药材的真伪及地区习用品种的鉴别与应用。传统成方必须使用《中国药典》规定品种，其中单一来源的品种必须规定其学名及药用部分，对于多基原中药材，一般应固定其中一个基原，如确需使用多个基原的，应提供充分依据；临床经验方必须按临床使用的实际品种，鉴定其来源，冠以正确的名称和学名及药用部分。为了保证质量和临床疗效的稳定，还必须规定药材的产地，最好从道地产区购进合格的药材。规定炮制的药味亦必须制订炮制品质量标准。在临床研究与中试阶段以及后期生产，均应严格按药材质量标准的规定投料。

3. **工艺稳定**　新药的研制在处方确定后，可结合临床给药途径与要求，确定剂型，然后进行生产工艺条件试验，优选出最佳工艺条件，至少应适合中试生产规模。待条件具备、制备工艺稳定后，才能进行质量标准的实验设计。尽管处方相同，如工艺不同，亦可造成所含成分不同，直接影响到鉴定、检查及含量测定等项目的建立和限度的规定。

因此，在中药制剂制订质量标准之前必须强调处方、原料及工艺三固定。只有这样，制订的质量标准才真正反映该药品的质量，药品的应有疗效才得以保证。

第二节　中药质量标准的内容

当前中药主要包括中药材（饮片）、配方颗粒和中成药或中药制剂。《中国药典》一部收载中药材的项目包括：名称（中文名汉语拼音及拉丁名）、来源（原植动物的科名、种的中文名及学名、药用部分、采收加工）、性状、鉴别（显微鉴别及理化鉴别）、检查（杂质、水分、灰分、酸不溶性灰分等）、浸出物、含量测定、炮制、性味与归经、功能与主治、用法与用量、注意、贮藏等。

收载中成药或中药制剂的项目包括：名称（中文名与汉语拼音）、处方、制法、性状、鉴别（显微鉴别及理化鉴别）、检查（还包括重金属、砷盐及制剂通则相关剂型的各项有关规定，如重量差异、均匀度、崩解时限、溶散时限、融变时限、微生物限度等）、含量测定、功能与主治、用法与用量、注意、贮藏等。

目前中药配方颗粒统一的国家标准尚在研究制订过程中，企业标准的项目包括：名称、来源、制法、性状、鉴别、检查、特征图谱/指纹图谱、含量测定、规格、有效期等。

新药质量标准一般包含以上内容及起草说明书。

本节分别讨论中药材（饮片）、中药配方颗粒和中药制剂质量标准的内容及相关要求。

一、内容及相关要求

（一）中药材（饮片）

1. **名称、汉语拼音、药材拉丁名**　按中药命名原则要求制订。炮制品的名称应与药材名称相呼应。

2. **来源**　包括原植（动、矿）物的科名、中文名、拉丁学名、药用部位、采收季节和产地加工等，矿物药包括矿物的类、族、矿石名或岩石名、主要成分及产地加工。上述的中药材（植、动、矿等）均应固定产地。

（1）原植（动、矿）物需经有关单位鉴定，确定原植（动）物的科名、中文名及拉丁学名；矿物的中文名及拉丁名。

（2）药用部位是指植（动、矿）物经产地加工后可药用的某一部分或全部。

（3）采收季节和产地加工系指能保证药材质量的最佳采收季节和产地加工方法。

3. **性状**　系指药材的外形、颜色、表面特征、质地、断面、味道及气味等的描述，除必须鲜用的按鲜品描述外，一般以完整的干药材为主；易破碎的药材还须描述破碎部分。描述要抓住主要特征，文字要简练，术语需规范，描述应确切。

4. **鉴别** 选用方法要求专属、灵敏，包括经验鉴别、显微鉴别（组织切片、粉末或表面制片、显微化学）、一般理化鉴别、色谱或光谱鉴别及其他方法的鉴别。色谱鉴别应设对照药材、对照提取物、化学对照品、标准对照图谱等对照，必要时还需与伪品进行对比研究。

5. **检查** 包括杂质、水分、灰分、酸不溶性灰分、重金属有害元素、农药、兽药或二氧化硫残留量、有关的毒性成分和其他必要的检查项目。

6. **浸出物测定** 结合用药习惯、药材质地及已知的化学成分类别等选定适宜的溶剂，测定其浸出物量以控制质量。浸出物量的限（幅）度指标应根据实测数据制订，并以药材的干品计算。

7. **含量测定** 建立有效成分、指标成分及大类成分含量测定项目，操作步骤叙述准确，术语和计量单位规范。含量限（幅）度指标根据实测数据制订。

在建立化学成分的含量测定有困难时，可建立相应的图谱测定或生物测定等其他方法。

8. **炮制** 根据用药需要进行炮制的品种，制订合理的加工炮制工艺，明确辅料用量和炮制品的质量要求。

9. **性味与归经、功能与主治、用法与用量、注意及贮藏** 根据该药材研究结果制订。

10. **有关质量标准的书写格式** 参照《中国药典》（2020 年版）。

（二）中药配方颗粒

中药配方颗粒是指将中药饮片经水提取制成一定规格仅供医疗机构中医临床配方使用的制成品。它是为适应市场需求而出现的一种新型饮片使用形式，具有体积小、重量轻、携带服用方便、质量可控，适应现代生活的快节奏等优点，可根据中医临床辨证论治随症加减调配。

中药配方颗粒是中药饮片传统煎剂完全意义上的固化产物，应具有与传统饮片水煎剂相同的疗效。对中药配方颗粒生产工艺进行规范化研究，制订客观科学的质量控制标准，对保证中药配方颗粒质量的一致性，从而对保证临床用药的安全有效具有重要意义。

中药配方颗粒质量控制指标选择、方法的确定与限度的制订均应有充分的科学依据。由于配方颗粒是用水提取，其化学成分以极性较大的化合物为主，与药材及饮片存在差异。在水提取的过程中，药材及饮片中的有效成分易在长时间受热中被分解或转化成新的成分。因此，中药配方颗粒质量标准与其对应的饮片有可能在指标成分、检测方法等方面均有不同。

中药配方颗粒质量标准有关项目内容的技术要求如下：

1. **名称** 包括中文名和汉语拼音。命名以饮片名加"配方颗粒"构成，现行版《中国药典》已收载饮片品种，按照《中国药典》命名。

2. **来源** 基原包括原植物的科名、植物的中文名、拉丁学名、药用部位、生长年限、采收季节、产地加工和药材传统名称；如为多基原药材，原则上应明确一种，不同基原的药材不可相互混用。

记述为本品为 XXX（饮片）制成的配方颗粒。

3. **制法** 对制备工艺进行简要描述，包括工艺全过程、主要工艺参数、出膏率范围、辅料及其用量、制成量等。

4. **性状** 主要包括颜色、形态、气味等性状特征。

5. **鉴别** 鉴别试验应符合重现性、专属性和耐用性的验证要求，根据配方颗粒各品种的性质可分别采用理化鉴别与色谱鉴别等方法，制订的色谱鉴别方法应能反映该品种的整体特性。

理化鉴别应根据所含成分的化学性质选择适宜的专属性方法。对于不易达到专属性要求的一般理化鉴别、荧光鉴别及光谱鉴别，一般不宜采用。

色谱鉴别是利用薄层色谱、液相色谱或气相色谱等方法进行的真伪鉴别。在满足专属性要求的前提下，一般首选薄层色谱。应对对照物质的选择及其溶液的制备、供试品溶液的制备、点样量、固定相、展开剂、展开条件（包括温度、湿度、饱和平衡时间等）、展距、检测方法（包括是否显色、自然光下观察还是荧光灯下观察等）进行考察，选择图谱清晰、斑点明显、分离度与重现性均符合要求的色谱条件收入标准正文。由于实验时的温度、湿度常会影响薄层色谱结果，如有必要，应在标准正文中注明温、湿度要求。为了提高鉴别的专属性，对照物质应首选对照提取物或对照药材。

液相色谱鉴别和气相色谱鉴别一般用于薄层色谱鉴别缺乏专属性或分离度、重现性等难以满足要求的样品的鉴别，也可将含量测定得到的图谱同时用于鉴别。应根据液相色谱和气相色谱的要求进行系统适用性试验，对色谱柱、流动相（注意流动相的 pH 值与色谱柱的 pH 值范围相适应，尽量避免使用缓冲溶液）、检测器、流速、柱温等色谱条件进行系统考察，选择分离度、重复性、理论板数等均符合要求的色谱条件列入标准正文。必要时可以考虑采用生物测定的方法。

6. 检查　应根据原料中可能存在的有毒成分、生产过程中可能造成的污染情况、剂型要求、贮藏条件等建立检查项目，检查项目应能真实反映配方颗粒质量，并保证安全与有效。检查项的研究应包括有毒有害物质检查（重金属与有害元素、农药残留、真菌毒素残留、原料中本身含有的毒性成分等）。

7. 特征图谱/指纹图谱　色谱特征或指纹图谱提供一种能够比较全面的控制中药质量的方法，从化学物质基础的角度保证制剂质量的稳定和可靠，可用于中药的鉴别和质量评价。对于用于鉴别的特征或指纹图谱，若能够提供对照提取物，则优先考虑采用对照提取物作对照，也可以采用标准中给出的对照指纹图谱作对照进行目测比较，比较其色谱峰的峰数、峰位、峰与峰之间的比例等。

配方颗粒因为已经不具备原药材形态鉴别的特征，应建立特征或指纹图谱。应重点考察主要工艺过程中谱图的变化；在对药材产地、采收期、基原调查基础上建立药材图谱。药材、饮片与配方颗粒特征或指纹图谱应具相关性，配方颗粒图谱中的特征或指纹峰在药材、饮片的色谱图上应能指认或关联。

为了提高指纹图谱的专属性和整体性，应首选对照提取物作对照，采用相似度（指纹图谱）或色谱峰保留时间、峰面积及其比例等（特征图谱）进行结果评价。指纹图谱研究详见第七章。

8. 含量测定　应选择相应的专属性成分、活性成分作为含量测定的指标，避免选择无专属性的指标成分或低活性的微量成分；同时应首选样品中原型成分，避免选用水解成分作为测定指标。对于被测成分含量低于 0.1% 者，应增加有效组分含量测定，如总黄酮、总生物碱和总皂苷等。亦可采用多成分或多组分的检测方法。

含量测定应进行分析方法验证，确证其可行性，验证方法按《中国药典》"中药质量分析方法验证指导原则"执行。验证内容包括准确度（即回收率试验）、精密度、线性、范围、耐用性等。

含量限度一般应规定上下限幅度，应根据药材的实际情况和毒理学研究结果及临床常用剂量来制订合理的上下限数值。以干燥品计算含量。

9. 规格 以每克配方颗粒相当于 XXX 克饮片来表示。

10. 有效期 根据上市大生产产品的长期稳定性研究结果制订。

（三）中药制剂

1. 名称 中药新制剂的命名，应避免混乱，力求明确、简短、科学，采用不易产生误解、混淆和夸大的名称；一般不另起商品名，以避免一药多名。属于国家标准收载的而改变剂型的品种，除更新剂型名称外，原则上应采用原标准名称。

2. 处方 质量标准的处方形式多种多样，多数以净药材或饮片处方，如天麻丸［天麻 60g，羌活 100g，独活 50g，杜仲（盐炒）70g，牛膝 60g，粉萆薢 60g，附子（制）10g，当归 100g，地黄 160g，玄参 60g］，处方中需要炮制的均用括号注明，未注明炮制的均为经净制的生药材，其加工方法可参照《中国药典》炮制通则及药材项下规定处理。

某些剧毒或有毒生药，依习惯可冠以"生"字，如生川乌、生草乌、生天南星、生半夏等；也有长期习惯直接用炮制名的生药，如熟地黄、熟大黄、诃子肉等。

还有以粗提取物处方的，如五仁醇胶囊（五味子种子乙醇提取物 10mg）、心血宁片（山楂提取物 250g，葛根提取物 1500g，淀粉 250g，硬脂酸镁 100g）等；也有以有效部位提取物处方的，如穿心莲内酯片（穿心莲内酯 500g，微晶纤维素 125g，淀粉 30g，微粉硅胶 20g，滑石粉 15g，硬脂酸镁 10g，共制成 10000 片）。需要保密的处方，应按保密品种申报，并填写《中药新药保密申请表》，其格式可参照《中国药典》（2020 年版）一部中"华佗再造丸"。

但无论何种处方均应符合以下要求：

（1）处方中药味的名称：处方药物属国家标准收载的，应使用规范名称，如淫羊藿不能写仙灵脾，金银花不应写双花，肉苁蓉不应写大芸，黄芪不应写北芪等。国家标准未收载的，可采用地方药品标准收载的名称。

（2）处方中药味的排列顺序：应根据中医药理论按君臣佐使顺序排列；非传统处方可按药物作用主次（主药、辅药）排列。

（3）处方量：处方中各药味用量一律使用法定计量单位，重量以"g"、容量以"ml"表示。全处方量应以制成 1000 个剂型单位的成品量为准，如片剂折算成 1000 片的投料量；液体制剂折算成 1000ml 的投料量。

（4）处方原料均应制订质量标准：药材标准应包括药材名称、来源（科名、种的中文名及学名）及药用部分，确切的产地以及鉴别、检查、含量测定等项目。存在同名异物的混乱品种，必须以药理试验和临床研究中使用的实际品种收入标准。如贯众，是绵马贯众还是乌毛蕨贯众或苏铁蕨贯众的粗提取物、有效部位及纯化合物，均应制订相应的质量标准，并规定鉴别、检查及含量测定等项目（包括方法与限度），以保证制剂质量。

若处方药味无法定药材标准，应在制剂标准后附该药味的药材和饮片质量标准；若处方药味为无法定标准的提取物，应在制剂标准后附该提取物的质量标准，并列出制备工艺及关键工艺参数。

3. 制法 简明扼要地写明制剂工艺的全过程，并附工艺流程图。在保证质量的前提下，不必描述过细；保密品种的制法可略去，如华佗再造丸、龟龄集、片仔癀、血脂宁丸等。

制剂工艺中，对质量有影响的关键工艺，必须列出工艺技术条件（如设备、方法、时间、温度、压力、pH 等）及理由，关键半成品的质量标准，如粒度、相对密度、指标成分含量等。

制剂工艺中应注意的问题：

（1）工艺的规模：在新药申报时应提供至少为中试以上规模的工艺条件。中试是介乎生产规模与实验室规模的一种工艺研究实践，是生产规模在数量上的缩小，中试中使用的设备在性能上应与生产设备相一致。如果中试规模与生产规模相差太大，则不易发现在大生产时可能出现的问题。

（2）工艺的合理性：工艺应针对处方中主要药物的有效成分（或主要成分）的理化性质来设计。如含挥发油的药物，必须先用水蒸气蒸馏法收集挥发油，然后再加水煎煮、浓缩（可使用多功能提取罐等装置）；水煎煮液的浓缩，应尽量采用薄膜浓缩、真空浓缩、喷雾干燥或真空冰冻干燥等先进设置，以减少活性成分受热分解、破坏；挥发油应在制剂的最后工艺阶段加入或用环糊精包合后加入。水煮醇沉工艺中，乙醇浓度应合适；太高，易造成水溶性大分子物质（如黄芪多糖、党参多糖、灵芝多糖等）的损失，影响药效。并应尽量减少毒性大、易燃及成本高的有机溶剂（如甲醇、氯仿、苯等）的使用。

4. 性状　一种制剂成品的性状常与原料的质量和工艺有关。只要原料质量稳定、均一，工艺恒定，则成品的性状应基本一致。因此，质量标准中规定制剂成品的性状，能初步反映其质量情况。

制剂的性状是指成品的形状、颜色及气味，通常是指除去包装后的宏观性状。如片剂、丸剂有包衣的，应除去包衣后描述片芯或丸芯的性状；丸剂如用朱砂、滑石粉或药粉、煎出液包衣，则先描述包衣颜色，再描述除去包衣后丸芯的颜色与气味。硬胶囊应描述除去囊壳后内容物的颜色、气味。外用药不用描述味。还应注意颜色描述必须规范；如其颜色是由两种色调组合的，则次色调在前、主色调在后，如棕红色、橙黄色等。

5. 鉴别　鉴别项目规定的目的是确定该制剂中各组成药味的存在、真伪及纯度。对保证制剂的质量极其重要。

（1）鉴别药味的选择：中药制剂绝大多数是复方，这是中医用药的特点之一，处方药味少则几味，多则几十味，逐一鉴别尚存在一定困难。通常依中医组方原则首选君药和臣药进行鉴别；贵重药虽量少，但有时在方中起重要作用，掺假及伪充现象也多见，故常需作鉴别；毒剧药物也应作鉴别，并规定其含量或限度，以确保制剂的安全性。如药味成分尚不清楚的，应以原料药作成分预试验或经植物化学研究工作，搞清其大类成分或主要成分，然后建立适当的方法予以鉴别。

（2）鉴别方法的选择与评价：常用的鉴别方法有显微鉴别、一般理化鉴别及色谱鉴别等。选用何种方法应视剂型与制剂工艺，但均应专属、灵敏、快速、简便；同时应设阴性对照与阳性对照试验，以排除处方中其他药味的干扰及假阳性的出现，保证结果的正确性。

①显微鉴别：对于含有原药材粉末的制剂，显微鉴别仍不失为快速、简便、有效的方法，《中国药典》至今仍普遍采用。对于复方制剂，由于组成药物多，生药间粉末显微特征互相干扰，其鉴别远比单味生药粉末困难得多。通常应根据处方，对各组成生药的粉末显微特征进行分析、比较，注意排除药味间相似组织或细胞内含物的干扰，选取各生药在该成药中较具专属性的显微特征，并且明显、易察见。单一粉末药材的主要特征在复方制剂中不一定可选择作为鉴别依据；而某些次要的特征反而起鉴别作用。如左金丸中，白芍与

牡丹皮的鉴别，两者均含草酸钙簇晶，形状、大小及分布均相似，虽是主要特征但不能选用，而白芍的纤维管胞及牡丹皮的淀粉粒可作为两者的鉴别特征。

显微鉴别的取样方法：如为散剂、胶囊剂，可用刀片或牙签挑取少量粉末；如为蜜丸，可将药丸切开，从切面中央挑取少量装片，或将蜜丸切碎，加水搅拌，离心，倾去水液，如此反复数次，以洗净蜜糖，取沉淀装片；如为水泛丸或片、锭，可刮取全切面取样，或用乳钵将整个丸、片或锭研碎，取样；如为朱砂包衣的丸、丹，可将丸衣和丸芯分别装片观察。不论采用什么方法取样，均应注意取样的代表性；并应观察足够数量的标本片，一般应观察三批次的样品，每次应不少于 5 片。

制片方法：一般与单味粉末生药相同。用甘油醋酸试液或蒸馏水装片观察淀粉粒；用水合氯醛液装片不加热观察菊糖，加热透化后观察细胞、组织及草酸钙与碳酸钙结晶体。

描述：先主要（易见），后次要（不易见），先植物药，次动物药，最后矿物药。描述植物药的顺序依次是淀粉粒、菌丝体……无需注明是哪种药味的特征，但要在起草说明中注明。

②理化鉴别：根据各组成药物所含有效成分、有效部位或特征性成分的理化性质，选择适当的理化反应或应用色谱等方法鉴定组方中各类药物的存在。其中以薄层色谱法应用最为广泛，气相色谱和高效液相色谱法较少采用。

理化鉴别反应：理化鉴别反应多数属于功能团反应，凡具有相同功能团或基本结构母核的成分均可能呈现正反应，故专属性不强，如生物碱沉淀反应，黄酮或蒽醌类的显色反应等。通常仅在少数中药制剂中被采用。由于植物类生药中大分子物质如蛋白质、多肽、鞣质及含酚羟基的成分较多，尤其在复方制剂中，特别应注意排除上述成分的干扰，反复验证，并做阴性对照试验，确证无干扰，并能说明某一生药存在时，才可采用。每味药均应选择 1~2 个较为专属的理化鉴别反应。有时还需将某一类成分的提取液进一步纯化后进行。例如，生物碱的碘化铋钾沉淀反应，常可因蛋白质、甾体或 α, β - 不饱和酮等各类成分的存在而产生假阳性反应。此时，必须将生物碱提取液进一步纯化后再进行。

当中药制剂中含有升华性成分时，亦可采用微量升华的方法，在显微镜下观察升华物的结晶形状，并进行显色反应，同时做阴性对照。如冰片的升华物为无色透明的片状结晶，滴加新配制的 1% 香草醛硫酸液 1~2 滴，即显紫色；大黄中游离蒽醌升华后呈黄色针状或羽状结晶，滴加氢氧化钠试液即显红色，加酸又变为黄色。在牛黄解毒丸中鉴别冰片和大黄的存在即采用上述方法。胡黄连粉末的升华物呈针状、针簇状、棒状结晶与黄色球状物，万应锭中亦采用此法鉴别胡黄连的存在。

③色谱鉴别：中药制剂鉴别中应用最多的是薄层色谱法。通过比较中药制剂与对照品（对照药材）的薄层色谱图，即可鉴定某一原料药材的存在，尤其当有效成分尚不明确时，更显示出薄层色谱法的实用性。近年来，随着高效吸附剂（或预制板）和薄层扫描仪以及仪器化自动薄层涂布器、点样器、摄像装置等应用的逐渐普及，极大地提高了分离效果、检出灵敏度、准确性与重现性，使薄层色谱法成为生药及中药制剂的鉴别、检查与品质评价不可缺少的手段。在薄层色谱鉴别试验设计时，还必须注意针对性、重现性和准确性。

扫码"看一看"

由于中成药多为复方，成分复杂，干扰物质多，每一种生药的薄层色谱鉴别均应设阴性对照试验。所谓阴性对照试验，是指在原处方中减去待鉴定生药，其余药物的组成、比例以及生产工艺均与样品相同，并按相同的方法制备试验溶液，在相同条件下进行色谱分析。如果在薄层色谱图中，样品比阴性对照多一个或数个斑点，则这些斑点就是该生药的特征性斑点；如果是已知成分，则为特征性成分，均可作为该生药存在的判断依据。在实际工作中，常常将样品、阴性对照品、对照药材和化学对照品分别点样于同一块薄层板上进行色谱分离，以确定该分离条件是否合适。通常应选择 3 种以上的展开剂，并均能证明样品中欲鉴定成分与对照品的色谱行为一致。

在设计薄层色谱鉴别方法时，应注意不同生产工艺和不同剂型对有效成分溶出和检测的影响。例如，采用水煮工艺就不宜以鉴别齐墩果酸作为判断有无女贞子的依据；如果是口服液、糖浆剂或颗粒剂，则供试液制备中的除糖将成为主要问题。上述剂型中加入的糖类多是蔗糖、乳糖或糊精，可采用固 - 液萃取方法除去糖类。通常是将样品的水溶液通过硅烷化硅胶（C_{18}）小柱、硅胶小柱、聚酰胺小柱、氧化铝小柱、离子交换树脂柱、大孔树脂柱或硅藻土小柱，然后用适量水洗涤，以除去糖类，继用适当的有机溶剂将待鉴定组分自担体上洗脱下来，洗脱液经浓缩后，即可供点样用。上述预处理柱的选择，主要根据欲鉴定成分的性质，例如，黄酮类成分常选用聚酰胺小柱。其他杂质亦可影响薄层色谱的分离效果及污染背景，点样溶液应作净化处理。可用石油醚、乙醚、己烷等除去样品中油脂、树脂及色素等，如牛蒡子等种子类所含脂肪油的处理；用甲醇或乙醇沉淀除去液体制剂中的蛋白质，如王浆制品中癸烯酸的前处理；人参、西洋参、黄芪等含有较多氨基酸，用正丁醇提取后，以氨水或碱液萃取，即可达到净化的目的。

薄层色谱用对照药材，应能确保品种的正确性及产地的恒定，不同产地、不同采收期，甚至不同加工方法，都可造成薄层色谱图谱的差异；同属近缘品种间的薄层色谱图虽然相似，但种间仍有一定差异，故来源于同一属的多来源中药材，如甘草、黄连、黄芪、大黄等，在生产投料及使用薄层色谱用对照药材时，均必须一致。中国食品药品检定研究院提供的对照药材一般能达到上述要求。化学对照品分鉴别用与定量分析用，两者的纯度要求不同。

影响薄层色谱分离效果和重现性的因素较多，如供试液的制备、吸附剂的质量与活性、点样、展开、显色等操作，以及环境温度和湿度等。因此，应注意色谱条件的规范化。薄层色谱图应以彩色照片记录或用扫描仪绘制薄层色谱扫描图，以保证结果的真实性。

6. 检查 主要是用来控制原料药材与制剂过程中可能引入的杂质或与制剂质量有关项目。有以下四种情况：

（1）与质量有关的项目：如大黄检查土大黄苷；川乌、草乌炮制品检查乌头碱；黄连素检查棕榈碱和药根碱；菟丝子检查马桑内酯；桑寄生、槲寄生检查强心苷等。主要用于监测伪品的掺入、药物的纯度及安全性。

（2）剂型有关的项目：不同剂型有不同的基本质量要求，《中国药典》四部通则对不同剂型均规定了相关的检查项目。例如，固体制剂要求测定水分，酊剂与酒剂要求测定含醇量、总固体、相对密度、pH 值等，片剂、胶囊剂要求测定重量差异，片剂还要求测定崩解度、均匀度或溶出度。注射剂的要求更为严格，在研制过程中就必须对澄明度、pH 值、蛋白质、鞣质、重金属、砷盐、草酸盐、钾离子、树脂、炽灼残渣、热原、无菌等项目一一作检查。有些项目如呈阴性或限度极低，在标准正文中可不作规定，但应记述于起草说明中。

（3）与污染有关的项目

①异物污染：可分为钝性异物和有害异物两类。钝性异物有如夹杂的泥沙、杂草、非药用部位等。钝性异物的存在主要影响剂量的准确及临床疗效；有害异物的污染，则可能

造成严重的质量事故，例如曾发现赤芍中掺杂有三分三，而出现中毒事故。在检查项下规定灰分、酸不溶性灰分及异性有机物等。异物污染的控制，关键在原料药材以及饮片的加工炮制过程中把好质量关。

②昆虫及微生物污染：自20世纪60年代以来，国内外对非灭菌药物制剂（包括药材与中成药）的生物性污染曾做过一些调查研究，发现中药材及中成药均有不同程度的昆虫及微生物污染，有些属于严重污染。例如，曾在一份甘草中分离出黄曲霉菌的代谢产物黄曲霉毒素 B_1 及 B_2；有些外用中成药中曾检出破伤风杆菌等。颗粒剂、糖浆剂、蜜丸中，螨虫与霉菌污染情况更为普遍。

③化学污染：主要来自土壤、化肥、化学除草剂、农药、水源以及药材用硫黄漂白或使用氯化苦等杀虫剂消毒等途径。药材污染有害金属汞、铝、镉、铬等，国内已有不少报道。有时因水质差，药材洗涤后而污染铬、砷，或使用含砷量高的硫黄作熏蒸剂，使贝母、金银花等含砷、二氧化硫等残留量超标。药材的 GAP 规范化种植，是防止中药材及中药制剂受到化学物质污染的重要措施。新药的研制均应作砷与重金属检查，检出量极低的在正文中可不作规定。

中药有效成分、有效部位或复方制剂生产工艺中使用有机溶剂的，其残留限度应符合《中国药典》的规定。生产工艺中使用大孔吸附树脂的，应根据树脂的类型、树脂的降解产物和提取物中的残留溶剂等研究制定相应检查项，主要有苯、正己烷、甲苯、二甲苯、苯乙烯、二乙基苯等。若在原料药标准中已经建立了相关的检查项并加以控制，在制剂质量标准中一般不再要求。

（4）与药品特性相关的项目：应根据中药制剂的特点建立有针对性的检查项目，如有效成分口服固体制剂应建立有关物质、溶出度的检查，单位制剂中含量较低的还应建立含量均匀度的检查；以多糖成分为主的制剂，可研究建立分子量分布的特征性检查方法；针对特征单糖组成、糖连接方式等多糖特征建立的检测方法，如还原糖的乙酰化测定、多糖甲基化水解后的气相色谱－质谱法（GC－MS）测定单糖连接方式等。

质量标准中应详细说明各项检查的检测方法及其限度。一般参照列入质量标准的检查项目，应从安全性方面及生产实际充分论证该检查项目及其限度制订的合理性。设定的检查限度尤其是有害物质检查限度不能高于安全性数据所能支持的水平，同时也要与生产的可行性及分析能力相一致。

7. 含量测定　中成药的处方是在中医药理论指导下按君、臣、佐、使的组方原则组成的，每一味药物在治疗疾病过程中均起着不同作用。因此，对于组成药物多、成分极其复杂的中药制剂，很难用其中一味药的某个化学成分或有效成分的作用来阐述其药效；同样也很难以其中一个或几个有效成分的含量来控制中药制剂的质量。这就是中药制剂质量控制和标准化的最大困难。所以，如何应用现代科学技术和多学科的方法去解决中成药质量控制和标准化的问题，是当前亟待解决的重大课题。近年来，我国科学工作者对此做了大量的研究工作，特别是色谱指纹图谱在中药材及中药制剂质量控制等方面的应用研究，均取得重大突破。但在近期内，中成药的质量标准仍然采用以其中一个或数个主要药物（君药和臣药）的有效成分或主要成分的含量测定结果，作为品质评价和质量控制的依据。

含量测定项目选定原则：

（1）药味与测定项目的选择

①复方制剂处方中，应首选其君药及贵重药，建立含量测定项目；含有毒剧药的，如

马钱子、生川乌、草乌、蟾酥、斑蝥等，亦应建立含量测定项目；如若含量太低无法测定，也要规定限度检查项目。

②根据我国中成药标准化程度及生产技术水平及设备条件，目前要求一个中成药或中药制剂至少建立一项较为完善的含量测定，且必须方法准确、灵敏，实验数据齐全，限度制订合理。但如君药与贵重药、剧毒药同时存在，则必须制订两项以上的含量测定。对于出口中成药，多要求建立两项以上的含量测定。尤其是注射剂，要求制剂中大部分成分或组分均要研究清楚，更要建立多项含量测定指标，以达到成品均一、可控，保证药物的安全与有效。

③单方制剂所含成分必须基本清楚，如已明确为生物碱类等，就应搞清其中主要成分的分子结构，既能测定其总成分，又便于以主要成分计算含量；或建立主要成分含量测定方法。

④对于前述药味中基础研究薄弱或在测定中干扰成分多而无法建立含量测定方法的，也可依次选臣药及其他药味进行含量测定。但须在起草说明中阐述理由。

（2）测定成分的选择：待测定药味选定之后，必须确定测定哪一个或哪一类成分，用来控制产品质量，应建立尽可能反映处方中多个药味指标成分的含量测定方法，并尽可能建立多成分或多组分的含量测定方法。通常有下述几种情况可供选择。

①测定有效成分或主要成分：有效成分与主要成分是两个不同的概念，常常被人们混淆。前者是指其生物活性能基本反映该味中药的主要功效的成分，如大黄中蒽醌类成分，川乌与附子中水溶性生物碱去甲乌药碱、去甲猪毛菜碱等。它们与"活性成分"有所区别，后者是指具有生物活性（包括毒性）的成分，它的作用与该味中药的功效并不相关联。例如，乌头碱是一活性成分，也是草乌的有效成分，但它不是制川乌与附子的有效成分。而主要成分是指该成分在某味药中含量较高，但生物活性与该味药的功效并不相关联或生物活性尚不清楚。硫酸钙是石膏的主要成分，但可能不是其有效成分。

对有效成分清楚的，首选有效成分建立含量测定方法及限度；对于有效成分尚不清楚，但主要成分结构清楚的，选择测定主要成分含量。测定上述两类成分含量主要是用于保证药物的有效性。

②测定毒性成分：主要用来保证药物的安全性。例如，附子含多种生物碱，主要是酯型生物碱，特别是双酯型生物碱如乌头碱、新乌头碱和次乌头碱，毒性很大。所以现行《中国药典》规定测定双酯型生物碱以乌头碱、次乌头碱和新乌头碱的总量计算，不得超过0.020%。

③测定总成分：有效部位或成分类别清楚的，可测定总成分，如总黄酮、总皂苷和总生物碱等。此类成分既可为处方中多个药味共有的同一种（或一类）化学成分，也可为源自单一药味的多种化学成分的总和。有效部位或总有效成分的作用往往更接近中药的功效，更符合中医药理论。例如，麻黄总生物碱的作用比麻黄碱更能反映麻黄的功效。但总成分的测定干扰因素较多，方法的专属性及准确性均较差，必须尽可能排除干扰，方能保证结果的正确性。

④测定特征性成分：所谓"特征性成分"，是指能作为某一物种或某一药物鉴别特征、可用于区别近缘品种或相似药物或相同来源的不同药用部分的成分。例如，人参除测定人参皂苷 Rb_1、Rg_1 外，还需测定人参皂苷 Rf；西洋参除测定人参皂苷 Rb_1、Rg_1 外，还需测定伪人参皂苷 F11，用于区别人参与西洋参。规定人参皂苷 Rb_1 与 Rg_1 的比值及含量限度，尚

可区别主根还是支根、须根或芦头。三七应选择测定三七皂苷 R_1 和三七素（田七氨酸），而不应只选择测定人参皂苷。

⑤有效成分尚不明确或无合适的含量测定方法时，可选择以下指标控制制剂质量：

测定指标性成分：蜂王浆和含蜂王浆的制剂以及阿胶与含阿胶的制剂，选择测定其总氮量，珍珠及含珍珠的制剂测定其含钙量等，均可用于控制该味药的投料量。

测定浸出物含量：必须具有针对性和控制质量的意义。应结合处方中已知药物的理化性质来选择合适的溶剂。例如，含姜浸膏的制剂，可选择测定醚浸出物含量；当处方中含较多量皂苷类成分时，可先用有机溶剂脱脂后，选择测定正丁醇浸出物含量。浸出物含量限度必须建立在 10 批次、20 个样品的测定数据基础上。

若难于建立化学成分测定方法，或化学成分含量测定结果不能反映其生物活性时，则应考虑选择生物效价测定方法，如洋地黄叶及洋地黄制剂的质量控制。

（3）测定方法的选择：含量测定方法包括容量法、色谱法、光谱法等，其中色谱方法包括薄层色谱法、气相色谱法和高效液相色谱法等。单个或多个成分的含量测定大多采用色谱法。可根据需要，同时建立针对大类成分的比色法，可采用光谱法、色谱法以及生物学测定法建立大类成分的含量测定方法。矿物类成分可采用滴定法、原子吸收光谱法、电感耦合等离子体原子发射光谱法、电感耦合等离子体质谱法等方法进行含量测定。对于结构复杂、不能以理化方法测定含量的药品，可采用生物活性测定方法作为替代或补充，其测定方法包括生物效价测定法和生物活性限值测定法。

由于个别生药在中药制剂整个处方中所占的比例小，有效成分含量低，杂质干扰严重；故大多数均采用灵敏、准确的仪器分析方法。目前应用最多的是薄层扫描法、高效液相色谱法和气相色谱法，薄层色谱－分光光度法也常被采用。无论选用何种含量测定方法，均需注意以下几点。

①提取条件：提取条件的好坏直接影响测定结果的准确性。应根据欲测定成分的理化性质、存在状态及剂型特点，选择合适的溶剂和提取方法，将欲测定成分最大限度提取出来，并能排除该制剂中非测定成分（包括杂质）的干扰。常见的提取方法有冷浸、加热回流提取、索氏提取器提取、超声波提取及微波提取等。后两种方法的提取效率较高，且提取温度较低，常被采用。选用溶剂的沸点也不宜太高（如正丁醇）或太低（如乙醚）。如用正丁醇或乙醚提取，可将最终溶液改成其他有机溶剂，如甲醇或氯仿。高效液相色谱进样溶液常以流动相溶解。

提取条件的优选，可通过比较不同的溶剂、提取方法、时间、温度及 pH 值等条件后确定；也可用正交试验优选；同时结合回收率试验结果，或与经典方法比较，从而估计方法的可靠性。

②分离与纯化：供试液的分离和纯化是样品前处理的重要步骤，直接关系分离效果的好坏。例如，样品的甲醇提取液可能含有多量的色素和其他杂质，不仅影响色谱分离效果，还会严重污染色谱柱。通常让样品溶液通过 C_{18} 预处理小柱，除去叶绿素等色素物质后再进样。但是，前述各种预处理小柱对欲测定成分均可能有不可逆吸附作用，影响回收率。此外，过多的纯化操作亦有可能造成样品的损失。

③测定条件选择：不同的测定方法，其测定条件各异。例如，分光光度法，常选择在最大吸收波长处测定，此时灵敏度大，误差小；当有干扰时，可采用双波长法、导数光谱法等方法排除干扰。薄层扫描法常采用外标法，并将对照品和样品间隔地点样于同一块薄

层板上（随行对照对照法）以排除背景污染和薄层板质量等因素对测定的影响。薄层色谱法和高效液相色谱法均必须有好的分离度，达到相邻斑点完全分离或基线分离（分离度$R > 1.5$）；同时需做阴性对照以确证无其他成分干扰。

④空白试验：空白试验是指在不加试样的情况下，按照试样的分析步骤和条件而进行分析的试验。空白试验是消除测定过程中系统误差的一个重要手段。在中药制剂分析中，常常是测量制剂中某一味药的某一化学成分，要想得到真正的"空白"比较困难，所以常采用阴性对照法，用来考察被测成分的峰（或斑点）位置是否有干扰组分出现，以确定测定信息（如峰面积或吸收度）是否仅仅是被测成分的响应。阴性对照样品（空白样品）的制备，一般是用不含被测成分药材的成药。分光光度法或比色法中的空白包括溶剂空白、试剂空白及阴性对照空白。因为中药制剂组成成分复杂，阴性对照易受多种因素影响，具有不稳定性，不可认为无干扰峰（斑点）出现就视为无干扰存在；当阴性对照空白有响应时，则应更改测定条件或方法，尽量减小测量误差。无论是测定单一成分还是大类成分，均须做空白试验。

（4）测定方法学考察

①线性关系考察：样品浓度与响应值（吸收度值或积分值）必须有良好的线性关系，常需制作标准曲线去考察对照品浓度与响应值之间是否存在良好的线性关系。线性关系考察的目的有三：其一，是确定样品浓度与定量信息是否呈线性关系；其二，是确定线性范围，用以计算适用的样品溶液的浓度、点样量或进样量；其三，是看直线是否通过原点，以确定用一点法还是用两点法去测定与计算。一般要求：分光光度法的相关系数$r > 0.999$，薄层扫描定量法和高效液相色谱法$r > 0.995$。

②稳定性试验：当欲测定成分在紫外光区无吸收时，则必须选用适当的试剂使其生成有色物质，然后再用分光光度法或薄层扫描法测定。该有色物质在一定的时间范围内应该是稳定的。可以通过比较同一供试液或斑点在不同间隔时间的测定值，选定最佳测定时间范围，通常应延续$3 \sim 4$小时。中药中某些成分的性质不够稳定，如环烯醚萜类、多酚类、挥发油等，特别是在被提取之后，极易受空气中氧及光线等的影响而发生变化；因此，也必须做稳定性试验。在实际工作中，由于对被测成分的理化性质了解不深，故多进行此项试验，以保证方法的准确性。

③精密度试验：在分光光度法、薄层扫描法和高效液相色谱法定量分析中，常需考察仪器的精度及其他操作带来的误差。通常要求连续测定同一样品$5 \sim 8$次（相同样品量），测定值的相对标准偏差RSD（亦称变异系数CV）应小于5%。如用薄层扫描法，还需考察板内误差和板间误差，即同一块薄层板上点5个相同点样量的样品，共测定5块薄层板，计算板内和板间误差。由于薄层板的制作质量较难统一，板间误差常较大，这时可采用随行对照法；但板内误差必须合乎要求。精密度试验多使用对照品进行测定。有时还需进行日间精密度考察。

④重现性试验：同一批样品从前处理开始按照拟定方法平行测定5次以上，以考察方法的重现性。5次测定值的相对标准偏差应小于5%。

⑤检测灵敏度与最小检出量：分析方法的灵敏度是指单位浓度（或量）与响应值的比值。灵敏度越大，可测定的浓度越低。在分光光度法中，以吸光系数来表示灵敏度，吸光系数越大，灵敏度越高，可测定的浓度越低。色谱法中，灵敏度通常以工作曲线的斜率（D）来表示，斜率越大，方法的灵敏度越高。灵敏度的大小与被测物质的性质及检测器的

性能等有关。最小检出量又称检测下限，一般按经验法设计几个不同进样量，以目测估计最小检出量。

⑥回收试验：加样回收试验考察方法的准确性。通常是将一定量的对照品加入到已知欲测成分含量的样品中去，按拟定方法，从样品的前处理开始依法测定，至少测定 5 份。一般要求回收率应在 95% ~ 105%，RSD < 3%。前处理方法较复杂时，回收率可放宽至 90% ~ 110%。必须注意，直接将对照品加入到样品制成的供试液中进行回收率测定的方法，不能反映样品预处理过程对结果的影响；将对照品溶液直接点样于薄层板上与供试液同时回收的方法，亦仅能考察薄层板的回收率，即吸附剂不可逆吸附造成的影响，均不能反映方法的准确性。

（5）样品测定与含量限度

①样品测定：中成药中有效成分的含量限度应根据实测数据制订（至少有 10 批样品，20 个数据），在工艺合理、原料稳定情况下，成品含量应稳定在设定的范围内。

②含量限度的制订：含量限度是在检验方法确定的基础上，积累足够的数据后总结、制订的。中药制剂的质量是建立在原料药材的质量保证上的。严格地说，应到道地药材产地去收集符合药用标准的合格药材，并以这些药材作为原料并生产一定批次的样品，经测定、积累足够数量的实验数据后拟定的。但我国中药材规范化种植仍在试验阶段；对于野生药材，难度就更大了。目前，我国的中药材商品市场极其混乱，品种、产地混乱，商品规格不规范，很难保证中药材的质量。因此，中药制剂的生产，更应该在中药材原料上把好质量关。还可结合宝贵的传统鉴别经验，将中药材样品依质量优劣顺序排列，如所测成分含量高低与此相对应，则将质较次但仍符合药用要求者定为下限。必须强调的，含量限度的制订应有足够的、具代表性的样品的实验数据为依据。否则就不能反映实际情况，实践中势必会遇到种种问题；但也不能为了迎合市场实际，而放宽含量下限。

新药申报生产时，应积累 10 批以上的测定数据，再拟定含量限度。目前，国内尚有一种理论倾向，认为中成药或中药制剂可以参照国外对银杏叶制剂的做法，以提取物投料，并在生产中间采用"勾兑"方法用来调节某一指标性成分在制剂中含量，用来保证产品质量的"稳定"。

中药制剂含量限度规定的方式，有以下几种：

a. 规定一定幅度：如《中国药典》（2020 年版）一部中，保赤散每 1g 含朱砂以硫化汞（HgS）计，应为 0.21 ~ 0.25g；颠茄酊每 1ml 含生物碱以硫酸天仙子胺计应为 0.25 ~ 0.36mg。

b. 规定标示量 [100% ±(5% ~ 20%)]：如《中国药典》（2020 年版）一部中，华山参片含生物碱以莨菪碱计，应为标示量的 80.0% ~ 120.0%。

c. 规定下限：如《中国药典》（2020 年版）一部中，双黄连口服液每 1ml 含黄芩以黄芩苷计，不得少于 10.0mg；六味地黄丸（大蜜丸）每丸含牡丹皮以丹皮酚计不得少于 6.3mg，含酒萸肉以莫诺苷和马钱苷计不得少于 4.5mg。

关于中成药的含量表示方法，有%、mg/片、mg/丸、mg/ml（液体制剂）等。凡药品中规定有含量测定项目的，其原料药材也必须规定成品中所测成分的含量限度，以防止盲目投料，并可规定为本制剂专用的原料药材质量内控标准，达不到要求者，不应进货、投料，以保证产品质量。

（6）含量测定用对照品的要求：含量测定用对照品（标准品）必须使用化学纯品。目前使用的对照品有三种来源：一种是由中国食品药品检定研究院提供的；另一种是自己从中药材或植物中分离、制备或用化学方法合成的；第三种是从国内外有关公司购买的。除中国食品药品检定研究院提供的对照品外，其他来源的对照品均应按以下要求提供相关资料。

①从中药材或植物中分离制备的对照品，必须提供用于提取的植、动物的科名、种的中文名、学名和药用部位。若为化学合成品，则应注明合成原料及方法。

②若是已知结构的化合物，需提供必要的参数及图谱（红外光谱等），并应与文献值和图谱一致。如为未见文献记载的新化合物，则应按未知物要求提供足以确证其结构的各种参数，如元素分析、熔点、红外光谱、紫外光谱、核磁共振谱、质谱等。

③纯度与含量：纯度检查，是指检查对照品以外的杂质有多少；而含量是指对照品本身的含量。杂质多，则纯度低，含量相应也低，两者具有相关性，但含义不同。对于含量测定用对照品，目前暂未作水分含量限度规定。但在实际工作中，对熔点较高、性质较稳定的，可置105℃干燥数小时（如3小时）；对不稳定的，则可置硅胶或五氧化二磷真空干燥器中干燥后使用。

④对照品与杂质的含量测定方法：可用光谱法及色谱法测定对照品与杂质的含量。但这只适用于那些与对照品具有相同性质以及对显色剂或对测定波长等具有相同响应值的同系物杂质的含量测定。如杂质对该显色剂不显色或对该测定波长无响应，以及对照品中含有的水分与无机杂质，均不能检出。色谱法或光谱法本身要求用的对照标准，可采用国际化学对照品；如无权威性对照品，则需精制少量纯度较高的物质作对照品应用，称为原始对照品。也可用相溶度分析和差示扫描热量法等方法测定纯度，它们都是根据热力学性质而设计的方法。前一种方法可检出包括异构体在内的杂质含量；后一种方法是测定物质的熔融热，熔融热可因杂质的存在而发生变化，从而可测量对照品的纯度，但不适用于熔融时分解的物质的测定。有些含量测定用对照品不易得到，可将定性鉴别用对照品经适当的方法精制后使用；或采用高效液相测定法，以归一化法测定其含量，再将测定结果乘以相应系数。

⑤对照品的含量限度要求：合成品含量要求在99%以上，天然产物中提取的对照品纯度应在98%以上，并需提供含量测定的方法和测试数据。低于90%的对照品不能用于含量测定。

⑥稳定性考察：对于对照品的质量评价，应建立复核、考察制度。对考察稳定性的检测方法，可根据对照品的性质设计。

8．规格　制剂规格内容设定和规范表述应参照国家药品监督管理局颁布的《中成药规格表述技术指导原则》的相关要求。

9．贮藏　应对直接接触药材、提取物、制剂的包装材料和贮藏条件进行考察。根据稳定性影响因素和药品稳定性的考察结果，确定贮藏条件。

二、质量标准起草说明

质量标准起草说明是质量标准制订的详尽的技术资料。对质量标准中各项均应作逐项说明。名称、处方、制法、功能与主治、用法与用量等，在申报资料中各有要求，故在起草说明中可以简要概述，但不可从略。而有关检定该药真伪、优劣的各项，如鉴别、检查、含量测定等，均应详细予以说明。

对鉴别及含量测定项目中，各药味欲测定成分的选择依据、方法及原理以及实验条件的选择、方法学考察的资料和数据、空白试验中杂质干扰及排除情况等均需详尽阐述，并附有相关图谱，如最大吸收波长选择图、标准曲线图、色谱图（包括空白试验色谱图），薄层色谱应附彩色照片，以显示色谱的真实性。

阐明确定检查的内容及其含量限度的制订的意义和依据。

新药申报生产或标准试行期满转为国家标准前，至少应有 10 批以上该产品的上述各项的测定数据。

值得强调的是，还应说明其他曾经做过的试验，包括还不成熟、尚待完善而暂未收载或因失败而不能收载于正文的检定方法及其理由，并提供详尽的实验资料，以便有关部门审查其设计是否合理，以确定其为主观原因还是客观原因，并作为判定是否需要作进一步实验的依据。

起草说明的书写格式，应按质量标准项目依次予以说明；但与研究报告不同，不能以综述性报告代替。

第三节　中药质量标准的制订及起草说明范例

一、中药材（饮片）

以麸炒白芍为例，介绍中药材（饮片）质量标准制订方法及起草说明的相关内容。

麸炒白芍

Fuchaobaishao

PAEONIAE RADIX ALBA FURFURITUM

【来源】本品为毛茛科植物芍药 *Paeonia lactiflora* Pall. 的干燥根经炮制后的加工品。

【炮制】取净白芍片，照麸炒法［《中国药典》（2020 年版）四部通则 0213］炒至表面呈淡黄色或棕黄色，取出，筛去麸皮，放凉。

【性状】本品为类圆形片，直径 1 ~ 2.5cm。表面淡黄色或棕黄色，形成层环明显，可见稍隆起的筋脉纹呈放射状排列。有的可见焦斑，气微香。

【鉴别】（1）本品粉末黄白色。糊化淀粉团块甚多。草酸钙簇晶直径 11 ~ 35μm，存在于薄壁细胞中，常排列成行，或一个细胞中含数个簇晶。具缘纹孔及网纹导管直径 20 ~ 65μm。纤维长梭形，直径 15 ~ 40μm，壁厚，微木化，具大的圆形纹孔。

（2）取本品粉末 0.5g，加乙醇 10ml，振摇 5 分钟，滤过，滤液蒸干，残渣加乙醇 1ml 使溶解，作为供试品溶液。另取白芍对照药材 0.5g，同法制成对照药材溶液。再取芍药苷对照品，加乙醇制成每 1ml 含 1mg 的溶液，作为对照品溶液。照薄层色谱法［《中国药典》（2020 年版）四部通则 0502］试验，吸取上述三种溶液各 10 μl，分别点于同一硅胶 G 薄层板上，以三氯甲烷 – 乙酸乙酯 – 甲醇 – 甲酸（40：5：10：0.2）为展开剂，展开，取出，晾干，喷以 5% 香草醛硫酸溶液，加热至斑点显色清晰。供试品色谱中，在与对照药材和对照品色谱相应的位置上，显相同的蓝紫色斑点。

【检查】水分不得过 10.0%［《中国药典》（2020 年版）四部通则 0832 第二法］。

总灰分不得过 4.0%［《中国药典》（2020 年版）四部通则 2302］。

二氧化硫残留量不得过400mg/kg［《中国药典》（2020年版）四部通则2331第一法］。

磺酸化芍药苷 照【含量测定】项下色谱条件、供试品溶液的制备方法试验。

对照品溶液的制备：取磺酸化芍药苷对照品适量，精密称定，加甲醇制成每1ml含60μg的溶液，即得。

测定法：分别精密吸取对照品溶液与供试品溶液各20μl，注入液相色谱仪，测定，即得。

本品按干燥品计算，含磺酸化芍药苷（$C_{23}H_{28}O_{13}S$）不得过0.4%。

【浸出物】照水溶性浸出物测定法［《中国药典》（2020年版）四部通则2201］项下的热浸法测定，不得少于25.0%。

【含量测定】照高效液相色谱法［《中国药典》（2020年版）四部通则0512］测定。

色谱条件与系统适用性试验 以十八烷基硅烷键合硅胶为填充剂；以乙腈-0.1%磷酸溶液（14:86）为流动相；检测波长为230nm。理论塔板数按芍药苷峰计算应不低于2000。

对照品溶液的制备：取芍药苷对照品适量，精密称定，加甲醇制成每1ml含60μg的溶液，即得。

供试品溶液的制备：取本品中粉约0.1g，精密称定，置50ml具塞锥形瓶中，精密加入稀乙醇50ml，密塞，称定重量，超声处理（功率250W，频率50kHz）30分钟，放冷，用稀乙醇补足减失的重量，摇匀，滤过，取续滤液，即得。

测定法 分别精密吸取对照品溶液与供试品溶液各20μl，注入液相色谱仪，测定，即得。

本品按干燥品计算，含芍药苷（$C_{23}H_{28}O_{11}$）不得少于1.2%。

【性味与归经】苦、酸，微寒。归肝、脾经。

【功能与主治】养血调经，敛阴止汗，柔肝止痛，平抑肝阳。用于血虚萎黄，月经不调，自汗，盗汗，胁痛，腹痛，四肢挛痛，头痛眩晕。

【用法与用量】6～15g。

【处方应付】写麸炒白芍付麸炒白芍。

【注意】不宜与藜芦同用。

【贮藏】置干燥处，防蛀。

麸炒白芍质量标准的起草说明

【来源】本品为毛茛科植物芍药 *Paeonia lactiflora* Pall. 的干燥根，经炮制后的加工品。

【炮制】取净白芍片，照《中国药典》（2020年版）四部通则0213麸炒法炒至表面呈淡黄色或棕黄色，取出，筛去麸皮，放凉。每100kg白芍，用麸皮10kg。

【性状】依据样品描述（图9-1）。

【鉴别】1. 显微鉴别　根据麸炒白芍样品粉末的显微特征拟定（图9-2）。

2. 薄层色谱鉴别　以白芍对照药材和芍药苷对照品制定薄层色谱鉴别方法。

薄层色谱条件：温度（t）：24℃，相对湿度（RH）：45%；薄层板：硅胶G板（青岛海洋化工厂）；展开剂：三氯甲烷-乙酸乙酯-甲醇-甲酸（40:5:10:0.2）；展距：7.5cm；点样量：各10μl；显色：喷以5%香草醛硫酸溶液，加热至斑点显色清晰。色谱图见图9-3。

考察了不同点样量、不同温湿度，结果表明，用正文所述方法制备的供试品溶液试验，所得的薄层斑点清晰、一致。

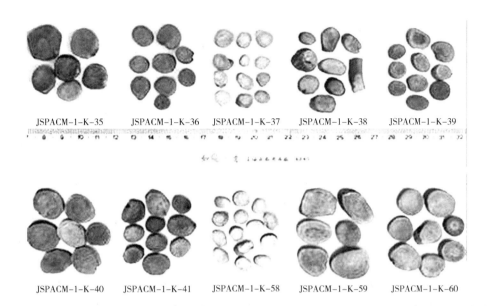

JSPACM-1-K-35　　JSPACM-1-K-36　　JSPACM-1-K-37　　JSPACM-1-K-38　　JSPACM-1-K-39

JSPACM-1-K-40　　JSPACM-1-K-41　　JSPACM-1-K-58　　JSPACM-1-K-59　　JSPACM-1-K-60

图 9 - 1　麸炒白芍样品

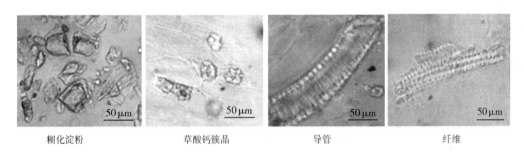

糊化淀粉　　　　　草酸钙簇晶　　　　　导管　　　　　纤维

图 9 - 2　麸炒白芍显微特征图

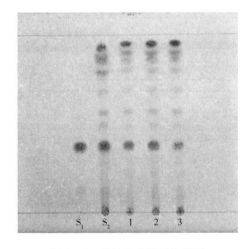

S₁　S₂　1　2　3

图 9 - 3　麸炒白芍薄层色谱图

S$_1$：芍药苷对照品；S$_2$：白芍对照药材；1～3：麸炒白芍样品

【检查】水分　照《中国药典》（2020 年版）四部通则 0832 第二法测定，10 批样品平均测定值为 7.6 %，以平均值的 120 % 设限，为 9.1 %，故规定水分不得过 10.0 %。

总灰分　照《中国药典》（2020 年版）四部通则 2302 测定，10 批样品平均测定值为

3.2%，以平均值的 120% 设限，为 3.8%，故规定总灰分不得过 4.0%。

二氧化硫残留量　照《中国药典》（2020 年版）四部通则 2331 第一法测定，10 批样品中有 3 批二氧化硫残留量超过 400 mg/kg。照《中国药典》（2020 年版）一部炒白芍标准（二氧化硫残留量不得过 400 mg/kg），故规定二氧化硫残留量不得过 400 mg/kg。

磺酸化芍药苷　白芍产地加工常采用硫黄熏蒸防霉。硫熏导致白芍二氧化硫残留，并使芍药苷转化成磺酸化芍药苷。磺酸化芍药苷不具有芍药苷的某些药理活性，体内吸收代谢也与芍药苷有显著差异，其含量与白芍的硫熏程度呈正相关，可作为麸炒白芍硫熏程度的控制指标。

色谱条件：以十八烷基硅烷键合硅胶为填充剂；以乙腈 – 0.1% 磷酸溶液（14∶86）为流动相；检测波长为 230 nm。

供试品溶液的制备：考察了不同提取方式（超声提取、加热回流）和不同提取时间（15 分钟、30 分钟、45 分钟），结果表明，使用稀乙醇作为提取溶剂、超声处理 30 分钟，磺酸化芍药苷提取回收率较好，杂质干扰较少。

方法学考察：照《中国药典》（2020 年版）四部通则 9101 试验，结果表明：磺酸化芍药苷对照品浓度在 0.51～102.00 μg/ml 范围内呈现良好的线性关系。定量限为 0.37 μg/ml；检测限为 0.19 μg/ml。方法的精密度、重复性、耐用性良好。稳定性实验表明供试品溶液在 12 小时内稳定。加样回收率为 100.5%，RSD 为 2.9%（$n=3$）。

测定结果：按正文所述方法测定，以自制 15 批二氧化硫残留量约为 400 mg/kg 的麸炒硫熏白芍样品作基准，测得磺酸化芍药苷含量平均值为 0.39%，故规定按干燥品计算，含磺酸化芍药苷（$C_{23}H_{28}O_{13}S$）不得过 0.4%（HPLC 图谱见图 9 – 4）。

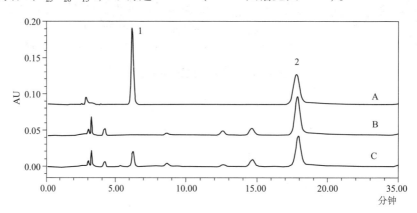

图 9 – 4　麸炒白芍及对照品高效液相色谱图

A. 混合对照品，其中 1 为磺酸化芍药苷，2 为芍药苷；B. 麸炒白芍；C. 麸炒硫熏白芍

【浸出物】照《中国药典》（2020 年版）四部通则 2201 水溶性浸出物测定法项下的热浸法测定，10 批样品平均测定值为 34.8%，以平均值的 80% 设限，为 27.8%，故规定浸出物不得少于 25.0%。

【含量测定】照《中国药典》（2020 年版）炒白芍项下测定，10 批样品平均测定值为 3.0%，研究证实麸炒不会显著影响芍药苷的含量，故规定按干燥品计算，含芍药苷（$C_{23}H_{28}O_{11}$）不得少于 1.2%。

【性味与归经】【功能与主治】【用法与用量】【处方应付】【注意】【贮藏】同 2002 年版《江苏省中药饮片炮制规范》。

二、中药配方颗粒

以川芎配方颗粒为例，介绍中药配方颗粒质量标准制订方法及起草说明的相关内容。

川芎配方颗粒

Chuanxiong peifang Keli

【处方】川芎，糊精，硬脂酸镁。

【制法】川芎药材饮片，加 6 倍量水，浸泡 30 分钟，加热回流提取两次，每次 1 小时，300 目滤布过滤。滤液减压浓缩至相对密度为 1.05（60℃）的浸膏，添加适量糊精，喷雾干燥，添加糊精和硬脂酸镁适量，干法制粒，即得。

【性状】本品为黄色颗粒状，气味香，味甜、微涩。

【鉴别】取本品颗粒 1.0g，研细，加甲醇 50ml，浸泡 15 分钟，超声 30 分钟，过滤，滤液减压浓缩至干，残渣加甲醇 1ml 使溶解，作为供试品溶液。另取阿魏酸、洋川芎内酯 I、洋川芎内酯 H 对照品，加甲醇分别制成每 1ml 含 1mg 的溶液，作为对照品溶液。照薄层色谱法（2020 年版《中国药典》通则）试验，吸取上述供试品溶液与阿魏酸对照品溶液各 5μl，点于同一硅胶 GF$_{254}$ 薄层板上，以环已烷:乙酸乙酯:冰乙酸（3:1.5:0.2）为展开剂，展开，取出，晾干，喷以 10% 磷钼酸乙醇溶液，再置氨气熏蒸数分钟。供试品色谱中，在与对照品色谱相应的位置上显相同颜色的斑点。

分别吸取洋川芎内酯 I、洋川芎内酯 H 对照品溶液和供试品溶液各 10μl，点于同一硅胶 GF$_{254}$ 薄层板上，以环已烷-乙酸乙酯-三乙胺（4.4:5.2:0.5）为展开剂，展开缸中放入装有氨水的小瓶盖，展开后取出，晾干，于紫外光灯 254nm 检视，供试品色谱中，在与对照品色谱相应的位置上显相同颜色的斑点。

【指纹图谱】照高效液相色谱法（2020 年版《中国药典》通则）测定。

色谱条件：以十八烷基硅烷键和硅胶为填充剂；以乙腈为流动相 A，以 0.5% 甲酸水溶液为流动相 B，按表 9-1 的规定进行梯度洗脱；检测波长为 294nm。

表 9-1　流动相梯度

时间（min）	乙腈（%）	0.5% 甲酸水溶液（%）
0	5	95
5	5	95
12	8	92
13	10	90
20	20	80
27	23	77
35	58	42
40	95	5
45	95	5
49	5	95
60	5	95

供试品溶液的制备：精密称取配方颗粒 1.0g，加超纯水 50ml，称重，浸泡 15 分钟，超

声 30 分钟，补足重量，静置，取适量上清液 4500r/min 离心 10 分钟，取上清液过 0.45μm 微孔滤膜，取续滤液，即得。

对照品溶液的制备：取阿魏酸、洋川芎内酯 I、洋川芎内酯 H 对照品适量，精密称定，加甲醇分别制成每 1ml 含阿魏酸 43μg、洋川芎内酯 I 65μg、洋川芎内酯 H 6.5μg 的混合对照品溶液。

测定法：分别精密吸取对照品溶液与供试品溶液各 20μl，注入液相色谱仪，测定，即得。

采用中药色谱指纹图谱相似度评价系统 A 版（2004）软件计算供试品图谱与对照图谱的相似度，应在 90% 以上。

【检查】应符合颗粒剂项下有关的各项规定（2020 年版《中国药典》通则）。

【含量测定】照高效液相色谱法（2020 年版《中国药典》通则）测定。

色谱条件与系统适用性试验：以十八烷基硅烷键和硅胶为填充剂；以乙腈为流动相 A，以 0.5% 甲酸水溶液为流动相 B，按表 9-2 中的规定进行梯度洗脱；阿魏酸的检测波长为 321nm，洋川芎内酯 I、洋川芎内酯 H 的检测波长为 277nm。理论板数按阿魏酸峰计算应不低于 5000。

表 9-2　流动相梯度表

时间（min）	乙腈（%）	0.5% 甲酸水溶液（%）
0	10	90
7	20	80
14	23	77
20	27	73
22	49	51
32	58	42
37	95	5
46	95	5
50	10	90
57	10	90

对照品溶液的制备：取阿魏酸、洋川芎内酯 I、洋川芎内酯 H 对照品适量，精密称定，加甲醇分别制成每 1ml 含阿魏酸 22μg、洋川芎内酯 I 33μg、洋川芎内酯 H 3μg 的混合对照品溶液。

供试品溶液的制备：取装量差异项下的本品，研细，取约 1.0g，精密称定，置 100ml 具塞锥形瓶中，加甲醇 25ml，浸泡 15 分钟，超声 30 分钟，菊形滤纸过滤至 50ml 棕色容量瓶中，残渣加甲醇 25ml，超声 30 分钟，过滤至同一容量瓶中，加甲醇定容，摇匀。用微孔滤膜（0.45μm）滤过，取续滤液，即得。

测定法：分别精密吸取对照品溶液与供试品溶液各 20μl，注入液相色谱仪，测定，即得。

本品每克含阿魏酸（$C_{10}H_{10}O_4$）不得少于 0.79mg；洋川芎内酯 I（$C_{12}H_{16}O_4$）不得少于 3.43mg；洋川芎内酯 H（$C_{12}H_{16}O_4$）不得少于 0.38mg。

【功能与主治】活血行气，祛风止痛。

【用法与用量】本药供医师配方用。用法与用量须遵医嘱。加热水搅拌后，即可服用。

【注意】妊娠或哺乳期妇女须按医师指示服用。

【规格】　略。

【贮藏】　遮光，密封，置阴凉干燥处。

川芎配方颗粒质量标准的起草说明

【名称】　成品名称按"药材名称＋配方颗粒"进行命名。

【来源】　生产用的中药材应进行严格的品种鉴定。成品来源包括植物的科名、中文名、拉丁学名、药用部位及其制成品，科名只写中文名，不附拉丁名。川芎配方颗粒的来源表述为本品为伞形科植物川芎 *Ligusticum chuanxiong* Hort. 的干燥根茎制成的配方颗粒。

【制法】　川芎药材饮片，加 6 倍量水，浸泡 30 分钟，加热回流提取两次，每次 1 小时，300 目滤布过滤。滤液减压浓缩至相对密度为 1.05（60℃）的浸膏，添加适量糊精，喷雾干燥，添加糊精和硬脂酸镁适量，干法制粒，即得。

【性状】　根据多批中试样品内容物描述。本品为黄色颗粒状，气味香，味甜、微涩。

【鉴别】

（1）取本品颗粒 1.0g，研细，加甲醇 50ml，浸泡 15 分钟，超声 30 分钟，过滤，滤液减压浓缩至干，残渣加甲醇 1ml 使溶解，作为供试品溶液。另取阿魏酸、洋川芎内酯 I、洋川芎内酯 H 对照品，加甲醇分别制成每 1ml 含 1mg 的溶液，作为对照品溶液。照薄层色谱法（2020 年版《中国药典》通则）试验，吸取上述供试品溶液与阿魏酸对照品溶液各 5μl，点于同一硅胶 GF$_{254}$ 薄层板上，以环己烷:乙酸乙酯:冰乙酸（3:1.5:0.2）为展开剂，展开，取出，晾干，喷以 10% 磷钼酸乙醇溶液，再置氨气熏蒸数分钟。供试品色谱中，在与对照品色谱相应的位置上显相同颜色的斑点。TLC 图见图 9－5。

（2）分别吸取洋川芎内酯 I、洋川芎内酯 H 对照品溶液和供试品溶液各 10μl，点于同一硅胶 GF$_{254}$ 薄层板上，以环己烷-乙酸乙酯-三乙胺（4.4:5.2:0.5）为展开剂，展开缸中放入装有氨水的小瓶盖，展开后取出，晾干，于紫外光灯 254nm 检视，供试品色谱中，在与对照品色谱相应的位置上显相同颜色的斑点。

洋川芎内酯 I 和洋川芎内酯 H 属于差向异构体，加入三乙胺和氨水能使两者分离，试验结果表明加氨水后薄层板预饱和 10 分钟，展开剂为环己烷-乙酸乙酯-三乙胺（4.4:5.2:0.5）时，这两个差向异构体分离度较好，且斑点呈圆形，无其他成分干扰。TLC 图见图 9－6。

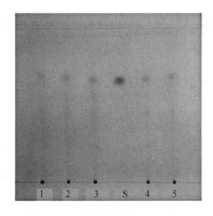

图 9－5　川芎配方颗粒阿魏酸 TLC

S. 阿魏酸对照品；1. 样品 1；2. 样品 2；
3. 样品 3；4. 样品 4；5. 样品 5

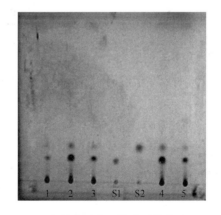

图 9－6　川芎配方颗粒洋川芎内酯 TLC

S1. 洋川芎内酯 I 对照品；S2. 洋川芎内酯 H 对照品；
1. 样品 1；2. 样品 2；3. 样品 3；4. 样品 4；5. 样品 5

【检查】按 2020 年版《中国药典》通则 0104 颗粒剂项下规定进行粒度、水分、溶化性、装量差异、装量、微生物限度检查及重金属和砷盐的限量检查，检测结果略。

【含量测定】据文献研究和实验验证，川芎药材中的主要成分阿魏酸松柏酯、洋川芎内酯 A 和 Z−藁本内酯对热不稳定，阿魏酸松柏酯受热水解产生阿魏酸，Z−藁本内酯会生成氧化产物洋川芎内酯 I 和洋川芎内酯 H。为了保证质量，采用高效液相色谱法对川芎配方颗粒中的阿魏酸、洋川芎内酯 I 和洋川芎内酯 H 含量测定研究。并按研究结果，建立高效液相色谱法测定本品中阿魏酸、洋川芎内酯 I 和洋川芎内酯 H 含量，具有分离效果好、灵敏、准确等优点。

1. 仪器与试药

仪器：Waters 2695 高效液相色谱仪，Waters 2996 紫外检测器，Empower 化学工作站。

试药：对照品阿魏酸、洋川芎内酯 I、洋川芎内酯 H 由中国食品药品检定研究院提供。甲醇、乙腈为色谱纯，其余试剂均为分析纯。

色谱条件：色谱柱 AlltimaC 18（4.6mm×150mm，5μm）；流动相：以乙腈为流动相 A，以 0.5% 甲酸水溶液为流动相 B，梯度洗脱 0～57 分钟，见表 9−3；检测波长为阿魏酸 321nm，洋川芎内酯 I、洋川芎内酯 H 277nm；流速：1ml/min，柱温：30℃。不同波长高效液相色谱图见图 9−7。

表 9−3　流动相梯度

时间（min）	乙腈（%）	0.5% 甲酸水溶液（%）
0	10	90
7	20	80
14	23	77
20	27	73
22	49	51
32	58	42
37	95	5
46	95	5
50	10	90
57	10	90

2. 方法与结果

（1）对照品溶液的制备：精密称取洋川芎内酯 H 对照品 2.00mg，加入 50ml 棕色量瓶中，加甲醇定容至刻度，摇匀。

精密称取阿魏酸对照品 1.08mg，洋川芎内酯 I 对照品 1.63mg，加入 25ml 棕色量瓶中，精密量取上述洋川芎内酯 H 对照品溶液 4ml，加入该量瓶，加甲醇定容至刻度，摇匀，作为混合对照品溶液 A（阿魏酸 43.2μg/ml，洋川芎内酯 I 65.2μg/ml，洋川芎内酯 H 6.4μg/ml）。

精密量取 1ml 混合对照品溶液 A，加入 2ml 棕色量瓶中，加甲醇定容至刻度，摇匀，为混合对照品溶液 B，即为含量测定所用对照品溶液（阿魏酸 21.6μg/ml，洋川芎内酯 I 32.6μg/ml，洋川芎内酯 H 3.2μg/ml）。

（2）供试品溶液的配制：精密称取配方颗粒粉末 1.0g，置 100ml 锥形瓶中，加甲醇 25ml，浸泡 15 分钟，超声 30 分钟，菊形滤纸过滤至 50ml 棕色容量瓶中，残渣加甲醇 25ml，超声 30 分钟，过滤至同一容量瓶中，加甲醇定容，摇匀。过 0.45μm 微孔滤膜，进样 20μl。每批颗粒平行制备两份样品，每份样品平行测定两次（进 2 针）。

（3）样品的测定：精密吸取上述对照品溶液及供试品溶液各 20μl，注入高效液相色谱仪，在上述色谱条件下记录色谱图，以外标法计算样品含量（HPLC 图谱见图 9-7）。

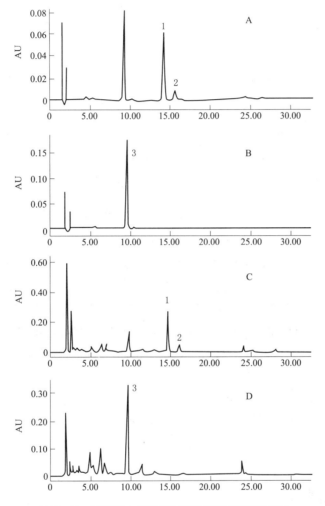

图 9-7　川芎配方颗粒不同波长高效液相色谱图

A. 277nm 混合对照品溶液；B. 321nm 混合对照品溶液；C. 277nm 川芎配方颗粒样品溶液；

D. 321nm 川芎配方颗粒样品溶液。其中 1 为洋川芎内酯 I；2 为洋川芎内酯 H；3 为阿魏酸

（4）标准曲线的制备及线性关系的考察：精密吸取按一定梯度稀释的阿魏酸、洋川芎内酯 I、洋川芎内酯 H 的混合对照品溶液，按照上述色谱条件测定，以对照品含量（μg）为横坐标，峰面积为纵坐标绘制标准曲线，其回归方程见表 9-4。

表 9-4　阿魏酸、洋川芎内酯 I、洋川芎内酯 H 标准曲线

化合物	保留时间（分钟）	标准曲线	R	范围（μg/ml）
阿魏酸	9.4	$y = 5.01 \times 10^6 x + 49614$	0.9992	12.4 - 155
洋川芎内酯 I	14.5	$y = 1.56 \times 10^6 x + 55815$	0.9991	16 - 200
洋川芎内酯 H	15.6	$y = 3.17 \times 10^6 x + 1995$	0.9994	2.6 - 32.5

（5）精密度实验：结果略。

（6）重复性实验：结果略。

（7）加样回收实验：结果略。

（8）样品含量测定：按供试品溶液制备项下分别制备 10 批配方颗粒样品溶液，在上述色谱条件测定，结果见表 9 – 5。

表 9 – 5　样品含量测定结果（mg/g）

批号	阿魏酸	洋川芎内酯 I	洋川芎内酯 H
A110502	1.2958 ± 0.006	6.069 ± 0.019	0.6977 ± 0.005
A110004	1.0826 ± 0.012	4.991 ± 0.053	0.5663 ± 0.006
A100669	1.1089 ± 0.005	4.292 ± 0.010	0.4895 ± 0.002
A091181	0.6666 ± 0.005	4.009 ± 0.040	0.4460 ± 0.004
A090626	0.8015 ± 0.005	2.476 ± 0.009	0.2925 ± 0.001
A090324	1.4332 ± 0.013	4.969 ± 0.046	0.5717 ± 0.005
A090281	1.8207 ± 0.010	3.502 ± 0.021	0.4097 ± 0.003
A081798	0.6467 ± 0.007	2.083 ± 0.014	0.2453 ± 0.007
A081579	0.7588 ± 0.002	4.597 ± 0.027	0.5248 ± 0.013
A080288	0.2981 ± 0.006	5.987 ± 0.056	0.5986 ± 0.007

质量标准限度暂根据以上 10 批测定结果平均值的 80% 制订，因此本品暂定每克含阿魏酸（$C_{10}H_{10}O_4$）不得少于 0.79mg；洋川芎内酯 I（$C_{12}H_{16}O_4$）不得少于 3.43mg；洋川芎内酯 H（$C_{12}H_{16}O_4$）不得少于 0.38mg。

【功能与主治】活血行气，祛风止痛。

【用法与用量】本药供医师配方用。用法与用量须遵医嘱。加热水搅拌后，即可服用。

【规格】略。

【贮藏】遮光，密封，置阴凉干燥处。

三、中药制剂

以 CK 颗粒为例，介绍中药制剂质量标准制订方法及起草说明的相关内容。

（一）药品原料（药材）的质量标准

CK 颗粒由炒白芍、防风、熟地黄、菟丝子、黄连、金荞麦、蝉蜕等七味中药制成。

（1）炒白芍：本品为毛茛科植物芍药 *Paeonia lactiflora* Pall. 的干燥根。

本品应符合《中国药典》"白芍"项下有关规定。

（2）防风：本品为伞形科植物防风 *Saposhnikovia divaricata*（Turcz.）Schischk. 的干燥根。

本品应符合《中国药典》"防风"项下有关规定。

（3）熟地黄：本品为玄参科植物地黄 *Rehmannia glutinosa* Libosch. 的干燥块根照酒炖法制得。

本品应符合《中国药典》"熟地黄"项下有关规定。

（4）菟丝子：本品为旋花科植物南方菟丝子 *Cuscuta australis* R. Br. 或菟丝子 *Cuscuta chinensis* Lam. 的干燥成熟种子。

本品应符合《中国药典》"菟丝子"项下有关规定。

（5）黄连：本品为毛茛科植物黄连 *Coptis chinensis* Franch.、三角叶黄连 *Coptis deltoidea* C. Y. Cheng et Hsiao 或云连 *Coptis teeta* Wall. 的干燥根茎。

本品应符合《中国药典》"黄连"项下有关规定。

（6）金荞麦：本品为蓼科植物金荞麦 *Fagopyrum dibotrys*（D. Don）Hara 的干燥根茎。

本品应符合《中国药典》"金荞麦"项下有关规定。

（7）蝉蜕：本品为蝉科昆虫黑蚱 *Cryptotympana pustulata* Fabricius 的若虫羽化时脱落的皮壳。本品应符合《中国药典》"蝉蜕"项下有关规定。

（二）药品成品的质量标准草案

CK 颗粒
CK Keli

【**处方**】炒白芍，防风，熟地黄，菟丝子，黄连，金荞麦，蝉蜕

共制颗粒 1000g。

【**制法**】略。

【**性状**】本品为棕黄色至棕褐色的颗粒，味微苦。

【**鉴别**】

1. 取本品适量，研细，称取粉末 2g，加甲醇 20ml 超声处理 30 分钟，放冷，滤过，滤液回收溶剂至干，残渣加水 10ml 使溶解，微孔滤膜（0.45μm）滤过，上样至已处理好的 C_{18} 固相萃取小柱（内径 1.5cm，C_{18} 填料重 500mg，粒度 200～400 目）上，依次用水、20% 甲醇、30% 甲醇、40% 甲醇各 10ml 洗脱，收集 20% 甲醇洗脱液备用，收集 40% 甲醇洗脱液，回收溶剂至干，残渣加甲醇 1ml 使溶解，作为供试品溶液。另取金丝桃苷对照品，加甲醇制成每 1ml 含 0.5mg 的溶液，作为对照品溶液。照薄层色谱法［《中国药典》(2020 年版) 四部通则 0502］试验，分别吸取供试品溶液 10～20μl、对照品溶液 10μl 点于同一硅胶 G 薄层板上，以乙酸乙酯－甲酸－水（7：1.5：1.5）为展开剂，展开，取出，晾干。喷以三氯化铁试液，样品液与对照品溶液在相应的位置上有相同的斑点。

2. 收集鉴别（1）中 20% 甲醇洗脱液，回收溶剂至干，残渣加甲醇 1ml 使溶解，作为供试品溶液。另取升麻素苷对照品，加甲醇制成每 1ml 含 0.6mg 的溶液，作为对照品溶液。照薄层色谱法［《中国药典》(2020 年版) 四部通则 0502］试验，分别吸取供试品溶液 10～20μl、对照品溶液 10μl 点于同一硅胶 GF_{254} 板上，以二氯甲烷－甲醇（4：1）为展开剂，展开，取出，晾干。置紫外灯（254nm）下检视，样品液与对照品溶液在相应的位置上有相同的斑点。

3. 取本品适量，研细，称取粉末 1g，加甲醇 10ml，超声处理 15 分钟，放冷，滤过，滤液作为供试品溶液。另取芍药苷对照品，加甲醇制成每 1ml 含 1.5mg 的溶液，作为对照品溶液。照薄层色谱法［《中国药典》(2020 年版) 四部通则 0502］试验，分别吸取供试品溶液 10～20μl、对照品溶液 10μl 点于同一硅胶 G 薄层板上，以乙酸乙酯－甲酸－水（7：1.5：1.5）为展开剂，展开，取出，晾干。喷以 5% 香草醛硫酸溶液，加热至斑点显色清晰。样品液与对照品溶液在相应的位置上有相同的斑点。

4. 取鉴别 3 供试品溶液作为供试品溶液。另取盐酸小檗碱对照品，加甲醇制成每 1ml 含 0.6mg 的溶液，作为对照品溶液。照薄层色谱法［《中国药典》（2020 年版）四部通则 0502］试验，吸取上述对照品溶液 5μl、供试品溶液 5～10μl，分别点于同一硅胶 G 薄层板上，以环己烷 - 乙酸乙酯 - 异丙醇 - 甲醇 - 水 - 三乙胺（3∶3.5∶1∶1.5∶0.5∶1）为展开剂，置于浓氨试液预饱和 20 分钟的展开缸内，展开，取出，晾干。置紫外灯（365nm）下检视，样品液与对照品溶液在相应的位置上有相同的斑点。

【检查】应符合《中国药典》（2020 年版）颗粒剂项下有关的各项规定。

【含量测定】

1. 菟丝子　按照《中国药典》（2020 年版）高效液相色谱法测定。

色谱条件与系统适用性试验：用十八烷基硅烷键合硅胶为填充剂，以乙腈 - 0.1% 磷酸溶液（15∶85）为流动相；检测波长为 360nm；理论板数按金丝桃苷峰计算应不低于 5000。

对照品溶液的制备：精密称取经五氧化二磷干燥至恒重的金丝桃苷对照品适量，加甲醇制成每 1ml 含 48μg 的溶液，即得。

供试品溶液的制备：取本品适量，研细，取约 2.0g，精密称定，置具塞锥形瓶中，精密加入 80% 甲醇 25ml，密塞，称定重量，超声处理（功率 500W，频率 40kHz）30 分钟，放冷，再称定重量，用 80% 甲醇补足减失的重量，摇匀，滤过，取续滤液，即得。

测定法：分别精密吸取对照品溶液和供试品溶液各 20μl，注入高效液相色谱仪，记录色谱图，按峰面积值用外标法计算含量，即得。

本品每袋含菟丝子以金丝桃苷（$C_{21}H_{20}O_{12}$）计，不得少于 0.72mg。

2. 炒白芍　按照《中国药典》（2020 年版）高效液相色谱法测定。

色谱条件与系统适用性试验：以十八烷基硅烷键合硅胶为填充剂；以乙腈 - 水（13∶87）为流动相；检测波长为 230nm。理论板数按芍药苷峰计算应不低于 2000。

对照品溶液的制备：精密称取经五氧化二磷干燥至恒重的芍药苷对照品适量，加甲醇溶解制成每 1ml 含 120μg 的溶液，即得。

供试品溶液的制备：取本品适量，研细，取约 0.15g，精密称定，置具塞锥形瓶中，精密加入甲醇 25ml，密塞，称定重量，超声处理（功率 500W，频率 40kHz）15 分钟，放冷，再称定重量，用甲醇补足减失的重量，摇匀，滤过，取续滤液，即得。

测定法：分别精密吸取对照品溶液 10μl、供试品溶液 20μl，注入高效液相色谱仪，记录色谱图，按峰面积值用外标法计算含量，即得。

本品每袋含炒白芍以芍药苷（$C_{23}H_{28}O_{11}$）计，不得少于 45.7mg。

【功能与主治】略。

【用法与用量】开水冲服。一次 1 袋，一日 2 次。

【规格】每袋装 7.5g。

【贮藏】密封。

【有效期】暂定 24 个月。

（三）质量标准的起草说明

【名称】本品是治疗腹泻型肠易激综合征的中成药，剂型为颗粒剂，暂时命名为 CK 颗粒，汉语拼音为 CK Keli。

【处方】按临床处方，加辅料制成 1000g 颗粒剂量折算。

【制法】略。

【性状】　依据四批中试样品的性状描述，本品为棕黄色至棕褐色的颗粒，味微苦。

【鉴别】

1. 菟丝子的薄层色谱鉴别　菟丝子的主要药效成分为黄酮类化合物，其中金丝桃苷为特征成分之一。本试验以金丝桃苷为指标，建立菟丝子的薄层鉴别方法。试验中，供试品前处理方法，考察了甲醇提取及甲醇提取后，提取液蒸干水复溶上 C_{18} 固相萃取小柱处理，并对不同的洗脱液浓度进行了考察；展开系统考察了甲醇－冰醋酸－水、乙酸乙酯－冰醋酸－水、乙酸乙酯－甲酸－水系统；显色剂考察了三氯化铝试液、10%硫酸乙醇液、5%香草醛硫酸溶液、三氯化铁试液。最终确定正文的鉴别方法即取 CK 颗粒适量，研细，取粉末 2g，加甲醇 20ml，超声处理 30 分钟，放冷，滤过，滤液回收溶剂至干，残渣加水 10ml 使溶解，微孔滤膜（0.45μm）过滤，上样至已预处理好的 C_{18} 固相萃取小柱（内径 1.5cm，C_{18} 填料重 500mg，200～400 目）上，先用 30% 甲醇 10ml 洗脱，弃去洗脱液，再用 40% 甲醇 10ml 洗脱，收集洗脱液，回收溶剂至干，残渣加甲醇 1ml 使溶解，作为供试品溶液；同法制成缺菟丝子的阴性供试液；另取金丝桃苷对照品，加甲醇制成每 1ml 含 0.5mg 的溶液，作为对照品溶液；照薄层色谱法［《中国药典》（2020 年版）四部通则 0502］试验，吸取上述两种溶液各 10～20μl，分别点于同一硅胶 G 薄层板上，以乙酸乙酯－甲酸－水（7：1.5：1.5）为展开剂，展开，取出，晾干，喷以三氯化铁试液。在此条件下，供试品色谱中，在与对照品色谱相应位置上，显相同颜色的斑点，薄层色谱斑点清晰，阴性无干扰，且不同品牌薄层板，方法适用性较好，并经四批中试样品验证，方法重现性好，见图 9－8。

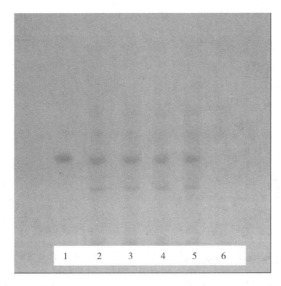

图 9－8　CK 颗粒中菟丝子的 TLC 图谱

1. 金丝桃苷对照品　2～5. CK 颗粒四批供试品　6. 缺菟丝子阴性对照

2. 防风的薄层色谱鉴别　防风所含有的色原酮类成分，是其发挥药效作用的主要物质基础，其中，升麻素苷为特征成分之一。本试验以升麻素苷为指标，建立防风的薄层鉴别方法。试验中，供试品前处理方法，考察了甲醇提取及甲醇提取后，提取液蒸干，加水复溶上 C_{18} 固相萃取小柱处理，并对不同洗脱液浓度进行了考察；展开系统考察了三氯甲烷－甲醇、二氯甲烷－甲醇系统。最终确定正文的鉴别方法，即取 CK 颗粒适量，研细，取粉末 2g，加甲醇 20ml，超声处理 30 分钟，放冷，滤过，滤液回收溶剂至干，残渣加水 10ml 使溶解，微孔滤膜（0.45μm）过滤，上样至已预处理好的 C_{18} 固相萃取小柱（内径 1.5cm，

C_{18}填料重500mg，200~400目）上，先用水10ml洗脱，弃去洗脱液，再用20%甲醇10ml洗脱，收集洗脱液，回收溶剂至干，残渣加甲醇1ml使溶解，作为供试品溶液；同法制成缺防风的阴性供试液；另取升麻素苷对照品，加甲醇制成每1ml含0.6mg的溶液，作为对照品溶液。照薄层色谱法［《中国药典》（2020年版）四部通则0502］试验，吸取上述两种溶液各10~20μl，分别点于同一硅胶GF_{254}板上，以二氯甲烷－甲醇（4∶1）为展开剂，展开，取出晾干，置紫外灯（254nm）下检视。在此条件下，供试品色谱中，在与对照品色谱相应位置上，显相同颜色的斑点，薄层色谱斑点清晰，阴性无干扰，并经四批中试样品验证，方法重现性好，见图9-9。

3. 炒白芍的薄层色谱鉴别　白芍的主要有效成分为芍药苷。本试验以芍药苷为指标，建立白芍的薄层鉴别方法。在白芍薄层鉴别试验中，进行展开系统和显色剂考察时，发现适用于白芍鉴别的展开系统及显色剂，后又对样品处理方法进行了简化考察。最终确定正文的鉴别方法，即取CK颗粒适量，研细，取粉末1g，加甲醇10ml，超声处理15分钟，放冷，滤过，作为供试品溶液；同法制备缺白芍的阴性供试液；另取芍药苷对照品，加甲醇制成每1ml含1.5mg的溶液，作为对照品溶液。照薄层色谱法［《中国药典》（2020年版）四部通则0502］试验，吸取上述两种溶液各10~20μl，分别点于同一硅胶G薄层板上，以乙酸乙酯－甲酸－水（7∶1.5∶1.5）为展开剂，展开，取出，晾干，喷以5%香草醛硫酸溶液，加热至斑点显色清晰。在此条件下，供试品色谱中，在与对照品色谱相应位置上，显相同颜色的斑点，薄层色谱斑点清晰，阴性无干扰，见图9-10；且不同品牌薄层板，方法适用性较好，经四批中试样品验证，方法重现性好。

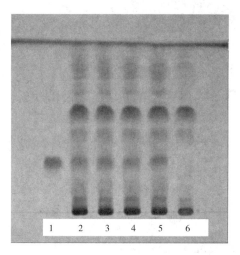

图9-9　CK颗粒中防风的TLC图谱
1. 升麻素苷对照品　2~5. CK颗粒四批供试品
6. 缺防风阴性对照

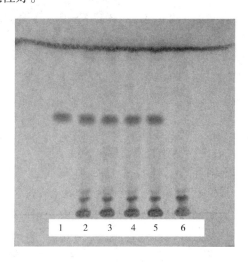

图9-10　CK颗粒中炒白芍的TLC图谱
1. 芍药苷对照品　2~5. CK颗粒四批供试品
6. 缺白芍阴性对照

4. 黄连的薄层色谱鉴别　黄连主要含原小檗碱型生物碱，其中小檗碱含量最高。本试验以盐酸小檗碱为指标，建立黄连的薄层鉴别方法。供试品的前处理方法，展开系统及显色系统，均参考药典中黄连鉴别项下的方法进行试验。确定正文的鉴别方法，即取CK颗粒适量，研细，取粉末1g，加甲醇10ml，超声处理15分钟，放冷，滤过，滤液作为供试品溶液。同法制备缺黄连的阴性样品溶液。另取盐酸小檗碱对照品，加甲醇制成每1ml含0.6mg的溶液，作为对照品溶液。照薄层色谱法［《中国药典》（2020年版）四部通则0502］试验，吸取上述两种溶液各5~10μl，分别点于同一硅胶G薄层板上，以环己烷－

乙酸乙酯－异丙醇－甲醇－水－三乙胺（3∶3.5∶1∶1.5∶0.5∶1）为展开剂，置于浓氨试液预饱和20分钟的展开缸内，展开，取出，晾干，置紫外灯（365nm）下检视。在此条件下，供试品色谱中，在与对照品色谱相应位置上，显相同颜色的荧光斑点，薄层色谱斑点清晰，阴性无干扰，见图9－11；且不同品牌薄层板，方法适用性较好，经四批中试样品验证，方法重现性好。

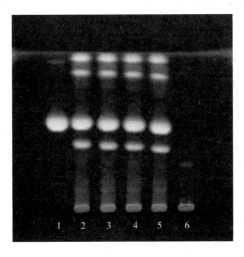

图9－11　CK 颗粒中黄连的 TLC 图谱
1. 盐酸小檗碱对照品　2～5. CK 颗粒四批供试品　6. 缺黄连阴性对照

5. 熟地黄的薄层色谱鉴别　地黄的主要药效成分为环烯醚萜类成分，其中又以梓醇含量最高，地黄质量研究中也多以梓醇作为研究对象，但梓醇结构不稳定，在炮制为熟地黄的过程中，含量大幅降低，而毛蕊花糖苷为苯丙素类化合物，结构较为稳定，可用来作为熟地黄质量控制的指标性成分。目前，毛蕊花糖苷也是2015年版《中国药典》唯一选用的熟地黄质量控制的指标性成分。本试验以毛蕊花糖苷为指标，建立熟地黄的薄层鉴别方法。试验中，供试品前处理方法，考察了甲醇提取及甲醇提取后，提取液蒸干，加水复溶上 C_{18} 固相萃取小柱处理；展开系统考察了乙酸乙酯－甲醇－甲酸－水（18∶2∶1.5∶1）和乙酸乙酯－甲醇－甲酸（16∶0.5∶2）；显色剂分别使用0.5%香草醛硫酸溶液和0.1%的2,2－二苯基－1－苦肼基无水乙醇溶液。结果供试品色谱中杂质干扰大，在与对照品色谱相应位置上，均无相同颜色的斑点，因此熟地黄的鉴别没有列入正文。

6. 金荞麦的薄层色谱鉴别　多酚类是金荞麦中最重要的活性成分，其中表儿茶素为其主要特征成分之一。本试验以表儿茶素为指标，建立金荞麦的薄层鉴别方法。供试品的前处理方法，展开系统及显色系统，均按照药典中金荞麦鉴别项下的方法进行试验。结果供试品色谱中无法检出表儿茶素斑点。因此金荞麦的鉴别没有列入正文。

7. 蝉蜕的薄层色谱鉴别　据文献报道，蝉蜕主要含有大量的氨基酸类成分，此外还含有大量蛋白质、甲壳素、可溶性钙及24种微量元素。到目前为止，《中国药典》及文献还没有蝉蜕的定性研究报道，该药味的定性鉴别有待进一步研究。

【检查】

1. 粒度、水分、溶化性、装量差异检查　按颗粒剂项下有关的各项规定［《中国药典》（2020年版）通则0104］，对四批样品的粒度、水分、溶化性、装量差异进行了检查。结果见表9－6，均符合规定。

表 9-6 CK 颗粒检查项检查结果

检查项	标准规定	20160401	20160402	20160403	20160404
粒度	不能通过一号筛与能通过五号筛的总和不得超过 15%	3.89%	3.55%	3.91%	3.42%
水分	不得超过 8.0%	6.40%	6.65%	6.50%	6.26%
溶化性	应全部溶化或轻微浑浊,不得有异物和焦屑	符合规定	符合规定	符合规定	符合规定
装量差异	每袋装量与标示装量比较,装量差异限度为 ±5%,超出装量差异限度的不得多于 2 袋,且不得有 1 袋超出装量差异限度 1 倍	符合规定	符合规定	符合规定	符合规定

注:水分按水分测定法按《中国药典》(2020 年版)四部通则 0832 第二法(烘干法)进行测定。

　　粒度按粒度和粒度分布测定法按《中国药典》(2020 年版)四部通则 0982 第二法(筛分法、双筛分法)测得。

2. 微生物限度检查　　照非无菌产品微生物限度检查:微生物计数法 [《中国药典》(2020 年版)四部通则 1105] 和控制菌检查法 [《中国药典》(2020 年版)四部通则 1106] 及非无菌药品微生物限度标准 [《中国药典》(2020 年版)四部通则 1107] 检查,符合规定。

3. 重金属检查　　照重金属检查法 [《中国药典》(2020 年版)四部通则 0821 第二法] 测定,考察结果均低于 10 ppm,故不列入标准正文。

4. 砷盐检查　　照砷盐检查法 [《中国药典》(2020 年版)四部通则 0822 第一法] 测定,考察结果均低于 1 ppm,故不列入标准正文。

【含量测定】

　　中药复方中含量测定项的选择,首选君药、贵重药、毒性药及药效明确成分。炒白芍为方中君药,且占整个处方药材总量的 30% 以上,并且芍药苷是复方中的一个重要的有效成分,故以芍药苷的含量作为含量测定的指标;菟丝子为方中臣药,金丝桃苷为其特征性成分,故以菟丝子中金丝桃苷含量作为含量测定的另一个重要指标。

　　本研究参考有关文献,采用 HPLC 法测定菟丝子(金丝桃苷)和炒白芍(芍药苷)的含量,方法学研究结果表明,本法具有分离效果好、快速、灵敏、准确等优点。

　　1. 金丝桃苷含量测定

　　(1) 仪器与试药

　　仪器:Waters e2695-2489、Waters e2695-2998 高效液相色谱仪;METTLER 十万分之一电子天平。

　　试药:CK 颗粒(批号:20150401、20160401);缺菟丝子的阴性样品(批号:20150402);金丝桃苷对照品(中国食品药品检定研究院提供,供含量测定用,批号:111521-201205、111521-201507)。乙腈为色谱纯;水为超纯水;其余试剂均为分析纯;。

　　(2) 色谱条件与系统适用性试验

　　色谱条件　色谱柱:Alltech Alltima C18(4.6mm × 250mm,5μm);流动相:乙腈-0.1% 磷酸溶液(15:85);流速:1.0ml/min;柱温:35℃;检测波长:360nm。在此色谱条件下,金丝桃苷与相邻峰达到基线分离,理论板数按金丝桃苷峰计算可达 5000。

　　检测波长的选择　参考《中国药典》(2020 年版)一部有关金丝桃苷含量测定项下检测波长,确定本品检测波长为 360nm。

　　流动相的选择　参考《中国药典》(2020 年版)一部以及文献中有关金丝桃苷的含量测定方法,确定本品流动相为乙腈-0.1% 磷酸溶液(15:85)。

（3）对照品溶液及供试品溶液制备方法：参考《中国药典》、文献及企业前期在产在研产品测定经验，拟定对照品及供试品溶液制备方法如下：

对照品溶液的制备　取金丝桃苷对照品适量，精密称定，加甲醇溶解制成对照品溶液即得。

供试品溶液的制备　取本品适量，研细，取约2g，精密称定，置具塞锥形瓶中，精密加入80%甲醇25ml，密塞，称定重量，超声处理（功率500W，频率40kHz）30分钟，放冷，再称定重量，用80%甲醇补足减失的重量，摇匀，滤过，取续滤液，即得。

（4）方法学研究

1）精密度试验：取金丝桃苷对照品溶液（0.0476 mg/ml），连续进样8次，每次10μl，计算峰面积RSD为0.21%，表明本法精密度良好。结果见表9-7。

表9-7　金丝桃苷精密度试验（$n=8$）

试验号	峰面积（A）	RSD（%）
1	1090187	
2	1092166	
3	1089810	
4	1089306	
5	1085539	0.21
6	1091942	
7	1091922	
8	1088423	

2）线性范围考察：取金丝桃苷对照品溶液（0.1194mg/ml），逐级稀释，制得浓度为0.0597mg/ml、0.0298mg/ml、0.0149mg/ml、0.0074mg/ml、0.0037mg/ml的对照品溶液，取上述6份不同浓度的对照品溶液分别进样20μl，测定其峰面积。以进样量（ng）为横坐标，峰面积（A）为纵坐标，得其回归方程为：$Y=2341.6X-39664$，$r=1$，表明金丝桃苷在进样量74.00~2388ng范围内，峰面积（A）与进样量（ng）呈良好的线性关系。结果见表9-8、图9-12。

表9-8　金丝桃苷线性范围

试验号	浓度（mg/ml）	进样量（ng）	峰面积（A）
1	0.0037	74.00	138876
2	0.0074	148.0	313009
3	0.0149	298.0	659669
4	0.0298	596.0	1342646
5	0.0597	1194	2751878
6	0.1194	2388	5556924

3）专属性试验：取CK颗粒（批号：20150401）和缺菟丝子的阴性样品（批号：20150402），按供试品溶液的制备方法，分别制备供试品和阴性供试品溶液。另取金丝桃苷对照品溶液和甲醇（空白）溶剂。将上述4种溶液依法进样测定，记录色谱图。结果表明，阴性供试品在金丝桃苷色谱峰位置处无相应吸收峰出现，阴性无干扰。对照品、供试品、阴性供试品及空白溶剂的高效液相色谱图见图9-13。

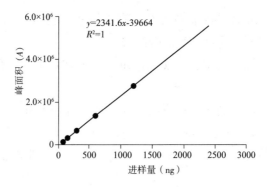

图 9 - 12　金丝桃苷标准曲线图

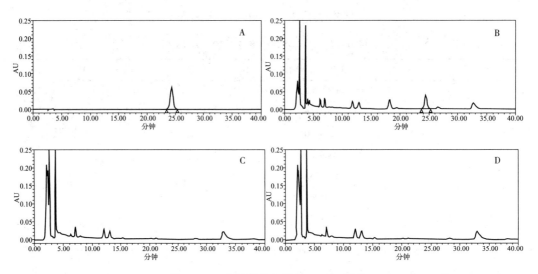

图 9 - 13　金丝桃苷专属性 HPLC 图谱

A. 金丝桃苷对照品；B. CK 颗粒；C. 缺莄丝子阴性对照；D. 空白溶剂

4）重复性试验：按拟定的含量测定方法，取 CK 颗粒（批号：20150401）6 份，分别制备供试品溶液，依法测定，计算金丝桃苷的含量，结果平均含量为 0.266 mg/g，RSD 为 2.18%，表明本法重复性良好。结果见表 9 - 9。

表 9 - 9　金丝桃苷重复性试验（$n = 6$）

试验号	取样量（g）	含量（mg/g）	平均值（mg/g）	RSD（%）
1	2.0020	0.269		
2	2.0018	0.268		
3	2.0074	0.267	0.266	2.18
4	2.0078	0.267		
5	2.0029	0.254		
6	2.0038	0.269		

5）稳定性试验：按拟定的含量测定方法，取 CK 颗粒（批号：20160401）适量，制备供试品溶液，分别于 0、2、4、8、12、18、24、30、36、42、48 小时进样，依法测定，记录峰面积，计算 RSD 为 0.58%，结果表明，供试品溶液在 48 小时内稳定。结果见表9 - 10。

表 9-10　金丝桃苷稳定性试验

时间（h）	峰面积（A）	RSD（%）
0	938477	
2	933435	
4	927792	
8	927299	
12	938142	
18	926695	0.58
24	929970	
30	943412	
36	934528	
42	929685	
48	935720	

6）准确度试验：取 CK 颗粒（批号：20150401，金丝桃苷平均含量为 0.266mg/g）1g，精密称定，共 9 份，分别按含量的 60%、100%、140% 加入金丝桃苷对照品，按供试品制备方法制得供试品溶液，注入液相色谱仪，计算回收率，结果 9 份样品回收率均在 95% ~ 105% 之间，平均回收率为 100.6%，回收率 RSD 为 2.52%，表明该方法准确度良好。结果见表 9-11。

表 9-11　金丝桃苷加样回收率试验（n = 9）

	取样量（g）	样品中含量（mg）	加入量（mg）	测出量（mg）	回收率（%）	平均回收率（%）	RSD（%）
	1.0070	0.268	0.153	0.428	104.6		
低	1.0063	0.268	0.153	0.426	103.3		
	1.0036	0.267	0.153	0.425	103.3		
	1.0090	0.268	0.247	0.512	98.79		
中	1.0082	0.268	0.247	0.510	97.98	100.6	2.52
	1.0031	0.267	0.247	0.508	97.57		
	1.0025	0.267	0.340	0.606	99.71		
高	1.0073	0.268	0.340	0.607	99.71		
	1.0035	0.267	0.340	0.608	100.3		

7）样品测定：取四批 CK 颗粒中试样品，按拟定的含量测定方法测定，结果见表 9-12。

表 9-12　样品中金丝桃苷的测定结果（n = 2）

批号	含量（mg/g）	转移率（%）
20160401	0.273	29.28
20160402	0.276	29.60
20160403	0.248	26.60
20160404	0.282	30.24

注：菟丝子药材中金丝桃苷含量为 0.28%（湿含量）。

从表 9-12 中可以看出，四批中试产品金丝桃苷的平均转移率为 28.93%。由于中试批次有限，暂以 2020 年版《中国药典》中菟丝子金丝桃苷含量标准（0.10%）乘以转移率计算成品中金丝桃苷含量，即金丝桃苷含量不得低于 0.096mg/g，暂定为其含量下限。按每袋装量为 7.5g 计，每袋含量下限为 0.72mg。由于含量数据仅来自于四批中试结果，标准的最终确定，有待于更多数据的积累。

2. 炒白芍（芍药苷）含量测定

（1）仪器与试药

仪器：Waters e2695 - 2489、e2695 - 2998 高效液相色谱仪；METTLER 十万分之一电子天平。

试药：CK 颗粒（批号：20150401、20160401）；缺白芍的阴性样品（批号：20150403）；芍药苷对照品（中国食品药品检定研究院提供，供含量测定用，批号：110736 - 201337、110736 - 201539）。乙腈为色谱纯；水为超纯水；其余试剂均为分析纯。

（2）色谱条件与系统适用性试验

色谱条件　色谱柱：Agilent ZORBAX SB - C18（4.6mm×250mm，5μm）；流动相：乙腈 - 水（13∶87）；流速：1.0ml/min；柱温：35℃；检测波长：230nm。在此色谱条件下，芍药苷与相邻峰达到基线分离，理论板数按芍药苷峰计算可达 2000。

检测波长的选择　参考《中国药典》（2020 年版）一部有关芍药苷含量测定项下检测波长，确定本品检测波长为 230nm。

流动相的选择　参考《中国药典》（2020 年版）一部以及文献中有关芍药苷的含量测定方法，确定流动相为乙腈 - 水（13∶87）。

（3）对照品及供试品溶液制备方法：参考《中国药典》、文献及企业前期在产在研产品测定经验，拟定对照品及供试品溶液制备方法如下。

对照品溶液的制备　取芍药苷对照品适量，精密称定，加甲醇溶解制成对照品溶液，即得。

供试品溶液的制备　取本品适量，研细，取约 0.15g，精密称定，置具塞锥形瓶中，精密加入甲醇 25ml，密塞，称定重量，超声处理（功率 500W，频率 40kHz）15 分钟，放冷，再称定重量，用甲醇补足减失的重量，摇匀，滤过，取续滤液，即得。

（4）方法学研究

1）精密度试验：取芍药苷对照品溶液（0.1480mg/ml），连续进样 8 次，每次 10μl，计算峰面积 RSD 为 0.56%，表明本法精密度良好。结果见表 9 - 13。

表 9 - 13　芍药苷精密度试验

试验号	峰面积（A）	RSD（%）
1	2042015	
2	2042681	
3	2039735	
4	2026082	0.56
5	2023538	
6	2033394	
7	2058601	
8	2028005	

2）线性范围考察：取芍药苷对照品溶液（0.4847mg/ml），逐级稀释，制得浓度为 0.2424mg/ml、0.1212mg/ml、0.0606mg/ml、0.0303mg/ml、0.0152mg/ml 的对照品溶液，

取上述6份不同浓度的对照品溶液分别进样20μl，测定其峰面积。以进样量（ng）为横坐标，峰面积（A）为纵坐标，得其回归方程为：$Y = 1382.5X - 56730$，$r = 0.9999$，表明芍药苷在进样量304.0 ~ 9694ng范围内，峰面积（A）与进样量（ng）呈良好的线性关系。结果见表9-14、图9-14。

表9-14　芍药苷线性范围

试验号	浓度（mg/ml）	进样量（ng）	峰面积（A）
1	0.4847	9694	13390687
2	0.2424	4848	6561784
3	0.1212	2424	3266862
4	0.0606	1212	1629901
5	0.0303	606.0	804918
6	0.0152	304.0	395368

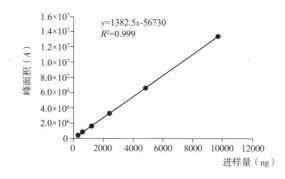

图9-14　芍药苷标准曲线图

3）专属性试验：取CK颗粒（批号：20150401）和缺白芍的阴性样品（20150403），按供试品溶液的制备方法，分别制备供试品和阴性供试品溶液。另取芍药苷对照品溶液和甲醇（空白）溶剂。将上述4种溶液依法进样测定，记录色谱图。结果表明，阴性供试品在芍药苷色谱峰位置处无相应吸收峰出现，阴性无干扰。对照品、供试品、阴性供试品及空白溶剂的高效液相色谱图见图9-15。

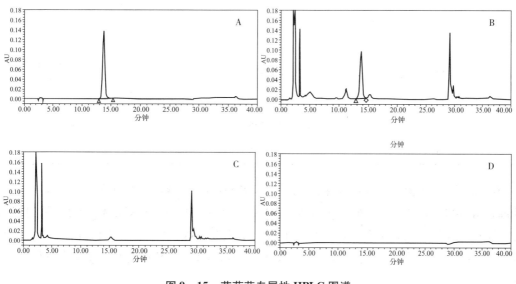

图9-15　芍药苷专属性HPLC图谱

A. 芍药苷对照品；B. CK颗粒；C. 缺白芍阴性对照；D. 空白溶剂

4）重复性试验：按拟定的含量测定方法，取 CK 颗粒（批号：20150401）7 份，分别制备供试品溶液，依法测定，计算芍药苷的含量，结果平均含量为 20.45mg/g，含量 RSD 为 0.49%，表明本法重复性良好。结果见表 9－15。

表 9－15　芍药苷重复性试验（$n=7$）

试验号	取样量（mg）	含量（mg/g）	平均值（mg/g）	RSD（%）
1	150.01	20.51		
2	150.03	20.61		
3	149.93	20.50		
4	149.87	20.40	20.45	0.49
5	149.76	20.40		
6	149.82	20.41		
7	149.67	20.30		

5）稳定性试验：按拟定的含量测定方法，取 CK 颗粒（20160401）适量，制备供试品溶液，分别于 0、2、4、8、12、18、24、30、36、42、48 小时进样，依法测定，记录峰面积，计算 RSD 为 0.62%，结果表明，供试品溶液在 48 小时内稳定。结果见表 9－16。

表 9－16　芍药苷稳定性试验

时间（h）	峰面积（A）	RSD（%）
0	2507797	
2	2515400	
4	2515330	
8	2518688	
12	2518841	
18	2528324	0.62
24	2525050	
30	2528470	
36	2538415	
42	2564835	
48	2537396	

6）准确度试验：取 CK 颗粒（批号：20150401，芍药苷平均含量为 20.45mg/g）75mg，精密称定，共 9 份，分别按含量的 60%、100%、140% 加入芍药苷对照品，按供试品制备方法制得供试品溶液，注入液相色谱仪，计算回收率，结果 9 份样品回收率均在 95%～105% 之间，平均回收率为 99.69%，RSD 为 0.82%，表明该方法准确度良好。结果见表 9－17。

表 9 – 17　芍药苷加样回收率试验（$n = 9$）

	取样量（mg）	样品中含量（mg）	加入量（mg）	测出量（mg）	回收率（%）	平均回收率（%）	RSD（%）
	74.07	1.515	0.902	2.411	99.33		
低	74.12	1.516	0.902	2.427	101.0		
	74.38	1.521	0.902	2.420	99.67		
	75.07	1.535	1.520	3.064	100.6		
中	75.48	1.544	1.520	3.054	99.34	99.69	0.82
	75.00	1.534	1.520	3.057	100.2		
	74.59	1.525	2.170	3.688	99.68		
高	74.21	1.518	2.170	3.651	98.29		
	74.10	1.515	2.170	3.666	99.12		

7）样品测定　取四批 CK 颗粒中试样品，按拟定的含量测定方法测定，结果见表9 – 18。

表 9 – 18　样品中芍药苷的测定结果（$n = 2$）

批号	含量（mg/g）	转移率（%）
20160401	15.13	48.81
20160402	15.16	48.90
20160403	15.79	50.94
20160404	16.87	54.42

注：炒白芍药材中芍药苷含量为3.1%（湿含量）。

从表 9 – 18 中可以看出，四批中试产品芍药苷的平均转移率为50.77%。由于中试批次有限，暂以 2015 年版《中国药典》炒白芍饮片芍药苷含量标准（1.2%）乘以转移率计算成品中芍药苷含量，即芍药苷含量不得低于6.09mg/g，暂定为其含量下限。按每袋装量为7.5g 计，每袋含量下限为45.7mg。由于含量下限数据仅来自于四批中试结果，最终确定，有待于更多数据的积累。

【功能与主治】略。

【用法与用量】开水冲服。一次 1 袋，一日 2 次。

【规格】每袋装 7.5g。

【贮藏】密封。

第四节　中药标准物质

中药标准物质是中药检测（定性、定量分析）所用的对照实物，用于中药材真伪鉴别和质量优劣评价，在控制药品生产、保证和提高中药质量方面发挥重要的作用。中药标准物质包括中药化学对照品、中药对照药材和中药对照提取物三种，应用于鉴别、检查和含量测定。近年来还提出了一种新的中药标准物质形式——中药对照饮片与中药对照制剂，还处于起步和摸索阶段。目前，中国食品药品检定研究院可提供中药化学对照品 660 余种，对照药材 760 余种，对照提取物 20 余种。

稳定性、均匀性和准确性是标准物质应具备的基本属性。稳定性是指标准物质在规定的储存和使用条件下，在规定的时间间隔内，其特性量值保持在规定范围内的能力；均匀性是指标准物质的一种或几种特性具有相同组分或相同结构的状态。均匀性包括单元间均匀性和单元内均匀性（也有文献称为"瓶间均匀性"和"瓶内均匀性"）；准确性是指标准物质具有准确计量的或严格定义的标准值（也称保证值或鉴定值）。当用计量方法确定标准值时，标准值是被鉴定特性量之真值的最佳估计值，准确值和真值的偏差不超过计量的不确定度。

一、中药化学对照品

中药化学对照品一般由单一成分、组合成分或混合组分构成。如人参皂苷 Rg_1 对照品为单一成分，黄曲霉毒素混合对照品为黄曲霉毒素 B_1、B_2、G_1、G_2 四种成分组合物。根据用途分为：鉴别用对照品，主要用于中药材、饮片、提取物及中药制剂的鉴别项目，多采用薄层色谱、高效液相色谱、气相色谱等方法，一般不标示量值；含量测定用对照品，用于中药材、饮片、提取物及中药制剂的含量测定项目，多采用高效液相色谱法、气相色谱法、薄层色谱扫描法、分光光度法和比色法等方法，标示量值；检查用对照品用于中药材、饮片、提取物及中药制剂中杂质限量检查、区分药材品种以及毒性成分的限量检查等。在中药材、饮片、提取物及中药制剂质量控制标准中，采用中药化学对照品可增加检验的专属性。但中药化学对照品主要从中药材、动植物原料或天然产物中提取精制得到，也有部分是合成或半合成的产物，存在分离难度大、部分单体不稳定、制备成本相对较高、所测成分单一等不足。

（一）中药化学对照品的要求

1. 记载大纲 包括中英文名称、化学名称、分子式、分子量、结构式、来源、用途、批号、提供单位。植、动物提取的化学对照品需要说明原料的科名、拉丁学名、药用部位及有关的提取、分离、制备工艺方法。

2. 结构鉴定 中药化学对照品的结构准确是其应用于中药检验的基本前提。中药化学对照品类型多样、结构复杂，常包含一个或多个手性中心，因此为保证结构的准确性，需同时采用元素分析、质谱、核磁共振谱、红外光谱、紫外光谱、旋光光谱和 X – 射线衍射光谱等多种技术进行确定。

3. 纯度分析 具体纯度要求根据其应用区别对待。鉴别用中药化学对照品纯度应达到 95% 以上；含量测定用中药化学对照品纯度要求在 98% 以上；检查项所用中药化学对照品根据使用目的应分别符合鉴别用或含量测定用对照品的纯度要求。目前常采用的纯度分析方法分为三类：①色谱分析方法，如液相色谱法、薄层色谱法、气相色谱法等，使用最为广泛。②依据物质热力学属性的方法，如相溶度分析和差示扫描热量法（DSC 法）。③其他方法，如分光光度法、旋光光度法等。

4. 定值准确 含量测定用的中药化学对照品具有量值传递功能，定值准确是保证中药化学对照品准确性的重要因素。目前中药化学对照品的定值主要采用质量平衡法，即一个化学对照品的主成分、水分、有机溶剂、无机杂质、有机杂质含量的总和应为100%，其定值公式为：含量（%）=（100.0 – 水分 – 有机溶剂 – 无机杂质）× 纯度%。参与定值计算的各测定项均会影响对照品量值的准确性。为降低纯度测定结果在定值过程中带来的偏差，在化学对照品的研制过程中通常要求选择高纯度的原料，当原料纯度足够高时，量值评定带来的不确定度是在可接受的范围内的。采用质量平衡法定值，还需采用外标法、差示扫描量热法（DSC 法）、定量核磁共振法（qNMR）法等其他方法对质量平衡法的量值进行辅佐证明。

5. **均匀性良好**　中药化学对照品制备过程中，由于其在动植物原料中一般含量较低，通常分多次制备后混合，易出现不均匀的现象。此外，在分装过程中受环境湿度等因素的影响，部分吸湿性较强的对照品也容易出现不均匀的现象。良好的均匀性才能保证定值的准确性。

6. **稳定性**　中药化学对照品的稳定性是保证其特性量值在要求范围内的能力，当对照品发生变质时，如杂质数量增加或含量升高，主成分含量降低等情况，会影响检验结果的准确性。因此，必须对中药化学对照品的稳定性进行监测，且发现量值或变化不再适合预期用途时，应立即取消该批次对照品的使用。中药化学对照品的稳定性受到自身的性质、溶液浓度、加工过程、储存容器、环境等多种因素的影响，某些情况下，可以通过针对性地改变相关条件来得到一定程度的提高。如对光敏性对照品，采用棕色瓶进行包装；对易被氧化对照品，采用容器中填充惰性气体后密封；对必须配制成溶液的对照品，高浓度的储备液一般情况下更加稳定，使用者可以根据具体情况进行必要的稀释。

（二）中药化学对照品的研制方法

1. **品种确定**　根据国家药品标准修订和颁布提出的使用要求，确定需要制备的新品种，或一个批号分发完成后需换批制备的品种。

2. **候选对照品的制备**　根据品种情况，组织有关的科研院所或生产企业提取分离或合成目标化合物，累积一定量（一般大于10g），作为一个批量的原料。在制备过程中，需要对制备原料的选择及工艺参数等进行详细研究。

3. **候选对照品的标定**　中药化学对照品的标定分为分装前项目和分装后项目，分装前主要考察对照品的性状、纯度、理化性质、结构确证及原料均匀性，分装后主要进行定值及终产品的均匀性和稳定性考察。

4. **性状**　观察原料的外观颜色、状态、形态（结晶形状）等。

5. **纯度**　中药化学对照品的纯度检查通常采用色谱法，应用最为广泛的为TLC，通常选用两个以上组分（含两个）差异较大的溶剂系统展开，采用通用显色剂和专属性显色剂检测。一般按标准规定的点样量及放大点样至$100\mu g$检查杂质情况，可见杂质斑点的，以1%或2%自身对照检查杂质的限度。采用高效液相或气相色谱法检测纯度时，采用峰面积归一化法和自身对照法进行计算，二者的纯度结果应接近（蒸发光散射检测器除外）。此外，差示扫描量热法（DSC法）常作为色谱法的补充用于纯度检测。

6. **理化分析**　测定对照品的熔点、沸点、比旋光度等理化常数，同时进行引湿试验，判断对照品是否具有引湿性。

7. **结构确证**　对于首批研制的对照品，由于没有相应的权威样本进行比较，必须像新化合物的结构解析那样，采用多种分析手段对其结构进行确证。对于换批的对照品，主要通过与溯源对照品比对进行结构确证，包括薄层色谱中的R_f值、液相色谱中的保留时间、紫外吸收光谱和红外吸收光谱应与溯源对照品一致，具有手性的对照品其比旋光度应与溯源对照品一致。对结构复杂的换批品种，还需要通过质谱、核磁共振谱、元素分析结果等进行验证。

8. **原料均匀性检验**　在分装前需要对原料的均匀性进行初检，根据原料的包装数和装量进行取样，对于单包装原料，只取上、中、下三份样品，对于多包装原料，每个包装均需要取样，当装量小于或等于10g时，每个包装取一份，当装量大于10g时，每个包装均需取上、中、下三份样品。各份样品按纯度分析项下照液相色谱或气相色谱条件进行检验，其归一化法计算纯度值RSD不得大于0.5%。

9. 终产品的均匀性评估　中药化学对照品分装成最小包装单元后均需要进行均匀性检验。采用适宜的抽样方式，从批量中抽取一定数量的最小包装单元，检测项目优先选择对照品标示的特性量值，并选择适宜的统计分析方法对结果进行判断，如方差分析法，若样品之间无显著性差异，则表明样品是均匀的。

10. 稳定性评估　稳定性是用于描述标准物质特性量值随时间变化的规律，为其生产、包装、贮藏和运输等条件提供合理的科学依据。稳定性评估可分为短期稳定性研究和长期稳定性研究。短期稳定性研究通常考察不同温度、湿度条件对中药对照品稳定性的影响，考察项目首选特性量值，或对照品在运输期间易于变化且直接影响标示特性量值的项目，如性状、水分等。长期稳定性是指在规定的贮藏条件下，定期开展中药化学对照品的稳定性研究。

11. 定值　中药化学对照品的定值，通常是在多种方法分析结果的基础上，采用质量平衡法进行测量。定值公式为：含量（%）=（100.0 - 水分 - 有机溶剂 - 无机杂质）× 纯度%，其中，水分一般采用卡式/库仑法进行测定，有机残留溶剂采用气相色谱法测定，无机杂质含量以炽灼残渣试验进行测定，纯度以自身对照法测定的结果为准。质量平衡法的定值结果还需要其他方法进行佐证，对于换批品种，通常采用上批对照品为对照，利用外标法测定本批含量，用到的具体分析方法有液相或气相色谱法、紫外分光光度法、容量法等；对于首批研制的品种则采用其他不同原理的定值方法，如定量核磁共振法（qNMR法）、差示扫描量热法（DSC法）和容量法等，以此验证质量平衡法赋值结果其否准确。

（三）中药化学对照品标定——以牛黄胆酸钠为例

1. 纯度检查

（1）薄层色谱法：采用薄层色谱法将待标定样品与对照品进行比对，通过主斑点比移值（R_f），主斑点颜色及深浅，杂质斑点分布等情况可直观快速的对待标定原料纯度进行初步考察。结果见图 9 - 16。由图 9 - 16 可知，两个展开系统下，待标原料与对照品 R_f 值一致，主斑点明确，未见明显杂质斑点。

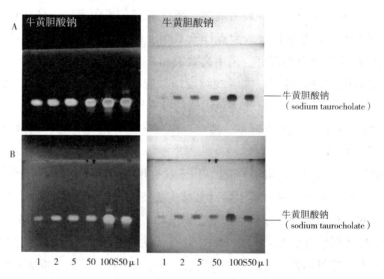

图 9 - 16　牛黄胆酸钠薄层色谱图（10%硫酸乙醇显色后，

从左至右依次为可见光及 UV 366nm 下检视）

A. 展开剂：异丙醇 - 冰醋酸 - 水（9∶4∶3）；B. 展开剂：正丁醇 - 冰醋酸 - 水
（10∶1∶8）上层；S. 110815 - 201308 批牛黄胆酸钠对照品，纯度 88.9%

（2）HPLC 纯度检查：色谱柱：Agilent SB-C_{18}，4.6mm × 250mm，5μm；流动相：甲醇-0.4%磷酸二氢钾（68：32）；流速：1ml/min；检测波长：200nm；结果见图 9-17。在上述条件下，进样 10μg，样品与溯源保留时间一致；除主峰外，可见杂质峰检出，面积归一化纯度为99.17%；5%自身对照纯度为99.16%。

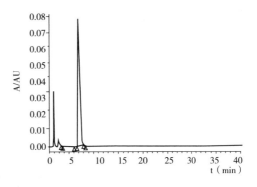

图 9-17　牛黄胆酸钠原料 HPLC 图谱

（3）溶剂残留检查：首先采用热重/差热分析（TG/DTA）和气相色谱-质谱（GC/MS）联用系统对牛黄胆酸钠原料中残留溶剂进行筛查，确定含有溶剂种类后进行定量测定。牛黄胆酸钠对照品原料热重曲线可见一明显降落台阶，积分结果显示热重损失为 14.9%，结果见图 9-18。气相色谱柱设置温度为230℃恒温，热分析仪加热挥散出的气体不经色谱柱分离直接进入质谱测定。TIC 模式一级扫描结果见图 9-19，由图 9-18、图 9-19 比较可知15～30 分钟时间段，质谱信号响应值呈规律性增大，与热重曲线质量明显改变时间段相符合。对该时间段质谱峰进行分析，结果见图 9-20，由一级质谱信息可看到准分子离子峰46，经与 NIST08 谱库比对，初步推测牛黄胆酸钠原料中可挥发物质为乙醇。为了进一步证实，本实验将乙醇对照品与牛黄胆酸钠原料中可挥发物质同时进行二级质谱测定，CID 能量设为 20eV，结果见图 9-21。由图 9-21 可知，供试品与对照品乙醇质谱信息基本一致，可检出准分子离子峰 m/z：46.1，碎片离子 m/z：31.2 $[CH_3CH_2OH-CH_3]^+$，m/z：29.2 $[CH_3CH_2OH-OH]^+$，经一级、二级质谱信息可确定牛黄胆酸钠中可挥发性成分为乙醇。在确定牛黄胆酸钠原料含有溶剂种类的基础上，对溶剂残留量进行定量测定，结果含乙醇6.33%（RSD =0.68%）。

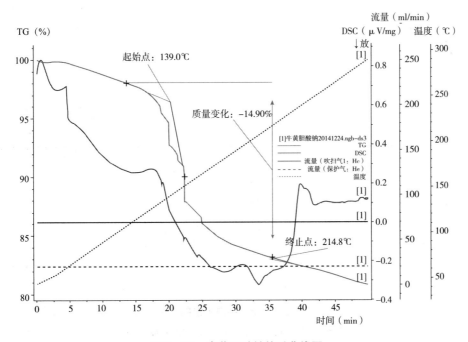

图 9-18　牛黄胆酸钠热重曲线图

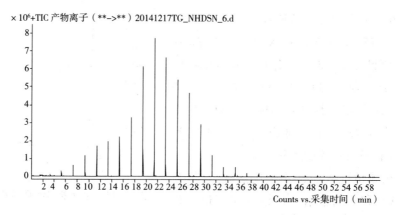

图 9 – 19　牛黄胆酸钠原料中可挥发物质 GC – MS 总离子流图

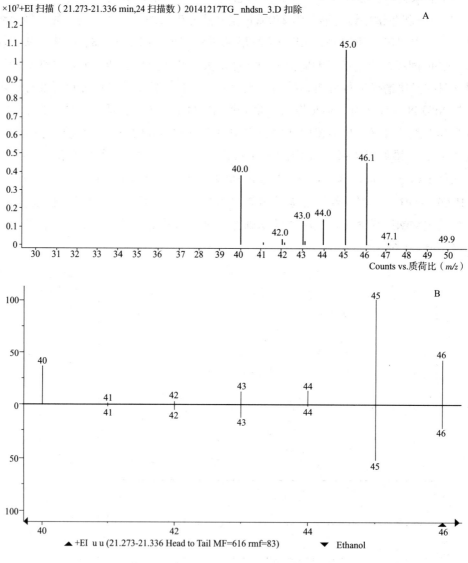

图 9 – 20　一级质谱图

A. 牛黄胆酸钠原料中可挥发物质 GC – MS 一级质谱图；

B. 牛黄胆酸钠原料中可挥发物质与 NIST 谱库中乙醇质谱图对比

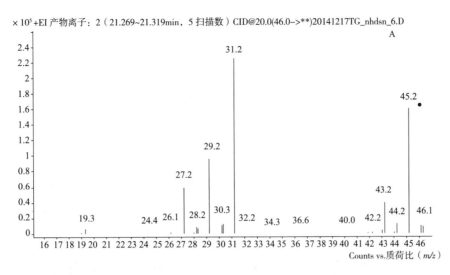

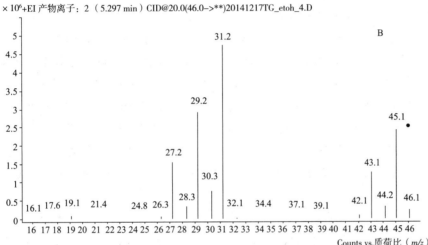

图 9 - 21　牛黄胆酸钠原料中可挥发物质二级质谱图

A. 牛黄胆酸钠原料中可挥发物质二级质谱图；B. 乙醇对照品二级质谱图

2. 结构确认　采用紫外光谱（ultraviolet spectrum，UV）、红外光谱（infrared spectrum，IR）和核磁共振波谱（nuclear magnetic resonance，NMR）对牛黄胆酸钠原料进行结构确认，牛黄胆酸钠结构图见图 9 - 22。

测试方法及条件：UV 测定，供试品采用甲醇溶解，浓度约为 0.01mg/ml，扫描范围 200～400nm；IR 测定采用 KBr 压片法，供试品与 KBr 的比例约为 1：200；^1H - NMR 和 ^{13}C - NMR 测定频率分别为 500MHz 和 125MHz，供试品采用 CD_3OD 溶解。

结构确认结果如下：UV $\lambda_{MeOH\ max}$（nm）：202nm；IR $\nu_{KBr\ max}$（cm^{-1}）：3450，2945，2870，1660（C＝O），1550，1460，1380，1200 $[S(＝O)_2]$，1050 $[S(＝O)_2]$，1085。^1H - NMR（CD_3OD）δ：0.75（3H，s，H - 19），0.96（3H，s，H - 8），1.06（3H，d，J = 6.46 Hz，H - 21），2.99（2H，t，J = 6.91Hz，H - 26），3.62（2H，t，J = 6.91Hz，H - 27），3.40（1H，m，H - 3），3.84（1H，m，H - 12），3.99（1H，m，H - 7）。^{13}C - NMR（CD_3OD）δ：31.2（C - 1），29.6（C - 2），74.0（C - 3），36.9（C - 4），36.6（C - 5），28.6（C - 6），72.9（C - 7），41.1（C - 8），48.0（C - 9），36.5（C - 10），24.2（C - 11），69.1（C - 12），47.5（C - 13），43.2（C - 14），33.1（C - 15），27.9（C - 16），51.5（C - 17），23.2（C - 18），129.9（C - 19），35.9（C - 20），17.7（C -

21），35.8（C-22），34.2（C-23），176.6（C-24），40.5（C-26），43.0（C-27）。

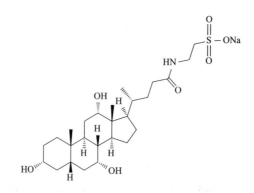

图 9-22　牛黄胆酸钠化学结构式

3. 定量赋值　牛黄胆酸钠原料定值采用国际上通用的质量平衡法确定含量，同时采用定量 NMR 技术对质量平衡法赋值准确性进行验证。

（1）质量平衡法赋值结果　质量平衡法的计算公式为"$A = P \times (100\% - W - R - I)$"，其中，$A$ 为供试品中牛黄胆酸钠含量（%），P 为牛黄胆酸钠原料的色谱纯度（%），W 为原料中的水分含量（%），R 为原料中残留溶剂含量（%），I 为原料中炽灼残渣含量（%）。在牛黄胆酸钠原料的赋值中，原料色谱纯度 P 为 99.16%（见"2.1.2"）；水分结果 W 为 1.15%（采用库伦滴定法测定 7 份样品，每份样品约 40mg，RSD% = 0.38%），残留溶剂结果 R 为含乙醇 6.33%（RSD = 0.68%），炽灼残渣（2020 年版《中国药典》）I 为 3.82%，故采用质量平衡法的赋值结果为 99.16% × （1 - 1.15% - 6.33% - 3.82%）= 87.9%。

（2）定量 NMR 法验证结果　采用富马酸（日本 TCI 公司，纯度 99.9%）为内标，氘代甲醇溶解待测样品，以牛黄胆酸钠 ^{1}H 谱中的 $\delta_H 2.99ppm$（2H，H_{26}）信号峰与内标物 ^{1}H 谱中的 $\delta_H 6.77ppm$（2H）信号峰计算供试品的含量，计算公式如下，定量 NMR 法的测定结果为 87.9%（RSD% = 0.52%）。

$$供试品纯度\ C_2 = \frac{W_1 \times C_1 \times V_2 \times MW_2}{MW_1 \times V_1 \times W_2} \times 100\% \times f \qquad (9-1)$$

式中，W_1 为内标物称样量；C_1 为内标物纯度（99.9%）；MW_1 为内标物分子量（116.07）；V_1 为内标物峰积分面积；W_2 为供试品称样量；MW_2 为供试品分子量（537.68）；V_2 为供试品峰积分面积；C_2 为供试品纯度；f 为质子比系数。

二、中药对照药材

中药对照药材为已确认品种的原生药材粉末，是我国药品检验工作中按标准规定供薄层鉴别使用的对照物质，主要用于中药材、中药饮片、中药提取物、中成药的薄层鉴别。对照药材是我国首创和特色的标准物质形式，对中药材和中药制剂等检验的规范性、专属性和重现性具有其他标准物质不可替代的重要作用，尤其是在主成分不明确或缺乏单体化学对照品的情况下使用意义重大。首先，中药对照药材的使用，可提供更多的信息，以弥补中药材、中成药薄层鉴别实验中仅以单体化学对照物质作为对照时出现的检验信息之不足。如川贝母、平贝母、湖北贝母等贝母类药材，化学成分主要为生物碱，目前可提供的化学对照品贝母甲素和贝母乙素在上述药材中均存在，用于鉴别缺乏专属性，引入川贝母、平贝母、湖北贝母对照药材作为对照，则可通过薄层色谱中一系列生物碱的差别，有效区分药材基原。同样，当制剂处方中有两种或多种药材含相同成分时，利用对照药材作对照比单独使用化学对照品进行鉴别专属性更强。在《中国药典》（2020 年版）一部中，川芎茶调丸中川芎和羌活的鉴别就分别采用与对照药材对照，未采用二者都共有的主要成分阿魏酸作为指标成分。其次，中药对照药材的使用，弥补一些中药材及制剂中药化学对照品暂缺的不足。此外，还能够在某些单体成分稳定性差不宜制备中药化学对照品的情况下（如血竭中的血竭素），用于药材真伪的对照鉴别。中药对照药材还具有易制备、价格低、保留药材中原成分和提供信息量大等优点。但中药对照药材存在使用过程较为繁琐、无法用于定量等不足。

（一）中药对照药材的要求

1. 记载大纲　药材原料拉丁学名、产地、生长环境、采收时间、加工方法、采集人、地方名、来源、用途、产地、批号及提供单位。

2. 基原准确　中药对照药材品种众多，常存在多基原、同名异物、混伪品等情况，保证药材的基原准确是其准确性的主要体现，也是其用于检验的前提。各品种中药对照药材均必须按规定鉴定基原物种，必要时采用 DNA 分子鉴定技术，明确提供的具体物种。例如大黄，《中国药典》（2020 年版）一部规定 3 个植物基原种，则按照 3 个基原提供大黄对照药材，即蓼科植物掌叶大黄（*Rheum palmatum* L.）、唐古特大黄（*Rheum tanguticum* Maxim. ex. Balf）和药用大黄（*Rheum officinale* Baill.）。

3. 品质优良，代表性强　中药对照药材首先应是合格药材，并且须具有代表性。由于中药材品质受产地、环境、采收季节等因素影响很大，为保证质量和代表性，原料一般采用主流商品的道地药材，符合 GAP 规范要求栽培的优质中药材，同时加工符合要求，洁净，去除杂质和非药用部位，防止染色和掺假掺杂的情况发生。

4. 批间重现性好　中药对照药材换批次时，对新批次对照药材重现性要求较高，与溯源对照药材的薄层色谱行为应基本相同，其他性质如浸出物、特征成分的含量也应尽可能相近。

5. 均匀性良好　对照药材的均匀性主要受粉碎和混合过程影响，由于药材的不同部位、不同组织中化学成分种类和含量常存在差异，药材粉末混合不均匀，可能导致检验出现偏差。需要根据药材的性质采用适当的粉碎方式。通常情况下药材粉碎成粗粉（过二号筛）；如药材含有根、茎、叶、花等不同部位，则需要进行剪切式粉碎处理；对于黏性大的药材要进行特殊处理，如枸杞采用低温粉碎；对于质地坚硬的药材，如珍珠、鹿茸等粉成细粉；含挥发性成分的药材，如薄荷、荆芥、八角茴香等，粉碎后不过筛。粉碎后的粉末要进行混匀处理，以保证其均匀性。

6. 稳定性良好　中药对照药材的有效期一般定为 2～3 年。对照药材为原生药材粉末，受环境因素的影响较大，容易生虫、霉变、吸潮结块等，这些变化会对对照药材质量产生直接影响。一方面要采取适当措施，增加对照药材的稳定性，如采用安瓿瓶封装，充入氮气等，另一方面缩短使用周期，并定期进行稳定性核查，重点考察与其用途直接相关的指标，如薄层鉴别项目，一旦发现变化超出标准规定的对照药材，一律停止使用并销毁。

（二）中药对照药材的研究方法

1. 品种确定　根据国家药品标准修订和颁布提出的使用要求，确定需要制备的新品种，或一个批号分发完成后需换批制备的品种。

2. 原料的收集和遴选 对照药材的原料必须是基原准确、单一的、具有代表性的、质量合格的净药材。为了保证对照药材的质量及各批间的稳定性和一致性，对照药材原料的来源应相对稳定，收集地点、时间、加工方式等应相对固定。还应注意换批品种的基原、产地、药用部位以及外观品质规格等级与前批次的一致性。

3. 原料生药学鉴定 在粉碎分装前对药材进行生药学鉴定，包括性状观察、组织及粉末显微鉴定、必要时进行 DNA 分子生物学鉴定，确定药材的基原，须符合标准规定。

4. 理化初检 项目以薄层鉴别为主。对于首批研制的品种，一般以基原准确可靠的药材标本，或采集的植物标本作溯源对照，换批品种，则以首批对照药材作对照。如果已知药材所含的化学成分时，尽可能同时以中药化学对照品作对照。一般采用两种以上的溶剂系统展开，比较候选药材和溯源对照药材斑点个数、大小和颜色深浅，结果需一致。如有必要，还可以进行浸出物检查和含量测定。

5. 粉碎 根据药材的性质，采用适宜的粉碎方法和粒度，一般粉碎成粗粉（过二号筛），粉碎后的粉末混合均匀，按标准规定的使用量分装，容器通常为棕色西林瓶，密塞，根据其特性在适宜条件下保存。

6. 半成品（粉末）标定

（1）性状鉴别：详细描述粉末半成品的形状、颜色和气味等特征。

（2）显微鉴别：记录药材粉末的显微特征。

（3）薄层鉴别：首先选择标准中规定的试验方法，其次再根据药材的成分以不同于标准的提取方法或展开条件进行试验。候选药材必须检出与对照药材或标本具有一致的色谱特征，主要化学成分若有已知的化学对照品，则应与化学对照品具一致的色谱斑点。

（4）含量测定：按标准规定进行含量测定，应符合标准规定。如果经含量测定不合格的药材，即使其他项薄层鉴别符合规定，仍不能作为对照药材使用。

（5）浸出物的测定：标准规定有浸出物测定项时，应按标准进行测定。

（6）检查：包括水分、总灰分、酸不溶性灰分等。以上各项检验均须符合标准规定，方可作为对照药材原料。

7. 均匀性评估 选取一定数量具有代表性的取样点取样，按照标准方法进行薄层检验，根据薄层色谱结果的一致性，结合粉末特征等综合判定粉末的均匀性。

8. 稳定性评估 由于粉碎后的药材在储藏中容易发生质量变化，因此在对照药材制备发放后，需定期进行稳定性核查，检测项目涉及性状、薄层色谱及含量测定等，如有明显改变，则应立即停用。

三、中药对照提取物

中药对照提取物系指中药材、饮片或天然产物经特定提取工艺制备的含有多种生物活性成分或指标性成分的混合物，主要用于中药材、饮片、提取物及中药制剂的鉴别或含量测定。根据用途，对照提取物可分为：定性用提取物，主要用于中药材、饮片、提取物或中药制剂的薄层、液相及气相色谱鉴别，或样品中某类组分鉴别或色谱峰定位，不标示含量；定量用提取物，已标示多成分含量，通过量值传递可直接用于中药材、饮片、提取物或中药制剂的含量测定。对照提取物用于中药鉴别及含量测定时，色谱峰定位准确度高、专属性好，同时减少单体对照品的使用，降低了检验成本，并且可以实现多指标整体质量控制。但对照提取物的制备工艺复杂，受到中药材原料等因素的影响，批间重现性较差，且容易受潮吸湿，使得各成分量值的准确性受到影响，因此对其制备、保存和使用前处理方法要求很高。

（一）中药对照提取物的要求

1. 真伪可鉴别 中药对照提取物基原必须符合《中国药典》规定，一般采用 TLC 或 HPLC 鉴别，同时对其特征图谱或指纹图谱进行研究，并对结构明确的主要色谱峰进行指认。

2. 稳定性好 中药对照提取物在储藏过程中性质应保持稳定。目前影响对照提取物稳定性的主要因素为吸潮，故在制备中应尽可能除去糖类、蛋白质、鞣质等杂质，减少吸湿性，提高稳定性。另外，需要定期对提取物的稳定性进行核查，尤其是对于一些化学成分易氧化、分解和挥发的品种，必须根据检验结果判断该品种能否继续使用。

3. 成分均匀 同一批对照提取物有效成分含量和比例应均匀。

4. 换批重现性好 应对对照提取物制备工艺进行详细研究，保证对照提取物质量批批稳定重现。

此外，对于定量对照提取物还应满足：

1. 赋值准确 对照提取物定量核心为量值传递，这对指标成分的赋值提出了较高要求，应采用不同实验方法，由 3 家以上国家药品监督管理部门认可的实验室进行协作标定，保证对照提取物量值的准确性。目前常用的方法有：以化学对照品或标示量值的对照提取物为对照，采用外标法定值，以及采用替代对照品法，如一测多评法定值等。

2. 纯度高 目前，《国家药品标准物质研制技术要求》中规定定量对照提取物总可控成分含量不低于 60%，其目的是尽可能纯化对照提取物，保证量值传递的准确性。

（二）中药对照提取物的研究方法

1. 品种的确定 中药对照提取物的研制、标定和发放过程较为复杂，首批品种的研制主要主要根据国家药品标准修订和颁布提出的新的使用要求确定，换批品种的研制主要在上一个批号分发完成时进行。

2. 候选对照提收物的收集和遴选 候选对照提取物可以选择自行制备、委托制备和购买来源相对清楚的提取物，也可组织有能力的地方药品检验所或科研院所等协作单位，根据要求协作制备。制备单位必须提供相应材料，包括原料的准确基原、药用部位、详细制备工艺和自检报告等。

3. 候选对照提取物的标定 分装前主要考察候选对照提取物的性状和理化性质，进行鉴别检查试验等，分装后则主要进行含量测定与赋值，以及均匀性和稳定性考察。

（1）性状：观察对照提取物的颜色和形态等特征。

（2）理化分析：测定对照提取物的溶解度、相对密度、折光率及旋光度等。

（3）鉴别：首批研制需要以对照药材及单体化学对照品为对照，换批研制则以溯源对照提取物及单体化学对照品为对照，按照标准要求，采用薄层、液相或气相色谱法进行鉴别，候选对照提取物应在参照物相应位置上显示相同颜色的斑点或显示保留时间相同的色谱峰。对于用于色谱峰定位的定性对照提取物以及定量对照提取物，需要对特征成分进行指认。

（4）检查：主要包括水分、炽灼残渣及引湿试验等，应符合标准要求。

4. 定值 该项主要针对定量对照提取物，采用外标法测定含量，而且需要至少 3 家国家药品监督管理部门认可的实验室进行协作标定，以测定结果的平均值进行定值。此外，为保证量值传递的准确性，尽可能纯化对照提取物，目前《国家药品标准物质研制技术要求》中规定定量对照提取物总可控成分含量不低于 60% 。

5. 均匀性评估 随机抽取一定数量的最小包装单元，采用薄层、高效液相和气相色谱等测定特性量值，每个最小包装单元进行 3 次测定，检测结果经适宜的方法统计分析后得出是否均匀的结论。

6. 稳定性评估 中药对照提取物成分复杂，常含有一些易氧化、分解、挥发化学成分，要定期进行稳定性考察。检测项目主要是薄层鉴别和含量测定，根据检测结果作出该品种能否继续使用的结论。

扫码"练一练"

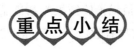
重点小结

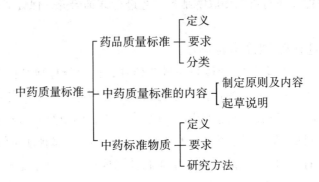

（李松林　伍城颖　陈筱清）

参考文献

[1] 刘斌，刘丽芳. 中药制剂分析 [M]. 北京：人民卫生出版社，2020.

[2] 吴志生，徐冰，王耘，等. 朝向过程系统工程的中药制药工业发展战略 [J]. 中华中医药杂志，2016，31（9）：3417-3419.

[3] 程翼宇，钱忠直，张伯礼. 创建以过程管控为核心的中药质量控制技术体系 [J]. 中国中药杂志，2017，42（1）：1-5.

[4] 王馨，徐冰，徐翔，等. 中药质量源于设计方法和应用：过程分析技术 [J]. 世界中医药，2018，13（3）：527-534.

[5] 郭明兴，傅春升，陈雅慧. 中药资源现状与可持续开发利用 [J]. 药学研究，2019，3（5）：295-298.

[6] 段金廒，唐志书，吴启南，等. 中药资源产业化过程循环利用适宜技术体系创建及其推广应用 [J]. 中国现代中药，2019，21（1）：20-27.

[7] 张铁军，白钢，刘昌孝. 中药质量标志物的概念、核心理论与研究方法. 药学学报，2019，54（2）：187-196.

[8] 张铁军，许浚，申秀萍，等. 基于中药质量标志物（Q-Marker）的元胡止痛滴丸的"性-效-物"三元关系和作用机制研究 [J]. 中草药，2016，47（13）：2199-2211.

[9] 王玉娜，孟宪双，刘丽娟，等. 离子淌度质谱技术及其应用研究进展 [J]. 分析测试学报，2018，37（10）：1130-1138.

[10] 葛均悦，胡德俊，张颖，等. MALDI 质谱成像技术在药用植物研究中的应用[J]. 药学学报，2019，54（7）：1179-1189.

[11] 闫广利，孙晖，张爱华，等. 基于中医方证代谢组学的中药质量标志物发现研究 [J]. 中草药，2018，49（16）：3729-3734.

[12] 张伯礼，杨胜利，果德安. 中药现代化与国际化探索 [J]. Engineering，2019，5：1-2.

[13] Huang Yang, Feng Ying, Tang Guangyun, et al. Development and validation of a fast SFC method for the analysis of flavonoids in plant extracts [J]. Journal of Pharmaceutical and Biomedical Analysis, 2017, 140, 384-391.

[14] Huang Yang, Zhang Tingting, Zhou Haibo, et al. Fast separation of triterpenoid saponins using supercritical fluid chromatography coupled with single quadrupole mass spectrometry [J]. Journal of Pharmaceutical and Biomedical Analysis, 2016, 121, 22-29.

[15] Huang Yang, Tang Guangyun, Zhang Tingting, et al. Supercritical fluid chromatography in traditional Chinese medicine analysis [J]. Journal of Pharmaceutical and Biomedical Analysis, 2018, 147, 65-80.

[16] 孙磊，金红宇，马双成，等. 中药标准物质替代测定法技术指导原则 [J]. 中国药学杂志，2015，50（4）：284-286.

[17] 逄瑜，孙磊，金红宇，等. 替代对照品法在中药多指标含量测定中的应用与技术要求探讨 [J]. 药物分析杂志，2013，33（1）：169-177.

［18］Yang Jie，Wen Xiaodong，Jia Beixi，et al. Quality evaluation of Potentilla discolor by high－performance liquid chromatography coupled with diode array detection and electrospray ionisation tandem mass spectrometry ［J］. Phytochemical Analysis，2011，22（6）：547－554.

［19］刘圣金，乔婷婷，马瑜璐，等. 矿物药白矾、枯矾及其伪品 SEM，XRD 鉴别分析 ［J］. 中国实验方剂学杂志，2019，25（5）：8－13.

［20］Li Tao，Zhuang Shuaixing，Wang Yiwei，et al. Flavonoid profiling of a traditional Chinese medicine formula of Huangqin Tang using high performance liquid chromatography ［J］. Acta Pharmaceutica Sinica B，2016，6（2）：148－157.

［21］颜美秋，陈素红，吕圭源，等. 铁皮石斛 HPLC 特征图谱研究 ［J］. 中国中药杂志，2013，38（4）：516－518.

［22］于丽霞，单鸣秋，丁安伟. 荆芥防风药对的 HPLC 特征图谱研究 ［J］. 中国中药杂志，2014，39（4）：679－683.

［23］周锡钦，梁鸿，路新华，等. 中药黄芩主要黄酮类成分及其生物活性研究 ［J］. 北京大学学报：医学版，2009，41（5）：578－584.

［24］屠鹏飞. 高效液相色谱法制定中药材和中药注射剂特征指纹图谱的探讨 ［J］. 中成药，2000，22（7）：516.

［25］李戎，闫智勇，李文军，等. 创建中药谱效关系学 ［J］. 中医教育，2002，21（2）：62.

［26］罗国安，王义明，曹进，等. 建立我国现代中药质量标准体系的研究 ［J］. 世界科学技术－中药现代化，2002，4（4）：5－11.

［27］贺福元，罗杰英，刘文龙，等. 中药谱效学研究方向方法初探 ［J］. 世界科学技术－中医药现代化，2004，6（6）：44－49.

［28］曾令军，林兵，宋洪涛. 中药谱效关系研究进展及关键问题探讨 ［J］. 中国中药杂志，2015，40（8）：1425－1432.

［29］吕邵娃，董书羽，郭玉岩，等. 数据分析技术在中药谱效关系中的应用进展 ［J］. 中国实验方剂学杂志，2015，21（15）：226－230.

［30］Akao T. Localization of enzymes involved in metabolism of glycyrrhizin in contents of rat gastrointestinal tract ［J］. Biol Pharm Bull，1997，20（2）：122－126.

［31］Akao T. Influence of various bile acids on the metabolism of glycyrrhizin and glycyrrhetic acid by Ruminococcus sp. PO1－3 of human intestinal bacteria ［J］. Biol Pharm Bull，1999，22（8）：787－793.

［32］Chan W，Luo HB，Zheng Y，et al. Investigation of the metabolism and reductive activation of carcinogenic aristolochic acids in rats ［J］. Drug Metab Dispos，2007，35（6）：866－874.

［33］Liu R J，Wu Y，Cheng M L，et al. Pharmacokinetics and safety of the multiple constituents of Shuanghua Baihe tablets in healthy subjects ［J］. RSC Adv，2015，5：101989－101998.

［34］丁黎，刘瑞娟. 中药药代动力学研究的思与行 ［J］. 世界科学技术－中医药现代化，2017，19（7）：1118－1131.

［35］杜晓琳，黄娟，刘小娟，等. 内标在 LC－MS 法生物样品分析中的相关问题探讨 ［J］. 中国新药杂志，2018，27（2）：138－141.

［36］王喜军. 中药血清药物化学［M］. 北京：科学出版社，2010.

［37］吴晓丹，孙丽英，马伯艳.《温病条例》增液汤功效探析［J］. 南京中医药大学学报，2007，23（6）：351－353.

［38］贾伟. 医学代谢组学［M］. 上海：上海科学技术出版社，2011.

［39］吴昱铮，王广基，郝海平. 中药代谢组学研究进展［J］. 中国药科大学学报，2014，45（2）：129－135.

［40］Chang WQ, Zhou JL, Li Y, et al. An in vitro approach for lipolysis measurement using High－Resolution Mass Spectrometry and partial least squares based analysis［J］. Analytica Chimica Acta, 2017, 950: 138－146.

［41］Patricia Y H, Reg L, Kerry P. et al. Sodium paeoniflorin sulfonate, a process derived artefact from paeoniflorin［J］. Tetrahedron Lett, 2005, 46: 2615.

［42］刘静静，刘晓，蔡皓，等. 对市售白芍饮片芍药苷含量低于中国药典标准的深入探讨［J］. 药物分析杂志，2010，30（10）：1817.

［43］Li S L, Song J Z, Franky F K C, et al. Chemical profiling of Radix Paeoniae evaluated by ultraperformance liquid chromatography/ photodiodearray/ quadrupoletime of flight mass spectrometry［J］. J Pharm Biomed Anal, 2009, 49（2）：253.

［44］王巧，刘荣霞，郭洪祝，等. 加工炮制对白芍化学成分的影响［J］. 中国中药杂志，2006，31（17）：1418.

［45］Cheng Y S, Peng C, Wen F Y, et al. Pharmacokinetic comparisons of typical constituents in white peony root and sulfur fumigated white peony root after oral administration to mice［J］. J Ethnopharmacol, 2010, 129: 167.

［46］Kong M, Liu H H, J. Xu J D, et al, Quantitative evaluation of Radix Paeoniae Alba sulfur－fumigated with different durations and purchased from herbal markets：Simultaneous determination of twelve components belonging to three chemical types by improved high performance liquid chromatography－diode array detector［J］. J Pharm Biomed Anal, 2014, 98（10）：424.

［47］王清君，孙磊，刘峰，等. 标准物质的发展和挑战与数字化新形式［J］. 中国药学杂志，2016，51（18）：1537－1544.

［48］马玲云，刘明理，马双成. 国家药品标准物质的发展历程与现状［J］. 中国药学杂志，2012，47（13）：1017－1021.

［49］苏丽红，马玲云，姚令文，等. 国家药品标准物质库管理规范的建立［J］. 中国药事，2011，25（11）：1094－1096.

［50］马玲云，马双成. 中药标准物质的发展现状与展望［J］. 中国药事，2010，24（12）：1232－1235.

［51］马双成，丁丽霞. 用于植物药质量控制的中药标准物质的技术要求和选择原则［J］. 中国药师，2005（4）：281－285.

［52］汪祺，何轶，郑笑为，等. 牛磺胆酸钠对照品标定方法的建立［J］. 中国现代中药，2016，18（10）：1279－1284.